LA THÉRAPEUTIQUE

PAR

LES AGENTS PHYSIQUES

HYDROTHÉRAPIE — ÉLECTROTHÉRAPIE

THERMOTHÉRAPIE — FRIGOTHÉRAPIE — KINÉSITHÉRAPIE

CLIMATOTHÉRAPIE — THALASSOTHÉRAPIE, ETC.

PAR

Le Dr Henri GUIMBAIL

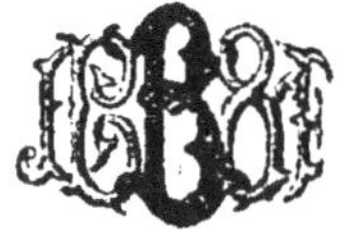

PARIS

LIBRAIRIE J.-B. BAILLIÈRE et FILS

19, RUE HAUTEFEUILLE, PRÈS DU BOULEVARD SAINT-GERMAIN

1900

Tous droits réservés

Librairie J.-B. BAILLIÈRE et FILS

Traité de Médecine
et de Thérapeutique

PAR

P. BROUARDEL
Doyen de la Faculté de médecine de Paris
Membre de l'Institut.

A. GILBERT
Professeur agrégé à la Faculté de médecine de Paris
Médecin de l'hôpital Broussais.

10 vol. in-8 de 800 à 900 pages illustrés de figures
Prix de chaque volume : **12 francs**

TOMES I et II. — Maladies microbiennes. — *Maladies microbiennes en général*, GIRODE. — *Variole*, AUCHÉ. — *Vaccine*, SURMONT. — *Varicelle*, GALLIARD. — *Scarlatine*, WURTZ. — *Rougeole*, GRANCHER. — *Rubéole, Grippe, Dengue*, NETTER. — *Diphtérie*, GRANCHER et BOULLOCHE. — *Suette miliaire*, THOINOT. — *Coqueluche, Oreillons*, LEGROUX et HUDELO. — *Erysipèle et Streptococcie*, WIDAL. — *Pneumococcie*, LANDOUZY. — *Staphylococcie*, COURMONT. — *Coli-bacillose*, GILBERT. — *Fièvre typhoïde*, BROUARDEL et THOINOT. — *Typhus*, NETTER. — *Peste*, DESCHAMPS. — *Fièvre jaune*, MOSNY. — *Choléra*, THOINOT. — *Dysenterie*, VAILLARD. — *Rhumatisme articulaire aigu et pseudo-rhumatismes*, WIDAL. — *Tuberculose*, STRAUS. — *Lèpre*, HALLOPEAU. — *Syphilis, Chancre mou, Végétations vénériennes, Blennorragie*, BALZER. — *Morve, Charbon, Rage*, MÉNÉTRIER. — *Tétanos*, VAILLARD — *Béribéri, Lathyrisme*, DESCHAMPS. — *Actinomycose*, MÉNÉTRIER.

TOME III. — Maladies parasitaires — Intoxications. — Affections constitutionnelles. — Maladies de la peau. — *Maladies parasitaires*, GIRODE. — *Filariose*, LANCEREAUX. — *Trichinose*, BROUARDEL. — *Ladrerie*, DESCHAMPS. — *Paludisme*, LAVERAN. — *Intoxications, Saturnisme, Hydrargyrisme*, LETULLE. — *Alcoolisme*, LANCEREAUX. — *Empoisonnement par l'arsenic, le phosphore, l'opium, la cocaïne, le tabac, l'oxyde de carbone, les champignons, etc.*, WURTZ. — *Obésité, goutte, diabète*, RICHARDIÈRE. — *Cancer*, GOMBAULT. — *Rhumatismes chroniques*, TEISSIER et ROQUE. — *Rachitisme*, MARFAN. — *Ostéomalacie, Scrofule*, DE GENNES. — *Maladie d'Addison, Acromégalie*, JACQUET. — *Pellagre, myxœdème*, GAUCHER et BARDE. — *Scorbut*, RICHARDIÈRE. — *Hémophilie*, LION. — *Maladies de la peau*, GAUCHER et BARDE.

TOME IV. — Maladies du tube digestif et du péritoine. — *Maladies de la bouche et du pharynx*, J. TEISSIER ET ROQUE — *Maladies de l'œsophage*, GALLIARD. — *Maladies de l'estomac*, HAYEM et LION. — *Maladies de l'intestin*, GALLIARD. — *Vers intestinaux*, LABOULBÈNE. — *Entérites infantiles*, HUTINEL et THIERCELIN. — *Maladies du péritoine*, E. DUPRÉ.

TOME V. — Maladies du foie, de la rate, du pancréas, des reins, de la vessie, et des organes génitaux. — *Maladies des glandes salivaires*, DUPRÉ. — *Maladies du pancréas*, RICHARDIÈRE et CARNOT. — *Maladies du foie*, GILBERT, SURMONT, FOURNIER et GARNIER. — *Maladies de la rate*, LAUNOIS. — *Maladies des reins*, A. CHAUFFARD et JEANSELME. — *Maladies de la vessie et des organes génitaux de l'homme*, L. GUINON. — *Maladies des organes génitaux de la femme*, SIREDEY.

TOME VI. — Maladies de l'appareil circulatoire. — *Maladies du cœur*, MERKLEN. — *Maladies des artères*, ROGER. — *Anévrysmes de l'aorte*, BOINET. — *Maladies des veines*, WIDAL et BEZANÇON. — *Maladies des lymphatiques*, BEZANÇON. — *Maladies du sang*, PARMENTIER.

TOME VII. — Maladies de l'appareil respiratoire. — *Nez*, CARTAZ. — *Larynx*, CASTEX et BARBIER. — *Sémiologie de l'appareil respiratoire*, BARTH. — *Trachée et Bronches*, CLAISSE. — *Tuberculose pulmonaire*, GRANCHER et BARBIER. — *Broncho-pneumonie*, MOSNY. — *Pneumonie*, LANDOUZY. — *Pneumokoniose, scléroses du poumon*, CLAISSE. — *Syphilis trachéo-broncho-pulmonaire*, BALZER. — *Gangrène et abcès du poumon*, MOSNY. — *Emphysème, atélectasie, asthme*, LE NOIR. — *Congestion, œdème, splénopneumonie, embolie, thrombose, apoplexie, kystes hydatiques*, MÉRY.

TOME VIII. — Maladies de l'appareil respiratoire (fin) et Maladies du système nerveux — *Pleurésies*, LANDOUZY. — *Cancer pulmonaire et pleural*, MÉNÉTRIER. — *Pneumothorax*, GALLIARD. — *Tumeurs et adénopathies du médiastin*, BOINET. — *Sémiologie de l'axe cérébro-spinal*, ACHARD, P. MARIE, BALLET. — *Anémie, Congestion, Hémorrhagie et ramollissement cérébral*, P. MARIE. — *Syphilis, tumeurs, abcès du cerveau*, KLIPPEL. — *Encéphalites chroniques*, BOURNEVILLE. — *Paralysie générale progressive*, RAYMOND. — *Psychoses*, MOTET.

TOMES IX et X. — Maladies du système nerveux. — *Maladies de l'isthme de l'Encéphale*, CLAUDE. — *Méningites et méningisme*, HUTINEL. — *Hémorragies méningées*, KLIPPEL. — *Maladies de la moelle épinière*, DÉJERINE. — *Syphilis médullaire*, GILBERT et LION. — *Maladies des méninges spinales*, CLAUDE. — *Maladies des nerfs périphériques*, PITRES. — *Névroses, Hystérie*, GILLES DE LA TOURETTE. — *Chorée, Arthritose, Tics*, TRIBOULET. — *Mutité, Bégaiement*, CHERVIN. — *Epilepsie, Paralysie agitante*, GRASSET et RAUZIER. — *Goitre exophtalmique*, BALLET. — *Tétanies, Maladie de Thomsen*, LAMY. — *Eclampsie infantile, Spasmes fonctionnels, Erythromelalgie, Maladie de Raymond, Sclérodermie*, TEISSIER. — *Vertige de Ménière, Migraine, Neurasthénie*, BRISSAUD. — *Maladies des muscles, Amyotrophies*, MARINESCO. — *Insolation*, VAILLARD.

★

Les Actualités Médicales

Nouvelle collection de vol. in-16 carré de 100 p., avec fig., cart. à 1 fr. 50.

Chaque volume se vend séparément.

Souscription à 12 volumes, cartonnés............... 16 fr.

La Grippe, par L. Galliard, médecin de l'hôpital Saint-Antoine. 1 vol. in-16 carré de 100 pages, avec 7 figures, cartonné .... 1 fr. 50

Les Myélites Syphilitiques, *formes cliniques et traitement*, par le Dr Gilles de la Tourette, professeur agrégé à la Faculté de médecine de Paris, médecin de l'hôpital Saint-Antoine. 1 vol. in-16 carré de 92 p., cartonné. .... 1 fr. 50

Les États Neurasthéniques, *formes cliniques, diagnostic et traitement*, par le Dr Gilles de la Tourette, professeur agrégé à la Faculté de médecine de Paris, médecin de l'hôpital Saint-Antoine. 1 vol. in-16 carré de 92 p., cartonné. 1 fr. 50

Le Diabète, par le Dr R. Lépine, professeur à la Faculté de médecine de Lyon, médecin des hôpitaux de Lyon. 1 vol. in-16 carré de 92 pages, cart. ...... 1 fr. 50

Les Albuminuries curables, par le Dr J. Teissier, professeur à la Faculté de médecine de Lyon. 1 vol. in-16 carré de 100 pages, cartonné .... 1 fr. 50

La Gastrostomie, par le Dr Braquehaye, agrégé à la Faculté de médecine de Bordeaux, chirurgien en chef de l'hôpital civil français de Tunis. 1 vol. in-16 carré, 96 pages et 3 figures, cartonné .... 1 fr. 50

L'Appendicite, par le Dr Broca, chirurgien des hôpitaux de Paris. 1 vol. in-16 carré de 100 pages, avec 8 figures, cartonné .... 1 fr. 50

Anatomie clinique des centres nerveux, par le Dr Grasset, professeur à la Faculté de Médecine de Montpellier. 1 vol. in-16 carré de 100 pages avec 11 figures. 1 fr. 50

Diagnostic des maladies de la moelle, par le Dr Grasset, professeur à la Faculté de médecine de Montpellier. 1 vol. in-16 carré de 100 pages, cartonné. 1 fr. 50

Cancer et tuberculose, par le Dr Claude, ancien interne, lauréat des hôpitaux de Paris. 1 vol. in-16 de 100 pages, avec 3 figures, cartonné .... 1 fr. 50

La Radiographie et la Radioscopie cliniques, par le Dr Régnier, chef du Laboratoire de radiographie à l'hôpital de la Charité. 1 vol. in-16 carré de 100 pages, avec 11 figures, cartonné .... 1 fr. 50

Les Rayons Rœntgen et le diagnostic de la Tuberculose, par le Dr Béclère, médecin de l'hôpital Tenon. 1 vol. in-16 carré, 100 p. et 8 fig., cartonné 1 fr. 50

La Diphtérie. *Nouvelles recherches bactériologiques et cliniques, prophylaxie et traitement*, par H. Barbier, médecin des hôpitaux de Paris, et G. Ulmann, interne des hôpitaux. 1 vol. in-16 carré de 96 p., avec 7 fig. cartonné. ...... 1 fr. 50

Psychologie de l'Instinct sexuel, par Joanny Roux, médecin adjoint des asiles d'aliénés de Lyon. 1 vol. in-16 carré de 96 pages, avec fig., cartonné .. 1 fr. 50

Les Glycosuries non diabétiques, par le Dr Roque, professeur agrégé à la Faculté de médecine de Lyon. 1 vol. in-16 carré de 100 p., cartonné ...... 1 fr. 50

Les Régénérations d'organes, par le Dr P. Cannot, docteur ès-sciences, ancien interne des hôpitaux de Paris. 1 vol. in-16 carré de 96 p. avec 16 fig. cart. 1 fr. 50

Le Tétanos, par les Drs J. Courmont et M. Doyon, professeurs agrégés à la Faculté de médecine de Lyon, médecins des hôpitaux. 1 vol. in-16 carré de 96 pages avec 4 fig. cart. .... 1 fr. 50

Thérapeutique Oculaire, *nouvelles médications, opérations nouvelles*, par le Dr F. Terrien, chef de clinique ophtalmologique de la Faculté de médecine de Paris. 1 vol. in-16 carré de 96 pages et 12 fig., cartonné .... 1 fr. 50

Les Auto-Intoxications de la grossesse, par le Dr Bouffe de Saint-Blaise, accoucheur des hôpitaux de Paris. 1 vol. in-16 carré de 96 pages, cartonné.. 1 fr. 50

Le Rhume des foins, par le Dr Gariel, médecin des hôpitaux de Lyon. 1 vol. in-16 carré de 96 pages, cartonné. .... 1 fr. 50

La Fatigue oculaire et le Surmenage visuel, par le Dr Dor, chef de laboratoire à la Faculté de médecine de Lyon. 1 vol. in-16 carré de 100 pages, cartonné . 1 fr. 50

La Mécanothérapie, par le Dr Régnier. 1 vol. in-16 carré de 100 pages, cart. 1 fr. 50

LA THÉRAPEUTIQUE

PAR

LES AGENTS PHYSIQUES

Te 7
376

LA THÉRAPEUTIQUE

PAR

LES AGENTS PHYSIQUES

HYDROTHÉRAPIE — ÉLECTROTHÉRAPIE
THERMOTHÉRAPIE — FRIGOTHÉRAPIE — KINÉSITHÉRAPIE
CLIMATOTHÉRAPIE — THALASSOTHÉRAPIE, ETC.

PAR

Le Dr Henri GUIMBAIL

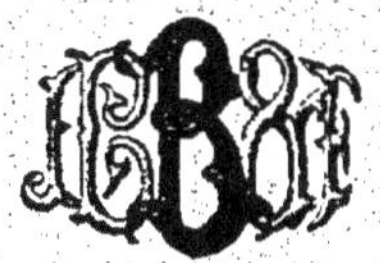

PARIS

LIBRAIRIE J.-B. BAILLIÈRE et FILS
19, RUE HAUTEFEUILLE, PRÈS DU BOULEVARD SAINT-GERMAIN

1900

Tous droits réservés

PRÉFACE

Le but de cet ouvrage est de soustraire à la Physicothérapie l'incertitude de l'empirisme aveugle, pour l'asseoir sur l'impérissable base des acquisitions scientifiques contemporaines.

Bien que la Thérapeutique soit une et indivisible par son but et par sa définition même: *l'art de guérir*, j'ai dû, pour satisfaire un légitime désir de clarté dans l'exposition de mes recherches, scinder celles-ci en trois parties principales, précédées d'un avant-propos.

La PREMIÈRE PARTIE traite de la *thérapeutique descriptive*. J'y ai réuni plusieurs travaux importants où j'établis la technique instrumentale et les propriétés biologiques de diverses modalités sous lesquelles s'offre à nous l'énergie physique, les indications générales de leurs applications et la manière suivant laquelle chacune, en particulier, influence l'organisme humain.

La DEUXIÈME PARTIE a reçu le titre de *thérapeutique physiologique*. J'y expose l'action intime, les processus puissants suivant lesquels sont sollicitées, en physicothérapie, les énergies spécifiques de la cellule. J'y démontre : 1° le phénomène de transformation par lequel l'organisme s'assimile normalement les forces physiques ambiantes, ou dans l'état de maladie, celles qui lui sont appliquées, 2° le processus d'assimilation par lequel il les incorpore à ses propres énergies, pour les utiliser conjointement avec celles-ci.

Dans la TROISIÈME PARTIE, j'ai rapproché, sans autre lien que celui de résultats thérapeutiques parallèles, un grand nombre de faits cliniques groupés sous des rubriques générales. Je l'ai désignée sous le nom de *thérapeutique clinique*. Le lecteur constatera que je me suis fait une règle constante et absolue d'appuyer sur une pathogénie, sinon toujours certaine, en raison de la limitation de nos connaissances, du moins la plus logique et la plus rationnelle, la thérapeutique par les Agents physiques, dont l'efficacité est, désormais, surabondamment prouvée par l'observation.

Dr HENRI GUIMBAIL.

LA THÉRAPEUTIQUE
PAR LES AGENTS PHYSIQUES

INTRODUCTION

L'AVENIR DE LA PHYSICO-THÉRAPIE

Rôle de l'énergie physique vis-à-vis de la matière organisée. — On peut, sans exagération ou témérité, dire que la thérapeutique par les agents physiques est appelée, un jour, à substituer ses procédés, définitivement fixés, à l'inextricable dédale de l'ancienne pharmacopée.

Il est aisé, dès aujourd'hui, de le démontrer.

Au fur et à mesure que nous disciplinons les forces naturelles pour les plier au service de l'hygiène ou au rétablissement de la santé, les indications de leur emploi surgissent de plus en plus nombreuses. A mesure que les bases d'observation clinique sur lesquelles s'édifie notre thérapeutique s'élargissent et s'assurent, les lois qui régissent l'action de l'énergie physique sur l'organisme sain ou malade se précisent, éclairent, d'un jour nouveau, l'esprit du praticien et guident sa main.

L'empirisme, d'où sont éclos nos procédés et qui doit être considéré comme l'humble source commune de tout progrès dans l'art de guérir, l'empirisme rétrograde à grands pas pour faire place à l'expérimentation scientifique et au contrôle fertile des nouveaux procédés d'investigation. Ses décevantes et souvent absurdes pratiques sont remplacées, désormais, par des applications régulières et à l'incertitude de ses tentatives hasardeuses se sont substituées, servies par des appareils de mesure rigoureusement précis, des méthodes normalement édifiées.

L'énergie physique, exactement dosée et calculée, ne présente plus rien d'incertain et de vague. Nous savons pour une douche dont la durée, la pression et la température sont connues, quelle somme d'énergie nous dispensons au malade, soit en tension, soit en calories, soit en mouvement. Le courant électrique, quelle que soit la forme de son onde, se mesure mathématiquement et ne laisse place à aucune imprécision. L'exercice médical auquel nous soumettons nos malades est également dosable, et nous pouvons contrôler, à la fin de chaque séance, le nombre de kilogrammètres fournis par le sujet en traitement.

Or, le grand principe de conservation qui régit toutes les forces physiques s'applique au corps humain comme à toute manifestation de la matière. L'énergie appliquée s'incorpore à la molécule vivante, elle ne se perd pas.

Elle peut s'y incorporer d'une manière passagère : tel le fer qui s'aimante, le métal qui s'échauffe, sans que l'aimantation ou l'échauffement fassent définitivement partie de leurs propriétés. Elle peut, aussi, s'y fixer sous certaines conditions : tels l'aimantation définitive de l'acier ou le rétablissement permanent de la conductibilité nerveuse dans un nerf paralysé.

Mais si le mouvement, comme la matière, ne peut être ni créé, ni détruit, il peut se transformer. Le corps humain est le plus admirable appareil de transformation qui se puisse imaginer. Recevant le mouvement sous les formes diverses que revêtent les agents physiques, il l'élabore, le transforme, l'adapte aux diverses nécessités de son fonctionnement compliqué et, en apparence, disparate. Il le fait servir à l'entretien de la vie dans la plénitude de la santé et nous indique ainsi la voie à suivre dans l'état de maladie.

Il requiert pour son entretien la totalité des excitations spéciales aux agents physiques ; il suffit, pour s'en convaincre, de savoir à quelle déchéance rapide il est voué si l'un d'eux : lumière, chaleur, électricité, mouvement... vient à lui manquer, et de quelle utilité se montre, au cours du traitement, la juxtaposition de ces divers éléments combinés.

Enfin les transformations que subit l'énergie physique appliquée au corps humain sont comparables à celles dont la matière inorganique est le siège. Un jour, quand le domaine de l'instrumentation sera plus étendu, nous pourrons les mesurer, car elles se font suivant des rapports déterminés de grandeur. Pour le moment, nous ne pouvons les apprécier qu'en raison de leurs effets tant subjectifs qu'apparents : élévation du tonus musculaire et de la température centrale, stimulation de la dynamogénie générale, par double action connexe et directe de l'énergie physique transformée sur le système nerveux et sur la circulation.

Ce qu'il importe surtout de bien établir, c'est que tous les phénomènes, quels qu'ils soient, dont la matière est le siège — et la matière organisée ne saurait échapper à cette loi générale — ne sont que des phénomènes de mouvement. La thérapeutique, qui répond le mieux à cette théorie, est évidemment la bonne.

Fin de la polypharmacie. — Je ne pense pas qu'il soit nécessaire de faire le procès de la chimiâtrie. Elle est condamnée, sans appel, depuis longtemps par la généralité des médecins qui ne prennent pas même la peine de dissimuler leur scepticisme à son égard. L'infidélité des médicaments, l'inconstance de leurs effets, variables comme le sont leurs affinités vis-à-vis de la cellule organisée, les métamorphoses et décompositions qu'ils doivent subir dans leur trajet compliqué, avant d'aboutir à la cellule nerveuse, terme ultime de leur action (Lépine), le double effet d'excitation et de dépression qui suit leur administration, les ont fait rejeter par la plupart des praticiens qui ne les formulent encore que parce qu'ils croient ne disposer d'aucun autre moyen de paraître agir. Enfin, comme l'a si justement écrit le docteur Huchard, la thérapeutique est très riche en médicaments, elle est pauvre en médications curatives, en sorte que, à part quelques rares médicaments à conserver, le médecin se trouve dans la situation d'un homme en possession d'un grand nombre de monnaies qui n'auraient plus cours.

C'est ce dont témoignent les controverses qui datent d'Hippocrate, les théories absurdes qui se sont élevées et ne sont pas encore jugées.

Il n'est pas jusqu'aux acerbes et vieilles querelles d'école, sans cesse reprises et toujours combattues qui ne puissent tourner à l'avantage de notre thérapeutique. Les luttes académiques, les discussions parfois pénibles au sein des Sociétés savantes n'ont pu vider les plus importantes, au premier rang desquelles il convient de placer l'antagonisme légendaire des allopathes et des disciples d'Hahnemann. Plusieurs générations de savants en ont dédaigneusement souri et la formule *Similia similibus curantur* eut jadis, au temps où l'indifférence était moins de mise, le don d'exaspérer plus d'un maître de notre art. Or, la voilà, aujourd'hui, exaltée en plein triomphe, avec les applications sérothérapiques, celles-ci ne pouvant être considérées autrement que comme une application directe du principal dogme homéopathique. Hommage grandiose et posthume rendu au père de la doctrine et dont ses fidèles continuateurs ont lieu de s'enorgueillir.

Au milieu de tant de contradictions et d'incertitudes, il est juste de faire remarquer que l'emploi des agents physiques constitue essentiellement, et à un haut degré, une médication naturelle, à l'inverse de la chimiâtrie dont la pratique repose sur des bases tout artificielles et complètement empiriques ? La digitale ou la strychnine, adaptées par l'homme à ses besoins, constituent, à tout prendre, ses plus redoutables ennemis. C'est par un artifice que nous les faisons servir à la guérison de nos maladies ; considérées dans leurs rapports avec tout être vivant, ces deux plantes doivent, normalement, lui rester étrangères, puisqu'elles sont pour lui des poisons.

A dose raréfiée, comme les virus une fois atténués, elles cessent d'être nuisibles pour provoquer, vis-à-vis des éléments organisés, des effets curatifs. Il n'en demeure pas moins exact que ce sont là des méthodes anti-naturelles, par lesquelles les ennemis de l'organisme sont disciplinés à son usage.

Toute autre se présente à nous l'excitation thérapeutique par les agents physiques qui représentent de véritables amis de l'organisme dans l'ordre des phénomènes naturels, puisqu'ils constituent autant de stimulants physiologiques nécessaires à l'entretien de la vie, et puisque, s'ils cessaient de répandre leur bienfaisante irradiation d'énergie, l'existence de tout être organisé se trouverait instantanément supprimée.

Ils représentent, en effet, les intermédiaires obligés par le moyen desquels l'énergie, la force ambiante répandue autour de nous, nous pénètre et nous vivifie. Ils sont les dynamophores naturels de tout ce qui vit. Leur empire s'étend, d'ailleurs, jusqu'à la matière inerte qu'ils pénètrent, dans laquelle ils suscitent, soit au profond de ses molécules, soit dans les espaces inter-moléculaires, de mystérieuses variations, dont ils transforment la texture et bouleversent les propriétés. Tant il est vrai que les lois générales qui régissent la matière et ses réactions vis-à-vis de l'énergie sont immuables et conslantes. Seules, interviennent, dans la répartition de ses effets, la question de résistance et celle de transformation, toutes les deux fort importantes, mais dont l'exposition nous conduirait hors du cadre de ce travail.

Enfin, le danger de la thérapeutique par les agents chimiques est tellement manifeste qu'il serait oiseux de le signaler. Nous savons tous que pour obtenir quelque bienfait d'une drogue, il est nécessaire de l'administrer à la dose limite, c'est-à-dire à la dose frontière de celle qui doit provoquer un empoisonnement redoutable. Or, les susceptibilités anatomiques de certains sujets sont tellement variables que la détermination de cette dose est absolument impossible. Plusieurs médecins ont vu mourir leurs malades à la suite de l'injection hypodermique d'un centigramme de morphine. J'ai assisté à un empoisonnement par la chloralose à la dose de 0,20 centigr. chez un adulte du poids de 80 kilogr. La liste des empoisonnements mortels ou graves survenus dans ces conditions serait interminable, car tous les médecins ont constaté dans leur milieu nosocomial de semblables susceptibilités individuelles. Cette propriété réactionnelle spécifique de la cellule constitue une arme à deux tranchants, redoutable ou utile, mais que de mystères dans sa sollicitation par les agents chimiques !

Au contraire, l'emploi méthodique des agents physiques ne saurait présenter, entre les mains d'un habile praticien, aucun danger. Ici, les conditions sont changées : la dose thérapeutique n'est nullement limitrophe de la dose dangereuse. L'écart est si grand qu'il faudrait supposer une inaptitude grossière du médecin qui nuirait à son malade. Ici, plus de substances dangereuses jetées irrévocablement dans l'organisme au hasard de conditions variables et dont l'effet ultérieur échappe totalement au contrôle du médecin, mais bien des applications externes dont la sensibilité du sujet est témoin, qu'on peut doser et régler aisément, à chaque moment, avec une remarquable précision.

L'énergie est appliquée extérieurement : elle sollicite les réactions soit des nerfs centripètes périphériques, soit directement des vaisseaux eux-mêmes, dont le riche réseau constitue l'un des éléments fondamentaux de la peau, ce grand voile sensitif jeté sur les extrêmes limites de notre microcosme, intermédiaire obligé entre l'excitation physique et lui.

Vaste et puissant intermédiaire, on le sait, puisqu'il égale, en surface, deux mètres carrés environ, que son importance, en tant qu'organe d'excrétion, de sécrétion et d'innervation n'est égalée par aucun autre organe de l'économie, puisque enfin, en vertu de cette loi que les parties les plus vascularisées de l'organisme sont celles qui se trouvent les plus éloignées du centre circulatoire, la peau est extrêmement riche en artères, en veines, en vaisseaux lymphatiques qui forment un réseau anastomotique non interrompu dans toute l'étendue du tégument.

Il serait superflu de chercher à démontrer que toute énergie appliquée à la peau a son immédiate répercussion dans les centres nerveux, que son application, d'ailleurs, ait été perçue ou non. Outre que nos sensations internes nous avertissent de cette répercussion qui n'est que la transformation de l'énergie extérieure, de nombreuses expérimentations nous permettent de l'affirmer, en dehors même des résultats thérapeutiques qui le manifestent mieux que n'importe quelle preuve. Feinberg nota, sous l'influence de la faradisation cutanée au pinceau, de l'anémie, puis de l'hyperhémie du cerveau. Dans les expériences de Rumpf, l'hyperhémie se produisait dans l'hémisphère cérébral du côté opposé au point excité. D'après Von Bosch, la faradisation au pinceau de la peau du ventre provoque de la pléthore abdominale et une anémie du cerveau pouvant entraîner la syncope (Hayem).

Enfin, et pour terminer ce parallèle succinct des deux thérapeutiques, n'est-ce pas faire injure à la raison que d'administrer, au cours des maladies à cycle lent et prolongé, de celles dites chroniques, des agents médicamenteux dont l'effet fugace et vite effacé ne peut se comparer qu'à une réaction chimique in vitro ? Serait-il permis d'hésiter entre eux et les agents physiques au cours d'affections dont la cause est durable et persistante, c'est-à-dire justement contraire, en son allure, à la propriété principale du modificateur qu'on lui opposerait ; lorsqu'on sait que toute application chimique déforme et altère le protoplasme, tandis que l'excitation physique ne modifie que ses propriétés en exaltant ses fonctions.

Galien divisait la thérapeutique en prophylactique, palliative ou symptomatique, et curative. Il ne vient à l'idée de personne de nier que la pratique des agents physiques ne soit éminemment prophylactique. D'autre part, il demeure évident que ces mêmes agents, sous des formes différentes, sont capables de calmer une douleur ou de modifier un symptôme. Reste à affirmer aux yeux de tous leur valeur curative. Le jour n'est pas éloigné où cette notion s'imposera par son évidence, au fur et à mesure que les observations cliniques multipliées l'auront progressivement établie.

C'est particulièrement à la thérapeutique par les agents physiques qu'il convient d'attribuer les aphorismes, bien connus, du professeur Landouzy, sorte de catéchisme concis du praticien : robustifier le terrain bacillisable ; mettre l'organisme en état de fournir à ses rations de défense (activités phagocytaires) d'entretien, de développement et de travail ; — activer la fonction respiratoire pour élever le coefficient d'oxydation ; — activer la nutrition.

Tant d'effets, différents en apparence, se réduisent à un seul processus général, qui domine de haut toute la thérapeutique : l'excitation tonique de l'axe nerveux, dépositaire et répartiteur de toutes les énergies vitales. Calmer l'irritabilité de la cellule si elle est excessive, la dynamogénier si elle est en état de dépression fonctionnelle, tels sont les deux termes du problème univoque que résolvent les agents physiques. Or, nous savons que, grâce au phénomène bien connu de l'interférence nerveuse, une même excitation est susceptible soit de calmer, soit d'exciter un même neurone, suivant qu'au moment où elle entre en conflit avec lui, elle le trouve en état d'hypo ou d'hyper-excitabilité.

Ainsi se trouve manifestement simplifiée la conception de la pathologie pour un grand nombre d'affections dépendant soit de l'épuisement de la cellule par excès fonctionnel, soit de son altération par un processus infectieux, autogène ou adventice.

La thérapeutique par les agents physiques s'applique merveilleusement à l'une et l'autre pathogénie ; elle joue le rôle de tonique et d'antiseptique. Elle constitue le remède à l'épuisement et à l'infection. Elle est tonique par son application directe, et antiseptique par le développement de la phagocytose et par son rôle électif sur la pression sanguine et sur les émonctoires.

C'est donc sur le *terrain* lui-même que l'énergie physique porte ses principaux effets ; c'est l'élément anatomique qu'elle atteint dans sa vitalité, dans son fonctionnement.

Action des agents physiques sur la cellule et partant sur le terrain. — Comme l'écrit si justement M. Charrin dans des pages pleines d'a-

perçus nouveaux des plus suggestifs (1), toute la pathologie comme,
en retour, toute thérapeutique, est basée, en définitive, sur la cellule. De même qu'aucun agent, fût-il microbe, poison, froid, émotion, ne saurait s'élever au rang de facteur pathologique s'il ne trouble
cette cellule dans sa structure, dans sa fonction, dans sa sécrétion,
autrement dit dans son anatomie, dans sa physiologie, dans sa chimie,
de même tout agent thérapeutique doit tendre à sa restauration par
le seul processus qui ne lui soit pas nuisible : l'exaltation ou la dépression de ses fonctions.

C'est ainsi que, selon les indications présentées par le malade,
nous augmentons ou nous amoindrissons la production des divers
processus nerveux et, par suite, nous abaissons ou nous élevons sa
température, nous réduisons l'activité cardiaque ou nous l'augmentons ; nous exagérons le taux des échanges nutritifs ou nous le
déprimons ; nous excitons l'électrogénèse ou nous la diminuons ;
nous combattons l'insomnie ou nous réveillons les centres nerveux
torpides ; nous provoquons les réflexes ou nous les calmons ; nous
activons les sécrétions ou nous les tarissons ; nous provoquons la
leucocytose ou nous la suspendons, etc.

En un mot, nous favorisons à l'aide des agents physiques la réaction passagère ou persévérante de l'économie d'une manière véritablement physiologique, en sollicitant uniquement la fonction cellulaire, c'est-à-dire l'unique moyen de défense de l'organisme malade.

Tout élément anatomique présente, en effet, un état variable en
raison des modifications incessantes du milieu dans lequel il vit. Il
tend perpétuellement vers un équilibre sans cesse rompu tant par les
variations mêmes de ce milieu que par les propres mouvements dont
il est le siège. Toute vibration imprimée à l'élément anatomique par
un apport d'énergie : thermique, électrique, etc., constitue, à proprement parler, l'excitation, qu'on peut ainsi définir : le rapport
différentiel entre la cellule et l'agent excitant. La mesure de ce rapport constitue le coefficient ou le degré d'excitation. Nous ne pouvons,
malheureusement, l'évaluer, mais nous le jugeons suffisamment par
ses effets physiologiques ou thérapeutiques.

C'est à l'aide de ce phénomène souvent répété, de ces très légers
et inconscients ébranlements de la cellule vivante que celle-ci dégage

(1) Charrin, *Clinique médicale*, 1897.

des énergies latentes ou nouvelles qui conduisent à la guérison d'un grand nombre de maladies : *Maxima in minimis.*

D'après M. Charrin, dont la compétence n'est mise en doute par personne, en matière de bactériologie, on doit se convaincre que l'importance des agents physiques vient de ce qu'ils impressionnent la graine et de ce qu'ils modifient le terrain.

« Plus nous avançons en bactériologie, écrivait M. Charrin, en 1893, plus nous voyons qu'il convient de tenir compte de ce terrain, d'autant plus que les cellules organiques, les éléments de nos appareils mis à part, on rencontre dans nos cavités les germes des maladies les plus fréquentes, germes qui, à l'exemple de nos tissus, sont soumis aux forces dont nous avons esquissé l'influence. »

. . . .

« On comprendra plus facilement l'influence de ces perturbations, si l'on sait que chacun de ces agents de l'atmosphère, lumière, principes volatils, oxygène, gaz divers, aération, ventilation, force centrifuge, tourbillon, pluie, sécheresse, humidité, hygrométrie, froid, chaleur, pression, électricité, etc., n'agit pas seulement sur les êtres inférieurs, sur les microbes, mais aussi sur les espèces supérieures.

« Les cellules de la peau, les organes des sens, les sécrétions, la circulation, la respiration, tous nos tissus, tous nos symptômes, toutes nos fonctions subissent pareilles influences. — Qu'on se souvienne des différences qui séparent la vitalité des individus passant leurs jours au grand air, de celle des gens séjournant dans les prisons, dans les locaux privés de soleil ; qu'on se remette en mémoire les effets du vent, des brises maritimes, des respirations dans des espaces clos, étroits, limités ; qu'on songe au rôle de l'humidité, du froid, de la chaleur, au rôle des altitudes, à la puissance de la foudre, etc. »

L'excitation physiologique apportée à la cellule par un agent physique quel qu'il soit est toujours semblable à elle-même ; elle est univoque, en raison de l'origine commune de toute énergie physique. L'hypothèse du célèbre physicien anglais Maxwell est aujourd'hui démontrée. Les phénomènes lumineux, calorifiques, magnétiques, électriques sont rapprochés. Depuis longtemps on avait constaté l'action de l'aimant sur la lumière polarisée. Hertz, Righi, Blondlot, sont arrivés à produire de véritables ondes électriques provoquant des phénomènes analogues à ceux de la lumière. Ils ont pu obtenir la réflexion, la réfraction, la polarisation de ces radiations *hert-*

ziennes. La seule différence entre les deux phénomènes analogues est celle de la longueur d'onde. Un physicien anglais a constaté l'influence d'aimants ou de courants électriques sur le spectre lumineux du soleil ou des sources artificielles d'éclairage : les raies obscures ou brillantes du spectre, indiquant la présence de certains métaux dans les flammes seraient rendues plus larges sous l'influence électrique ou magnétique.

Un grand nombre d'expériences, qu'il serait trop long de citer ici, viennent corroborer la notion, désormais solidement assise, de la transformation des forces, conséquence de leur origine commune : le mouvement. Leur action thérapeutique, également commune, se réduit à cette même conception.

D'autre part, la raison s'accorde avec l'expérience pour nous obliger d'admettre que toute manifestation vitale constatée chez les êtres inférieurs, dans les organismes mono-cellulaires, doit se retrouver avec ses caractères spécifiques chez les organismes plus élevés, composés, eux-mêmes, d'un nombre infini de mono-cellulaires, associés par groupes différents, pour l'œuvre commune. Sans vouloir entreprendre une comparaison dangereuse des êtres moléculaires avec les êtres supérieurs, il est manifeste que les phénomènes les plus saillants de la vie élémentaire : le mouvement, la nutrition, etc., se ramènent aux lois de la physique et de la chimie des corps bruts (Félix Le Dantec). L'excitation par les agents physiques du système nerveux chez l'hydre où on le voit commencer à apparaître dans la série zoologique, et chez l'homme, se traduira certes par des formes, tant objectives que subjectives, bien différentes, mais elle reconnaît le même processus intime et les mêmes phases dans l'un et l'autre organisme.

Or, l'application des agents physiques aux organismes simples, aux mono-cellulaires, a été faite et le phénomène de l'excitation est ici rigoureusement connu. Il est permis d'en induire logiquement de ceux-ci aux organismes supérieurs. Cette étude m'entraînerait trop loin pour le moment.

Je reviens, tout de suite, à la *question de terrain* qui prime tout dans les théories médicales régnantes d'aujourd'hui. C'est le terrain, on le sait, qui imprime à chaque maladie sa forme clinique spéciale ; il présente des modalités différentes, parallèles aux variations de la forme clinique, qui en dérivent. Ces variations, attribuables à l'âge, au sexe, aux influences héréditaires, aux antécédents pathologiques du malade, reconnaissent, la plupart du temps, pour origine, soit un défaut d'excitation normale par les agents physiques, soit une influence traumatique relevant de ceux-ci : coup de froid, de chaleur, de lumière, etc.

Simple chez les organismes simples, la question de terrain se complique dans d'énormes proportions, chez les organismes complexes comme le corps humain. Si les plus minimes variations du milieu de culture sont susceptibles de modifier les bactéries dans leur évolution et dans leurs fonctions, tout changement apporté par une cause extérieure ou intérieure au milieu vivant, devient perturbatrice vis-à-vis de l'évolution du microbe, et modifie, en même temps, la forme clinique.

C'est ainsi que, pour un grand nombre de bons esprits, le microbe n'est rien, le terrain est tout. Or, nous ignorons ce qu'est le terrain humain ; les recherches des biologistes ne nous ont pas encore appris pourquoi tel organisme est résistant à l'infection et tel autre vulnérable. Mais, d'autre part, nous savons qu'il est certaines conditions qui, appliquées à l'organisme vivant, le rendent tantôt vulnérable, tantôt résistant à l'infection. Placez deux sujets soumis d'égale manière à l'influence tuberculeuse héréditaire, deux frères, si vous voulez, issus de couche tuberculeuse et offrant les attributs apparents si souvent décrits des prédestinés de la tuberculose, dans des conditions d'existence différentes. L'un, par exemple, ouvrier dans une usine populeuse, habitant un réduit privé de lumière, se nourrissant mal, l'autre vivant à la campagne, exposé tout le jour à l'air pur et à la lumière, nourri de vivres frais et ne buvant pas de boissons frelatées. N'est-il pas raisonnable d'admettre que le premier est infiniment plus exposé à l'infection que le second ? Question de terrain, question surtout d'excitation physiologique par les agents physiques, éminemment modificatrice du sol humain.

La connaissance exacte du terrain n'est pas indispensable pour affirmer qu'on peut l'améliorer à l'aide des agents physiques. C'est là le but que se propose l'hygiène. Mais si on peut arriver à le rendre réfractaire à la germination bactérienne, nul doute qu'à l'aide des mêmes procédés physiques on puisse le fortifier, le robustifier, selon l'expression du professeur Landouzy, dans l'état de maladie, une fois envahi, et réaliser, par un phénomène phagocytaire ou autre, l'antiseptie médicale, au sens exact du mot. Nul doute que la physicothérapie, rationnellement appliquée, ne suffise à arrêter la diffusion du bacille, à anéantir les associations microbiennes, à modifier favorablement la forme clinique de l'affection, preuve extérieure, manifeste, de la modification sous-jacente du terrain lui-même.

Dans la fièvre typhoïde, par exemple, les leucocytes sont diminués. Si après chaque bain on produit une leucocytose et si on peut la maintenir un temps plus ou moins long, on sera dans des conditions de nutrition plus proches de la normale. Si les leucocytes ont cette propriété de fortifier et de faciliter la phagocytose, de causer et de favoriser dans le sang la production d'alexine ou de contre-poison que transportent les leucocytes, on aura produit des effets qui augmentent la fièvre bactéricide du sang (excrétion de toxines, élévation de la toxicité urinaire, augmentation de l'alcalinité du sang, etc... (Winternitz). Nous produisons donc, par ce procédé physique, une véritable et profonde modification du terrain, génératrice et base du retour à la normale. De tels exemples abondent, désormais, dans les annales thérapeutiques : il en est d'autres plus concluants encore.

Les agents physiques comme préventifs et comme curatifs. — Or, en dépit d'observations accumulées, de faits cliniques bien exposés et nombreux, l'hydrothérapie ne fait que commencer à tenir dans l'arsenal thérapeutique la place à laquelle elle a droit. Le nombre des établissements où se fait la cure d'eau sous la direction d'un médecin est encore, pour la France, très restreint. La cure systématique y est rarement pratiquée et ne s'applique qu'à un nombre d'affections dérisoirement limité. Le mode d'application du traitement y est peu varié. L'aérothérapie est encore chez nous dans l'enfance. La gymnastique médicale, ce modificateur de la nutrition si puissant, est à peine connue ; le massage est abandonné aux mains de mercenaires dont l'inexpérience est au-dessous de toute comparaison et la maladresse proverbiale. Quant à l'électrothérapie, qui compte en France d'illustres praticiens, un grand nombre de médecins, officiels ou non, redoutant d'affronter son étude et se refusant, d'autre part, à confier totalement leurs malades au spécialiste compétent, préfèrent ne pas la prescrire. Et, comme un sourire leur paraît un habile moyen de masquer, à la fois, leur ignorance et leurs préventions anti-confraternelles, ils affichent d'un air hautain, leur scepticisme frondeur, sans se douter que souvent c'est d'une félonie qu'ils se rendent ainsi coupables vis-à-vis du malade qui se confie à leur probité scientifique.

Est-il nécessaire de réfuter l'objection soulevée par quelques médecins d'après laquelle nos méthodes n'offrent pas une suffisante précision, leur adaptation à tel cas déterminé n'étant pas régie par des règles fixes, et enfin l'absence de formulaire établi exposant en regard de chaque maladie l'agent à lui opposer, rendant excessive la latitude laissée au praticien dans ses prescriptions?

La réponse est, hélas ! trop facile.

La pharmacopée est vraiment riche en formulaires. Il ne se passe guère d'années qui n'en voie surgir un nouveau, dans notre pays seulement. Ai-je besoin de rapprocher de cette pléthore d'indications et de formules l'incertitude, le désarroi, les hésitations des médecins au moment de la prescription. Lisez les consultations de nos maîtres et vous serez surpris de leur dissemblance en face d'un même cas morbide ; vous serez encore plus surpris de leur pauvreté. Il n'est pas deux services d'hôpitaux où la même affection soit l'objet de prescriptions semblables, non seulement au point de vue des doses, mais au point de vue de la nature des drogues prescrites. Le tact et l'expérience du praticien sont donc à peu près seuls en jeu en face de la thérapeutique par les agents chimiques. Le formulaire n'est rien ; seulement, tandis que toute préparation pharmaceutique est facile à formuler, les moindres détails, aussi bien que les grandes lignes dans les applications d'agents physiques doivent être l'objet d'une longue et difficile étude à laquelle peuvent seuls prétendre les médecins dont c'est la spécialité, qui n'ont pas d'autre objectif scientifique que celui auquel ils ont voué leur existence.

Telle est l'origine nécessaire de cette fragmentation de la thérapeutique qui a créé les spécialités.

A mesure que la science recule les bornes de son héritage, elle doit répartir le travail entre un plus grand nombre de disciples. Pour mieux approfondir sa besogne, elle doit la morceler. Aucun médecin n'oserait aujourd'hui se targuer d'universalité. De là l'origine nécessaire des spécialités. Confinés dans des lots très limités, penchés sur des sillons convergents, des investigateurs patients à la petite phalange desquels je m'honore d'appartenir, apportent à l'œuvre d'ensemble le tribut de leurs efforts particuliers.

Est-ce à dire que chacun d'eux possède dans sa spécialité le terme ultime des connaissances qui s'y rapportent ? Évidemment non. « Si « je savais quelque chose à fond, disait Claude Bernard, je saurais « tout. » Malgré la prodigieuse activité des initiatives individuelles, beaucoup de points restent obscurs et indécis, partout et principalement dans la connaissance des réactions spécifiques de l'énergie physique sur le protoplasma vivant. Toutefois, de plus en plus, apparaissent les rapports des sciences, la répercussion mutuelle des phénomènes, l'enchaînement des lois, en sorte qu'il est permis d'entrevoir l'époque où, de l'ensemble de ces acquisitions scientifiques définitives, surgiront les assises solides sur lesquelles s'appuiera la thérapeutique vraiment pathogénique.

Quoi qu'il en soit, il n'est plus permis désormais d'assister à cette lutte grotesque entre le médecin qui se croit désarmé et la maladie dite chronique, lutte d'inertie passive où l'un et l'autre, médecin et malade, apportent une sorte de résignation et de désespérance qui rappellent, en vérité, les siècles passés et le fanatisme des orientaux.

Et sans parler seulement des grands malades, n'est-il pas toute une catégorie d'hommes et de femmes à qui s'adresse le précepte d'opérer une véritable régression vers l'état primitif de nos premiers ancêtres, de se replier, dans la mesure compatible avec les exigences de notre civilisation, vers l'état de nature, la vie pastorale, la vie des champs avec ses fortifiantes ivresses du plein air pur, du mouvement, de la lumière. Tant de jeunes hommes aux ardeurs défaillantes, aux volontés débiles, mélancoliques et inquiets, tant de jeunes femmes anxieuses, instables, à la recherche d'un idéal entrevu et toujours fuyant, stériles intellectuellement et physiquement, qui n'ont pour but que de secouer leurs nerfs et non d'élever leurs pensées ; tant de découragés, d'impuissants et de déséquilibrés trouvent, au bout de quelques semaines de retraite passées dans un de ces cloîtres modernes de santé où les appelle la thérapeutique par les agents physiques, avec le repos nécessaire, la paix du corps et de l'esprit, les énergies nouvelles qui leur permettront de faire face à leurs obligations professionnelles ou mondaines.

Ainsi s'impose l'emploi des agents physiques, soit comme préventif, soit comme curatif. Il y a dans cette constatation une idée juste et vraie.

Or, toute idée vraie et juste s'impose, tôt ou tard, aux hommes de bonne volonté. Il n'est pas douteux que la physico-thérapie s'élève, dans un avenir prochain, au rang auquel elle a droit. Pour qui veut en prendre la peine, il n'est pas difficile de découvrir que les premiers rayons de ce triomphe se montrent déjà à l'horizon scientifique. La guerre du silence, cette défense inique des jaloux et des trembleurs, se rompt çà et là, et le scepticisme railleur fait place insensiblement à l'examen raisonné des faits.

Les incertitudes de la médecine, les contradictions des maîtres les plus illustres, les erreurs du dogmatisme, l'imperfection de l'enseignement officiel suffisent à assurer le légitime triomphe de nos méthodes.

Ignorance ou injustice. — Il y a quelque amertume dans cette constatation que les plus importantes médications : l'hydrothérapie, l'électrothérapie, le massage, la gymnastique médicale et l'orthopédie n'ont pas encore trouvé dans les chaires de l'enseignement supérieur la consécration officielle sans laquelle le public et un grand nombre de médecins ne leur accordent aucun crédit, et ne sont pas encore revêtues de l'estampille de l'État en dehors de laquelle le bourgeois français ne livre pas plus son argent à l'industrie, que sa considération au médecin.

Et cependant la fertilité d'esprit de la plupart des praticiens en matière thérapeutique est, le plus souvent, limitée à de si faibles ressources que le malade lui-même s'aperçoit de nos hésitations et de notre impuissance. Oubliant que l'art de guérir est le but de notre profession et que toute science médicale doit y tendre, quelques médecins, par peur irraisonnée d'être soupçonnés de charlatanisme, se refusent à appliquer une autre thérapeutique que celle professée à l'école. Ils ont entendu parler de l'électrothérapie, de celle qui condamne comme dangereux les procédés archaïques des petites boîtes pour appliquer le courant dans ses diverses modalités, suivant des méthodes déjà fixées et expérimentalement contrôlées. Ils savent que le massage est pratiqué par quelques médecins qui s'y adonnent exclusivement ; que l'hydrothérapie constitue une méthode thérapeutique efficace. Ils savent tout cela. Néanmoins, retenus par une fausse pudeur, ils sont hésitants ; suggestionnés par quelque parole imprudente, ils se refusent à les prescrire, tant est impressionnante la magie des mots. Ce serait plaisant si ce n'était pas si affligeant.

Un jour, pourtant, soit que les circonstances lui forcent la main, soit qu'il réagisse contre le scepticisme général, le médecin se décide-t-il, après avoir vainement épuisé toute la matière médicale, à appliquer à un cas d'affection chronique, incurable, désespérée, la physico-thérapie ? L'insuccès le rebute et de ce que le miracle qu'il sentait ne s'est pas produit, les contempteurs de parti-pris compteront dans leur rang un adepte de plus.

Tel est l'un des procédés communs qui conduisent à l'ignorance acquise ou à la négation délibérée, rejetant le médecin dans une pharmacopée déchue dont la routine consacre l'usage en même temps que l'inefficacité, jusqu'à ce que, lassé d'une lutte stérile contre une maladie qui s'éternise, il en arrive à confesser piteusement au malade l'impuissance de la thérapeutique et la faillite de la science. Un tel aveu est monnaie courante à l'hôpital et à la ville ; il est l'expression de l'état d'insouciance ou d'incrédulité dont l'apparente compensation se puise dans la fierté légitime d'un diagnostic précis ou d'une pathogénie rigoureuse. Je dis apparent, car jamais le médecin ne pourra s'élever au-dessus de l'art de guérir. Quand il a satisfait son propre besoin de connaître, non seulement sa tâche n'est pas terminée, mais elle ne fait que commencer. Soulager et guérir, telle est sa raison d'être en dehors de laquelle il ne saurait y avoir que fraude et abus de confiance vis-à-vis du malade.

Je ne ferai pas l'honneur de répondre à ceux qui, rappelant les astronomes de Pise, qui se refusaient à regarder dans la lunette de Galilée les satellites de la planète Jupiter, opposent aux faits des négations systématiques. Il s'agit là d'une sorte d'infirmité intellectuelle contre laquelle il serait oiseux de lutter. Les médecins qui traitèrent Harvey d'imposteur et Duchenne (de Boulogne) de charlatan, ont, malheureusement, trop de continuateurs dans ce triste rôle historique de contempteurs irréductibles de tout ce qui s'écarte des ornières de la routine. Les misonéistes sont légion.

« Le scepticisme professionnel, écrit le Dr Bardet, est une belle chose, c'est surtout une chose facile, car elle n'exige aucune connaissance spéciale ; mais quand on passe à la pratique, la perspective change d'aspect. Le médecin est chargé de soigner les malades et, de deux choses l'une, ou ses soins sont utiles ou ils ne le sont pas. Dans le premier cas, le rôle du praticien a une réelle importance, dans le second il n'a pas plus de raison d'être que celui du plus vil charlatan.

« Un médecin qui touche des honoraires pour une ordonnance considérée par lui comme inutile, vole son client, et le titre de clinicien distingué ne change rien à la rigueur de cette situation.

« Eh bien ! quoique en puissent penser des esprits très remarquables, mais certainement incomplets, la thérapeutique existe et elle progresse tous les jours, mais pour s'en apercevoir il est nécessaire de s'en occuper, de la suivre et, en un mot, de s'instruire (1). »

Toute une jeune école se lève en France, qui se refuse à borner aux limites étroites de la science officielle les progrès de la raison et les droits du libre-examen. Tandis que les traités les plus répandus consacrent avec une parcimonie dérisoire la dernière ligne de la description d'une maladie à sa thérapeutique par les agents physiques, la jeune école, qui n'est inféodée à aucune église et ne reçoit de mot d'ordre que de sa conscience et de son labeur, leur réserve, soit dans ses travaux scientifiques, soit dans sa pratique, la place d'honneur. Le moment est proche où la médecine officielle se laissera pénétrer par l'irrésistible courant, ou, convaincue de l'inanité des vieilles formules, — le sera-t-elle jamais plus dans l'avenir qu'elle l'est aujourd'hui ? — elle ouvrira ses portes à l'enseignement de l'électricité, de l'hydrothérapie, du massage, etc., pour le plus grand bien des malades et pour le triomphe des ouvriers de la première heure, où, ne pouvant absorber tout entière la multiple activité des chercheurs dépourvus par goût ou par mauvaise fortune de tout grade scientifique officiel, mais poussés par la recherche de la vérité, elle leur accordera d'autant plus aisément crédit que leurs efforts sont plus indépendants.

Pour nous, qui basons uniquement notre thérapeutique sur l'observation clinique, peu nous importent les théories édifiées aujourd'hui, renversées peut-être demain. Les recherches de laboratoire nous servent à interpréter scientifiquement les résultats que nous obtenons et ouvrent ainsi à notre esprit des clartés qui lui sont précieuses et des explications qui satisfont ses légitimes curiosités.

Il nous suffit de savoir que nos agents appliqués à l'organisme lui apportent un mouvement moléculaire utilisable à le fortifier, qu'ils sont des excitants physiologiques, qu'ils constituent la méde-

---

(1) *Mouvement thérapeutique*, 1er janvier 1897.

Dr GRINBAL. — La Thérapeutique par les agents physiques.   2

cine vraiment naturelle, au rebours de la thérapeutique chimique purement artificielle et convenue. Nous avons la certitude qu'ils sont dynamogéniques au sens exact du mot ; qu'ils sollicitent la vitalité de la cellule sans la déformer à l'encontre des toxiques médicamenteux dont sont encombrées les prescriptions médicales, et qui n'agissent sur la cellule qu'en l'altérant. Le plus simple raisonnement édifié sur les préliminaires mêmes des sciences physiques, conduit à admettre que tout agent physique entrant en conflit avec l'organisme, exerce sur lui des actions intimes, des actions mécaniques qui en pénètrent les milieux les plus complexes. Il y a là une certitude qui nous permet d'échapper au piétinement absurde dans le cercle étroit où le génie de Galien enfermait déjà la thérapeutique, il y a plus de 1.800 ans.

PREMIÈRE PARTIE

THÉRAPEUTIQUE DESCRIPTIVE

CHAPITRE Ier

CONSIDÉRATIONS GÉNÉRALES SUR
L'ÉLECTROTHÉRAPIE

Comme toute autre science, l'électrothérapie est directement issue de l'empirisme. Née des premières applications de la décharge disruptive des machines à frottement (1740), elle passe pour arriver aux courants de haute fréquence ou à l'alternatif polyphasé (1896) par des étapes successives plus ou moins glorieuses : le couple de Galvani, la pile de Volta (1790) et les appareils d'induction (1851) par lesquels s'édifia l'œuvre magistrale et impérissable de Duchenne (de Boulogne).

Aujourd'hui nous possédons, grâce aux modalités multiples et diverses sous lesquelles s'offre aux applications thérapeutiques l'énergie électrique, un arsenal riche et puissant dont chaque pièce s'adapte à des usages différents. Dispersée, comme la lumière, en unités fondamentales dont chacune s'offre à nos recherches avec sa physionomie propre et ses propriétés individuelles, l'électricité revendique désormais la place d'honneur dans la physique biologique. Il serait aussi antiscientifique de dédaigner ses premières applications au profit des récentes que de s'attacher exclusivement à celles-là au mépris des secondes, sous le prétexte qu'elles n'ont pas reçu de l'épreuve du temps leur définitive consécration. Les recherches de physiologie unies à l'expérimentation clinique s'accordent à reconnaître pour chaque forme de courant des propriétés qui se précisent davantage d'année en année.

Un rapide coup d'œil jeté sur le chemin parcouru depuis les premiers fondements de l'électrothérapie, depuis la constatation des contractions musculaires provoquées par la décharge disruptive franklinienne, voltaïque, faradique qui représentèrent successivement le but unique et suffisant de la science nouvelle, jusqu'aux modernes acquisitions des courants nouveaux, ne laisse pas d'être intéressant autant qu'instructif et pratique.

La perfection acquise dans l'instrumentation physique et surtout dans la construction des appareils de mesure nous permet d'exécuter les opérations électropathiques avec une certitude et une constance inconnues jusqu'ici.

A la logomachie provisoire se substitue peu à peu une terminologie en rapport avec le langage des physiciens. Si nous sommes obligés, pour le moment, de conserver les désignations de franklinisation, galvanisation, voltaïsation, faradisation, nous utilisons plus volontiers les termes d'actions permanentes ou variables, à périodes longues ou courtes, à intensité et à tension fortes ou faibles (Tripier).

Actions variables. — On sait que les actions variables furent les premières utilisées ; on les appliqua à l'appareil locomoteur, aux sécrétions glandulaires, à la thérapeutique splanchnique. Les médecins n'y virent, d'abord, que des effets mécaniques, alors qu'en réalité l'énergie électrique s'y dépensait sous plusieurs formes, entre autres une forme vaso-motrice directe ou réflexe, intéressant profondément la circulation de la région soumise au courant : phénomènes d'hyperhémie ou de drainage, de dérivation (Tripier).

C'est par ces qualités fondamentales du côté de la motricité, de la circulation et, secondairement, des sécrétions, que se recommande spécialement le courant variable, l'alternatif de haute ou de basse fréquence. Non pas qu'il se soit complètement substitué à cet autre courant d'induction produit par les appareils volta-faradiques et désigné sous le nom de courant faradique, dont l'application demeure indiquée toutes les fois qu'on cherche à provoquer le réflexe musculaire sous un courant de tension sans quantité appréciable et avec des alternatives rares, ou lorsqu'on cherche à produire le phénomène de révulsion par mécanisme d'irritation directe.

Aucun des appareils ne peut dispenser d'un autre en électrothérapie, parce qu'aucune modalité de courant ne se confond avec une autre forme, parce que chacune possède sur le réactif humain des actions propres et définies. C'est ainsi qu'il serait irrationnel de remplacer le courant de pile par le courant continu fourni par une dynamo, l'alternatif sinusoïdal par le courant faradique, les hautes fréquences par la franklinisation ou le polyphasé par le courant magnéto-faradique. Chacune de ces modalités techniques se différencie par des caractères spécifiques non seulement de tension et de quantité, mais surtout par sa forme d'inscription et son acceptabilité vis-à-vis du rhéophore nerveux et des centres, son aboutissant de réflectivité.

Actions permanentes. — Les actions permanentes sont d'ordre différent. Remak avait constaté, dans la zone intermédiaire aux points d'application des pôles, un état de contraction tétanique incomplète auquel il donna le nom d'état galvano-tonique. Tripier, qui rapporte le fait, l'observa aussi bien, sinon mieux, chez des animaux empoisonnés avec du curare; il le tint pour une réaction musculaire. Le même savant, se servant comme réactif des impressions gustatives, constata que cette zone intermédiaire était impressionnée à des degrés divers, de la même façon que les points péripolaires. A cette preuve physiologique est venue s'ajouter en 1890 celle de Weiss, tirée de l'examen histologique. Il est donc acquis que le passage de l'énergie électrique sous forme de flux continu possède vis-à-vis des tissus interpolaires, dans tout le parcours du courant, et en dehors des actions chimiques de polarisation, antiphlogistiques et anti-rhumatismales au pôle positif, résolutives sur les tumeurs solubles au pôle négatif — une action moléculaire certaine, quelle que soit l'interprétation qu'on veuille donner à cet état d'activité.

C'est cette action moléculaire que nous utilisons journellement toutes les fois qu'il s'agit de pourvoir aux besoins du courant nerveux de nutrition dit trophique, de celui dont les caractères principaux de constance et de stabilité sont essentiellement assimilables à ceux que nous offre le courant de pile, courant centripète dont il faut scrupuleusement respecter le sens au cours des applications du courant permanent. On doit d'ailleurs se pénétrer, quand on utilise l'énergie électrique comme complémentaire de l'énergie vitale, que celle-ci procède avec une faible intensité sous une tension plus ou moins élevée, mais que sa caractéristique est précisément la pérennité dans l'action. De là l'indication, si justement mise en valeur par Tripier, de prolonger l'application électrique, de suivre ainsi le mouvement physiologique ou de s'en rapprocher le plus possible.

A quels appareils convient-il de demander la continuité désirée? Plusieurs électro-moteurs sont en présence dans ce but. Le couple de Galvani, d'abord. Je ne pense pas qu'il y ait lieu de le considérer comme l'appareil de choix, même lorsqu'on recherche une faible tension et une faible intensité. En effet, son action est essentiellement variable suivant les individus et surtout suivant l'état des surfaces où on l'applique. Le contact de la peau est loin de déterminer chez tous les sujets des réactions identiques sur les éléments électrogènes du couple. Il y a là plusieurs questions complexes de sécrétions, et partant d'humidité, d'acidité des excrétions, d'isolement, enfin de résistance plus ou moins élevée, qui s'opposent à la fermeture du circuit ou à la production de courant. Mes recherches, entreprises à l'aide de l'électromètre capillaire de Lippmann inséré sur le circuit extérieur, m'ont conduit à considérer comme infiniment rares les cas où cet appareil développe une quantité, même infinitésimale, de courant. D'ailleurs, même dans les cas les plus favorables, les sécrétions et excrétions graisseuses cutanées ne tardent pas à former entre la peau et les pôles une nappe isolante qui s'oppose à tout développement d'électricité.

La pile ne remplit pas davantage le but recherché d'obtenir un courant continu prolongé de faible tension et de faible intensité. Elle se polarise trop rapidement et rend impossible toute application durable.

J'ai expérimenté, autrefois, une petite machine Whimshurst à plateaux de 30 centimètres, actionnée à l'aide d'un moteur à eau de faible débit. Mes malades soumis au courant qu'elle produisait, pendant plusieurs heures de suite, n'en retirèrent aucun avantage. Je leur faisais des applications directes, me servant de chaque pôle comme d'un circuit de tout autre courant. J'ai actionné par le même moyen une dynamo de type excessivement réduit donnant un voltage réglable de 5 à 20 volts et un débit de Amp : 0,005 à 0,01. Je pensai rentrer ainsi dans des conditions plus proches du courant nerveux trophique. L'expérimentation clinique me confirma ce qu'à priori j'avais escompté en lisant les tracés propres aux différentes modalités du courant. Celui produit par une dynamo ne possède qu'une partie des effets du courant de pile. Son tracé est celui d'une sinusoïde extrêmement étalée, non la rectiligne de débit du courant dû aux actions chimiques. J'y ai également renoncé.

J'ai fait construire, dans ce même but, des accumulateurs légers, dits de poche, en celluloïd à fermeture hermétique. Je n'en ai obtenu aucune satisfaction, en raison probablement de l'insuffisance du voltage, d'un régime de décharge défectueux, et de la trop faible capacité qu'il m'était permis de leur attribuer.

Tel est exactement l'état de la question. Nous manquons des moyens pratiques de produire un courant constant de tenue régulière, d'inscription rectiligne, capable de se suppléer complètement, d'une manière efficace, au courant nerveux trophique. Le jour où un inventeur habile aura perfectionné, de ce côté, l'outillage électrique, et rendu possibles les applications prolongées d'une modalité électrique adéquate et superposable au courant nerveux, la thérapeutique aura fait un pas considérable dans une foule d'affections où le système nerveux périphérique, ou central, pourra être sollicité directement, dans ses fonctions de nutrition.

Mais ce n'est là qu'un des buts que se propose l'électrothérapie. Les actions variables suffisent aux autres. Grâce aux appareils nouveaux dont nous disposons, leur application peut être disciplinée suivant toutes les conditions désirables de durée, de tension, de quantité. Les unes (haute fréquence) permettent d'agir sur l'organisme tout en soustrayant l'appareil sensitif conscient à son influence, soit qu'on soumette le sujet à l'induction d'un solénoïde parcouru par un alternatif à potentiel et à intensité considérables, soit qu'on lui applique directement ce même courant comme on le fait d'un courant alternatif à basse fréquence. D'autres électro-moteurs à production de courants variables : l'alternateur monophase, l'alternateur triphase que j'ai le premier introduit dans la thérapeutique, présentent leurs indications propres et répondent à des buts différents que j'éclaircirai plus loin. L'ancien courant d'induction dit faradique ne doit pas être abandonné, ainsi que je le disais tout à l'heure en signalant ses indications assez fréquentes : révulsion et stimulation de la contractilité musculaire quand il est nécessaire de recourir à des intermittences lentes.

De ce que je viens d'exposer d'une manière, pour ainsi dire, schématique, il ressort que nous disposons, en thérapeutique, de deux sources d'énergie électriques distinctes : l'une à forme permanente, la seconde à forme variable ; — que la première s'adapte exclusivement à l'indication de renforcer le courant nerveux trophique, lequel possède des propriétés et des caractères extrêmement voisins de ceux appartenant au courant dont je parle, tandis que la seconde source d'énergie électrique, à forme variable, trouve son application rationnelle dans la sollicitation des divers processus neuro-moteurs physiologiques procédant eux-mêmes de l'état variable, et s'appliquant à la circulation, à la motricité lisse ou volontaire, à la digestion, à la respiration, aux sécrétions, aux excrétions, etc...

Telle est la considération fondamentale sur laquelle nous basons aujourd'hui l'électrothérapie. Elle présente un caractère vraiment scientifique, car elle puise son origine dans l'observation même des fonctions nerveuses. Il est évident que l'énergie neuro-motrice accumulée dans les condensateurs organiques représentés par les centres nerveux, trouve deux modes distincts d'écoulement : l'un continu destiné à assurer l'évolution ou la conservation cellulaires, c'est le courant nutritif proprement dit qui ne se suspend ni jour ni nuit et persiste même après la mort de l'*ultimum moriens*, luttant contre la dislocation moléculaire interne produite par la fermentation cadavérique. L'autre courant est intermittent et variable : il est soumis soit à notre volonté : contractilité musculaire volontaire, soit à des règles organo-vitales et réflexes de distribution préétablie : les mouvements du cœur par exemple.

Processus généraux trophiques. — C'est, en définitive, par l'intermédiaire du neurone, périphérique ou central, que s'opère la transformation de l'énergie électrique en énergie nerveuse. Le neurone constitue donc le transformateur organisé, l'organe d'assimilation de la force physique au complexus physiologique d'où dérive la force neuro-motrice. Or, cette manifestation propre à l'organisme vivant qu'on désigne sous le nom générique de force vitale s'étend à tous les organes et s'applique à toutes les fonctions. Elle sert de lien commun, obligatoire, entre chacun d'eux, voisin ou éloigné, et représente la base fondamentale et nécessaire de l'unité du moi. Actions directes, actions réflexes, isolées ou sympathiques, distinctes ou coordonnées, lui empruntent leur commune origine. Son importance est énorme, car elle commande en souveraine à tout l'être, intellectuel et sensitif, volontaire et végétatif. S'il est véritablement prouvé que l'énergie électrique est capable de la stimuler soit directement, en se superposant à elle, soit par des procédés médiats, tels que l'excitation vaso-motrice et l'impulsion circulatoire générale ; — si, comme l'écrit Ziemssen, elle suffit à relever la capacité de travail du système nerveux, central et périphérique, nous devons la considérer comme l'un des plus utiles moyens d'action dont dispose la thérapeutique dynamogénique.

Or, cette preuve nous est fournie surabondamment par le réciproque et double contrôle de l'expérimentation physiologique sur l'homme et les animaux et de l'épreuve clinique. Les applications générales de l'énergie électrique à l'axe nerveux ou à l'ensemble de l'organisme sous forme, dans le premier cas, de voltaïsation, de faradisation, de courant alternatif sinusoïdal, de courant polyphasé, — dans le second cas de charge statique, de bain hydro-électrique, de haute fréquence, modifient, toujours favorablement, l'organisme d'une manière plus ou moins active, suivant les sujets et suivant les cas pathologiques qu'on leur demande d'améliorer. Les analyses des excreta : urine, sueur, produits d'exhalaison pulmonaire, dénotent, à l'évidence, que le processus de dénutrition exagérée des organes riches en phosphore cesse ou reparaît suivant qu'on applique ou qu'on suspend ce traitement ; que, d'autre part, l'assimilation des phosphates alimentaires se fait mieux ; que la déperdition urinaire de l'acide phosphorique se ralentit, de même que la dénutrition des hématies, en même temps que se relève le taux général des oxydations et que diminuent ou disparaissent, concurremment, l'albuminurie, le diabète, l'obésité, etc.

Avec la technique instrumentale dont nous disposons, et sans attendre l'électro-moteur que je souhaitais tout à l'heure, nous voyons les processus généraux trophiques se relever par l'augmentation de l'excrétion de l'urée. Les tracés sphygmographiques dénotent l'accélération et l'ampleur circulatoires en même temps que le retour de l'élasticité artérielle et le dégorgement veineux. La cryesthésie disparaît ; le thermomètre accuse l'élévation de plusieurs dixièmes de degré, souvent d'un degré, de la chaleur centrale, précédemment abaissée. Le sphygmomètre nous donne, à tout moment, la preuve de l'élévation de la tension artérielle. Le microscope nous démontre les changements importants dans l'état d'expansion des chromoblastes et l'accroissement du nombre des hématies. L'analyse du sérum manifeste la suractivité, souvent notable, des phénomènes d'osmose. Le spectroscope, appliqué suivant le procédé du Dr Hénocque, permet de juger la rapidité des échanges de l'oxyhémoglobine avec les tissus, rapidité toujours accrue chez les anémiques, les chlorotiques et chez tous les malades soumis aux applications générales de l'énergie électrique. Enfin, le neuro-chronoscope de d'Arsonval indique, suivant les cas, soit la diminution, soit l'augmentation du temps de l'arc réflexe, c'est-à-dire le retour vers la normale.

Ces preuves, toutes objectives, auxquelles tout médecin électricien rompu à son métier est apte à donner une sanction immédiate, qu'il répète aisément sur chaque malade et que le temps seul empêche de mettre en valeur pour chaque cas, ces preuves échappent à l'influence, volontaire ou passive, du sujet. Elles appartiennent au pur domaine des recherches cliniques et constituent les arguments fondamentaux sur lesquels l'électrothérapie est définitivement et solidement assise.

Il faut que tout médecin les connaisse pour que tombent leurs préventions ou leurs incertitudes, pour que cette thérapeutique, vieille de bientôt deux siècles, mais réellement nouvelle par ses transformations et ses énormes développements actuels, rentre définitivement dans le cadre des moyens de guérir, où nos cadets la verront occuper une place d'honneur. Que sont, en effet, les tâtonnements et les incertitudes inhérents à son emploi auprès de ceux dont est coupable la routinière pharmacopée ? — Nos procédés sont devenus mathématiques ; nous pesons et nous mesurons l'énergie électrique avec une précision que ne dépassent pas les balances les plus sensibles vis-à-vis des agents chimiques. Or, le principe de la transformation des forces, complémentaire de celui, plus général, de la conservation de l'énergie, nous oblige à admettre que l'organisme ne saurait demeurer indifférent et neutre à l'application de l'énergie électrique. Toute somme d'énergie appliquée à un corps, on le sait, doit se retrouver sous une forme ou sous une autre. Ceci est démontré. En ce qui concerne l'organisme, en particulier, elle peut se retrouver sous une forme utile ou nuisible.

Le médecin n'a d'autre guide dans le choix de la forme de l'onde électrique à mettre en œuvre pour un cas donné, que son expérience doublée de ses connaissances générales en médecine. Celle-ci demande de longs efforts et de sérieuses qualités d'observation. Il doit, pour l'acquérir, se spécialiser, de toute nécessité. Le champ des applications de l'énergie électrique est, d'ailleurs, assez vaste pour ne pas tomber dans le travers de quelques-uns d'entre nous, dont les ouvrages donneraient à penser que toutes les maladies peuvent être guéries par le précieux agent.

Précision de nos méthodes. — Le reproche adressé gratuitement à l'électrothérapie par ses détracteurs systématiques, de manquer de rigueur scientifique ne peut donc plus se soutenir. Il serait puéril s'il continuait à viser l'instrumentation technique ; il est mal fondé s'il devient une critique de notre embarras possible dans le choix du courant vis-à-vis des différentes déterminations pathologiques. En d'autres termes, on nous impute injustement à crime de manquer parfois notre but, de ne pas appuyer l'usage de l'énergie électrique sur des indications d'une précision déterminable d'avance et absolues. Mais quelle est donc la précision de la thérapeutique habituelle aux sceptiques qui, ignorant nos méthodes, cherchent à les déprécier sans examen, pour qu'ils manifestent si peu d'indulgence à nos efforts ? Il nous est aisé de répondre à ces Pharisiens, vestiges d'un autre âge qui devrait depuis longtemps être disparu, à une époque où le progrès se fraie un chemin en dépit des obstacles accumulés contre sa marche en avant, car, quelles que soient les médications qu'ils appliquent à leurs malades, elles ne présentent assurément pas le degré d'exactitude et de précision que nous offrent les traitements par l'électricité. La preuve, je l'ai exposé tout à l'heure, en est vraiment facile à établir ; on peut la résumer sous cette forme concise. Toute substance médicamenteuse introduite dans l'organisme ne peut agir autrement qu'en libérant dans le système nerveux des énergies physiques, ou en en produisant, grâce à des décombinaisons intermédiaires qui présentent le maximum d'incertitude et d'imprécision. Or, nos agents et particulièrement l'énergie électrique mettent directement en contact avec l'élément nerveux la force productrice du travail utile. Nous nous passons de l'intermédiaire subtil et aléatoire de la transformation chimique. Nous supprimons un facteur inutile et souvent dangereux, rendu souvent inerte par le fait des métamorphoses successives qu'il doit subir avant d'arriver au but ultime. Personne ne niera la valeur de ce raisonnement.

Chez nous, comme pour toute autre science, l'observation des faits a devancé l'interprétation scientifique. Les lois qui s'en dégagent commencent à peine d'être formulées. Ces lois trouvent leur interprétation rationnelle dans la connaissance des réactions propres à la matière en face de l'énergie physique, tandis que nous ne savons pas le premier mot des réactions organiques suscitées dans les milieux cellulaires par l'application de la chimiâtrie.

Je ne suis pas d'avis d'attribuer, en aucune manière, l'action de l'énergie électrique appliquée à l'organisme à ceux de ses effets que j'appellerai secondaires : la cataphorèse, l'électrolyse, etc... Seule doit intervenir, pour moi, l'excitation du protoplasma vivant, par assimilation de l'énergie physique à l'énergie neuro-motrice. Seule doit être invoquée dans les effets si puissants de l'électrothérapie, la transformation de l'une dans l'autre de ces deux manifestations les plus élevées des attributs de la matière. Et si l'on veut pénétrer plus avant dans le domaine de l'hypothèse, on pourra appliquer ces notions du connu à l'inconnu, en proposant d'expliquer tous les effets du courant électrique sous ces deux formes schématiques :

1° Accroissement du potentiel nerveux ;

2° Exaltation du pouvoir conducteur du neurone rhéophore ou son rétablissement quand il est supprimé.

Ainsi se trouve expliquée l'amélioration des phénomènes réflexes soit supérieurs, soit végétatifs, du domaine intellectuel ou sensitif, volontaire ou sécrétoire, musculaire, circulatoire, etc...

CHAPITRE II

LES COURANTS POLYPHASÉS

Considérations préliminaires. — En thérapeutique, nous n'avons guère les moyens de combattre un fait, une lésion accomplie, qui est « le passé », mais nous avons prise sur l'acte morbide préliminaire qui est « le devenir », qui d'instant en instant devient le présent, et engendre une irrémédiable lésion si on n'intervient pas. Je voudrais précisément mettre en lumière ce fait auquel nous assistons tous les jours : l'application des agents physiques empêchant ce second acte, enrayant la lésion et limitant le mal à des symptômes fonctionnels. Il faut renouveler très souvent ces applications parce que, l'acte morbide continuant à évoluer, ce n'est que par une série de sollicitations nerveuses et vasculaires que nous pouvons espérer l'atteindre. Dans la plupart des états neurasthéniques caractérisés principalement par l'adynamie neuro-vasculaire, l'hypotension artérielle et, sa conséquence, l'épuisement nerveux, il existe une seconde période *préorganique* où la toute puissance des agents physiques s'impose. Le raisonnement le plus simple conduit à solliciter directement la mise en action du sympathique soit sur toute la périphérie dans ses expansions terminales, soit sur ses cordons centraux. Tout le long de la colonne vertébrale, au voisinage du rachis et de la moelle, se trouvent une série de ganglions, centres d'innervation d'où partent des nerfs allant sur les parois des vaisseaux, suivant leur trajet et innervant aussi les régions que ces vaisseaux traversent. Ces filets du grand sympathique ne sont pas seulement périphériques : il y en a aussi de centraux s'irradiant dans les cavités splanchniques, le crâne où ils innervent les méninges et forment de nombreux plexus, le thorax où ils innervent le poumon et le cœur.

par l'intermédiaire des plexus pulmonaires et cardiaques, l'abdomen où nous trouvons le plexus solaire qui se rend à tous les viscères, l'estomac et les reins, l'utérus et les testicules. Il est d'autres filets qui pénètrent dans le canal rachidien, suivent les vaisseaux, les artérioles qui nourrissent la moelle et vont aussi former les nervi nervorum.

L'harmonie entre ces divers plexus d'un même réseau ne peut manquer d'exister, et cent preuves physio-pathologiques nous la démontrent. Entre le contenant et le contenu, elle est préétablie, plus réelle que celle enseignée par Malebranche. Nous la retrouvons entre les divers territoires, homologues ou non, du centre ou de la périphérie. Les actes thérapeutiques à distance ne sont pas plus difficiles à interpréter que l'action réciproque du testicule sur le larynx, de l'utérus sur la mamelle. Il s'agit de réflexes du même ordre. Il se passe là un phénomène exactement assimilable à celui connu sous le nom de révulsion. Un malade est atteint d'une affection grave du cerveau. On lui met un séton à la nuque, il guérit. Par quel procédé le séton a-t-il produit le réflexe salutaire? Les ganglions cervicaux du sympathique, situés dans la région de la nuque, donnent des filets nerveux à la carotide interne. Or, cette artère nourrit le cerveau par ses subdivisions. La guérison démontre que nous avons prise sur la circulation intra-cérébrale en agissant sur des expansions nerveuses périphériques ayant une origine commune avec celle de la grande nourricière de l'encéphale.

Guidé par ces considérations physiologiques, je poursuis depuis longtemps le but systématique d'agir directement sur la chaîne ganglionnaire sympathique pour y provoquer le tonus réflexe, diminué dans les divers états neurasthéniques. Successivement, j'ai essayé les révulsifs (pointes de feu, cautères, vésicatoires réitérés), l'hydrothérapie locale sous forme de douche spinale avec des températures excessives, tantôt très basses, tantôt très élevées, courte ou prolongée, et l'électricité. Ce dernier agent m'a seul donné d'incontestables succès. J'ai été amené à expérimenter le courant sous ses formes diverses : constant ou variable, fixe ou labile. Il s'est constamment montré utile, je dois le dire, sous ces diverses formes, mais dans des proportions fort différentes. Voici plus de six ans que j'applique dans ce but une forme de courant que j'ai été le premier à utiliser en thérapeutique, je veux parler du *courant polyphasé.*

Technique instrumentale. — Pour produire les courants polyphasés on emploie, dans la pratique, trois champs, dont les directions font entre elles des angles $\frac{2\pi}{3}$ ou de 120°. Si l'on emploie trois cadres ayant chacun un fil de communication avec le générateur du courant, on a des courants triphasés. Ils sont produits soit par un alternateur dans lequel les sections sont triplées, soit par une machine dynamo ordinaire à aimants fixes, en faisant sur l'anneau trois prises équidistantes.

Les courants polyphasés sont encore à l'étude. Quelques mots pouvant servir à leur interprétation ne semblent pas hors de propos. L'expérience de Gambey, en 1824, fut l'origine de leur découverte. Gambey observa le premier qu'un barreau aimanté, déplacé dans son axe, oscillait sensiblement moins s'il était placé au-dessus d'une plaque conductrice fixe, que s'il était isolé dans l'espace.

Arago, reprenant cette expérience, usa d'un aimant plus puissant et d'une plaque conductrice mobile. Il observa que l'aimant, en tournant, imprimait à la plaque un mouvement de rotation et en induisit qu'il se produisait, entre les deux éléments en présence, une forme particulière de magnétisme développé par le mouvement et qu'il désigna sous le nom de *magnétisme de rotation*.

Ferraris, de Turin, a le premier indiqué, en 1888, le principe des champs tournants. Il a prouvé que lorsque deux courants alternatifs de même période, mais décalés l'un par rapport à l'autre d'un quart de période, traversent deux circuits disposés à angle droit, la résultante de chacun des deux champs magnétiques que produirait chaque circuit s'il était seul, est un champ magnétique tournant, d'intensité constante et de vitesse angulaire uniforme, faisant un tour complet pendant la durée d'une période.

J'obtiens des courants triphasés à l'aide d'une dynamo auto-excitatrice présentant un induit divisé en trois sections reliées à trois bagues isolées, calées sur l'arbre prolongé. Cet induit a l'enroulement d'un anneau Gramme, fil de fer doux. Il tourne entre deux couples d'électro dont les pôles en regard sont de même nom. On recueille le courant continu sur le collecteur sectionné.

Ces courants présentent cette particularité que chacun d'eux est à chaque instant égal et de signe contraire à la somme des deux autres.

De plus, la somme des trois courants étant nulle à chaque instant, un quelconque d'entre eux peut être considéré comme le courant retour des deux autres.

La marche de ma dynamo est assurée soit par commande directe sur un moteur à gaz — dans ce cas, l'inducteur se trouve excité par le courant continu recueilli sur le collecteur ordinaire, — soit par excitation des inducteurs, à l'aide d'une batterie d'accumulateurs ou d'une dynamo à courant continu, qui lui est, dans ce cas, couplée.

La production des courants polyphasés peut se faire par simple transformation d'une dynamo ordinaire à courant continu à deux pôles. Il suffit de caler, sur un prolongement de l'arbre, trois bagues métalliques isolées et de les relier par des fils à trois points de l'enroulement distants de 120°. On obtiendra ainsi trois différences de tension présentant deux à deux une différence de phases d'un tiers de période.

Les calculs établissent et l'expérience démontre que la force électro-motrice du courant polyphasé fourni par une dynamo est notablement inférieure à celle du courant continu qu'elle peut produire.

Tel est le procédé le moins compliqué pour obtenir le champ tournant. Dans le but d'arriver à administrer à mes malades un courant polyphasé d'une régularité d'inscription plus rigoureuse, j'ai fait établir un groupe générateur d'une seule tenue comprenant un alternateur triphasé muni de son excitatrice et actionné comme elle par un moteur à courant continu. Un arbre unique transmet le mouvement à tout le groupe.

Le courant, ainsi obtenu, est à la fois plus facilement réglable et plus régulier. Il ne présente jamais ces fluctuations difficiles à éviter avec le champ tournant, et qui le rendent pénible pour le malade, pointu, comme le disent, en terme d'argot, les électriciens.

Une fois produit, il est nécessaire de le discipliner, de l'abaisser ou de l'élever. On y arrive de deux manières, en modérant ou en exagérant la marche du moteur et en faisant cheminer le flux électrique à travers une résistance ou mieux un transformateur.

Je me sers, pratiquement, d'un transformateur dont l'enroulement primaire, qui reçoit les courants de la dynamo, se compose de trois bobines montées en étoile et en connexions par trois fils avec les balais. Les bobines secondaires (à haute tension) sont montées de la même façon.

Pour abaisser la tension et adapter les courants triphasés aux indications thérapeutiques, j'ai imaginé le procédé suivant. J'ai fait construire un réducteur de potentiel triple composé pour chaque élément de deux circuits s'emboîtant l'un sur l'autre à la façon des appareils ordinaires d'induction utilisés en électrothérapie. Le circuit intérieur et le circuit extérieur se composent chacun de trois bobines distinctes avec montage en étoile et enroulement contraire. A l'aide d'un dispositif qui m'est personnel, j'arrive à caler, sous un angle plus ou moins ouvert, les courants en avançant chaque portion de l'enroulement secondaire d'une quantité égale pour les trois circuits et parallèlement. Aux trois bornes, je recueille des courants à un potentiel d'autant plus élevé, que le calage se rapproche davantage du parallélisme. Telle était ma première instrumentation.

Je l'ai, depuis, modifiée de la façon suivante. J'ai fait construire un socle à glissière dont l'un des côtés à forme triangulaire, supporte aux environs de chacun de ses angles et en combinaison prismatique, une bobine constituant le circuit primaire. Chacune de ces bobines rencontre une bobine plus grosse, creuse et permettant de recevoir chacune des précédentes. Le tout porté par un équipage prismatique qu'on manœuvre à l'aide de la glissière. L'accroissement du potentiel s'obtient en faisant pénétrer plus ou moins profondément l'équipage mobile dans l'équipage fixe. Enfin dans une installation plus récente, j'ai substitué à l'équipage mobile un rhéostat en graphite, qui me permet une graduation facile du courant.

Dans ces transformations, le courant ne perd ni son signe, ni sa quantité : il conserve exactement la même forme et les mêmes propriétés qu'aux bornes de la dynamo; il se trouve seulement réduit ou augmenté suivant l'angle de calage des spires. Dans chacune de ces réductions, les lignes de forces émises par l'un des enroulements partiels trouvent leur retour, exactement comme dans les deux autres enroulements.

Propriétés spéciales au courant polyphasé. — Quant à la supériorité de ces courants sur l'alternatif ordinaire, elle s'est jusqu'ici affirmée par des résultats thérapeutiques manifestes, dont le détail et les observations seront publiés ultérieurement. Il serait téméraire de tenter une explication physiologique de cette supériorité. Ce qu'on peut dire d'ores et déjà, c'est que ces courants possèdent une *puissance de pénétration à travers les tissus vivants*, à nulle autre comparable. On sent en se les appliquant à soi-même, l'onde électrique se propager suivant certains trajets. Les malades, non prévenus, et n'ayant aucune idée capable de suggestionner leur esprit, disent tous qu'ils ont l'impression profonde et lointaine jusqu'au dedans même des cavités viscérales, d'une vibration très fine qu'ils comparent, suivant leur sensibilité propre, à divers phénomènes naturels, tels que l'eau qui coule, une corde qui vibre, l'élongation d'un nerf, un fourmillement, un tourbillon, etc.

Cette propriété en quelque sorte élective de pénétrabilité repose évidemment sur un phénomène d'adaptation du courant polyphasé au neurone périphérique. En poussant l'expérience et notamment chez certains sujets présentant une réceptivité sensible élevée, la perception de l'onde électrique se continue sur tout le trajet qu'elle suit, à travers le nerf et le centre médullaire. La preuve subjective de l'action directe du courant sur la moelle est ainsi fournie : la preuve objective est facile à mettre en évidence, qu'il s'agisse de ce procédé indirect de pénétration ou du procédé direct qui consiste à appliquer le courant polyphasé au niveau de la moelle.

Excitation directe des centres nerveux. — Je ne rééditerai pas ici la démonstration de ce fait, désormais irréfutable, que les centres nerveux peuvent être immédiatement atteints par l'énergie électrique à travers les parois solides et les enveloppes molles qui leur forment une cuirasse en apparence infranchissable. Erb et d'autres expérimentateurs ont prouvé que le cerveau et la moelle sont traversables par des applications externes de l'énergie électrique même sous un faible potentiel, pour le courant continu. Récemment, M. Althaus, et après lui M. Leduc ont électrisé directement l'axe nerveux central et ont rapporté les effets dynamogéniques favorables qu'on en peut retirer. Il nous est arrivé à tous de constater, à la suite d'applications électriques sur le crâne, quelques accidents sans gravité mais dont l'apparition témoignait, manifestement, l'action directe du courant sur l'encéphale. Ils se rattachaient particulièrement à des phénomènes vaso-moteurs : pâleur ou congestion de la face, turgescence des jugulaires, vertiges, éblouissements, suspension rapide et plus ou moins complète de conscience, tendances syncopales, et à des modifications, des perceptions sensorielles :

sensations lumineuses variant, dans l'ordre spectral, du bleu au rouge ; bourdonnements d'oreille, sorte de grondement lointain, ou sifflements, sensations métalliques, salines, goût de sang, etc.

Le courant polyphasé, même sous un très faible potentiel, provoque ces phénomènes physiologiques qui prouvent son action réelle, à une dose des plus minimes, sur la substance nerveuse.

Je l'applique souvent à la moelle de la manière suivante. De chaque côté de la ligne des apophyses épineuses, au niveau des gouttières vertébrales je dispose le premier pôle sous forme de deux électrodes-bandelettes souples dont la surface totale égale exactement celle d'une large électrode abdominale (2ᵉ pôle). Le 3ᵉ pôle est représenté par une plaque plantaire.

L'effet obtenu, dans le cas de cette application, qui doit être courte, est constant. Il se traduit, chez tous les sujets, par l'élévation de la tension artérielle, l'élévation parallèle de la température, l'ampleur de la systole, l'accroissement des mouvements respiratoires et des pulsations. Moelle et chaîne ganglionnaire du sympathique sont certainement intéressées au cours de ce procédé électrothérapique, car, outre les phénomènes vaso-moteurs généraux on observe chez tous les sujets qui y sont soumis des effets du côté de la motricité de l'estomac, de l'intestin, de l'utérus. J'ai pu ainsi améliorer un grand nombre de cas de viscéralgie, chez des tuberculeux.

Les contractions musculaires obtenues à l'aide de l'excitation par le courant polyphasé sont intenses, totales et non douloureuses. Je me suis souvent servi de ce procédé commode chez les malades que leur état obligeait à maintenir au lit, pour leur éviter les dangers de la cure de repos. De même, dans un grand nombre de dyspepsies par *atonie musculaire* de l'estomac et de l'intestin, j'ai obtenu des guérisons ou de notables améliorations soit par l'application abdomino-lombo-plantaire, soit à l'aide du procédé plus compliqué mais préférable parce qu'il est plus direct : recto-abdomino-cervical. *Je n'hésite pas à déclarer que le courant polyphasé est le courant de choix contre l'asthénie des fibres musculaires de la vie organique.*

Quelques auteurs, et Vigouroux entre autres, ont tenté de nier l'excitation directe de la moelle par le courant électrique, en considération des nombreuses voies de dérivation que lui offrent les tissus osseux et autres qui l'environnent et la protègent. Ces auteurs ne disposaient pas de la forme d'énergie électrique nouvelle que j'étudie ici. C'est la seule réponse qu'autorise leur négation. D'ailleurs aucune négation ne saurait prévaloir contre l'ensemble des faits cliniques que nous pouvons y opposer. L'application du courant triphasé à la moelle à travers la triple cuirasse qui la garantit contre les traumatismes extérieurs diminue manifestement le pouvoir de réflectivité générale de l'organisme et calme les douleurs vagues, l'hyperesthésie provenant d'un état d'éréthisme sensitif de l'axe nerveux dans son ensemble. Appliqué systématiquement à certains segments médullaires il agit directement sur la fonction que chaque segment commande. J'ai maintes fois observé l'éveil ou le calme du réflexe génital par l'électrisation courte et intense, ou faible et prolongée, du centre génital. On peut accélérer les mouvements du cœur, en électrisant ainsi le centre cilio-spinal. La dysménorrhée est souvent et rapidement influencée par l'électrisation de la région spinale dorso-lombaire. J'ai ainsi fructueusement utilisé cette forme de courant contre la paralysie infantile, la paralysie spinale aiguë de l'adulte, la paralysie glosso-labio-laryngée dans laquelle Benedikt avait déjà pu, par l'application du courant voltaïque, prolonger l'existence de dix années, alors que la moyenne de survie est de deux ans seulement, les myélites diverses, la sclérose en plaques, même, où quelque légère amélioration des symptômes a marqué le passage du courant.

Courant polyphasé et neurasthénie. — Le courant polyphasé détermine d'utiles effets aussi bien dans le domaine subjectif que du côté des phénomènes morbides directement appréciables. On le constate surtout au cours de la neurasthénie. Il faut tenir compte des réactions sensibles dans l'administration des courants à champ tournant, la susceptibilité des malades à ces courants étant extrêmement variable et sans rapport, ainsi que me l'ont prouvé mes observations, avec leur sensibilité aux autres courants. Mes expériences portent désormais sur un très grand nombre de cas qui tous ont été heureusement influencés par ces applications.

Soixante-douze cas de neurasthénies — cinquante-deux hommes, vingt femmes, — des plus diverses comme pathogénie et comme symptômes, mais caractérisées, toutes, par un état d'hypotension artérielle des plus marqués et par un épuisement général ayant atteint toutes les grandes fonctions ont été soignés par moi à l'aide d'applications du courant polyphasé. Le résultat le plus marquant et le plus prompt a été caractérisé par le relèvement du pouls qui devient manifeste au bout d'un nombre restreint de séances (de cinq à dix).

J'ai pris soigneusement les tracés graphiques à l'aide du tambour de Marey et du cylindre enregistreur, du pouls, de la carotide, du cœur, de la respiration, du tremblement quand il y avait lieu. J'y ai ajouté chez la plupart de mes malades la caractéristique de la réaction musculaire au courant variable, enregistrée suivant les mêmes procédés. Toujours, il m'a été permis de constater, au bout d'un petit nombre d'électrisations, un relèvement des contractions, la disparition du tremblement quand il existait, le tracé des contractions musculaires plus régulier. La tension artérielle prise au sphygmo-manomètre s'est relevée souvent de moitié. L'analyse de l'urine, pratiquée dans la plupart des cas, a indiqué un relèvement rapide du taux de l'urée, coïncidant avec le retour de l'appétit. La constipation a cessé rapidement, la fatigue musculaire a disparu, et à ce propos, je reviens, en passant, sur ce fait des plus importants et tout à fait propre aux courants polyphasés : la contraction musculaire qu'ils déterminent, même lorsqu'elle est intense, *n'est nullement douloureuse*. A défaut d'autres preuves, nous trouvons là une démonstration tangible de la facilité de conduction dans l'organisme de ces courants. Je les ai souvent appliqués dans la cure de repos. C'est là le rêve du mouvement passif si nécessaire dans cette cure et si difficile à obtenir.

Le retour du sommeil et de l'appétit vient ensuite, puis la récupération des forces musculaires et l'ardeur intellectuelle. Trois cas d'impuissance ont été rapidement améliorés. Tous les malades dont il s'agit suivaient concurremment un traitement hydrothérapique dans mon établissement. Mais il convient d'ajouter que la plupart d'entre eux avaient déjà été soumis à des traitements sérieux et multiples par les agents physiques sans en avoir retiré un bénéfice appréciable. L'effet de ces nouveaux courants reste donc indéniable et leur application, je l'affirme, hors de pair avec n'importe quel autre procédé électrothérapique.

Mode d'application. — La durée de chaque séance doit être très courte au début : trois minutes. Elle sera progressivement portée à vingt-cinq minutes. Ces courants sont sans danger : il ne m'est arrivé, même en employant d'assez hauts potentiels et une intensité élevée, aucun accident. Deux fois cependant, en agissant, sur la moelle au niveau du centre cardiaque, j'ai constaté une accélération assez considérable des battements du cœur qui montèrent jusqu'à 100, de 72 à l'état normal. Il se produisit un peu de suffocation, une légère sueur froide au front, et un sentiment d'angoisse assez désagréable. Ces deux malades étaient non pas des cardiopathes, mais des neurasthéniques avancés, de ceux que j'ai désignés ailleurs sous le nom de *para-scléreux*. Ils présentaient déjà quelque degré d'artério-sclérose dont le passage du courant vint exagérer les symptômes cardiopathiques.

Le procédé le plus commode d'application de ces courants est le suivant. J'ai dit plus haut que j'avais, après tâtonnements, arrêté mon choix au courant à trois phases. Dans la pratique, il se présente donc trois bornes, trois rhéophores, trois électrodes. D'où les combinaisons les plus multiples et les adaptations les mieux appropriées au traitement qu'on se propose. Enhardi par mes premiers succès, je ne me suis pas attaché qu'à l'application des courants à champ tournant à la neurasthénie. Je sais maintenant, qu'un grand nombre d'affections générales et locales bénéficient de ce traitement nouveau en raison de l'action propre de ces courants sur le muscle strié et lisse, et sur le nerf, en raison surtout de leur pénétration facile. Il m'a été donné de constater que leur action sur la contractilité musculaire gastro-intestinale est des plus efficaces. En outre, leur application au niveau de l'abdomen suscite un effort circulatoire énorme dans toute l'étendue de leur passage, et l'on sait de quel secours est contre l'asystolie et l'hyposystolie, toute excitation portant sur cette circulation locale. J'ai eu l'occasion de faire ces constatations, en appliquant le courant polyphasé suivant la méthode dont je parle plus haut. De chaque côté de la ligne des apophyses épineuses et sur toute la région dorsale j'applique longitudinalement une électrode souple, longue et étroite dont la surface est de 90 centimètres carrés, ce qui donne, pour l'ensemble des deux, 180 centimètres carrés. Je fais cette application au niveau de la région dorsale parce que c'est particulièrement en ce point que la chaîne ganglionnaire sympathique est accessible au courant. Aux régions cervicale, lombaire et sacrée, le sympathique est situé au-devant de la colonne vertébrale, la difficulté de l'atteindre est considérable, tandis qu'à la région dorsale il est appliqué en arrière de la plèvre, au-devant des articulations costo-vertébrales. Le plus souvent les ganglions se trouvent en rapport avec les trous de conjugaison, ce qui les rend encore plus directement accessibles. En dehors même de cette disposition, particulièrement favorable, aucun obstacle ne s'oppose à la pénétration du courant, si on en juge par les observations recueillies à l'aide des procédés électriques appliqués jusqu'ici. Les courants polyphasés, doués d'une facilité de conduction de beaucoup supérieure, ne peuvent manquer de les atteindre.

Les deux électrodes longitudinales appliquées au niveau des gouttières vertébrales, sont reliées aux pôles 1 et 2 de l'alternateur, le troisième pôle étant en rapport avec une large plaque souple appliquée sur l'abdomen et dont la surface égale 180 centimètres carrés. Je sollicite ainsi, électriquement, les plexus solaire et mésentérique, qui se trouvent compris dans le tourbillon électrique, à la fois centrifuge et centripète qu'on ne peut obtenir qu'avec les courants polyphasés. Comme le sympathique partage les propriétés et les fonctions du système médullaire et s'associe à lui en toute circonstance, il paraît assez difficile de définir exactement la proportionnalité de l'action parallèle des courants polyphasés sur la moelle et sur la chaîne ganglionnaire sympathique. Ce qui était vrai avec les anciens procédés cesse de l'être désormais avec les nouveaux courants. Leur mode ondulatoire spécial permet leur propagation à longue portée sans qu'il se produise, comme avec l'alternatif ordinaire, des zones diverses de densité, allant en s'atténuant à mesure qu'il s'éloigne des points d'application. On peut donc raisonnablement transporter du domaine de l'application industrielle qui met à profit dans plusieurs stations électriques centrales la qualité dominante de ce courant, son transport facile à de grandes distances, sur des sections de petit diamètre — dans le domaine thérapeutique, cette particularité inhérente au champ tournant. Qu'elle s'exerce sur l'axe médullaire directement, ou qu'elle porte ses effets sur la chaîne ganglionnaire, peu importe, étant donné que nous constatons, à la suite de son application, les effets vaso-moteurs, sécrétoires et trophiques, qu'on est convenu de rapporter au système sympathique.

Je n'ai pas tenté l'électrisation du sympathique au cou, ainsi qu'elle est habituellement pratiquée, parce que ce nerf ne peut être atteint isolément. L'excitation du ganglion cervical supérieur est inséparable de celle du pneumogastrique, du plexus brachial, en sorte que les résultats sont peu distincts et manquent de netteté.

CHAPITRE III

LES COURANTS ALTERNATIFS DE HAUTE FRÉQUENCE
A DÉCHARGE OSCILLANTE

Les étapes de l'électrothérapie. — C'est le propre de toute méthode thérapeutique, de se trouver soumise à des fortunes diverses avant de prendre définitivement rang parmi les bienfaits incontestés du Progrès scientifique. L'électrothérapie n'a pas échappé à cette sorte de loi, inséparable de toute innovation. Elle a bénéficié, à son apparition, d'une période d'engouement où une foi ardente engendra, même, le prosélytisme. C'est vers 1745, longtemps avant que l'électricité ait reçu aucune autre application, qu'elle fut adaptée pour la première fois à un but thérapeutique. Les médecins et les empiriques d'alors utilisèrent les décharges disruptives des machines à frottement, non sans succès, paraît-il, contre les affections paralytiques. Puis ce fut le tour du couple de Galvani et de la pile de Volta, dont on ne rechercha d'abord que la secousse de fermeture du circuit, dédaignant son action chimique.

Avec Duchenne (de Boulogne), en 1850, commencèrent les applications du courant induit et, vers la même époque, celle de la pile envisagée, cette fois, comme générateur du courant continu.

C'est avec cet arsenal d'instruments assez primitifs, machine statique, pile, appareils d'induction (faradique) que l'électrothérapie a pu se frayer modestement sa voie à travers les périodes et les théories médicales successives et que, loin de déchoir, bien qu'elle servît trop souvent de mine féconde exploitée par les forbans de la médecine ou les charlatans, elle a poursuivi sa route dédaignant les calomnies ou les quolibets au-dessus desquels la faisait planer la certitude de son action, qu'elle put toujours opposer, comme gage de pérennité, à l'incertitude de ses méthodes.

Aujourd'hui, l'arsenal dont dispose le médecin adonné à cette branche spéciale de la thérapeutique a vu se réaliser deux progrès considérables. Le nombre des instruments à l'aide desquels le courant électrique est appliqué aux malades s'est notablement accru, d'une part, et, d'autre part, grâce au perfectionnement des appareils de mesure, la précision des opérations pratiquées sur les malades a fait place au vague et à l'empirisme des anciennes applications. Déjà nous ne classons plus les opérations électrothérapiques suivant les appareils destinés à servir d'électro-moteurs. Pénétrant plus loin dans l'action physiologique, les appellations anciennes ne nous suffisent pas. Nous ne disons plus que notre patient est électrisé, galvanisé, voltaïsé, faradisé. Nous le considérons comme soumis à des actions permanentes ou variables, à périodes lentes ou courtes, à intensité forte ou faible, à potentiel élevé ou bas. Nous n'envisageons plus chaque appareil comme uniquement destiné à provoquer telle ou telle réaction sur tel ou tel groupe d'organes ; nous demandons à un même électro-moteur des services multiples, suivant le mode d'application réalisé, suivant telle modification imprimée à son fonctionnement. Nous le disciplinons à des réactions immédiates ou lointaines, motrices ou sensitives, irritatives ou trophiques.

Nous sommes encore loin, sans doute, de la rigueur et de la précision auxquelles atteignent désormais les procédés électriques industriels. Mais n'oublions pas qu'en thérapeutique nous nous trouvons en face d'éléments tellement variables et différents, qu'on ne saura jamais assimiler un corps vivant, composé de parties absolument hétéromorphes, compliqué à l'excès et instable, en raison même d'incessantes variations moléculaires, à une résistance définie, homogène, fixe, telle qu'on la trouve dans l'industrie pour les diverses utilisations de l'énergie électrique. De plus, nos applications ne s'adressent qu'à des sujets malades dont les réactions physiologiques dévient de la normale et viennent encore troubler l'observation : ainsi se compliquent et se multiplient les difficultés d'appréciation du passage du courant à travers le corps humain.

Qu'on juge par là des obstacles que rencontre l'électrothérapeute, lorsque, cherchant à rompre avec l'empirisme et l'expérience, il tente de faire rentrer ses procédés dans le cadre rigoureux des déductions scientifiques. Et pourtant, comme s'il sentait que c'est à celles-ci qu'il devra le rang incontesté auquel a droit l'importance de sa thérapeutique, il s'adresse désormais à l'industrie, et discipline aux usages médicaux les appareils dont elle se sert pour distribuer l'énergie qui se transformera à domicile en lumière, en mouvement, en chaleur ou, désormais, en moyens de guérir.

Nos cabinets sont tous reliés aujourd'hui à une station centrale et nous appliquons à nos malades, une fois abaissés de tension, transformés ou redressés, les courants qui viennent à notre porte sous le potentiel énorme de 2000 à 3000 volts.

Les stations centrales abandonnant peu à peu le courant continu, il ne peut être question que de l'alternatif, le seul qui se prête non seulement à des applications directes, mais aussi, à l'aide de moteurs dont la construction ne laisse rien à désirer aujourd'hui, à la production de courants constants qui permettent la charge des accumulateurs et la galvano-caustie.

Récentes acquisitions. — Depuis quelques années, grâce aux travaux de M. d'Arsonval et à mes recherches personnelles l'électrothérapie s'est enrichie de plusieurs procédés nouveaux dérivés partiellement de l'industrie. Ces procédés ont désormais reçu le contrôle du temps, ils ont des règles fixes d'application. Ils complètent l'arsenal thérapeutique électrique à ce point qu'il est permis de se demander si cet arsenal n'est pas désormais au complet et s'il sera jamais possible d'y ajouter un appareil fondamental nouveau.

M. d'Arsonval, ressuscitant, pour le plus grand bien de la thérapeutique, l'usage des appareils magnéto-faradiques, trop délaissés, a d'abord mis en honneur le courant *alternatif sinusoïdal* : il s'agissait là d'un réel progrès ; la régularité rigoureuse de la courbe sinusoïdale d'inscription du courant apportant à l'excitation cette même rigueur dans le temps et dans l'amplitude. Le perfectionnement s'imposait, aussi a-t-il été adopté par tous ceux qui électrisent les malades.

A peu de distance M. d'Arsonval modifiait, en le rendant applicable aux malades, l'appareil de Tesla produisant les *courants alternatifs de haute fréquence à décharge oscillante*. Il créait ainsi ce qu'il a désigné sous le nom d'auto-conduction. Ce travail est consacré à leur étude.

Enfin voici plus de sept ans que j'applique à mes malades les *courants polyphasés* avec un succès qui s'est affirmé d'année en année. L'étude de ces courants, que j'ai fait entrer le premier dans le domaine thérapeutique, a fait l'objet du chapitre précédent. Je n'y reviendrai pas. Telles sont les trois principales acquisitions de la thérapeutique électrique depuis un temps restreint. Elles agrandissent notablement le champ de nos opérations, elles permettent surtout de fonder les plus solides espérances sur leurs bienfaisants effets lorsque l'épreuve du temps nous aura encore mieux fixés sur leurs indications. Je m'occuperai ici du courant alternatif dit *de haute fréquence.*

Technique physique. — Il faut entendre par *courant de haute fréquence* un courant dont les oscillations extrêmement rapides sont obtenues par la décharge d'un condensateur, chargé à un potentiel élevé, dans un conducteur ayant une certaine self-induction et peu de résistance.

Lodge a démontré, le premier, les effets d'une décharge instantanée. Il reliait deux bouteilles de Leyde en cascade aux deux pôles d'une machine de Holtz, les armatures extérieures étant réunies par un long fil métallique continu isolé du sol et en dérivation par un excitateur. Chaque fois que se produit l'étincelle entre les boules de l'excitateur de la machine, une étincelle éclate entre les boules du second excitateur en dérivation. La décharge oscillante passe donc dans l'air plutôt que dans le fil, bien que la résistance de l'air soit des millions de fois plus grande que celle du fil.

Puis viennent les expériences de Bernstein, de Becquerel, de Fedderson, qui démontra, à l'aide du miroir rotatif, la nature oscillante de la décharge par l'examen de l'étincelle et put mesurer la durée et le nombre des oscillations. Plus tard Hertz se servit le premier, pour répéter ces expériences, de la bobine d'induction ; il augmenta notablement l'ampleur du phénomène. La période des oscillations qu'on peut obtenir avec les bouteilles de Leyde est de l'ordre des dix millièmes de seconde ; Hertz put obtenir des oscillations beaucoup plus rapides au moyen d'un excitateur formé de deux sphères ou de deux plaques reliées par une tige métallique. Les deux sphères sont portées à des potentiels rapidement croissants et de signes contraires. Le système étant abandonné à lui-même, l'équilibre s'établit par des oscillations dont la durée est de l'ordre des cent millièmes de seconde.

Ces expériences sur lesquelles s'appuieront les applications médicales des courants alternatifs dits de haute fréquence ont conduit à une conception nouvelle des phénomènes électriques. Elles ont permis de démontrer la puissance de radiation du courant qu'on peut apprécier à l'aide du résonateur de Hertz. Quand l'appareil fonctionne bien, il n'existe dans la salle qui le contient ni dans les salles voisines, de morceau de métal, grand ou petit, isolé ou en communication avec le sol, dont on ne puisse tirer des étincelles. On les fait jaillir entre deux pièces de monnaie ou deux clefs qu'on rapproche ; on en tire des conduites d'eau, de gaz du voisinage, sans qu'aucune communication soit établie avec l'excitateur. Un mur de pierre n'arrête pas la radiation ; une surface métallique très mince, entourant l'excitateur, agit comme un écran parfait et intercepte toute action (Joubert). La vitesse de propagation de l'onde électrique est désormais connue : on sait qu'elle est la même dans l'air et dans un fil quelconque ; on sait aussi, grâce aux expériences de M. Blondlot, que la vitesse de propagation d'une perturbation électrique dans un fil, est égale à la vitesse de la lumière. Hertz, lui-même, a démontré qu'on peut réfléchir l'onde électrique comme le rayon lumineux. Il se sert, dans ce but, d'un cylindre parabolique sur la ligne focale duquel est placé un excitateur de petite dimension. On obtient ainsi un véritable rayon électrique, parallèle, identique au rayon que donnerait une source de lumière mise à la place de l'excitateur. A l'aide d'un dispositif double, on répète facilement l'expérience des miroirs conjugués ; le rayon électrique étant réfléchi sur une surface métallique plane et verticale, on constate que l'angle de réflexion est égal à l'angle d'incidence. Si on le fait tomber sur un prisme, on le voit se réfracter. L'analogie entre les oscillations électriques et les phénomènes lumineux paraît donc complète : ils ne diffèrent probablement que par la longueur d'onde, celle-ci étant 50,000 fois plus petite que celle-là.

Une autre déduction s'impose. Nous étions habitués à voir dans le conducteur le siège exclusif du mouvement qui caractérise l'état du courant et dans le milieu diélectrique un obstacle à la diffusion de ce mouvement. C'est la formule inverse qui se produit aujourd'hui ; aucune partie de l'énergie ne se transmet par le fil, tout passe par le milieu ambiant. Une partie seulement de l'énergie pénètre dans le fil par sa surface extérieure, mais pour s'y convertir en chaleur : elle s'y propage de la périphérie au centre, d'une manière relativement lente et d'après une loi analogue à celle qui régit la conductibilité calorifique. Dans le régime permanent, l'action calorifique se développe uniformément dans toute la section du fil, mais si le courant est alternatif, elle pénètre à une profondeur d'autant moindre que les alternatives sont plus rapides ; enfin pour les oscillations à périodes très courtes, le conducteur oppose à la pénétration une résistance insurmontable : le phénomène est rigoureusement limité à la surface. Celle-ci reste toujours le guide suivant lequel se propage l'énergie, mais l'intérieur du fil ne sait rien de l'onde qui passe (Joubert).

Ces données nous serviront pour l'interprétation des actions physiologiques provoquées par le courant oscillatoire sur l'organisme humain, quoiqu'il importe de se rappeler que la conduction, quand il s'agit d'un milieu organisé, vivant, ne peut être comparée à celle qui a pour siège un métal.

Dès 1889, M. Joubert remarquait que la patte galvanoscopique ne réagissait pas sous l'influence du courant de haute fréquence. Tel fut le point de départ des études magistrales de M. d'Arsonval publiées dans son cours du collège de France de 1890, à la Société de biologie, en mai 1891, à l'Académie de médecine en mars 1892. Pendant ce temps MM. Tesla et Elihu Thomson étudiaient ces mêmes courants en les produisant par des procédés différents, d'une grande énergie.

Technique instrumentale. — Les courants alternatifs de haute fréquence peuvent être produits soit par une bobine d'induction, soit par un alternateur. Dans le premier cas, une batterie d'accumulateurs ou une pile au bichromate composée d'éléments à large surface, fournissent le courant au circuit primaire du transformateur muni d'un trembleur rapide.

Dans le second cas, un alternateur avec inducteur mobile à 4 pôles et induit fixe à 8 pôles sans fer, est attelé à une machine à gaz ou à vapeur. L'excitation est produite par un courant continu de 25 à 30 volts et 6-8 ampères donné par une batterie d'accumulateurs (15 environ), ou une petite dynamo indépendante de l'alternateur. On obtient ainsi avec cet alternateur, à la vitesse de 1,000 tours à la minute, une différence de potentiel de 100 à 120 volts, sous 8 ampères environ, avec 66 périodes complètes par seconde. La force nécessaire pour actionner cet alternateur et son excitatrice est à peu près de deux chevaux. Si l'installation se trouve située sur le parcours d'une canalisation électrique provenant d'une station centrale, il se présente deux hypothèses : ou le courant est continu, ou il est alternatif. S'il s'agit du premier, on peut, à l'aide d'une dynamo-réceptrice, actionner un alternateur. Cette combinaison est coûteuse et son rendement est mauvais. Si on a du courant alternatif, tout se simplifie : le courant lui-même alimente la bobine transformateur qui, dans ce cas, est dépourvue de trembleur.

De quelque source qu'il vienne, le courant en passant par le transformateur s'est élevé à un haut potentiel qui atteint environ dix fois le voltage primitif. A ce moment l'étincelle produite entre les boules de l'excitateur est jaunâtre, très chaude et particulièrement dangereuse — elle amène à l'incandescence des corps réfractaires : zircone, magnésie, etc. Mais aucun des effets réalisés par MM. Tesla et Elihu Thomson ne peut être obtenu. La décharge oscillante est nécessaire.

Dans ce but, les bornes du circuit secondaire du transformateur sont reliées aux armatures intérieures d'un double condensateur. Ce condensateur peut se composer soit de jarres de Leyde reliées entre elles en quantité, soit de condensateurs plats (lames de verre avec feuilles d'étain). Ces condensateurs sont eux-mêmes reliés à un déchargeur à boules par leurs armatures internes ; leurs armatures externes sont réunies en cascade par un solénoïde dont la résistance est nulle ou à peu près, tandis que ses effets de self-induction sont assez considérables. De cette disposition résulte l'effet d'instantanéité recherché, ailleurs, en mécanique : telle la déflagration du coton-poudre sur une lame d'acier par exemple, qui se produit lentement si on l'allume et au contraire détone et brise la plaque si on la provoque par le moyen d'une amorce au fulminate.

Entre les boules du déchargeur éclatent deux sortes d'étincelle : l'une vient de la bobine-transformateur, est de direction unique et constitue un arc ; l'autre est due aux oscillations de la charge des condensateurs. La première relativement lente, la seconde beaucoup plus rapide, mais pas assez cependant, pour donner les effets réalisés avec les hautes fréquences. Pour obtenir une décharge à très courte période, il est nécessaire de la souffler. Divers moyens sont usités dans ce but : Tesla se servait d'un électro-aimant qui a la propriété, on le sait, de souffler l'arc dans un plan perpendiculaire à la ligne qui joint le pôle à l'arc.

Elihu Thomson employa le premier une simple soufflerie à air. On peut diriger sur l'étincelle un fort courant d'air sortant d'un chalumeau en verre avec orifice de sortie de 1 millimètre de diamètre ; ou bien un jet de gaz acide carbonique liquéfié, ou bien l'oxygène comprimé que l'on trouve dans le commerce renfermé dans des vases sous haute pression.

Sous l'influence du soufflage ou du champ magnétique, l'arc disparaît pour faire place à une étincelle divisée en nombreux traits, crépitant avec un bruit sec aisément reconnaissable. L'écartement des boules et partant la longueur de cette étincelle multiple permet d'augmenter ou de diminuer la fréquence.

Les armatures extérieures des condensateurs sont reliées en cascades aux deux extrémités d'un solénoïde dont les dimensions varient suivant l'adaptation qu'on lui donne. Il peut être assez considérable pour contenir le malade tout entier et alors on le construit horizontal ou vertical. Dans tous les cas sa résistance doit être à peu près nulle et sa self-induction assez considérable. Plus la période dans laquelle s'effectue le changement de sens du courant est courte, plus sont intenses les effets obtenus par la décharge oscillante du condensateur. La self-induction d'une seule spire du solénoïde traversé par un courant de haute fréquence est assez importante pour équivaloir à une résistance capable d'intercepter presque complétement le courant et de permettre à une lampe placée en dérivation sur tout ou partie de cette spire de s'allumer. Si on fait embrasser le solénoïde par un seul tour de fil à lumière portant à ses deux extrémités libres une lampe, celle-ci s'allume par induction. C'est là une démonstration expérimentale frappante du transformateur secondaire qu'on ne saurait imaginer plus simple.

Si l'on veut ajouter à ces effets de haute fréquence ceux d'une tension très élevée, on remplacera le solénoïde par un second transformateur composé de 25 spires de gros fil fixé à l'intérieur d'un tube d'ébonite et communiquant par leurs extrémités libres avec les armatures extérieures des condensateurs. A l'extérieur de ce tube d'ébonite, est enroulé un circuit secondaire de fil fin dont les deux extrémités aboutissent aux tiges d'un excitateur. Le tout est noyé dans l'huile minérale fluide blanche, de façon à assurer un isolement parfait. Les effets obtenus avec ce deuxième transformateur sont des plus violents. Les radiations électriques qu'il émet sont telles, que tous les objets environnants les reçoivent et les réfléchissent. Des étincelles de 20 à 30 centimètres de longueur peuvent en être tirées. Ce courant est utilisable en thérapeutique sous la forme d'auto-conduction ou d'électrisation directe, unipolaire. Le résonateur de M. Oudin répond au même but.

En résumé, d'une bobine d'induction ou du secondaire d'un transformateur à haut potentiel, part un courant qui charge deux condensateurs, lesquels se déchargent, en haute fréquence, à travers le déchargeur à boules et le primaire d'un second transformateur. Au secondaire de celui-ci on recueille des courants à haute tension et à haute fréquence. Un souffleur à air, oxygène, acide carbonique, ou magnétique (Tesla) s'oppose à ce que la décharge entre les boules se fasse à la fréquence de l'alternateur et ne laisse passer que les étincelles de haute fréquence du condensateur. Les armatures extérieures des condensateurs sont reliées en cascade par un solénoïde. La fréquence est fraction de la capacité conjuguée des condensateurs et de la self-induction du solénoïde.

Les oscillations ne sont ni continues ni régulières ; le courant doit donc être considéré comme un effet moyen dont les caractéristiques principales sont les suivantes :

A. — Les phénomènes d'induction auxquels il donne lieu sont particulièrement puissants, car la force électro-motrice produite dans un circuit par un conducteur voisin est proportionnelle au produit du courant par la fréquence. Telle est la loi sur laquelle repose l'auto-conduction c'est-à-dire la production de courant dans les circuits fermés du corps humain. Outre le courant oscillatoire, le solénoïde est le siège de courants de self-induction, intenses, appréciables à l'aide d'un excitateur en dérivation.

B. — En regard d'une certaine surface ou capacité il circule aussi bien dans un circuit ouvert que dans un circuit fermé : son application peut donc être unipolaire, ou consister en un condensateur dont le malade représente une armature. Le corps se charge, à chaque oscillation, d'une quantité constante mais à un potentiel différent de celui du solénoïde.

C. — Le courant de haute fréquence permet d'observer des effets de résonance remarquables, qui ont été mis en pratique par le

Dr Oudin et ont donné des résultats thérapeutiques extrêmement intéressants. On sait que ces effets se produisent par adaptation d'un circuit présentant self-induction et capacité, et ayant la même période que le système générateur.

Le courant de haute fréquence se mesure. Ici encore ce n'est pas la série des valeurs instantanées mais bien le courant moyen, les valeurs moyennes des séries d'oscillations, dont chacune dure une fraction de cent-millième de seconde, qui sont appréciables. On ne peut mesurer ses effets dans le secondaire représenté par le corps humain, mais on les mesure soit dans le circuit principal, soit dans un circuit induit métallique. Le principe de l'appareil de mesure est basé sur la dilatation d'un fil fin très résistant, absorbant peu d'énergie par rapport à la puissance totale.

Applications au malade. — Telle est l'instrumentation multiple à l'aide de laquelle sont produits les courants alternatifs de haute tension et de haute fréquence. Une telle complication nous éloigne singulièrement de l'ancien arsenal à l'aide duquel les médecins pratiquaient jadis l'électrothérapie. J'essaierai maintenant d'établir quels services nous sommes en droit de demander à cette récente manifestation de l'énergie électrique, considérée soit comme masse inductrice, soit au point de vue de ses applications directes uni ou bipolaires. Je rappelle ici que les courants de haute fréquence peuvent être utilisés : 1° par auto-conduction dans le solénoïde, avec ou sans contact simultané par les mains à l'un des pôles ; 2° avec le lit condensateur et contact permanent d'un pôle par les mains ; 3° par applications directes du courant considéré comme alternatif ; 4° par application locale unipolaire avec le résonateur d'Oudin ; 5° par le bain hydro-électrique.

Dans les applications locales bipolaires le courant se règle par deux procédés : suivant le nombre de spires comprises dans le circuit et par la longueur de l'étincelle au micromètre.

M. le professeur Jendrassik (1) a tenté de substituer à l'expression adoptée de courants de haute fréquence celle de haute tension, en raison de ce que la fréquence est le résultat des dimensions des appareils, et est donnée par une certaine installation alors que la tension

---

(1) Jendrassik, *Revue neurol.*, août 1898.

varie dans une certaine mesure selon l'intensité du courant générateur et les résistances dans le circuit. De là proviennent, en effet, certaines qualités physiques de ces courants, mais leur caractéristique toutefois demeure dans la rapidité des oscillations et la fragmentation par centaines de mille à la seconde, du flux électrique de la masse en mouvement.

Depuis longtemps, en effet, et avant les communications de M. Tesla en Amérique, M. d'Arsonval avait démontré le rapport du phénomène de résistivité organique avec l'élévation de la fréquence pour le courant alternatif. Un courant de cinq ampères mais présentant un million d'oscillations par seconde peut traverser le corps humain sans donner lieu à aucune réaction sensible ou musculaire. En face de ces courants la conductibilité des différentes substances est altérée dans des mesures différentes, souvent opposées à ce qu'on voit ordinairement. Principalement, la résistivité de l'épiderme ne semble pas être plus grande que celle des tissus sous-jacents et la résistance entre les deux mains d'un homme adulte est de beaucoup moindre que celle du gros fil métallique de la même longueur. La conductibilité relativement grande du corps humain pour ces courants oscillants explique leur innocuité. La résistivité du corps humain étant trop faible l'énergie électrique passe au travers sans être ressentie (Jendrassik).

Quant au fait d'excitation nerveuse à distance, il s'explique aisément par la connaissance des effets physiques de la chaleur, du son, des ondes hertziennes, etc... L'excitation se fait dans ces différents cas par un processus identique. C'est ainsi que le tube de Crookes produit, sur la patte galvanoscopique des secousses à la distance de plusieurs mètres. L'interposition d'une plaque d'aluminium entre le tube et la patte fait cesser le phénomène. L'immersion de la patte dans l'huile, la vaseline, ne met pas obstacle au phénomène ; celui-ci ne se produit pas s'il s'agit d'eau ou d'une solution physiologique. M. de Tarchanoff, à qui nous devons ces belles expériences (1), conclut, d'observations réitérées, que les radiations électriques agissent sur le muscle par le nerf.

M. Danilewsky a réalisé sans tube, simplement par production d'ondes hertziennes, les mêmes expériences. Elles se rapprochent

(1) Tarchanoff, *Soc. de biol.*, 17 juillet 1897.

très sensiblement de celles que j'ai instituées sur les conducteurs électriques discontinus et que j'ai déjà relatées (1).

Action physiologique. — Ici se pose une question dont l'importance exceptionnelle est digne de retenir notre attention. Par quels processus physio-biologiques agissent les courants de haute fréquence ? Ceux-ci se réduisent-ils, ainsi que l'avait déjà constaté Tesla en 1891, à une excitation thermique de la surface cutanée ? Pour M. Vigouroux là se bornerait leur action. L'échauffement superficiel, constaté par tous les expérimentateurs, serait attribuable au bombardement de la peau par les molécules du milieu. Il expliquerait suffisamment les phénomènes d'analgésie des points par où les courants pénètrent dans le corps, l'inhibition manifeste du système nerveux vaso-moteur, en dehors de toute sensation consciente, la diaphorèse par application prolongée, enfin l'augmentation de l'intensité des combustions respiratoires, etc.

Pour M. d'Arsonval la pénétration des courants de haute fréquence n'est pas douteuse : il s'appuie, pour justifier cette affirmation, sur les effets physiologiques qui suivent leur application.

M. Broca rappelle que la conductibilité électrolytique est absolument différente de la conductibilité métallique, ce qui permet aux électrolytes d'être transparents pour la lumière alors que les métaux sont opaques d'après la théorie électro-magnétique. Or, l'organisme est un électrolyte. Il est donc possible qu'il soit transparent pour les ondulations de fréquence convenable, ce qui lui permet d'être traversé par un flux d'énergie sans absorption notable et, par conséquent, sans dégradation possible. Admettons que cette transparence ne soit que partielle et nous comprendrons la possibilité de l'augmentation des échanges dans nos tissus.

Telles sont les principales théories qui tendent à expliquer l'action physiologique des courants de haute fréquence. Je pense qu'il est nécessaire de distinguer entre les effets propres aux applications directes uni ou bipolaires et ceux du bain dans le solénoïde. L'évidence de la pénétration, dans le premier cas, s'impose. Pour moi, la non pénétration, dans le second, s'impose au même degré. Alors comment interpréter les réactions biologiques auxquelles donne naissance le séjour du patient dans le solénoïde ? Je considère qu'elles

(1) *Revue de thérapeutique*, nº 24 (février 1898).

se produisent suivant les deux processus principaux que je vais exposer.

1° Reprenant la théorie de M. Broca, je n'aurai pas de peine à démontrer que le corps se composant de parties constitutives hétérogènes, dont la conductibilité est différente et variable, le courant de surface ne se comporte pas ainsi qu'il se conduit vis-à-vis d'un corps métallique. Les masses électriques, en rapport avec la surface du corps métallique homogène, se répartissent différemment sitôt qu'il y a polymorphisme dans la structure des diverses parties qui le composent. C'est ainsi qu'en soumettant à l'action du solénoïde un couple métallique composé de deux métaux différents soudés à plein corps, j'ai pu constater dans ce couple la présence d'un courant analogue à celui que détermine, par ailleurs, la chaleur dans un couple thermo-électrique.

Je rappellerai, également, que la limaille de fer ou de cuivre, incluse dans un tube de verre scellé à la lampe à ses deux extrémités, est rendue conductible lorsqu'on approche le tube du champ électrique oscillant produit par les courants de haute fréquence. Il s'agit bien là non plus d'une action superficielle, mais bien d'une influence profonde à travers un diélectrique, le verre, en la circonstance. De même, M. d'Arsonval, soumettant à cette même influence un cylindre de verre plein d'eau salée, put constater que la densité du courant induit dans la masse ne variait pas d'un centième de sa valeur, pris suivant l'axe ou près de la paroi.

2° En dehors de cette action en profondeur, due à l'état variable des parties composant le corps humain et prouvée par l'expérimentation physique, aussi bien que par l'épreuve clinique, on ne pourrait vraiment considérer comme indifférente la charge électrique à laquelle la périphérie du malade se trouve soumise. Les courants de haute fréquence, pour ne pas provoquer l'excitation des nerfs sensitifs ou moteurs, en raison de leur période trop fréquente, n'en possèdent pas moins l'énergie thermique et mécanique correspondante à leur valeur absolue (Vigouroux). Or, l'application de cette énergie ne saurait être vaine; elle se transforme, elle induit, elle provoque d'autres phénomènes d'ordre physique ou biologique. Elle est en un mot utilisée car elle ne saurait entrer en conflit avec l'organisme sans y susciter des réactions équivalentes ou peu s'en faut — par ce peu s'en faut j'entends la perte réelle inhérente à toute transformation — à la somme totale d'énergie mise en œuvre.

J'incline à penser que par auto-conduction il faut entendre, dans le cas qui nous occupe, le phénomène d'induction spéciale, commun aux courants de haute fréquence et au champ électro-statique, phénomène qui se réduit, en définitive, à l'augmentation ou à la diminution du courant nerveux propre né du neuraxe et particulièrement, aux modifications subies dans leur potentiel par les courants neuro-végétatifs de l'ordre sympathique. Le lecteur trouvera, au chapitre *Franklinisation*, l'exposé de cette action par influence, qui explique suffisamment les divers résultats physio-thérapeutiques que constatent tous les électropathes qui utilisent les hautes fréquences.

L'élévation de température superficielle observée chez les animaux comme on l'observe pour le thermomètre à mercure placé au centre du solénoïde parcouru par ces courants, vient en appoint à cette théorie. Le corps humain, transformé en condensateur par l'application de l'auto-conduction, doit pour deux raisons élever sa température superficielle. En effet, la vaso-dilatation cutanée suffirait à atteindre ce résultat constant; mais on sait, de plus, que tout condensateur en travail s'échauffe, d'une manière inégale de l'une à l'autre des régions séparées par le diélectrique. N'est-ce pas là ce que nous constatons sur l'organisme soumis à la masse électrique dans le solénoïde? La température centrale ou demeure stationnaire ou s'élève, mais sans suivre une progression parallèle à l'échauffement cutané que je trouve augmenté, dans quelques observations personnelles, de 9/10 de degré.

Nous avons vu que la patte galvanoscopique est indifférente à cette forme de courant. M. d'Arsonval et M. Tesla constatèrent, vers la même époque, l'innocuité de ces alternatifs à potentiel surélevé lorsque leur période devient très courte, si bien que les deux expérimentateurs ont pu arriver à faire passer à travers le corps humain, sans que celui-ci les perçoive, des courants d'une intensité telle qu'ils produiraient la mort s'ils avaient la longueur des périodes ordinairement employées. Mais bien qu'aucune sensibilité ne soit éveillée par leur passage, il est impossible d'admettre que les éléments cellulaires puissent rester indifférents au contact de flux électriques d'une pareille intensité sous un aussi haut potentiel.

D'autre part les phénomènes d'induction particulièrement puissants du solénoïde soumis aux décharges oscillantes, doivent produire sur l'organisme des effets qui n'ont pas reçu jusqu'ici une suffisante consécration, mais que l'expérience montre comme incontestables. L'allumage de la lampe à distance, la production de sa fluorescence au contact de la main, d'autres expériences que nous allons étudier, prouvent, surabondamment, la réalité de ces actions si énergiques, non seulement quand il s'agit d'applications directes, mais même avec l'action à distance.

M. d'Arsonval a donné à ce dernier mode d'application de haute fréquence à l'organisme, le nom d'auto-conduction.

Le malade qui y est soumis est couché à l'intérieur du solénoïde ; le corps joue le rôle d'un circuit fermé sur lui-même. Il s'induit de courants qui n'ont aucun analogue dans la série des expériences connues ; on les a rapprochés à tort des courants de Foucault, cette analogie ne se justifiant même pas en face de corps inorganisés si ce n'est par un développement de chaleur. D'autre part on ne saurait admettre l'existence des conditions principales dans lesquelles se produisent ces courants.

Quoi qu'il en soit du phénomène intime par lequel ces courants entrent en conflit avec l'organisme et du mode spécial, encore mystérieux, suivant lequel a lieu l'excitation, ils produisent, au dire de tous les expérimentateurs, des effets indéniables. La sensibilité générale pas plus que la contractilité musculaire, ne paraissent influencées par eux. Le sujet soumis à cette induction nouvelle ne sent rien, ce qui ne doit pas nous surprendre, étant donné que le courant oscillatoire lui-même appliqué non plus à distance, mais sur deux régions du corps qu'il traverse, peut atteindre plus de trois ampères, allumer à travers le corps humain, pris comme conducteur, ou même à travers plusieurs personnes complétant le circuit, une série de lampes électriques, sans qu'aucune sensation soit perçue.

L'explication de ce phénomène a été cherchée dans ce fait que, ainsi que nous l'avons vu plus haut, le courant d'induction ne pénètre pas, qu'il s'écoule à la surface de conducteurs, à la manière du courant statique ainsi que le veulent les nouvelles théories électriques. Je ne crois pas cette explication suffisante : il est peu admissible que les extrémités nerveuses superficielles ne soient pas impressionnées. M. d'Arsonval voit avec juste raison, dans cette absence de réaction physiologique, une faute d'organisation de nos nerfs moteurs et sensitifs qui ne peuvent réagir que sous un nombre d'excitations déterminé. Telle la sensibilité de la rétine qui ne perçoit les ondulations lumineuses de l'éther qu'entre les degrés extrêmes de 497 billions par seconde pour le rouge et 728 billions par seconde pour le violet. J'ai déjà dit que l'ordre des oscillations électriques est environ 50,000 fois moindre que celui des vibrations lumineuses, mais nos extrémités motrices et sensitives sont autrement organisées que les expansions optiques rétiniennes et infiniment moins excitables.

Il ne répugne pas à l'esprit d'admettre que l'influence inductrice du solénoïde sur le corps humain se traduit par le développement dans les milieux organiques de courants à l'état naissant, venant renforcer les courants propres de l'économie ou se juxtaposant à eux. C'est la seule hypothèse légitime, jusqu'à présent ; elle nous permet l'explication des phénomènes observés par M. d'Arsonval et les expérimentateurs qui l'ont suivi. Ces phénomènes consistent en une diminution appréciable de la sensibilité périphérique qui peut aller jusqu'à l'analgésie — l'inhibition relative du système nerveux, vaso-moteur. M. d'Arsonval a constaté, à l'aide d'un manomètre à mercure en rapport avec la carotide d'un chien placé dans le solénoïde, que la pression artérielle tombe de plusieurs centimètres sous l'influence de ce courant. Chez l'homme le sphygmomètre donne les mêmes indications. Si la peau n'accuse aucune sensation elle n'en est donc pas moins influencée. Ses fonctions s'exagèrent ; on observe de la vaso-dilatation, elle se couvre de sueur.

La température centrale ne s'élève pas, la température de la peau s'élève légèrement. Il convient d'admettre que la radiation calorique est facilitée par l'atmosphère électrique dans laquelle se trouve placé le sujet. Les combustions respiratoires sont augmentées ainsi que le prouvent les dosages des échanges gazeux.

Ces courants qui n'impressionnent ni les nerfs moteurs ni les nerfs sensitifs paraissent donc exciter — probablement par l'intermédiaire des courants naissant dans l'économie — les nerfs trophiques, le système sympathique ainsi qu'en témoigne la suractivité expérimentale des combustions organiques et des échanges nutritifs. Dans le solénoïde, l'oxygène est absorbé en plus grande quantité, l'acide carbonique est plus largement exhalé. La pression sanguine est abaissée, l'action vaso-dilatatrice est manifeste. Si on fait à un animal soumis à l'induction par les courants oscillatoires une plaie par laquelle le sang s'échappe goutte à goutte en dehors du solénoïde, l'hémorrhagie devient abondante, sitôt qu'il y est plongé.

L'influence sur la nutrition de la nouvelle induction s'affirme par le relèvement du taux de l'urée et l'abaissement de la quantité d'acide urique. Le rapport de 1/10 chez les sujets où il est élevé tend manifestement à diminuer et l'équilibre normal se rétablit ainsi que l'ont prouvé MM. Apostoli et Berlioz.

Applications thérapeutiques. — D'après ces données expérimentales précises, l'efficacité de ce traitement nouveau paraît s'imposer. La réponse de la clinique ne s'est pas fait attendre. Pourtant parmi les quelques médecins électriciens de Paris qui ont été les premiers à utiliser les hautes fréquences, l'opinion définitive est loin d'être établie. Les uns le préconisent hautement, peut-être avec trop de précipitation ; les autres le dénigrent ouvertement.

C'est évidemment chez les ralentis ou chez les déviés de la nutrition que le procédé nouveau paraît appelé à rendre les plus importants services. MM. Apostoli et Berlioz affirment, en se basant sur une statistique assez importante, que les hautes fréquences accélèrent les échanges organiques, activent les combustions, accroissent la diurèse, diminuent l'acide urique, relèvent le taux de l'urée, éliminent plus fortement les déchets organiques. Le dosage des excreta urinaires fait par M. Berlioz dans un grand nombre d'expériences semble l'établir. De là l'augmentation de l'appétit, le relèvement des forces, la disparition de l'insomnie, le retour de la vigueur musculaire, de l'énergie intellectuelle, de la résistance au travail, etc. Voilà ce que l'épreuve clinique a permis à MM. Apostoli et Berlioz d'affirmer en parfaite concordance avec les expérimentations physiologiques de M. d'Arsonval.

Ma pratique personnelle ne me suggère malheureusement pas un tel optimisme. A côté de cas heureux où j'ai cru remarquer une amélioration, le plus grand nombre des ralentis ou des déviés de la nutrition que j'ai soumis à l'induction par le solénoïde n'en ont retiré qu'un mince profit. Me basant sur les données physiologiques admises depuis les essais de M. d'Arsonval, j'ai surtout appliqué ce traitement aux hypertendus, réservant le courant statique aux hypotendus chez lesquels il a une si manifeste influence. Les indications répétées du sphygmomètre et les tracés du pouls pris chaque fois à l'enregistreur ne m'ont pas permis de conclure à une amélioration appréciable.

Le taux de l'urée s'est souvent relevé, celui de l'acide urique n'a pas paru notablement influencé. Plusieurs cas de rhumatisme, de goutte, de diabète, de glycosurie, d'albuminurie, ont été soumis par moi sans aucun résultat à l'action du solénoïde. L'obésité y a paru tout à fait indifférente. De nombreux cas d'arthritisme polymorphe ayant pour symptôme principal la neurasthénie, n'ont pas même été améliorés bien que ce soit là le type des affections justiciables de ce mode de traitement, si on s'en rapporte aux données physiologiques. Je n'ai constaté chez ces malades ni la disparition de l'insomnie, ni le réveil de l'appétit, ni le retour de l'aptitude au travail, ni la restauration des forces générales, ni la suspension de l'état de mélancolie inhérent à cette sorte de neurasthénie, qui représente à mon avis l'un des types de l'arthritisme sans détermination locale.

Je n'ai pu constater non plus aucune amélioration dans les états indéterminés avec manifestations douloureuses qui sont particulièrement justiciables des agents physiques, ni dans les cas d'anémie compliquée de névralgies. J'ai soumis à l'induction dans le solénoïde des malades vertigineux ou atteints de phobies diverses, des anxieux. Je les y ai laissés un temps variable depuis un quart d'heure jusqu'à une heure, sans qu'il m'ait été permis de constater la plus légère détente dans leur état. Ceux-là étaient pour la plupart des oliguriques. Ils présentaient justement le type des malades auxquels il semble que doit être particulièrement favorable la production dans l'organisme, au milieu même des tissus nerveux, de ces courants hypothétiques, stimulants de la cellule, sur lesquels est fondée toute la thérapeutique par l'induction. Il s'agit, dans ce cas, d'excitation souvent transitoire, de l'ordre des anciens troubles fonctionnels dus à la présence irritante de matériaux toxiques dont l'élimination constitue le plus efficace procédé thérapeutique. Or je n'ai constaté aucune amélioration à la suite du traitement et la quantité d'urine émise n'a pas été augmentée.

J'incline à penser que les cas heureux d'amélioration ou de guérison constatés par mes distingués confrères étaient dus à une disposition organique essentiellement variable que j'ai rencontrée chez un petit nombre de sujets soignés par moi à l'aide des courants oscillatoires. De même que le corps humain possède une capacité calorifique qui se trouve représentée par la quantité de chaleur absorbée par un kilogramme de ce corps lorsque sa température s'élève d'un degré, de même il possède une capacité électrique, une proportionnalité essentiellement variable d'imprégnation (?) aux radiations électriques. De là des différences capitales dans le taux individuel d'induction de chaque malade. N'existerait-il pas dans notre organisme des centres électriques analogues aux centres régulateurs de calorification ?

Les conditions de vie animale ne sont pas uniquement liées à des réactions thermiques, et la constance du potentiel électrique est aussi indispensable à notre existence que celle de la température. En face de la Thermo-genèse, en un mot, il convient de songer à l'Electro-genèse, et, peut-être existe-t-il une corrélation nécessaire entre la valeur de ce pouvoir émissif des centres nerveux et la quantité d'induction à laquelle l'économie peut être soumise ou, pour parler plus justement, la quantité qu'elle peut utiliser en l'associant à ses énergies propres.

Ce sont là des hypothèses assurément, mais est-il permis de procéder autrement quand il s'agit de réactions impossibles à préciser, à mesurer, dont la nature même nous demeurera certainement d'ici longtemps totalement inconnue. Dans le domaine des actions impondérables régies par l'énergie électrique, tout n'est que mystère et l'hypothèse s'impose à chaque étape de leur progrès.

Est-il pénétré le processus suivant lequel s'accomplissent les changements d'état des corps sous l'influence des agents physiques ? Et pour prendre l'exemple le plus simple dans le domaine des corps inorganisés, qui n'est pas d'ailleurs sans présenter une certaine analogie avec le cas particulier d'induction du corps humain — la propriété magnétique du fer traité dans ce but n'est-elle pas la démonstration du bouleversement des propriétés physiques d'un corps sous l'influence des plus minimes modifications de ce corps?

La valeur de l'enregistrement du phénomène une fois acquise variera suivant la qualité du fer ; le fer doux la conservera ; dans l'acier, elle est fugitive et momentanée. Enfin d'autres agents physiques, le mouvement, la chaleur, la feront disparaître. Une force électro-motrice naît d'une simple variation de température et cette variation de potentiel est appréciable sur un conducteur métallique chauffé, si le travail du tour l'a évidé dans un point et, a, partant, modifié sa constitution dans ce point et altéré son homogénéité. Un fil de platine tordu en spirale et chauffé au point de torsion donne une différence de potentiel. La torsion a encore ici modifié la structure du métal qui s'est trouvé écroui au point d'union de la spirale avec la partie droite.

Quelle diversité de réaction ne doit-on pas s'attendre à trouver dans des organismes humains à capacité si variable, dont la composition est si différente de sujet à sujet et, pour un même cas, d'une heure à la suivante, quand on songe à la multitude des causes qui, dans le domaine minéral, sont susceptibles d'engendrer ou de faire varier une différence de potentiel. La force électro-motrice née sous l'influence des masses inductives centrales du solénoïde, au sein même des tissus, est soumise elle-même à tant de causes diverses de fluctuation, qu'on s'étonne qu'il puisse en résulter quelque effet similaire chez deux malades, même très rapprochés au point de vue clinique.

Dans le but d'arriver à créer un champ d'induction plus considérable et partant, à rendre l'organisme plus accessible aux procédés thérapeutiques nouveaux, j'ai eu l'idée d'interposer entre le malade et le solénoïde, un second solénoïde formé de spires de fer doux, malléable, recouvert d'une enveloppe isolante. J'ai dû y renoncer, l'induction de ce solénoïde absorbant à son profit la majeure partie de l'énergie et la soustrayant ainsi au malade. J'ai alors usé d'un autre procédé qui a été indiqué, je crois, par M. d'Arsonval. Le sujet est assis sur un tabouret isolant et placé en communication avec l'un des pôles du solénoïde. L'autre pôle est rattaché à une grande surface métallique suspendue à quelque distance au-dessus du sujet et mobile à l'aide d'une poulie à laquelle elle se trouve rattachée par un câble de soie. Le sujet est étendu sur le tabouret et soumis à un champ d'induction ayant une grande analogie avec celle du champ électrostatique et tellement puissant que les tubes de Geissler, de Crookes, de Tesla placés sous son influence, s'illuminent d'une lumière considérable, quel que soit leur nombre.

Je crois que théoriquement on obtient, par ce procédé, des masses électriques, plus puissantes que celles du solénoïde et cependant je n'ai pas constaté qu'elles fussent plus utiles aux malades. Je souhaite que d'autres observateurs, reprenant ces expériences et les conduisant peut-être mieux que moi, soient plus heureux dans leurs résultats.

Pour être complet j'ajouterai que j'ai essayé le lit condensateur, imaginé par M. Gaiffe. Il est constitué par une sorte de chaise longue où le malade, couché et isolé d'une plaque métallique par un coussin, tient dans la main un des pôles du solénoïde, tandis que l'autre pôle ou quelque spire intermédiaire se trouve fixé à la plaque métallique. On peut faire traverser le système par un courant moyen de plus de 100 milli-ampères. Ce procédé est intermédiaire entre les applications générales d'induction à distance et les applications locales.

Applications directes. — J'arrive maintenant à une application du courant de haute fréquence qui s'éloigne du procédé d'induction dont M. d'Arsonval a fait une méthode particulière et que nous venons d'étudier. Le courant oscillatoire qui fournit au solénoïde sa self-induction peut être directement utilisé et appliqué au malade comme s'il s'agissait d'un courant alternatif quelconque. Bien plus, comme ces courants circulent aussi bien dans un circuit ouvert que dans un circuit fermé, dès que la moindre capacité entre en jeu, le contact avec un seul pôle suffit à donner du courant. De là la possibilité de faire avec ce courant, comme avec le courant statique, des applications unipolaires.

Le courant qui est ainsi administré au malade est formé de l'ensemble des valeurs instantanées des décharges oscillantes et des forces électro-motrices de self-induction moyenne sur une ou plusieurs spires. On le recueille à l'aide d'un conducteur isolé soigneusement, en dérivation sur une spire, ou, si l'on veut faire des applications bipolaires, en comprenant dans le circuit la force électro-motrice induite dans plusieurs spires tant par self-induction que par courant direct.

Je m'empresse de reconnaître que ce puissant procédé m'a donné dans un certain nombre de cas des succès demandés vainement à d'autres méthodes électrothérapiques. Avant moi le docteur Oudin avait étudié l'action inhibitoire des hautes fréquences appliquées directement. Il l'a adaptée dans le but de produire l'analgésie à plusieurs cas pathologiques en procédant de la façon suivante : il essuie avec soin la peau de chamois qui recouvre l'électrode, de façon à lui conserver un certain degré d'humidité, sans qu'elle puisse toutefois mouiller l'épiderme et applique l'électrode ainsi préparée sur la peau du sujet. Entre elle et la peau éclate une pluie de petites étincelles violacées produisant un bruit de crépitation fine et donnant une sensation de picotement léger. Au bout de quelques minutes, les téguments seraient analgésiés. J'ai essayé à maintes reprises, en me plaçant dans les conditions expérimentales les plus diverses, d'obtenir cette analgésie. Je n'ai pas été assez heureux pour la provoquer. Pensant alors que la douleur provenant du passage du courant et qui mettait obstacle à la prolongation de l'application était cause de mon insuccès, j'ai eu l'idée de pulvériser, sur la région à anesthésier, du chlorure de méthyle. Une fois que la peau a pâli, j'applique le procédé Oudin qui rend entière et durable l'anesthésie transitoire commencée avec la réfrigération. Il semble donc, pour que son adaptation soit complète, que les extrémités sensibles doivent avoir subi, au préalable, un certain degré d'obtusion. J'ai remarqué ensuite que l'eau glacée, l'éther pulvérisé, remplissaient l'office du chlorure de méthyle. Dans toutes mes applications, l'électrode mouillée et soigneusement essorée est appliquée sous forme de plaque souple, de tampon, de faisceau métallique serré dans une gaine ou de pinceau, sur la partie à anesthésier. Je me sers également de l'électrisation bi-polaire pour obtenir un effet plus considérable, surtout plus rapide. L'électrode indifférente mouillée est appliquée sur un point quelconque des téguments ou tenue à la main sous forme de poignée métallique.

Le symptôme douloureux, si celle-ci est superficielle, ne m'a pas paru influencé par les hautes fréquences : dans les cas de névralgie profonde, au contraire, j'ai obtenu de véritables améliorations qui se sont montrées durables. Plusieurs cas de sciatique rebelle ont été guéris, des douleurs musculaires, des névralgies intercostales, une névralgie ancienne du plexus brachial affectant plusieurs nerfs, le cubital principalement, ont été sensiblement améliorées ou guéries. J'ai de même plusieurs observations de lumbago, de « coup de fouet », de scapulalgie, de torticolis, de douleurs profondes d'origine rhumatismale, très notablement améliorées par l'application locale bi-polaire des hautes fréquences sur le trajet du nerf douloureux ou au niveau de la masse musculaire à analgésier. J'estime, sans vouloir établir autre chose qu'un lointain rapprochement, qu'il faut rechercher l'action sédative des courants de haute fréquence dans une modification vibratoire analogue à celle produite sur les régions douloureuses par le procédé des chocs rythmés et fréquents appelés vibrothérapie.

Les ébranlements du nerf sensible, au lieu d'être de 6,000 environ à la minute, sont avec les hautes fréquences de plusieurs centaines de mille par seconde. Frappé de cette considération imprévue, j'ai recherché si ces courants ne pourraient être utilisés dans les affections viscérales de nature douloureuse ou parésique et particulièrement dans l'atonie gastro-intestinale, l'entéroptose de Glénard contre lesquels la vibrothérapie s'était plusieurs fois montrée utile entre mes mains. J'ai obtenu de ce côté plein succès. J'utilise le procédé bi-polaire, deux plaques larges, de même dimension (200 cent car) toutes les deux, recouvertes d'ouate antiseptique, maintenue par de la gaze boriquée, le tout très mouillé. Je les place l'une sur la région lombaire et l'autre sur la région épigastrique ou abdominale. Je recueille le courant par dérivation entre deux, trois, quatre et jusqu'à 15 spires du solénoïde de façon à faire passer à travers le corps du sujet mesurés au galvanomètre du laboratoire Volta, 160 m. a. sous 25 volts. Dans certains cas j'ai pu augmenter parallèlement l'intensité et le potentiel du double de ces valeurs en comprenant un nombre suffisant de spires du solénoïde dans le circuit. La sédation ressentie par le malade est manifeste dès les premières séances — ses digestions se font mieux, son appétit est meilleur — l'état général de neurasthénie, lorsqu'il est lié à des troubles digestifs, s'améliore rapidement. La seule préoccupation doit être de prévenir les eschares, superficielles d'abord, mais qui prennent chez certains sujets un aspect phagédénique et laissent, à la suite, des cicatrices fâcheuses que je crois indélébiles. Ces eschares ont en outre l'inconvénient d'obliger à suspendre le traitement. Je les préviens en diminuant l'intensité du courant, en appliquant immédiatement après la séance, sur les régions irritées par le passage du courant, une poudre antiseptique dans le but de faire disparaître les légères érosions épidermiques consécutives à l'application électrique. Enfin, j'espace les séances et je réduis leur durée suivant la susceptibilité de la peau, car il est à remarquer que la peau, qui joue ici le rôle de diélectrique, est le seul élément dont nous devons tenir compte dans l'application locale des hautes fréquences. Autrement dit, on peut pousser l'intensité et le potentiel du courant aussi haut que le permet la sensibilité particulière de la peau.

Que se passe-t-il dans ces applications, par quel processus intime se produit l'amélioration constatée par moi dans un grand nombre de cas d'affections du tube digestif et de ses annexes? Je ne pense pas qu'il soit permis d'invoquer ici l'effet du courant de surface; il faut admettre qu'il y a réellement pénétration puisque les fibres lisses de l'estomac et de l'intestin, de même que les terminaisons nerveuses sensibles de ces organes, sont manifestement impressionnées. Le seraient-elles par le phénomène de radiation s'exerçant au niveau des téguments ou grâce à un effet de condensation? — Il faut reconnaître que l'énergie électrique a influencé directement les extrémités terminales nerveuses et musculaires des organes profonds par une action de contact immédiat qui n'est pas niable. Quant à l'explication en partie justifiable qui amènerait à considérer ces eff?ts manifestes comme dus à des phénomènes de condensation, la peau jouant le rôle de diélectrique, l'organe profond, estomac ou intestin, formant l'une des électrodes, la plaque reliée au solénoïde représentant l'autre électrode, elle est difficilement acceptable si on réfléchit que dans ce cas l'action unipolaire devrait être suffisante alors qu'en réalité elle paraît indifférente, l'application bipolaire seule m'ayant donné des succès.

Cette discussion amène à se convaincre qu'on se trouve en présence d'un véritable courant circulant d'une électrode à l'autre, aisément mesurable en intercalant dans le circuit un galvanomètre et un voltmètre, graduable non seulement suivant la longueur de la portion de solénoïde comprise dans la dérivation, mais encore d'après la distance qui sépare les boules du micromètre et partant la longueur de l'étincelle oscillante. Ce courant s'administre comme n'importe quel alternatif. Il convient cependant de se souvenir d'une particularité importante dans son application. Tandis qu'avec la machine statique et les courants faradiques, la distance qui sépare les électrodes est indifférente au point de vue de la sensation perçue par le malade, au contraire avec les hautes fréquences, plus les électrodes sont rapprochées, plus la sensation est douloureuse. Aussi m'arrive-t-il de placer quelquefois l'électrode indifférente loin de l'électrode abdominale chez les sujets à peau très sensible. Ce phénomène ne doit pas être attribué à une question de résistance. En face de l'énorme voltage qui caractérise ce courant, celle-ci compte peu.

Dès l'apparition des méthodes nouvelles par la haute fréquence, M. le docteur Oudin, se basant sur les réactions particulières présentées par la peau soumise à ce courant, chercha à l'appliquer au traite-

ment des dermatoses. Ses effets vaso-moteurs, ses propriétés anesthésiques, son action remarquable sur les fibres lisses du derme le
désignaient dans ce but.

M. Oudin a ouvert là une voie nouvelle à la thérapeutique : il
n'est peut-être aucune méthode qui soit aussi active que celle-là. Des
maladies cutanées anciennes et rebelles guérissent après quelques
applications de haute fréquence : le psoriasis, l'eczéma, par exemple,
sur lesquels M. Oudin promène deux ou trois fois par semaine un
pinceau métallique, relié à un des pôles de l'appareil. Au début, il est
bon de pratiquer l'électrisation bipolaire ; plus tard, lorsque la sensibilité au niveau des plaques a augmenté, on se contente de l'application unipolaire avec le balai. J'ai un peu modifié la technique de
ces opérations en me servant d'électrodes d'ouate hydrophile, imprégnée de solution médicamenteuse appropriée à la dermatose qu'il
s'agit de traiter. Je taille l'électrode de la dimension exacte et de la
forme de la région atteinte. Au bout de quelques applications, les
poussées congestives, les sensations de tension, de démangeaisons,
diminuent d'intensité pour disparaître et laisser la place nette et
propre, alors que tous les autres traitements étaient demeurés stériles.

Dans le but d'accroître ces effets, j'ai eu l'idée d'administrer le
courant de haute fréquence dans l'eau, à la manière du bain alternatif
ordinaire. Le courant est conduit dans des conditions d'isolement
rigoureux jusqu'à quatre électrodes de cuivre nickelé, larges de quatre
mille centimètres carrés chacune et mobiles. La baignoire parfaitement isolée ne permet aucune dérivation à la terre. J'ai constaté avec
ce procédé nouveau des effets beaucoup plus rapides et plus stables
qu'avec l'alternatif sinusoïdal que j'emploie habituellement, qui déjà
se montre utile dans la plupart des dermatoses. L'action des hautes
fréquences administrées dans l'eau paraît supérieure à celle-ci, lorsqu'il s'agit de combattre les troubles rhumatismaux ou arthritiques,
contre lesquels MM. Larat et Gautier emploient surtout l'alternatif
ordinaire. Je recommande aux médecins qui désirent employer ce
procédé d'isoler rigoureusement, par une épaisse feuille de caoutchouc, le côté des plaques qui touche à l'émail de la baignoire. Il y a
là une petite règle de pratique des plus importantes.

C'est surtout dans l'administration du bain hydro-électrique à
haute fréquence que s'impose la nécessité d'un haut potentiel, d'une
intensité considérable, et de fréquences plus grandes. On peut les

élever parallèlement à l'aide de deux procédés, dont le plus puissant, décrit plus haut, consiste à induire un deuxième transformateur construit pour résister à des tensions capables de produire des étincelles de vingt à trente centimètres de longueur et noyé dans l'huile. On peut arriver également à ce résultat dans de moindres proportions, il est vrai, mais plus simplement, en fixant à un des pôles du solénoïde un second solénoïde (1). Il est seulement indispensable de donner à ce dernier une longueur exactement déterminée. Il n'est utilisable que si le rapport entre sa capacité et sa self-induction d'une part, et celle du solénoïde primaire d'autre part, est constant. Raccourci ou allongé de quelques centimètres, ce solénoïde ne donne plus aux bornes de différence de potentiel. Ses étincelles sont peu douloureuses ; autour de lui est constitué un champ électrostatique considérable, suffisant à allumer à plus de cinquante centimètres un tube de Crookes.

Action antiseptique et immunisante. — Poursuivant leurs recherches sur l'action des diverses modalités de l'énergie électrique sur les microbes et leurs toxines, MM. d'Arsonval et Charrin nous ont révélé une utilisation nouvelle et des plus importantes des courants de haute fréquence. Leurs expériences comportaient une fréquence de 250.000 oscillations par seconde, une intensité efficace de 0,75 d'ampère et une densité moyenne de 250 m.a. par centimètre carré. Ils ont soumis à ce courant, pendant quinze minutes, une toxine diphtéritique très active dont ils ont prélevé deux parts : l'une avant, l'autre après l'électrisation. La première administrée à des cobayes les a tués au bout de vingt-six heures ; la seconde a permis aux cobayes injectés de vivre, montrant ainsi l'atténuation évidente de la toxine.

Ces mêmes expériences, pratiquées avec la toxine pyocyanique, ont révélé une atténuation identique.

MM. d'Arsonval et Charrin ont pu démontrer par une suite d'expériences que, non seulement ces toxines étaient atténuées par le passage des hautes fréquences, mais encore qu'elles deviennent immunisantes et vaccinatrices, augmentant ainsi la résistance des animaux auxquels on les injecte.

(1) Le résonateur du Dr Oudin.

Dr GUILLEMINOT. — La Thérapeutique par les agents physiques.   5

Au cours de mes applications thérapeutiques, localisées, de haute fréquence, dirigées contre certaines affections gastro-intestinales, j'avais, dès le début, remarqué non seulement une amélioration évidente des phénomènes douloureux et de la paresse musculaire, mais une diminution considérable et rapide des symptômes de fermentations anormales du côté de ces organes. Les gaz puants rejetés en grande quantité par certains de mes malades perdaient leur odeur, les garde-robes cessaient d'être infectes, leur urine même perdait son odeur nauséabonde, et, chez une jeune malade atteinte de neurasthénie gastro-intestinale et soumise au traitement par les hautes fréquences, l'écoulement menstruel perdit le relent fétide qui le caractérisait auparavant. J'avais déjà attribué ces modifications si intéressantes au passage du courant oscillatoire sans oser lui affirmer vis-à-vis de moi-même une action directe sur les sécrétions bactériennes. Lorsque cette démonstration fut nettement établie, j'envisageai le passage de ces ébranlements si rapides et si intenses à travers la substance organique comme un puissant redresseur des fermentations anormales, et il n'est pas trop audacieux désormais d'affirmer que les résultats fournis par l'application des hautes fréquences aux malades, coïncident nettement avec l'expérimentation elle-même. Comme conclusion, l'atténuation des toxines peut être faite directement dans l'organisme malade, et, comme leur lieu d'élection maximum est, sans contredit, l'appareil digestif, il en résulte une triple indication d'agir sur cet organe à l'aide des hautes fréquences, dans le but de parer aux trois éventualités qui dérivent de la présence nuisible de ces toxines : fermentation anormale, douleur, paresse musculaire.

Cette méthode qui me rend de tels services contre les *dyspepsies intestinales* que je la considère comme l'une des plus précieuses conquêtes thérapeutiques récentes, est basée sur des épreuves expérimentales de haute valeur.

Dès l'année 1893 (1) MM. d'Arsonval et Charrin ayant placé dans un solénoïde de 20 fils traversé par un courant de haute fréquence un tube de culture, dans du bouillon, du bacille pyogène, remarquèrent que le courant produisait son maximum d'action dans la zone périphérique du liquide. Ils évitèrent d'ailleurs facilement cet

____

(1) D'Arsonval et Charrin, *Soc. de biol.*, 20 avril 1893.

inconvénient en plaçant le liquide dans un tube en U. La culture arriva à se décolorer complètement.

Antérieurement à ces recherches on ignorait presque complètement l'action de l'énergie électrique sur les microbes. En effet les moyens dont on disposait jusqu'alors ne permettaient pas de dégager de l'expérience soit l'effet propre de la chaleur produite, soit celui des principes antiseptiques, mis en liberté à l'état naissant. Avec le courant de haute fréquence au contraire l'agent physique se trouve isolé, agit lui-même, en dehors de tout concours. Les atténuations de la puissance chromogène et de la virulence ne sont attribuables qu'à sa seule influence. Il est permis d'y voir une analogie frappante avec les réactions neuro-motrices propres à l'organisme vivant, lesquelles deviennent, à un moment, le principal agent de résistance contre la virulence microbienne. En sorte qu'on peut soutenir que le passage du courant de haute fréquence à travers les viscères abdominaux, dans l'application spéciale qui m'occupe ici, répond au triple but de fortifier le courant nerveux local, de solliciter l'effort circulatoire, et d'atteindre directement les bactéries intestinales, en affaiblissant leur vitalité cellulaire.

L'atténuation des toxines par le courant de haute fréquence a conduit à se demander, dès les premières recherches entreprises dans cette voie, s'il ne serait pas possible d'obtenir, par ce procédé si simple, des vaccins. De fait, la résistance des animaux s'est trouvée notablement accrue après inoculation avec les toxines électrisées. Il y a donc lieu de rapporter une partie de l'effet thérapeutique constaté sur la dyspepsie intestinale, à l'absorption de vaccin ainsi obtenu.

Plusieurs expérimentateurs, parmi lesquels MM. Marmier, Bonome et Viola (1), M. Dubois, de Reims (2), s'étant livrés aux mêmes recherches, obtinrent les mêmes résultats. Dans une autre série d'expériences entreprises par MM. d'Arsonval et Charrin l'invertine de la levure soumise aux courants de haute fréquence a perdu complètement la propriété d'intervertir le sucre de canne. D'autre part ces mêmes savants, assistés de M. Phisalix (3), réussirent à atténuer le venin de cobra, alors que ce venin ne subit d'atténuation que par la température de 150° en vase clos.

(1) Marmier, Bonome et Viola, *Soc. de biol.*, 11 juillet 1896.
(2) Dubois, *Ac. des Sc.*, 5 avril 1897.
(3) Phisalix, *Soc. de biol.*, 11 juillet 1896.

Le traitement préconisé par moi dont le but est précisément d'atténuer la toxicité des poisons microbiens et la virulence bactérienne dans l'intestin, à l'aide du courant de haute fréquence, repose donc sur une base expérimentale de valeur indiscutable. L'observation clinique y a ajouté son contrôle définitif, en sorte qu'on peut affirmer aujourd'hui, que l'antisepsie intestinale, irréalisable par les agents chimiques, trouve, dans l'application systématique des courants de haute tension et de haute fréquence, un moyen efficace et, pour ainsi dire, infaillible. Ce moyen a, désormais, reçu la sanction et l'épreuve du temps (1).

Grâce aux travaux de Kartulis, de Councelman, de Lafleur, de Kruse et Pasquale, de Kowacz, de Quincke et Roos, de Boas, etc., la question de la pathogénie des maladies intestinales s'est enrichie d'un nouvel élément. Le coli-bacille avait été longtemps considéré comme un hôte banal, indifférent du canal intestinal de l'homme. Depuis les recherches des auteurs que je viens de citer il n'est plus permis de le considérer comme tel. S'il habite l'intestin sans dommage, sa virulence peut subitement s'exalter, ou bien la résistance de l'organe s'affaiblir. A ce moment le danger apparaît ; le saprophyte devient pathogène. La flore bactérienne de l'intestin est constante, on le sait. Cette stabilité reconnaît pour cause une action spéciale, propre aux cellules de la muqueuse intestinale. Les bactéries en sac seules s'y accommodent : parmi les espèces qui traversent l'organe pas une n'y peut vivre (Claudio Fermi) (2).

Le courant de haute fréquence paraît exercer une action en quelque sorte élective sur les effets nocifs du coli-bacille, sur la toxhémie stercorale et l'auto-intoxication qui en résulte. Les gastro-entérites en reçoivent un bienfait immédiat. Or, les accidents éloignés, souvent meurtriers, produits par le coli-bacille sont nombreux : il me suffira de citer les ictères, les hépatites, les néphrites, les angines, les suppurations les plus diverses, etc. Non seulement ce courant modifie, par son action immédiate et de présence, la flore bactérienne et ses sécrétions, mais, en plus, il améliore notablement le milieu intestinal. Il tend à supprimer la constipation et la phlogose

(1) Pour la technique voyez : *Étude sur le traitement des maladies de l'intestin, Revue de thérapeutique*, n° 22.

(2) Claudio Fermi, *Il Policlinico*, 15 janvier 1896.

qui en résulte. Il sollicite, comme je le dis plus haut, l'effort circulatoire local, dissipe la stase veineuse, et réveille ainsi l'hypercrinie normale. Enfin il équilibre l'action vaso-motrice du tronc cœliaque, véritable cerveau du ventre, par excitation directe du grand plexus abdominal. Il est aisé de déduire, de ces actions diverses du courant de haute fréquence, son influence salutaire sur la nutrition de la muqueuse et, secondairement, sur ses sécrétions. En exaltant son pouvoir sécrétoire, on engage la lutte contre la bactérie, car le pouvoir destructif ou neutralisant des sucs gastro-intestinaux sur les toxines est désormais connu. Le suc pancréatique, la bile, les ferments intestinaux peuvent neutraliser des doses dix fois mortelles de toxines, diphtéritique, tétanique, etc.

Indications. — Un assez grand nombre de cas pathologiques les plus divers, comme localisation et comme forme, reçoivent du courant de haute fréquence un plus ou moins notable bénéfice.

Le docteur Foveau de Courmelles a rapporté plusieurs observations de ménorrhagies, de dysménorrhée, de leucorrhée, de prurit vulvaire qui semblent établir l'utilité de l'alternatif à haute tension en *gynécologie* (1).

L'action locale du même courant, dans les *maladies de la peau et des muqueuses*, a été étudiée, dès le début, par M. Oudin (2), qui constata ses propriétés curatives puissantes dans un grand nombre d'affections parasitaires ou bactériennes, comme le molluscum, le lupus, la pelade, la métrite gonococcique, dans certaines affections infectieuses et trophonévrotiques comme l'eczéma, le psoriasis, ou trophonévrotiques pures comme la leucoplasie. Le courant de haute fréquence modifie favorablement la circulation vaso-motrice, son action parasiticide est prouvée; c'est par ces deux processus fondamentaux que se manifeste son efficacité contre un grand nombre de dermatoses. Par action locale il convient d'entendre l'application, sur un point déterminé des téguments, peau ou muqueuses, d'une électrode communiquant avec une borne de l'appareil-résonateur, le corps du malade étant relié soit à l'autre borne, soit à la terre. Il s'agit donc d'une effluvation analogue à celle qu'on obtient à l'aide de la machine électro-statique, mais présentant des caractères par-

<hr>

(1) Foveau de Courmelles, *Revue clin. d'Androl.*, 13 janvier 1898.
(2) Oudin, *Académie des Sc.*, 21 juin 1897.

ticuliers, dus aux oscillations extrêmement rapides spéciales au courant de haute fréquence. M. Oudin se sert encore d'une électrode spéciale constituée par un fil métallique entouré d'une gaine de verre, le tout agissant comme un condensateur qui crible la surface malade de nombreuses petites étincelles.

M. Oudin a pu obtenir, par ce procédé, la guérison d'une large plaque de lupus, et l'amélioration d'un autre cas de lupus hypertrophique. Un troisième fait de guérison de la même affection a été rapporté par MM. du Castel et Foveau de Courmelles (1). Ce cas s'était montré rebelle aux scarifications, aux rayons X, mais s'est amélioré sous l'action de l'effluve unipolaire des courants de haute fréquence. La malade qui en était porteur était tuberculeuse pulmonaire et cutanée, et, de plus, syphilitique. Le lupus était caractérisé par une infiltration du derme à aspect sucre d'orge, avec tuberculisation diffuse, sans nodules isolés. L'effluve unipolaire produisit une révulsion énergique, avec écoulement de sérosité, puis formation de croûtes et amena, en six séances, une amélioration notable.

On a cherché à utiliser systématiquement les courants de haute fréquence contre l'*obésité*. Je n'ai pu reproduire, quoique les ayant appliqués à un assez grand nombre de malades, les heureux résultats annoncés, dans ce sens, par quelques médecins. En combinant non plus l'auto-conduction, mais bien l'application directe — pieds et mains — à certains procédés hydrothérapiques et gymnastiques, et au régime du lit et de la table, j'ai cependant réussi chez quelques obèses à réduire notablement l'adiposité envahissante.

Ce même mode d'application des courants de haute fréquence m'a donné au contraire de brillants succès contre certains autres *troubles de la nutrition* parmi lesquels je dois ranger en première ligne le diabète, l'albuminurie, la phosphaturie, et diverses manifestations de la goutte ou, plus justement, de la diathèse arthritique.

M. d'Arsonval avait, depuis longtemps, constaté, sous l'influence de ce traitement, l'accélération des combustions organiques. Pour M. Bergonié, de Bordeaux, ce même traitement représente le meilleur moyen d'augmenter passagèrement, tout en réglant cette augmentation, les échanges nutritifs de la vie cellulaire. M. Apostoli consi-

---

(1) Du Castel et Foveau de Courmelles, *Annales d'Électrobiol.*, décembre 1898.

dère les hautes fréquences comme le médicament de la cellule, et comme un modificateur très puissant de la nutrition générale. Il se base, pour être aussi affirmatif, à la fois sur les résultats cliniques obtenus tant par lui que par plusieurs d'entre nous, et sur les analyses des excreta. Parmi les premiers, la restauration progressive de l'état général, le relèvement des forces, le réveil de l'appétit, le retour du sommeil, l'amélioration des digestions, sont les plus marqués. Les secondes témoignent de l'amélioration de la diurèse, de l'élimination plus facile des excréta et partant de la suractivité des combustions organiques, de la tendance du rapport de l'acide urique à l'urée à se rapprocher de la moyenne normale : 1/40ᵐ. Le lit condensateur se montre beaucoup plus actif que le solénoïde. Chez tous les débilités à un titre quelconque il est favorable.

L'épreuve hémato-spectroscopique, qui apporte à la constatation des résultats cliniques obtenus par la physicothérapie une base irréfutable, révèle au cours du traitement par les hautes fréquences une élévation notable de la proportion centésimale de l'oxy-hémoglobine et de son activité de réduction.

Je suis en parfait accord avec M. Apostoli en ce qui concerne les résultats cliniques dus aux hautes fréquences dans les diverses manifestations *arthritiques*, dans tous les troubles par perversion ou ralentissement de la nutrition, le rhumatisme chronique, les névralgies d'origine arthritique, la sciatique par exemple, dont ils constituent le traitement par excellence, la neurasthénie de même origine. Ma pratique, aujourd'hui fort étendue, m'a conduit aux mêmes conclusions. Où je me sépare de l'éminent praticien c'est lorsqu'il veut demander à cet unique agent physique la lourde besogne thérapeutique de modifier des états constitutionnels. Les heureux résultats d'amélioration ou de guérison que j'ai pu obtenir dans diverses affections ayant pour base et substratum communs la diatèse arthritique, furent toujours dus à la combinaison de plusieurs formes de l'énergie physique appliquées simultanément : chaleur, lumière, mouvement, hydrothérapie, massage, exercice, etc. Je ne puis que répéter ici ce que j'ai maintes fois soutenu. A une maladie générale la multiplicité d'excitations physiques s'impose. Tel est l'immense bénéfice, pour le malade, de trouver réunis sous la direction du même médecin, adonné à ces spécialités, ces éléments multiples de traitement. Voici plus de douze années que je pratique, avec un succès qui, loin de se démentir, va croissant au fur et à mesure que les moyens se perfectionnent, la combinaison des traitements multiples associés par moi dans un but unique. C'est en ces associations méthodiques et bien disciplinées que consiste, sans aucun doute, le summum d'action des agents physiques. Il importe de se pénétrer de cette vérité qui est comme la base fondamentale de la physico-thérapie.

M. Guilloz (1) a proposé un traitement électrique de *la goutte* consistant en un transport électrolytique de lithium au niveau des jointures atteintes, et dans l'application des courants de haute fréquence combinés. Ce traitement, d'après l'auteur, modifierait l'état général des goutteux chroniques, diminuerait la durée et l'acuité des crises, dissiperait les empâtements chroniques, et ferait avorter l'accès à la période aiguë.

M. Soulages (2) a rapporté un cas de guérison complète de *rhumatisme* articulaire aigu. J'ai, moi-même, obtenu de nombreuses améliorations de manifestations aiguës ou chroniques du rhumatisme, à l'aide des applications locales bipolaires. J'ai constaté que la cessation des phénomènes douloureux et inflammatoires se produisait plus vite lorsque je joignais au traitement, par les courants de haute fréquence, les applications d'essence de Wintergreen sous forme de compresses de tarlatane imprégnées du médicament et recouvertes d'une lame de gutta-percha, immédiatement après les séances d'électrisation.

Enfin, comme complément au traitement des troubles de la nutrition je dois signaler l'emploi des courants de haute fréquence contre les *lithiases* biliaire et rénale. M. Moutier en a rapporté à la Société française d'électrothérapie (16 décembre 1898) plusieurs cas de nature à entraîner la conviction. N'ayant aucune expérience sur ce point spécial, je dois me contenter de signaler cette communication, tout en reconnaissant que les lithiases étant des affections dues à un ralentissement de la nutrition, cette forme de courant paraît nettement indiquée pour les combattre, soit préventivement, soit une fois produites. Les calculs seraient vite expulsés sans que le patient éprouve de notables douleurs, et on constaterait la rémission de tous les accidents.

(1) Guilloz, *Acad. des Sc.*, 1er mai 1899.
(2) Soulages, *Soc. de Biol.*, 11 juillet 1899.

Contre l'*hystérie* et la *neurasthénie* je n'ai obtenu des courants de haute fréquence aucun effet direct, mais, au contraire, de très intéressants résultats médiats, en modifiant l'état morbide sous-jacent, générateur des neuropathies : arthritisme, dyspepsie, intoxication exogène ou auto-intoxication, toxhémie, anémie, etc. Ici encore j'ai mis en œuvre une série d'excitants physiques : hydrothérapie, cure de lumière, d'air, d'altitude, exercice, courants électriques, etc... Je suis d'accord avec M. Apostoli pour affirmer que les hautes fréquences sont inutiles contre l'hystérie considérée comme entité morbide. Je leur accorde une haute valeur curative contre les désordres nutritifs qui servent de base à la névrose. J'ai exposé, dans un travail paru sur le traitement de l'hystérie, les résultats de ma pratique sur ce point (*Revue de thér.*, n° 44).

Certaines formes de neurasthénie trouvent dans les courants de haute fréquence, sous forme d'applications directes, pieds et mains, un appoint considérable à leur guérison. L'abaissement de la tension artérielle se produit rapidement, la température s'accroît de quelques dixièmes, dès les premières séances, l'énergie reparaît, la marche devient facile, enfin l'état de dépression mentale, de mélancolie, cède assez complètement. M. Moutier dirige contre la neurasthénie (1) des étincelles ou des effluves, obtenus à l'aide du résonateur de M. Oudin, au niveau de la région vertébrale.

Les symptômes douloureux de l'hystérie et de la neurasthénie sont généralement assez vite amendés par l'application locale de hautes fréquences utilisées à la manière de l'alternatif ordinaire, mais sous un potentiel extrêmement élevé. J'administre ainsi à mes patients, couramment, dès la 5e ou 6e séance, un courant d'une intensité de plus d'un ampère sous 150 volts. Ce courant, malgré des quantités aussi élevées, n'est pas douloureux par lui-même : il est rendu seulement pénible par le fait de contractions réflexes musculaires. Son effet contre les névralgies rebelles est suffisamment établi par mes travaux.

Dans un cas de *névrite périphérique* d'origine traumatique au bras droit, ayant déterminé une paralysie complète avec atrophie des muscles et anesthésie de tous les modes de sensibilité, et qui fut soignée inutilement par l'électricité et le massage, les courants

_____

(1) Moutier, *Soc. franç. d'élect.*, 18 décembre 1897.

de haute fréquence inaugurés dix mois après le début des accidents, amenèrent, au bout de six semaines, la guérison complète. M. Sletoff, qui cite ce cas, rappelle que MM. Labbé et Oudin obtinrent, dans un cas semblable, la guérison au bout d'un mois de traitement.

M. Coignet (1) se servant de l'aigrette d'un pôle du solénoïde traversé par un courant de haute fréquence, appliqua cette aigrette à la surface de divers *chancres mous*. Il se produisit, d'abord, un suintement immédiat et après une minute, un piqueté rougeâtre et une anesthésie complète. La durée de l'application fut de 2 à 3 minutes. Trois malades furent ainsi traités. Le chancre de l'un datait de quinze jours. Une seule séance le transforma en plaie simple qui fut cicatrisée après trois jours. Chez un deuxième malade deux séances de 3 minutes amenèrent la guérison en 4 jours. Enfin chez un troisième malade qui avait huit chancres mous, une séance de 2 minutes, pendant 3 jours, transforma les chancres en plaies banales ; la cicatrisation se fit en 7 jours. Ni l'électrolyse, ni l'élévation thermique ne pourraient être invoquées pour expliquer ces résultats manifestes. L'agent électricité seul agit par le bombardement moléculaire auquel donne lieu le haut potentiel de l'aigrette s'écoulant par la pointe de l'appareil excitateur.

Les bons effets que l'on retire de l'emploi des divers modes d'électrisation dans les dermatoses et certaines affections des muqueuses, suggérèrent à M. Doumer l'idée de rechercher comment la *fissure* douloureuse de l'anus se comporterait vis-à-vis de cet agent thérapeutique. Les faits dépassèrent son attente (2), car, six malades qu'il eut à soigner pour des fissures plus ou moins douloureuses et d'âges très différents, guérirent tous, dans un intervalle de temps très court, après un nombre de séances de hautes fréquences variant de 2 à 4, appliquées localement à l'aide de l'électrode à manchon de verre. La cessation de la sphinctéralgie et de la contracture sphinctérienne fut remarquable dès la première séance, la seconde au plus. La cicatrisation de la fissure se fit toujours. L'auteur préconise également les hautes fréquences ainsi appliquées contre les hémorroïdes.

Les propriétés *analgésiques* et *spasmo-frénatrices* de ces courants

(1) Coignet, *Soc. de Biol.*, 11 juillet 1898.
(2) Doumer, *Soc. franç. d'élect.*, 17 février 1898.

peuvent recevoir un grand nombre d'applications les plus diverses et les plus inattendues. C'est ainsi que M. Sudnik de Buenos-Ayres eut l'idée d'employer ces courants pour une luxation de l'épaule du type intra-coracoïdien qu'il s'était faite dans une chute. Les procédés employés habituellement pour la réduction ayant échoué, il en fit plusieurs applications directes : une plaque sur le deltoïde, l'autre sur le poignet. Grâce à la sédation de la douleur et à la résolution musculaire ainsi obtenues, la tête humérale put être réduite. L'action double de ces courants sur la douleur et sur la contracture parut, ici, évidente.

Ces deux modes d'activité, presque spécifiques, des courants de haute fréquence trouveront, sans nul doute, de nombreuses adaptations à la thérapeutique. L'orientation des recherches doit s'établir dans cette direction.

Toutefois, ne négligeons pas pour les applications directes, dont les séductions se trouvent directement liées à leurs effets, de constatation évidente et immédiate, la méthode de l'auto-induction, la charge oscillante dans le solénoïde. Le but de cette méthode doit être la sollicitation des centres régulateurs de l'électrogénèse. A priori on peut affirmer l'existence de ces centres au même titre que celle des centres régulateurs de la thermogénèse. Les conditions de la vie animale ne sont pas en effet uniquement liées à des réactions thermiques ; la constance du potentiel électrique et sa régulation ne sont pas moins indispensables à l'équilibre de nos fonctions. En face de la thermogénèse se dresse une autre grande fonction, non moins importante : l'électrogénèse ou, si l'on préfère, la neurogénèse. L'induction dans le solénoïde l'influence, sans aucun doute, d'une manière plus ou moins notable. Capacité calorifique et capacité électrique sont deux termes corollaires dans la dynamique animale, sur lesquels les hautes fréquences exercent une indéniable action. Tel est le secret de leur efficacité contre les troubles de la nutrition.

CHAPITRE IV

LA FRANKLINISATION

L'électrisation statique est, de toutes les modalités sous lesquelles s'offre à nous l'énergie électrique, la plus anciennement connue et celle qui fut la première appliquée au traitement des malades. On cite, à la vérité, l'observation électro-clinique, lointaine, rapportée par Scribonius, physicien romain, d'un affranchi de Tibère qu'une décharge de torpille guérit d'un accès de goutte. L'histoire nous en a légué une autre : d'après Aëtius, médecin grec qui exerçait son art vers 450, les décharges du même poisson électrique auraient amené également la guérison de la goutte. Ce procédé thérapeutique primitif et vraiment naturel est encore en honneur chez certaines peuplades d'Afrique, qui, au dire de Fahie, guérissent leurs enfants en les mettant en contact avec des torpilles.

Telles furent dans leur simplicité originelle, qu'on doit vraisemblablement rapporter à un caprice du hasard, les premières et fragiles bases sur lesquelles devait plus tard s'édifier l'impérissable monument qu'est devenue l'électrothérapie.

Cette électropathie embryonnaire reçut son premier développement des expériences de William Gilbert, médecin de la cour d'Angleterre, qui reconnut qu'une foule de corps peuvent s'électriser ; de celles d'Otto de Guéricke, le célèbre inventeur de la première machine statique ; de Dufay et de Symmer, qui, en l'année 1734, parvinrent, aidés de l'abbé Nollet, à soutirer des étincelles du corps humain, suspendu par un cable de soie et flagellé à la peau de chat.

Quoi qu'il en soit, c'est par le bain statique et les décharges disruptives appliquées au corps humain que s'ouvre l'ère de l'électrothérapie

instrumentale. L'habitude de ces pratiques thérapeutiques s'est perpétuée, jusqu'à notre époque, et l'électrisation statique, après avoir
subi des fortunes diverses, demeure comme un procédé curatif puissant, répondant à un certain nombre d'indications précises que j'essayerai de formuler dans ce travail, après avoir établi la technique
des appareils et des méthodes, et les lois physiologiques sur lesquelles
repose l'action de cette modalité électrique.

Généralités électrothérapiques. — Jusqu'ici la prééminence d'un
mode d'application de l'électricité au corps humain sur un autre
mode n'a jamais été basée que sur l'économie même des appareils,
et non sur les actions exercées par le courant entrant en contact
avec l'organisme. Pour la masse des médecins, écrit Tripier, l'électricité représenta longtemps un médicament toujours le même, dont la
provenance seule variait. Chaque nouvel appareil constituait un progrès, et le progrès était exclusivement basé sur une nouvelle construction d'électromoteur.

Aujourd'hui, il n'est plus permis de rapporter le traitement au
choix de l'appareil; grâce à la physique biologique, nous pouvons
établir sur des bases physiologiques expérimentales certaines l'effet
différent, suivant l'électro-moteur auquel on s'adresse, du courant
électrique. Nous savons, d'une manière positive, à quels résultats
thérapeutiques tend le courant, suivant qu'il est constant ou variable,
suivant que sa tension est élevée ou faible, suivant que sa quantité
est prédominante sur sa force électro-motrice. Nous sommes encore
astreints, faute de formules définitives, à conserver les termes de
franklinisation, de galvanisation, de voltaïsation, en ce qui concerne
l'ancienne instrumentation de nos salles de traitement. Mais, déjà,
les dénominations analogues font défaut pour la nouvelle instrumentation récemment mise en œuvre en électrothérapie. L'électrisation par
les courants polyphasés que j'ai, le premier, introduits en thérapeutique, celle par les appareils à haute fréquence ou à courant alternatif sinusoïdal introduite dans la thérapeutique par M. d'Arsonval
ne portent aucune appellation spéciale. Je ne vois, d'ailleurs, aucun
inconvénient à ce que ces désignations soient conservées, étant donné
que l'accord existe entre tous les électriciens sur les conditions de
leur fonctionnement et sur les propriétés curatives dont elles peuvent
devenir l'instrument. Le perfectionnement récent des appareils de

mesure nous permet des applications de l'énergie électrique aussi précises que lorsqu'il s'agit du dosage d'un médicament à l'aide des balances.

Quant au choix de l'électro-moteur, nous devons le baser sur la provocation des réactions physiologiques et thérapeutiques spéciales à chacune des qualités fondamentales ou secondaires des courants. J'entends par qualités fondamentales, la tension et la quantité, l'état variable et l'état permanent, l'écart entre la tension et la quantité ; et par qualités secondaires, l'état continu, discontinu, oscillant, etc. Nous possédons, désormais, des électro-moteurs répondant à toutes les conditions désirables d'excitation physiologique. Je les résume sous forme de tableau schématique :

A — État Permanent

I   Galvanisation. . . . .   Tension et quantité très faibles.

II   Voltaïsation (continue ou discontinue) . . . . }   Tension faible, quantité élevée. Écart entre tension et quantité trop peu considérable pour faire la part de chacune d'elles.

B — État Variable

III   Faradisation . . . .   Tension assez élevée, quantité faible.

IV   Courant polyphasé . . . . . }   Tension assez élevée, quantité assez élevée.

V   Courant de haute fréquence. .   Tension élevée, quantité élevée.

VI   Courant alternatif sinusoïdal .   Tension élevée, quantité faible.

C — État Mixte

VII   Franklinisation. . . . .   Tension très élevée, quant. très faible.

Telles sont les conditions fondamentales qui président à l'excitation du nerf et du muscle et qui permettent d'atteindre l'axe cérébro-spinal, en remontant jusqu'aux centres nerveux par l'intermédiaire des nerfs centripètes.

L'indication du procédé franklinien se posera donc toutes les fois qu'il s'agira d'administrer au malade en traitement un courant de haute tension, sans quantité, variable ou permanent. C'est le seul moyen dont nous disposons pour remplir un tel programme, tous les autres électro-moteurs avec haute tension, dépassant par la quantité qui leur est propre, les énergies utilisables en médecine. A ce titre, la franklinisation tient, dans l'arsenal électrothérapique actuel, une place dont les progrès de la science ne pourront vraisemblablement jamais la faire déchoir.

Technique des appareils. — Les premières machines statiques employées en médecine furent celles de Ramsden et de Nairne : la première unipolaire, positive, la seconde bi-polaire. Elles furent toutes deux utilisées au début comme machines unipolaires ; le second pôle était mis à la terre. Elles sont désormais abandonnées, bien que M. Arthuis ait tenté de remettre en honneur, en la perfectionnant, la machine de Ramsden.

On divise les machines statiques en deux types bien distincts : machines à frottement seul, machines mixtes, c'est-à-dire basées à la fois sur le frottement et l'induction. Dans tous les cas, tout moteur franklinien peut se réduire essentiellement à trois organes fondamentaux : l'un qui produit le courant, le deuxième qui le transmet, le troisième qui le recueille. La théorie de toute machine statique est contenue dans cette phrase : l'énergie communiquée au collecteur est fournie par le travail effectué contre les forces électriques, quand on transporte le transmetteur depuis le producteur chargé d'électricité du signe contraire qui l'attire, jusqu'au collecteur chargé d'électricité du même signe qui le repousse (Joubert).

Ce sont les électrophores à rotation du type Wimshurst ou Bonetti qui possèdent aujourd'hui la faveur des médecins. Dans ces machines les deux polarités peuvent être simultanément ou séparément utilisées, de même qu'avec tout autre électro-moteur. Nous ne devons donc pas perdre de vue que l'utilisation de la machine statique ne consiste pas seulement à placer le malade dans un champ électrique, ou à exciter telle partie du corps à l'aide d'une décharge disruptive, mais que nous pouvons utiliser le circuit qu'elle nous offre comme tout autre circuit électrique en considérant toutefois qu'il ne donne passage qu'à un courant de haute tension, indépendamment, ou à peu près, de toute quantité. En raison de cette haute tension le courant franklinien de même que l'alternatif à haute fréquence, permet d'opérer dans des circuits à lacunes, soit comme application unipolaire, soit comme application bi-polaire.

Si le traitement des malades à l'aide de la franklinisation a été longtemps abandonné, il faut en accuser, pour une large part, l'infidélité des machines employées à produire le courant. Jusqu'à l'apparition de la machine de Wimshurst, l'humidité dans l'air, l'abaissement de la pression atmosphérique, la présence d'un orage suffisaient à arrêter la production du courant. D'autre part, les difficultés de mise en mouvement, les petits moteurs n'existant pas, en ont pendant longtemps retardé la généralisation. Aujourd'hui, nous possédons des machines produisant du courant par tous les temps, dans tous les lieux, et, d'autre part, le médecin n'a que l'embarras du choix entre le moteur à gaz, le moteur à air chaud, le moteur à eau, le moteur électrique.

L'utilité de la mise en marche mécanique de nos machines s'affirme lorsqu'on sait que leur débit est proportionnel à la vitesse de leur rotation. Ce débit est, d'ailleurs indépendant de la capacité du conducteur et de la valeur absolue du potentiel aux pôles puisqu'il ne change pas quand on met l'un d'eux en communication avec le sol.

La différenciation des pôles semble importante en électrisation statique. D'une manière générale, on peut dire que l'ensemble des phénomènes physiologiques est beaucoup moins manifeste quand le patient est chargé positivement que lorsqu'il est chargé négativement. Telle est la raison pour laquelle le tabouret isolant est habituellement relié au pôle négatif. La charge électro-positive paraît sédative, la charge électro-négative serait tonique ou excitante.

Ces distinctions ne me paraissent pas fondées sur d'assez nombreuses observations pour constituer un dogme électrothérapique. Néanmoins, on ne saurait nier que certains sujets supportent mal telle charge tandis que celle de signe contraire est bien tolérée. J'ai observé un assez grand nombre de malades chez lesquels la charge électro-négative déterminait des céphalées se répétant à la suite de chaque électrisation, et durant de une à six heures, de l'insomnie, une sorte de thrill intérieur provoqué vraisemblablement par une action vaso-constrictive trop énergique. On sait que le pôle positif donne une étincelle beaucoup plus courte, un souffle moins prononcé. Cet effet physique moins intense paraît en accord avec les faits d'observation clinique.

Les trois types de moteur franklinien actuellement usités dans les salles d'électrothérapie sont : la machine Carré, la machine de

Wimshurst et la machine Bonetti. Bien que je n'aie pas l'intention de m'étendre sur des descriptions d'appareils qu'on trouve exposées dans tous les traités s'occupant de la question, je dois à chacun de ces trois électro-moteurs quelques mots de présentation.

La machine Carré est entièrement délaissée actuellement : elle présente, sans contredit, de multiples inconvénients. Elle est volumineuse et embarrassante : elle ne fonctionne plus dès que la tension atmosphérique est basse et que l'état hygrométrique ambiant est élevé. Néanmoins, elle est robuste, et lorsqu'on l'entoure de soins suffisants et qu'on peut disposer en tout temps d'une atmosphère sèche, elle peut rendre de grands services. Ses étincelles, quoique longues, ne sont pas douloureuses : elles produisent peu d'effet mécanique, mais la charge sur le tabouret est considérable, même sans condensateur. Le générateur de mouvement peut être faible et sa vitesse minime : le cylindre à grande surface assure à la charge une normale constante.

Les organes essentiels de la machine Carré sont constitués par deux plateaux : l'un de verre frottant entre deux coussins, l'autre d'ébonite, beaucoup plus grand. Le premier fait un tour pendant que le second en fait dix. Ce plateau de verre électrisé positivement produit à travers le plateau d'ébonite l'induction d'un peigne qui représente l'un des pôles de la machine. La charge négative se déverse par les pointes sur le caoutchouc, tandis que le peigne reste électrisé positivement. Le plateau d'ébonite électrisé négativement induit un second peigne. La charge positive qui s'écoule par les pointes de ce second peigne neutralise la charge négative du plateau et finalement le cylindre à grande surface reste électrisé négativement.

Suivant qu'on met à la terre le cylindre ou le premier peigne, le malade isolé sur le tabouret est soumis à une charge positive ou à une charge négative. Si l'on réunit, à l'aide d'un condensateur, le cylindre et le peigne, la charge est notablement augmentée.

La machine de Wimshurst est certainement plus commode et moins infidèle. Elle fonctionne par tous les temps ; elle s'amorce seule et ne nécessite aucun entretien. Elle se compose essentiellement de deux plateaux de verre identiques verticaux tournant en sens contraire et munis sur leur face extérieure de bandes d'étain, ou secteurs disposées dans le sens des rayons. Deux fers à cheval armés de pointes embrassent les deux disques dans le plan horizontal et communiquent avec les deux pôles. Deux conducteurs diamétraux inclinés en sens contraire et faisant entre eux un angle qui peut aller de 60 à 90 degrés, un pour chaque plateau, portent de petits balais qui frottent contre les bandes d'étain. Les secteurs qui sortent du même fer à cheval sont électrisés de la même manière, mais comme ils marchent en sens opposés, ils sont, en chaque point, de signes contraires; ils échangent leurs signes dans le plan horizontal. Deux secteurs en regard réagissent l'un sur l'autre, mais ils ne le font d'une manière efficace que lorsque l'un d'eux est en contact avec un balai; pour celui-là, la charge augmente et les charges vont ainsi en croissant indéfiniment. Il suffit, dès lors, d'une charge initiale infiniment petite pour que la machine s'amorce d'elle-même (Joubert).

Certaines machines Wimshurst portent en communication avec les peignes collecteurs deux cylindres à grande surface, montés sur pieds de verre. L'un se charge positivement, l'autre négativement.

Je me sers d'une machine type Bonetti qui est une modification de la machine Wimshurst. Elle produit à diamètre égal de plateaux, de trois à quatre fois plus de courant que celle-ci. Elle n'a pas de secteurs métalliques sur les disques, qui, au lieu d'être en verre, sont en ébonite. Le nombre des balais frotteurs est augmenté. Chaque conducteur diamétral porte six balais au lieu de deux. Ainsi se trouve notablement augmentée la partie électrisée qui au lieu de se trouver limitée comme dans la machine ordinaire aux abords des balais frotteurs, s'étend sur toute la surface des plateaux. Grâce à ce procédé, le débit et la tension de la machine se trouvent parallèlement accrus. J'obtiens, facilement, des étincelles de 0,22 à 0,23 centimètres de longueur avec des plateaux de 0,70 centimètres de diamètre.

Cette machine nécessite de grands soins. Elle doit être enfermée à l'intérieur d'une cage de verre. Dans cette cage il est nécessaire d'entretenir une atmosphère artificielle sèche et chaude. J'y maintiens, allumée jour et nuit, une lampe à incandescence de 110 volts et 32 bougies. Les plateaux doivent être rigoureusement propres : j'ai l'habitude de les faire passer, tous les trois jours, à l'alcool à 96°, après quoi ils sont essuyés et frottés avec un chiffon de laine.

Ce n'est qu'à ces conditions réunies qu'on peut espérer de la machine Bonetti un sérieux rendement. Elle présente d'ailleurs d'importants avantages sur lesquels tout le monde est d'accord. L'un des principaux consiste dans la fixité des pôles et dans la facilité de les obtenir du côté où l'on veut. Le pôle positif va toujours se placer sur le peigne correspondant au sens de la rotation du plateau amorcé et s'y maintient tant qu'on n'amorce pas la machine en sens inverse. On peut s'en rendre aisément compte en posant le doigt enduit d'or mussif sur le plateau opposé au plateau amorcé. Instantanément, on voit l'aigrette lumineuse caractéristique du pôle positif se transporter sur l'autre boule. La polarité se trouve ainsi instantanément renversée sans qu'il soit nécessaire de toucher aux connexions qui relient le malade à la machine. Aujourd'hui où les tendances à se servir du circuit franklinien comme on se sert des circuits propres à tous les autres électro-moteurs utilisés en thérapeutique s'accentuent de plus en plus parmi les médecins électriciens, la fixité des pôles de la machine Bonetti réalise un véritable progrès. D'autre part, cette machine évite la condensation commencée sur les secteurs; l'aigrette au lieu d'être blanchâtre, pétillante, est violacée, ramifiée et produit un bruissement analogue à celui d'un jet de vapeur. Enfin on peut régler sa puissance au gré des indications présentées par le malade; en éloignant les balais, on étend la surface électrisée et, par suite, la quantité du courant.

La machine Bonetti n'étant pas auto-excitatrice, il faut l'amorcer une fois mise en marche, en posant un instant le doigt enduit d'or mussif sur la partie supérieure de l'un des disques, entre le peigne et le conducteur armé des balais.

La vitesse de rotation des disques doit être de 300 tours à la minute. Je l'actionne à l'aide d'un moteur électrique branché sur le réseau urbain et réglable tant par une résistance de self, que par le calage des balais. La quantité étant inutile dans les applications du courant franklinien, on l'atténue, ainsi, aisément en réduisant les dimensions des plateaux, en diminuant la vitesse de rotation, en dérivant à la terre une plus ou moins grande partie du courant.

De l'exposé rapide que je viens de faire, il ressort que de tous les électro-moteurs frankliniens, la machine Bonetti est la plus disciplinable et la mieux adaptée aux multiples indications thérapeutiques qui relèvent de ce procédé. La théorie de son fonctionnement est la même que celle que j'ai reproduite à propos de la machine de Wimshurst.

A la machine génératrice du courant doivent être joints les accessoires nécessaires à son application. Une surface isolante : tabouret à pieds de verre ou lame épaisse de caoutchouc pour soustraire le malade à l'influence de la terre; excitateurs de toutes formes : pointes, sphères, etc.; pied articulé pour les supporter au cours des séances prolongées; chaînes rhéophores ou conducteurs isolés à isolement renforcé; cloche de Benedikt ou araignée de Truchot, cage à douche statique circulaire, plafond condensateur ou sphère condensatrice, fauteuil condensateur, etc.

Modes d'application. — Les méthodes suivant lesquelles on applique le courant franklinien peuvent se diviser en deux grands groupes principaux, suivant qu'on utilise le mode permanent ou l'état variable.

Le mode permanent a pour type le procédé auquel on a donné le nom de bain statique. En réalité, ce mot n'est pas aussi impropre que certains auteurs le proclament : il est parfaitement certain que le patient, isolé, en communication avec un des pôles de la machine, l'autre pôle étant à la terre, fait partie d'un circuit où l'énergie électrique est en perpétuel mouvement. Toutefois, on ne peut s'empêcher de reconnaître qu'il s'agit d'un courant continu d'une part et que, d'autre part, l'atmosphère électrique, la charge qui entoure le patient, le placent dans une sorte de bain qui n'est pas sans présenter quelque analogie avec le bain à eau courante, si l'on tient à conserver le nom de bain à cette méthode électrothérapeutique.

L'application du mode permanent peut être réalisée de diverses manières; elle peut être bipolaire ou unipolaire. Le patient, isolé ou à la terre, est parcouru, dans l'un et l'autre cas, par un courant continu, de faible quantité et de très haute tension.

Les principales opérations relevant de l'état variable sont les chocs, les étincelles, la friction, l'effluvation, — les courants statiques induits.

Le choc est déterminé par l'application au malade de la décharge disruptive lorsqu'on interpose dans le circuit un condensateur.

L'étincelle est le type de la variation électrique fournie par la décharge, sans intervention du condensateur, car sitôt qu'elle s'est produite, le potentiel de la machine et, partant, du malade qui y est soumis, retombe à zéro. Elle peut s'obtenir dans plusieurs conditions différentes : le patient isolé en communication avec l'un des pôles, l'autre pôle étant isolé. Dans ce cas elle est faible. Elle se renforce notablement si le second pôle est à la terre. Si le patient est à la terre, l'étincelle sera encore plus forte : elle atteindra son maximum si le patient est en communication directe avec un des pôles soit par l'application d'une plaque, soit en tenant dans la main un manipule polaire. L'électrisation devient ici du type bipolaire.

L'étincelle, de même que toute variation électrique subite, provoque des contractions musculaires et de la douleur. Son effet physiologique dépend de l'énergie de la décharge, c'est-à-dire, à la fois, de la chute du potentiel et de la quantité d'électricité mise en mouvement, ou plutôt de la densité de cette énergie au point d'application.

La photographie de l'étincelle statique différencie nettement l'étincelle positive de l'étincelle négative. La première apparaît sous forme de racines noueuses, la seconde sous celle d'algues déliées ; la première est puissante, lumineuse, nourrie ; la seconde est grêle, en aigrette plutôt fluorescente que lumineuse (1).

D'autre part, M. Cordier, de Lyon (2), a étudié l'action thermique locale de l'étincelle statique sur la peau. A la longueur de deux centimètres seulement, l'étincelle positive provoque une élévation de température superficielle locale de 2 degrés. L'étincelle négative ne l'augmente que d'un degré. L'échauffement ainsi produit persiste de 15 à 20 minutes. On ne peut attribuer cette action thermique qu'à un réflexe vaso-moteur.

L'étincelle électrique est constituée, ainsi que l'a découvert J. Henry de Washington, en 1842, par une série de décharges alternatives rapidement décroissantes. Feddersen mesura en 1857 la fréquence de ces oscillations : elles se comptent par millions ou par centaines de mille par seconde. Ce phénomène bien connu, désormais, rapproche nettement l'électricité statique de l'alternatif à haute fréquence par décharge oscillante, introduit dans la pratique médicale par le docteur d'Arsonval.

L'examen spectroscopique de l'étincelle nous fournit d'intéressantes données sur sa constitution et nous permet, en même temps, de la

<hr>

(1) M. de Narkievicz Jodko, membre de l'Institut impérial de Saint-Pétersbourg, dont les recherches sur la condensation dans le corps humain de l'électricité cosmique sont si intéressantes, a fait de l'électrographie appliquée au corps humain. Les étincelles tirées du corps humain sont très différentes suivant l'état de santé ou l'état de maladie.

(2) Cordier, Acad. des Sc., 19 avril 1895.

mieux discipliner aux usages thérapeutiques. La lumière de l'étincelle présente les raies caractéristiques du métal des électrodes en même temps que celles du gaz dans lequel elle éclate. Si les électrodes sont formées de deux métaux différents on obtient les raies des deux métaux. Il se produit donc là un phénomène de transport dont l'évidence est prouvée par le spectroscope. Elle est encore confirmée par l'expérience suivante : si on fait éclater l'étincelle ou l'aigrette entre une boule d'argent et une boule d'or, on ne tarde pas à trouver de l'argent sur la boule d'or et de l'or sur la boule d'argent. La nature des électrodes n'est donc pas indifférente. On peut d'ailleurs admettre, sans que cette hypothèse soit choquante pour l'esprit, que l'état d'extrême division dans lequel se trouve la matière ainsi volatilisée pourrait permettre son passage à travers les téguments. Si l'expérimentation directe sur le corps vivant venait confirmer cette curieuse application électrique à la matière, toute une thérapeutique nouvelle pourrait être édifiée. Des électrodes tubulaires, en verre, renfermeraient les substances médicamenteuses à administrer : l'étincelle les traverserait avant d'atteindre le malade. On se servirait particulièrement du pôle positif plus actif que celui de signe contraire.

Les effets chimiques de l'étincelle sont bien connus ; elle enflamme dans l'air les matières combustibles ; elle transforme l'oxygène en ozone, surtout par les basses températures.

La matière est nécessaire au transport de l'électricité et ce sont les molécules mêmes du diélectrique qui lui servent de véhicule. Lorsque au lieu d'éclater dans un milieu conducteur, l'étincelle se produit dans le vide, elle se transforme, elle perd de ses propriétés électriques, pour gagner en propriétés lumineuses. Elle conserve de ses propriétés électriques l'attraction des corps légers, la sensibilité à l'action de l'aimant : (le faisceau cathodique dans l'ampoule de Crookes est dévié par l'aimant) et la propriété chimique de transformer l'oxygène en ozone ; on sait que l'ampoule de Rœntgen, en fonction, est environnée d'une zone d'air ozonisé et, d'autre part, qu'elle se couvre, perpétuellement, des poussières de l'atmosphère, qu'elle attire. En réalité, le rayon X n'est autre chose que l'étincelle ainsi transformée, ainsi que je l'ai démontré dans une précédente étude.

Ses propriétés photogéniques sont des plus intéressantes. J'ai réussi à obtenir, à l'aide de l'étincelle, des radiogrammes aussi nets que ceux produits par les rayons X, en me servant des mêmes dispositifs.

La plaque photographique était impressionnée en un temps relativement court, quoique sensiblement plus prolongé que lorsqu'on se sert du rayon de Rœntgen, l'étincelle n'ayant pas été transformée dans le vide et ses propriétés électriques dépassant de beaucoup ses propriétés lumineuses.

La friction se pratique à l'aide d'un pôle quelconque suivant l'indication présentée par le malade. L'autre pôle sera isolé si la friction doit être douce, à la terre, ou directement relié au malade. Le malade lui-même pourra être isolé, ou à la terre. Nous avons vu plus haut quelle est la manière suivant laquelle la décharge disruptive se produit le plus violemment. La friction se pratique à l'aide de la boule d'un excitateur promenée sur la surface du corps en l'appuyant sur les vêtements. Des étincelles très courtes, mais douloureuses, jaillissent entre l'excitateur et la peau à travers la couche des vêtements, mauvais conducteurs.

Enfin, la dernière application de l'état variable au malade, à l'aide du moteur franklinien, consiste en un procédé très doux auquel on a réservé le nom d'effluvation. On se sert pour l'appliquer soit d'une pointe mousse qui donne naissance à l'aigrette (effluve lumineux), soit d'une pointe aiguë qui, présentée à une faible distance du corps, détermine le souffle (effluve obscur).

Ces deux modalités distinctes de l'effluvation se montrent beaucoup plus puissantes avec le pôle positif qu'avec le négatif. Le malade devra donc être placé dans le bain électro-négatif. La pointe reliée au sol sert à repousser l'air électrisé en positif qui se trouve attiré par le malade chargé de courant de signe contraire. Le malade a la sensation de vent ou de souffle continu produit par le mouvement de l'air ; souffle frais avec la pointe, chaud avec la pointe mousse productrice de l'aigrette, qui est en même temps légèrement révulsive.

L'effluvation possède des propriétés nettement calmantes. Il est rare qu'une névralgie superficielle ne soit pas calmée par son application, en un nombre restreint de séances. C'est à ce procédé qu'il convient de rapporter la disposition instrumentale à laquelle on a donné le nom de douche électrique. Elle se compose d'une sorte de cloche (Benedikt) ou d'un disque métallique portant des pointes (araignée de Truchot). L'effet de la douche électrique sur les céphalées, sur la migraine, sur l'insomnie, est trop connu pour que j'insiste.

Courant franklinien interrompu. — On voit, par ce rapide exposé, à combien de combinaisons diverses se prête le courant franklinien, soit qu'on l'applique comme courant permanent, soit qu'on l'utilise sous forme de courant variable. Il n'a cependant été question, jusqu'ici, que de l'application directe, au malade, du courant dont l'état variable ne relevait que de la lacune comprise dans le circuit entre l'électrode et les téguments.

Si l'on suppose cette lacune comprise sur le trajet même du circuit qui se trouvera, de la sorte, interrompu, sans que cette interruption touche le malade, on obtiendra un état variable du courant franklinien tout à fait analogue à celui réalisé par la faradisation. C'est ainsi que procèdent Tripier depuis plus de treize années et W. Morton, de New-York, depuis 1881. Ces éminents praticiens intercalent dans le circuit principal un interrupteur, sorte de coupe-circuit, graduable à la main pendant l'opération. La décharge disruptive se fait ainsi hors du patient qui n'est plus surpris par l'étincelle au niveau de son tégument puisqu'elle éclate dans la portion inerte du circuit. Ainsi se trouvent réalisés les effets de la variation d'état franklinien tout à fait comparables à la variation faradique.

On obtient, à l'aide de ce dispositif instrumental, de belles contractions musculaires non douloureuses, à l'encontre de ce qui se passe avec la faradisation à fil fin ou avec l'application du courant alternatif sinusoïdal, lesquelles déterminent des sensations douloureuses dues particulièrement à l'intensité qui est inséparable de leur tension élevée. Ce procédé, en effet, par la soudaineté de la variation d'état inconnue avec toute autre modalité électrique, par la suppression de toute résistance au niveau des téguments, condition essentiellement offensive pour le patient, constitue, à proprement parler, un mode nouveau en électrothérapie, qui tient à la fois de la faradisation et du courant alternatif à haute fréquence et à décharges oscillantes. Il se sépare du premier par l'absence de toute réaction douloureuse, malgré de fortes contractions musculaires qui tendent à l'éloigner du second. Il se rapproche du premier par la caractéristique de son excitation musculaire et du second par l'indifférence de réaction des nerfs centripètes et aussi par certaines propriétés analgésiques.

Lois physiques et physiologiques sur lesquelles repose l'action de la franklinisation. — Aucun savant n'a tenté jusqu'ici une théorie propre à expliquer les modifications physiologiques apportées à l'organisme par le courant franklinien. Aucune hypothèse n'a été formulée tendant, sinon à établir définitivement la raison des résultats thérapeutiques dus à la franklinisation, du moins à satisfaire une légitime curiosité scientifique.

Je n'ai pas la prétention d'asseoir, *ne varietur*, une théorie des effets physiologiques du courant franklinien, mais bien d'exposer, en m'appuyant sur des preuves expérimentales, une théorie qui m'est propre et que je crois suffisante à fournir l'interprétat'on rationnelle des faits d'observation clinique accumulés jusqu'ici sans qu'aucun auteur ait songé à en déduire une loi générale.

J'envisagerai, successivement, l'état permanent du courant franklinien et son état variable, c'est-à-dire l'action physiologique produite sur l'organisme humain soumis à une charge statique considérable ou excité localement par une décharge lente ou soudaine capable d'abaisser ou de réduire à zéro le potentiel de la machine.

La dénomination d'électrisation statique n'est que partiellement juste, car l'énergie développée par nos machines est en perpétuel mouvement. Toutefois, on ne saurait nier que le sujet, placé sur le tabouret isolé — l'air ambiant étant parfaitement sec ainsi qu'il est aisé de l'obtenir dans nos salles de traitement — se trouve soumis à une véritable charge statique dont l'équilibre est maintenu par l'apport incessant de la machine.

Il se trouve ainsi placé dans une atmosphère artificielle, représentée par une masse électrique en lutte permanente avec la pression atmosphérique de l'air qui s'oppose, dans certaines conditions de sécheresse et de hauteur barométrique, à sa dispersion dans le milieu ambiant.

Mes observations, prises parallèlement à celles de plusieurs électriciens, m'ont conduit à trouver que cette atmosphère électrique dans laquelle est plongé le malade, isolé sur le tabouret de nos salles de traitement, présente une tension variant entre des limites extrêmes de 2,500 à 40,000 volts, tandis que sa quantité infinitésimale oscille entre 30 et 50 milli-ampères. Pour avoir une idée fort approximative mais suffisante du potentiel de nos machines, il convient de se rappeler qu'il faudrait, pour produire l'étincelle que nous leur demandons habituellement, plus de cent mille éléments Leclanché.

L'accroissement de la charge du collecteur peut se faire suivant des conditions différentes. Théoriquement, aucune limite n'est imposée à cette charge et par suite au potentiel que le collecteur peut atteindre, car, quelle que soit la charge du cylindre, une nouvelle charge introduite passe intégralement sur la surface. En d'autres termes, la charge croît comme les termes d'une progression arithmétique si le transmetteur apporte à chaque opération la même quantité d'électricité. Tel est le cas des machines à frottement.

Dans les machines mixtes ou à induction, dont les types médicaux sont représentés par la machine Carré et la machine Bonetti, la charge croît suivant les termes d'une progression géométrique. Ceci s'entend d'un conducteur placé au milieu de l'air sec à une distance infinie de tout autre conducteur. Il n'en est pas ainsi dans la pratique : les formes angulaires des machines, la présence de conducteurs voisins, l'humidité du sol et de l'air, la dépression barométrique sont autant de causes s'opposant à la constance de cette loi.

La loi de distribution de l'électricité sur la surface du corps est indépendante de la charge ; sa densité n'est pas la même en chaque point ; elle est plus considérable sur toutes les régions proéminentes ou aiguës. On doit se représenter la charge statique comme faisant effort pour occuper un volume plus grand. Elle repousse l'air ambiant au corps dont elle prend la place, tandis que celui-ci s'oppose par sa pression propre à son expansion. C'est ainsi que la charge statique est d'autant plus considérable que la pression atmosphérique est plus élevée. Les machines donnent un potentiel beaucoup moindre par les basses pressions, qu'elles s'accompagnent ou non d'une saturation hygrométrique de l'air.

M. d'Arsonval a décrit un procédé, qui, d'après lui, serait fort simple, pour mesurer exactement la surface du corps. Ce procédé, corollaire assez imprévu de l'établissement d'appareils rigoureux de mesure, est basé sur la relation qui existe entre la charge électrique d'un corps et la surface de ce corps. Il suffit de charger ce corps d'électricité à un potentiel déterminé en le plaçant sur un isolateur et de le décharger ensuite dans un galvanomètre balistique. Cette expérience, très précise lorsqu'il s'agit d'un corps inerte, perd de sa précision en face de l'organisme vivant. Nous verrons plus loin que la question de résistance du corps humain doit être envisagée comme un facteur important par rapport à la charge ou masse électrique qui lui est appliquée.

La mesure de la tension, extrêmement élevée, de nos machines statiques ne peut être réalisée avec les appareils de mesure que nous fournit l'industrie. On peut cependant l'évaluer très approximativement, grâce à un procédé détourné, en réduisant le potentiel au moyen de condensateurs reliés en cascade et en le mesurant. Quant au débit, il est calculé par la puissance de rotation d'un petit anémomètre, à ailettes en aluminium, mis en mouvement par le souffle émis d'une pointe reliée à l'un des pôles de la machine, et muni d'un compteur de tours. L'intensité du courant est fonction de la vitesse du mouvement de l'anémomètre.

Plus simplement et sans appareils de mesure, on peut évaluer la tension d'un moteur franklinien par la longueur de l'étincelle. Si l'on suppose que la décharge s'effectue entre deux boules de 0,01 centimètre de diamètre, on sait qu'une distance de 0,001 millimètre équivaut à 4,830 volts, une distance de 0,01 centimètre à 25,410 volts, une distance de 15 centimètres à 61,800 volts (Joubert).

Quant au débit, certains praticiens, parmi lesquels M. Boisseau du Rocher, ont cherché à l'augmenter. Ils placent, dans ce but, des condensateurs sphériques au milieu du champ électrique de la machine. Ces condensateurs se chargent comme de véritables bouteilles de Leyde et leur charge passe tout entière sur le plateau. Des lampes à incandescence servant aux réseaux ordinaires (110 v. 16 b.) constituent des condensateurs suffisants. On les dispose sur plusieurs plans. Chacune est fixée sur sa douille et chaque pôle est relié à la chaîne de la machine.

Ce procédé peut être utile lorsqu'on pratique seulement le bain statique : il est hors de propos lorsqu'on utilise l'état variable. Cette dernière application ne nous est précieuse en thérapeutique que parce qu'elle nous permet l'utilisation d'un courant de haute tension, indépendamment de la quantité. Nos efforts doivent donc se tourner vers l'élimination de celle-ci, si faible qu'elle se présente à nous dans les conditions ordinaires, de manière à conserver au courant franklinien ses qualités fondamentales. En effet, l'étincelle obtenue à l'aide d'une machine ainsi modifiée est douloureuse. L'action de la décharge sur les nerfs sensibles dépend, en effet, de la chute du potentiel et de la quantité d'énergie mise en mouvement. Nous tirons impunément d'une machine statique, sans condensateur, des étincelles de 20 à 30 centimètres, tandis qu'une étincelle de quelques millimètres, provenant d'une batterie de grande capacité, serait intolérable.

Personne ne songe à nier l'influence de ces hautes tensions électriques sur l'organisme vivant : elle est évidente. On sait aujourd'hui qu'elle agit sur les plantes et sur les infiniment petits. Les recherches de Berthelot nous ont démontré combien les modifications électriques de l'atmosphère, agissant par induction sur le sol, retentissent sur la germination et sur la croissance des plantes. Ces mêmes modifications, dont la dominante se traduit par l'élévation de la tension électro-statique, arrêtent l'évolution de l'embryon dans l'œuf, favorisent la pullulation des microbes saprophytes et font ainsi tourner la viande, le lait, etc.

Quant à l'effet de la décharge disruptive ou retour subit du sujet isolé à l'état neutre, il est permis de le considérer comme un phénomène d'inhibition comparable, toutes proportions gardées, au foudroiement par l'éclair. Le choc soudain qu'il détermine épuise, par excitation trop violente, le système nerveux. Il suspend momentanément les fonctions nerveuses, car il ne tue pas, ainsi qu'on se plaît à le répéter. Tout individu atteint par une haute tension électrique, même celle que produit un courant alternatif à potentiel très élevé, revient à la vie s'il est convenablement soigné, si par un procédé artificiel quelconque, le médecin a soin d'entretenir les fonctions cardio-pulmonaires.

L'étincelle de nos machines statiques agit donc par une sorte d'inhibition qui peut aller jusqu'à la paralysie, lorsque son potentiel est très élevé. Tel n'est pas le cas dans la pratique. L'application des chocs, si fréquente autrefois, est désormais remplacée par le souffle ou l'aigrette qui manifestent encore plus nettement des propriétés inhibitrices. C'est surtout contre des affections douloureuses que le médecin les dirige, et souvent avec grand succès. L'étincelle éclatant dans la partie inerte du circuit à l'aide d'un interrupteur, tel que celui de M. Morton, par exemple, reproduit une sorte de faradisation statique qui ne s'adresse guère qu'à la contraction musculaire.

Le malade a, sur le tabouret isolant, la sensation d'une toile d'araignée qui lui frôlerait doucement le visage. Cette sensation est produite par deux causes : 1° par le soulèvement et le tourbillonnement dans l'atmosphère des poussières et particules infiniment ténues qui y sont tenues en suspension et qu'on voit se précipiter d'un conducteur électrisé à l'autre sur les excitateurs de nos machines ; 2º par les frottements très doux du duvet, dont chaque poil, électrisé de même nom, tend à s'écarter de son voisin en exécutant certaines oscillations légères. Le même phénomène provoque le hérissement des cheveux.

Le malade sent encore un vent frais, lorsque dans le but d'augmenter la vitesse de propagation du courant, l'électrode à pointes est placée au-dessus de sa tête à une distance assez rapprochée. Cette sensation est due à la répulsion qui s'exerce entre la pointe électrisée et les particules d'air sur lesquelles elle décharge son électricité.

Le corps humain, de même que tout autre corps, est soumis à la force électrique qui s'exerce sur toute masse en quelque point que ce soit de l'espace. On peut définir celle-ci comme la résultante des actions élémentaires exercées sur un corps par les corps électrisés voisins. Il en est de même de la lumière, de la chaleur, du mouvement ; c'est ici qu'apparaît la question de résistance de la masse sur laquelle agit la force mise en jeu : résistance à la pénétration de la lumière, à la conductibilité du mouvement, à la saturation électrique. La question de la résistance électrique du corps humain, trop négligée, est capitale en électrothérapie. J'y reviendrai plus loin.

Le but poursuivi d'abord par les électropathes fut de soumettre le malade à l'action d'un champ électrique, c'est-à-dire de le placer dans un lieu de l'espace où la force électrique ait une valeur appréciable, à peu près uniforme, de beaucoup supérieure à celle que possède le sujet lorsqu'il se trouve en équilibre électrique avec les corps environnants.

Ils agirent ainsi, non pas par suite d'une déduction logique dérivant d'observations physiologiques, mais bien simplement, parce que les premières machines électro-statiques leur permettaient cette application à l'exclusion de toute autre.

De nos jours encore, cette manière d'induction du corps humain est restée l'un des principaux agents du traitement par l'électricité. Elle est même passée du domaine de l'électricité statique dans celui du courant alternatif à haute fréquence où elle constitue la base de traitement par cette nouvelle modalité thérapeutique. M. d'Arsonval a décrit sous le nom d'*auto-conduction* ou d'*auto-induction* un procédé d'électrisation dans lequel le patient représente comme le noyau de fer doux d'un électro-aimant. Prenant pour inducteur périphérique un solénoïde de grande capacité et de faible résistance, traversé par un alternatif à haute fréquence et à potentiel très élevé, il a envisagé comme induit le corps humain placé à l'intérieur de ce solénoïde. Les preuves de l'action de cette induction sur le corps humain paraissent acquises.

Théorie des effets de la franklinisation. — Les preuves de l'action énergique de l'électrisation statique sur l'organisme sont non moins manifestes ; chaque jour, elles s'accumulent sous forme de communications faites aux journaux ou Sociétés savantes par des praticiens spécialisés dans l'application des agents physiques au traitement des maladies. Mais autant l'étude clinique de la franklinisation a fait de progrès, autant la connaissance des procédés et des appareils s'est étendue et vulgarisée, autant la notion du processus physique auquel la charge statique doit ses effets généraux et ses propriétés thérapeutiques est vague, je dois dire inconnue. Je ne lis dans aucun traité d'électrothérapie une hypothèse plausible du mode d'action de l'unique courant qui nous permet de réaliser sur le malade l'application d'électricité de tension indépendante de toute question d'intensité. L'explication rationnelle des propriétés physiologiques du courant statique, le processus suivant lequel il agit, les organes sur lesquels il porte son action ne sont l'objet d'aucune étude. Je m'appuierai seulement sur les phénomènes bien étudiés et indiscutables observés par les physiciens, empruntant au procédé scientifique, nécessaire, de l'hypothèse, le moins de données possibles.

Il convient de dire, comme base et fondement de la théorie que je vais développer, que l'esprit humain ne conçoit pas qu'une force soit perdue. Toute énergie appliquée au corps humain doit se retrouver sous une forme ou sous une autre, après avoir subi telle ou telle transformation, mais elle persiste et on ne saurait admettre qu'elle laisse indifférente la masse avec laquelle elle entre en conflit.

Un grand principe qui domine toute la physique électrique veut que tout corps électrisé soit une *source d'énergie*, capable de fournir une somme de travail quand il revient à l'état *neutre* (Joubert).

Seulement, le corps organisé, vivant, réagit autrement que la matière inerte ; il représente, ne l'oublions pas, un transformateur extrêmement complexe de toutes les modalités de l'énergie physique. Il s'adapte celle-ci à la suite d'une assimilation qui n'a aucun analogue dans la série de la matière, parce que ses réactions propres dérivent de la vie elle-même, c'est-à-dire du mouvement moléculaire qui la représente et qui l'entretient.

Nous savons que les agents physiques manifestent leur processus curatif de deux manières différentes : par l'excitation physiologique qu'ils apportent aux expansions périphériques centripètes et par influence sur les déterminations électriques autogènes du corps humain, produites au niveau de chaque élément cellulaire et accumulées, au delà, dans les centres cérébro-médullaires.

Si nous nous arrêtons à la première action, nous trouvons l'explication des effets, tantôt excitants, tantôt déprimants, de l'électricité statique, sur des sujets semblables en apparence ou même chez un même sujet. Ce paradoxe thérapeutique, que je m'efforce d'expliquer à propos de chaque application d'agent physique, est par lui-même une démonstration péremptoire de l'effet physiologique déterminé par l'excitation physique. J'ai prouvé ailleurs que les corps vivants, bien que doués de spontanéité, en apparence spécifique, demeurent, néanmoins, soumis aux lois de la nature inorganique. Or, dans ce dernier domaine, une même action physique détermine un effet de mise en activité ou d'arrêt, suivant qu'elle s'adresse à un corps en activité ou à un corps à l'état de repos. Prenez l'exemple, sans contredit le plus simple, d'une lame vibrante : n'est-il pas vrai qu'un choc de même intensité sera suffisant à solliciter sa vibration, si elle est inerte, ou à la remettre au repos si elle est en action ? Deux faisceaux de lumière qui se croisent s'affaiblissent réciproquement, au lieu de doubler leur puissance lumineuse. Il en est de même d'un son. Les physiciens ont donné à ce phénomène le nom d'interférence. On le retrouve dans le domaine électrique. Bref, là où existe le mouvement, une force quelconque appliquée peut le détruire, de même qu'elle est susceptible de le produire, si elle entre en conflit avec un corps en état d'équilibre.

L'énergie nerveuse n'échappe pas à cette loi : nous le savons. L'électricité statique peut la déprimer ou l'exalter, suivant qu'elle la trouve, au moment de son application, en état d'hyposthénie ou d'activité exagérée. Je ne m'étendrai pas davantage sur cette propriété d'interférence nerveuse inhérente à tous les agents physiques, démontrée expérimentalement par Cl. Bernard. Au point de vue pratique, c'est à elle qu'il convient de rapporter les cas d'amélioration par l'électricité statique, nombreux désormais, exposés par différents auteurs, aussi bien de chorée que d'amyosthénie ou de paralysie.

L'électricité statique agit sur notre organisme par un autre processus physiologique. Participant aux propriétés inhérentes à toute énergie physique entrant en conflit avec les extrémités centripètes de la périphérie, elle y détermine une excitation d'ordre général dont la transformation centrale en énergie vitale est incontestable. Ses propriétés ne diffèrent en rien, de ce côté, des propriétés de toute autre modalité de l'énergie physique. Elle ne leur est ni supérieure, ni inférieure. Le choix de son application ne saurait être dicté, si on se contentait de l'envisager à cet unique point de vue, que par la commodité de son administration, le sujet n'ayant pas besoin d'être déshabillé, et aussi par la généralisation de son courant à toute la surface du corps.

Mais ce n'est pas seulement comme agent d'excitation physiologique que l'électricité statique manifeste ses effets thérapeutiques. Je n'hésite pas à lui accorder un rôle bien autrement prépondérant. A travers l'épiderme considéré comme diélectrique, *elle influence nettement l'électrogénèse cellulaire*, et c'est grâce à cette induction profonde qu'elle agit sur le travail protoplasmique et sur l'élaboration de la matière.

Ce ne sont là ni des vues de l'esprit, ni l'exposé d'une hypothèse gratuite. L'observation rapportée par M. Féré (1) suffirait à en démontrer la réalité. Une jeune femme présentait, au niveau des téguments, une charge statique se manifestant par des crépitements, des étincelles, l'attraction et la répulsion de corps légers, la déviation de l'aiguille électro-magnétique, etc. Or, l'excitation, physique ou psychique, faisait varier dans de grandes proportions le potentiel périphérique de cette femme. Les relations de l'un et l'autre phénomène électrique : intérieur et extrinsèque, étaient dans ce cas des plus étroits. Son fils présentait le même cas.

D'autre part, nous savons combien, par les temps d'orage, notre organisation nerveuse profonde est bouleversée. La charge statique extérieure est cependant seule influencée. Par ce même temps d'orage, ainsi que je le dis plus haut, le germe embryonnaire contenu dans l'œuf est frappé de mort; la vitalité des microbes s'accroît, le lait et les liquides fermentescibles aigrissent. Tout ceci est d'observation ba-

____

(1) Fère, *Société de Biologie* en 1888.

nale, mais constitue autant de preuves des réactions physiologiques qui unissent la périphérie aux régimes profonds, en fait de déterminations électriques. Que le diélectrique soit formé par une coquille d'œuf ou qu'il soit représenté par la peau humaine, son effet demeure le même.

Les théories électriques actuelles éloignent l'idée des actions à distance ; elles attribuent au milieu diélectrique toute l'énergie. L'état de ce milieu n'est pas le même qu'en l'absence de toute manifestation électrique. Bien que cet état ne se révèle par aucun signe extérieur, on peut considérer que, sous l'action des masses électriques qui agissent sur sa surface ou sur ses extrémités, la matière qui compose le conducteur est dans un état contraint qui est lui-même la cause et non la conséquence de l'électrisation (Joubert).

La nature du diélectrique joue un rôle important dans le fait de condensation électrique. Mais il convient de bien définir ce qu'on entend par le mot de condensateur.

On donne ce nom à tout système de conducteurs disposés de manière à augmenter dans une proportion notable la capacité de l'un d'eux. On sait que la forme la plus généralement donnée aux condensateurs est celle de deux lames conductrices parallèles séparées par une lame isolante. L'une de ces lames est mise en communication avec une source d'électricité, c'est-à-dire un système maintenu à un potentiel constant ; la seconde est en communication avec le sol. Ces deux lames forment les armatures du condensateur. On donne à la première le nom de collecteur, à la seconde le nom de condenseur (Joubert).

Non seulement le diélectrique augmente la capacité, mais il est la source de phénomènes importants qu'on a nommés : absorption électrique et charge résiduelle. Quel que soit le milieu interposé entre les armatures, les lois de l'influence demeurent les mêmes. S'il s'agit d'un condensateur fermé, la charge de l'armature intérieure est toujours égale en valeur à la charge de l'armature extérieure ; mais le potentiel dû à cette charge et, par suite, la capacité du condensateur, varie avec la nature du diélectrique. C'est là ce qu'on désigne sous le nom de pouvoir inducteur spécifique des corps, ou constante diélectrique, rapportés à l'air pris comme unité. Un condensateur à lame de verre a une capacité cinq à six fois plus grande qu'un condensateur à lame d'air de même dimension. Mes recherches me portent à croire que la peau offre une capacité de beaucoup supérieure.

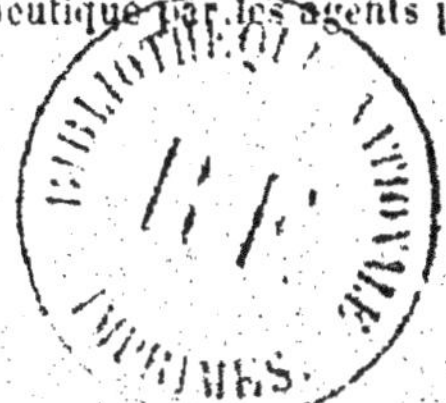

Dans l'électricité statique, le corps représente une partie du circuit : il fait partie du système conducteur, mais il remplit, en outre, la fonction de condensateur. Il prend par contact la charge électrostatique de la machine avec laquelle il est en rapport. Sa conductibilité est assez grande, mais très variable suivant les sujets mis en expérience ; elle augmente notablement avec l'état de santé et diminue avec l'état de maladie. Des influences climatériques, atmosphériques, agissent énergiquement sur elle.

La charge électrique demeure extérieure : à l'intérieur d'un conducteur électrisé métallique, il n'y a ni électricité, ni action électrique. L'électricité, dans ce cas, est tout entière à la surface extérieure et sans action à l'intérieur. L'expérience de Faraday et celle de la cage d'oiseau sont fort démonstratives à cet égard. Mais les corps vivants réagissent d'une toute autre manière et le rapport de proportionnalité entre la charge extérieure et le courant propre intérieur est prouvé par maints exemples, entre autres la malade de Féré et les expériences de Tarchanoff.

La charge résiduelle est un phénomène commun à tous les condensateurs animés ou non. On l'observe nettement chez l'homme. Après que le sujet, isolé sur le tabouret, est soustrait à la source électrique, si on rapproche de lui un corps conducteur, une étincelle disruptive éclate. Après cette première décharge, la différence de potentiel se trouve ramenée à zéro. Or, l'expérience démontre qu'on peut encore provoquer d'autres décharges qui vont en s'affaiblissant progressivement. Certains malades observés par moi présentèrent pendant dix minutes une nouvelle différence de potentiel, constatable par la production d'étincelles de plus en plus courtes, les dernières apparaissant non pas au niveau des parties arrondies, mais aux extrémités, aux doigts, notamment. Je n'ai pas besoin d'ajouter que ce phénomène, assez commun dans la série des cas pathologiques qui réclament le secours de l'électricité, ne doit pas être confondu avec celui, commun à tout condensateur, de mettre un temps plus ou moins long à abandonner sa charge, lorsqu'on n'a tiré de lui aucune étincelle.

Les expériences des physiciens les conduisent à admettre que le diélectrique absorbe par ses deux faces le courant, chacune d'elles présentant un signe contraire. D'ailleurs, il se présente, lorsqu'on envisage la peau comme diélectrique, une double question de conductibilité et de polarisation qui ne nous permet que des hypothèses.

Coulomb, en étudiant la distribution de l'électricité à la surface des corps, a prouvé que lorsqu'un corps est électrisé, l'électricité se porte, exclusivement, à sa surface extérieure. D'autre part, Faraday établit, par voie expérimentale, qu'un corps conducteur électrisé, entouré complètement par un autre conducteur très proche, y induit une quantité d'électricité contraire qui est égale à sa propre charge. Mais il n'y a pas d'induction quand c'est l'inducteur qui enveloppe l'induit.

Ces lois paraissent en contradiction formelle avec ma théorie ; mais nous ne devons pas perdre de vue le fait qu'elles ne visent que des masses inertes, tandis que nous cherchons à établir les lois qui régissent l'induction appliquée au corps vivant, c'est-à-dire à une masse électrogénique, incessamment parcourue par de nombreux courants, et qu'il nous faut envisager non pas le phénomène d'influence, mais bien celui de la réaction des courants sur les courants.

A la suite d'une série d'expériences, qui, tout d'abord, m'avaient semblé contradictoires, en raison de l'imperfection de mon outillage, j'ai pu arriver à démontrer, expérimentalement, la vérité de cette loi, d'après laquelle la réaction d'un champ statique intense sur les phénomènes électrogéniques intérieurs du corps humain est : 1° constante ; 2° plus ou moins considérable suivant les conditions propres au diélectrique, suivant l'état permanent ou variable du courant, suivant son voltage et son intensité, et suivant enfin le pôle inducteur.

J'ai fait construire, en vue de cette détermination physiologique, une série de Jarres de Leyde en verre dont l'armature intérieure est remplacée par une bobine sur laquelle est enroulé un fil de bronze soigneusement isolé et parcouru par un courant. La longueur et le diamètre de ce fil sont différents pour chaque bobine. Les jarres sont remplies de liquide différent aussi pour chacune d'elles : huile, glycérine, eau distillée, eau chargée de sel à 10 pour 1000.

Chaque jarre ainsi préparée et portant écrites les indications qui lui sont propres, l'armature externe est mise en rapport avec l'un des pôles de la machine statique. Je lis sur des appareils de mesure très sensibles la variation du courant qu'ils produisent dans le circuit représentant l'armature interne. Cette armature interne est, elle-même, parcourue par des courants différents : courant constant de pile, courant variable alternatif, courant à haute fréquence.

Il ressort, comme conclusion générale de ces expériences, que chaque modalité de courant traversant l'armature interne du condensateur est influencée par l'inducteur statique qui l'entoure. Son voltage et sa quantité s'élèvent parallèlement. Le courant constant est le plus influençable : la fermeture et la rupture du circuit statique déterminent des oscillations d'une assez grande amplitude. La nature du diélectrique joue un rôle considérable dans le développement de cette induction de nature spéciale. C'est avec l'huile qu'elle est le plus faible : avec l'eau salée qu'elle se manifeste le plus : la glycérine est intermédiaire.

Enfin, si l'on substitue au verre de la bouteille une poche de caoutchouc, un sac de toile très serrée, huilée à la surface extérieure, ou un sac de toile caoutchoutée extérieurement, et qu'on dirige les expériences comme il est dit plus haut, on observe encore le maximum de déviation de l'aiguille avec l'eau salée, quelle que soit d'ailleurs la modalité du courant parcouru par l'armature interne. Néanmoins, avec ce dispositif comme avec le précédent, le courant constant est le plus manifestement influencé.

Dans le but de contrôler mes propres observations, j'ai renversé l'expérience de la manière suivante : Prenant une vessie animale pleine d'eau salée et munie de deux électrodes intérieures en platine servant de pôles à un courant constant, j'ai placé le tout au centre d'un solénoïde parcouru par un courant statique. J'ai pu, à l'aide du galvanomètre à miroir, constater la preuve d'une induction manifeste à l'intérieur de la vessie, par la variation du courant à l'ouverture et à la fermeture, et même en pleine marche.

Je ne puis m'étendre davantage ici sur ces curieuses expériences que je considère comme l'une des preuves fondamentales de l'action du courant franklinien sur l'organisme. Il est évident, en effet, que si une masse métallique parcourue par un courant et placée au centre d'un condensateur, dont elle représente l'armature interne est nettement induite par la charge statique extérieure, le corps humain placé dans des conditions identiques sera soumis à la même influence. Et c'est là ce que nous enseigne la clinique depuis longtemps, sans qu'une interprétation exacte des faits fût venue jusqu'ici donner aux observations, recueillies en grand nombre, la sanction expérimentale.

En face des preuves cliniques et expérimentales qui nous sont offertes, il n'est plus permis de douter du mode d'action intime de la charge statique sur l'organisme humain.

De même que le courant propre ou tension neuro-motrice agit sur la masse électrique périphérique par influence à travers le diélectrique cutané, comme dans l'observation présentée par M. Féré à la Société de Biologie, de même la charge franklinienne périphérique artificiellement appliquée au corps humain induit le courant propre, élève ou abaisse son potentiel, suivant les lois de l'interférence.

Cette manière d'envisager le phénomène de l'induction humaine ne saurait étonner personne. M. d'Arsonval l'applique au courant alternatif à haute fréquence puisque c'est sur elle qu'il base tout traitement à l'intérieur du solénoïde. Les rapprochements fondamentaux entre ces deux modalités électriques sont d'ailleurs trop manifestes pour qu'il ne soit pas permis de leur appliquer une théorie identique.

Ce rapprochement se poursuit jusque dans l'instrumentation. Leduc, de Nantes, a démontré expérimentalement qu'on peut, à l'aide du dispositif appliqué aux hautes fréquences, obtenir, à l'aide d'un générateur électro-statique, des courants analogues au courant de Tesla. Déjà l'étude de l'étincelle avait démontré qu'elle se compose d'une succession très rapide de décharges oscillantes. Si l'on remplace la bobine de Rumkorf par une machine statique suffisamment puissante on obtient des effets absolument identiques.

Ce résultat s'obtient en intercalant entre les armatures externes de deux condensateurs, reliés aux pôles de la machine par leur armature interne, une résistance de grande valeur. L'étincelle éclatant entre les excitateurs polaires il se produit dans le circuit principal un courant alternatif de haute tension qui présente cette différence avec le courant de haute fréquence que sa tension est indépendante du nombre d'oscillations interpolaires, mais se trouve subordonnée à l'écartement des excitateurs.

On déterminera, pour chaque malade, sa *résistance* au courant franklinien. Certaines maladies, l'hystérie, par exemple, offrent à cette modalité électrique une résistance énorme; d'autres, le goitre exophtalmique entre autres, une résistance très diminuée. La résistance des sujets varie encore, pour ce même cas, suivant le sens du courant, l'état de l'atmosphère, suivant surtout le potentiel du courant nerveux, et l'état actuel du diélectrique.

On sait que les moindres modifications de la surface recevant la charge sont susceptibles d'influencer la valeur de cette charge. Le condensateur humain n'échappe pas à cette loi dont nous retrouvons dans l'ordre inorganique, un exemple très démonstratif. Le verre, en effet, s'électrise différemment suivant qu'il est poli ou dépoli.

Outre les rapports de la pression atmosphérique avec la charge électro-statique, j'ai souvent remarqué chez mes malades que la loi de physique électrique qui établit que, pour un conducteur donné, le rapport des densités en deux points est constant, la distribution étant indépendante de la charge, est souvent violée. Il existe, chez plusieurs sujets, une dissociation remarquable, que j'ai appelée hémi-induction, parce que ce côté présentait une densité électrique de beaucoup supérieure à celle du côté opposé. J'ai même pu constater cette élévation de la densité électrique localisée à une région. Tout ceci en dehors de troubles sensitifs, et chez des sujets non hystériques, car les zônes de résistance différente, paradoxale même, chez les hystériques sont bien connues et ont été, je crois, déjà décrites.

Indications thérapeutiques du courant franklinien. — Je ne saurais trop répéter que l'établissement d'un formulaire définitif, dans lequel seraient placées en regard la maladie à combattre et la médication à lui opposer, est irréalisable aussi bien en thérapeutique ordinaire qu'en électrothérapie. Pas plus dans le domaine pharmaceutique qu'en physicothérapie ne se sont encore dégagées les lois suivant lesquelles il convient de guérir. L'initiative est laissée partout au médecin qui, en dehors de toute règle, doit se borner à établir une connexité entre les actions physiologiques propres à tel moyen thérapeutique et l'effet qu'il cherche à obtenir chez le malade. En thérapeutique, comme le dit si justement Larat, le terrain empirique est le seul que nous sentions ferme sous nos pieds. J'ajoute que, puisque la certitude fait défaut de part et d'autre, la connaissance des processus physiologiques nés des agents physiques est autrement avancée que ne l'est celle des réactions incertaines et variables dues à la chimiâtrie.

Les modifications apportées à l'organisme par les applications de l'énergie électrique sous forme de charge statique se différencient suivant qu'elles sont générales ou locales ; les applications restreintes à un organe ou à une région déterminée du courant franklinien envisagé sous forme d'état variable font l'objet d'une spécialisation toute particulière.

Les effets thérapeutiques généraux peuvent se diviser en sédatifs, excitants, trophiques.

Pour rester dans les limites de l'hypothèse scientifique on peut admettre que le courant propre du neurone se trouve influencé, plus ou moins notablement, dans un sens ou dans l'autre, par induction et réaction des courants sur les courants, lorsque la charge électrique périphérique s'élève dans de grandes proportions. Ceci me paraît, désormais, une vérité démontrée : je n'y reviendrai pas ici. Comment, sous quelle forme thérapeutique ou physiologique appréciable se traduit cette influence inductrice exercée par la charge statique à un très haut potentiel sur le courant nerveux, à travers le diélectrique tégumentaire du corps, c'est là un point complexe, de détermination difficile, dont nous apprécions les effets, mais dont la raison précise nous est inconnue. Ici, comme à propos de maint problème physio-pathologique, nous tenons les deux extrémités de la chaîne ; quelques maillons intermédiaires nous échappent. Évidemment, les phénomènes d'interférence doivent, ici, comme en toute autre application locale ou générale de la physico-thérapie, occuper une place prépondérante dans la hiérarchie des effets produits. Ils nous donnent la clef de la contradiction apparente qu'on observe dans ces effets, le même agent se faisant, tour à tour, excitant ou calmant, dynamogène ou frénogène. Ils nous expliquent, enfin, comment se produit ce qu'on a justement appelé l'équilibration de l'énergie, par abaissement du taux d'excitabilité pour le neurone en état d'hypertension, par élévation de cette même tension dans le neurone hypo-excitable. Tout ceci n'est pas de l'hypothèse : la physiologie a définitivement établi la réalité de ces processus physico-biologiques.

Outre cette action directe sur le courant nerveux, l'électrisation statique générale manifeste ses effets, par une série de processus réflexes, sur la circulation, en général, plus particulièrement, sur l'appareil vaso-moteur, et secondairement sur l'ensemble des actes nutritifs.

L'observation clinique démontre péremptoirement que le bain électro-statique abaisse la *tension artérielle* à l'encontre des courants de haute fréquence qui tendent, au contraire, à l'élever. De nombreux travaux ont paru sur ce fait, désormais considéré comme établi par tous les électropathes, et point de départ d'indications thérapeutiques formelles. J'ai pu l'établir par plus de six ce ts expériences tant chez les mêmes sujets que sur des malades différents. Comme corollaire de cette élévation de tension vasculaire le malade se réchauffe, sa circulation s'accélère, son appétit augmente, la constipation cède, la diurèse s'accroît, les fonctions de la peau s'améliorent, les sécrétions deviennent plus abondantes, le taux de la nutrition se relève, le sommeil revient, l'anémie se dissipe, la quantité d'hémoglobine augmente, la durée de réduction de l'oxyhémoglobine est moins longue, l'obésité s'atténue, le taux de l'urée s'élève, etc. Non pas que je prétende que ce seul agent : l'électricité statique suffise à lui seul, même judicieusement appliqué, à une tâche aussi complexe et aussi laborieuse. Je me contente d'affirmer, en m'appuyant tant sur mon expérience personnelle que sur celle de nombreux électropathes, mes devanciers ou mes contemporains, que chez les sujets à tension artérielle exagérée, menacés ou victimes des désordres pathologiques qui sont la conséquence immédiate ou secondaire de cette exagération, l'électrisation statique constitue, concurremment avec d'autres agents physiques, dont ce n'est pas ici le lieu de rappeler la technique, un traitement de choix dont le médecin, désormais, n'a plus le droit de priver son malade.

Telles sont les conclusions qui se dégagent de différents travaux dont quelques-uns, remarquables, ont définitivement fixé la science à ce sujet. D'autre part M. Dignat (1) a pu établir, par des graphiques soigneusement pris, que le bain électro-statique modifie chez certains malades la forme du pouls et sa valeur, et a démontré nettement, sur les sphygmogrammes, l'élévation de la tension artérielle. MM. Imbert de la Touche, R. Vigouroux arrivent aux mêmes conclusions. M. Huet a prouvé l'augmentation de la sécrétion sudorale à la paume des mains. Il ressort d'un travail de M. Damian que le bain électro-statique augmente la température de plusieurs dixièmes de degré, en même temps que l'excrétion urinaire s'accroît. L'augmentation des échanges est également prouvée par l'élimination plus active de l'urée et des phosphates, et persiste après la suppression de la charge statique. M. d'Arsonval communiqua à la

(1) Dignat, *Arch. d'Elect. méd.*, 13 mars 1895.

Société de Biologie, en 1892, le résultat de ses expériences sur les modifications subies par les échanges respiratoires au cours de cette même électrisation. Une augmentation notable de la quantité d'acide carbonique expiré avait été constatée par l'éminent auteur. Ses expériences ayant eu pour sujets des animaux, toute hypothèse de suggestion doit être repoussée, à priori. A ce propos, il est juste de signaler que les mouvements respiratoires sont notablement facilités chez tout individu en état de charge statique, que, dans ces conditions, malades ou bien portants respirent plus librement, plus profondément. Personne n'échappe à cette impression caractéristique et constante, de même qu'aucun malade n'échappe à la sensation spéciale de bien-être et d'euphorie qui accompagne les séances d'électrisation statique, sensation corrélative de l'élévation ou de l'abaissement, suivant les sujets, de la tension artérielle.

La peau est directement influencée par la charge statique : nous nous occuperons plus loin du traitement, par ce procédé, de certaines dermatoses. Je signalerai seulement, ici, les recherches de M. Lecerele (1) montrant que le *pouvoir émissif* de la peau augmente sous l'influence du souffle électrique, alors que l'abaissement de température de la région soumise au souffle peut aller jusqu'aux environs de 2 degrés. D'autre part, M. Larat a signalé le fait d'un malade atteint d'insuffisance mitrale avec œdème des membres inférieurs et en même temps, de rhumatisme chronique, pour lequel il était soumis à l'électrisation statique, lequel présenta, après chaque séance, une diurèse abondante et une diminution notable de l'œdème.

M. Apostoli a pu établir, avec juste raison, que le bain électrostatique représente le traitement par excellence de *l'hystérie*. Nul ne contredira cette assertion, fruit d'une longue et savante pratique. J'ajoute que chez tout *neurasthénique* dont la pression artérielle est exagérée,—et c'est l'immense majorité,—l'indication du bain statique n'est pas moins formelle. Celui-ci modifie rapidement les deux principaux symptômes propres à ces affections présentant entre elles plus d'un point de contact : l'élément douloureux et l'insomnie.

Le bain négatif, qui paraît plus particulièrement sédatif et antispasmodique, sera employé, de préférence, contre ces deux symptômes

(1) Lecerele, *Arch. d'élect. méd.*, 15 mars 1894.

rebelles. J'ajoute que, en dehors du calme qu'il apporte à l'hyperesthénie cérébrale d'où dérive l'*insomnie*, il arrive indirectement à provoquer le sommeil en modifiant la tension artérielle. Quant au processus par lequel il calme l'éréthisme nerveux, localisé aux centres encéphaliques, il faut le chercher dans l'influence manifestement calmante qu'il exerce sur les déterminations pathologiques viscérales ou périphériques, point de départ des réflexes qui sollicitent et entretiennent cet état d'éréthisme.

La *douleur*, sous quelque forme qu'elle se manifeste, localisée, ou générale et vague, reçoit du bain statique une amélioration fréquente. Qu'il s'agisse de cet état de malaise indéfinissable résultat de sensations anesthésiques pénibles, cri de la nutrition défaillante ou viciée, de la sensation indéfinissable d'épuisement, propre aux neurasthéniques, de rachialgie, de névralgie errante, indéterminée, etc., le bain statique apporte un soulagement réel, une détente considérable qui font rarement défaut. Le souffle ou l'effluvation provoquent au niveau des points douloureux un soulagement souvent très appréciable. Quelques médecins, Gartner et Lustgarten entre autres, se servent, à cet effet, de pointes en argent. L'effluve obtenu à l'aide de n'importe quel métal est nettement analgésique. L'ozone naissant intervient sans doute, ici, bien plus que la nature du métal.

Outre la douleur et l'insomnie, il n'est pas un symptôme constaté chez l'hystérique ou le neurasthénique à tension artérielle exagérée qui ne soit justiciable du bain, du souffle, de l'effluvation électro-statiques.

A l'encontre de Béard, Weir-Mitchell, Rockwell, qui préconisaient contre la neurasthénie la faradisation générale et la voltaïsation centrale ; d'Erb et de Lowenfeld qui sont partisans de la voltaïsation stable du cerveau, les électropathes français appliquent habituellement au traitement de cette affection le bain électro-statique. Vigouroux a surtout contribué à sa généralisation. Il convient de faire ici les réserves qui découlent de ce que j'avançais tout à l'heure. Seule, la neurasthénie s'accompagnant d'hypertension artérielle est justiciable de cette modalité électrique. Encore convient-il de ne pas l'appliquer lorsque le terrain sur lequel s'est développé l'épuisement nerveux est nettement arthritique. Ici, les courants de haute fréquence trouvent, ainsi que l'a établi Apostoli, une indication

constante et formelle. Le même savant a établi (1) que la franklinisation se montre particulièrement efficace contre l'association, si
commune, de l'hystérie et de la neurasthénie.

Les symptômes locaux propres à la neurasthénie sont notablement influencés par l'électrisation statique pratiquée sous forme
générale ou localisée. La neurasthénie dite sexuelle, en raison de
troubles spéciaux et graves dans la sphère génitale, la neurasthénie
digestive, caractérisée par des symptômes de dyspepsie gastro-intestinale, trouvent, dans ce mode d'application de l'énergie électrique,
leur remède le mieux adapté. C'est ainsi que M. Regnier vante,
dans ce dernier cas, la franklinisation médiate et son action directe
sur le chimisme stomacal, M. Boisseau du Rocher, la franklinisation interne qui restituerait à l'estomac ectasique, dès les premières
séances, ses dimensions normales. Dans ce cas particulier, je donne,
de beaucoup, la préférence aux applications locales de haute fréquence dont l'action plus rapide et plus profonde se manifeste à la
fois sur la motricité de l'estomac et de l'intestin, sur leurs sécrétions
qu'elles activent et sur la toxicité de leur contenu.

En dehors de l'hystérie et de la neurasthénie, la plupart des
neuropathies s'accompagnant d'élévation de la tension artérielle
et d'épuisement général, trouvent dans la franklinisation un procédé
d'amélioration souvent considérable. La chorée, la paralysie agitante, le vertige épileptique ne demeurent jamais indifférents vis-
à-vis de ce traitement. M. Courjon (2), M. Verhoogen (3) ont publié
des cas de guérison de chorée, obtenus à l'aide de cette seule médication. Le procédé d'administration ne varie guère : bain statique
avec frictions à la boule maxima sur toutes les régions atteintes de
mouvements, souffle sur la tête et le visage. Durée totale : 10 minutes.

Enfin, un grand nombre d'accidents, sinon spéciaux à l'hystérie
ou à la neurasthénie, du moins, rentrant dans le cadre habituel de
leur symptomatologie, je veux parler des contractures et des spasmes,
sous quelque forme qu'on les rencontre et qu'ils s'appliquent aux
muscles striés ou aux fibres lisses, sont justiciables des applications
frankliniennes générales et localisées. Ce traitement réussit aussi

(1) Apostoli, *Soc. franç. d'électroth.*, janvier 1898.
(2) Courjon, *Lyon méd.*, n° 32.
(3) Verhoogen, *Soc. franç. d'électroth.*, septembre 1893.

bien, soit que ces accidents aient pour point de départ un réflexe provoqué par une lésion, soit qu'ils reconnaissent pour origine un état nerveux local ou général. Même dans le cas de lésions inflammatoires, le souffle statique, l'effluvation, les courants induits de Morton, tels que je les décris plus loin, ont souvent raison à eux seuls, mais, à fortiori, aidés d'applications hydrothérapiques tièdes prolongées, de massage, d'exercice méthodique, de bains de lumière, de bains locaux, de chaleur, etc..., de complications de nature spasmodique rebelles à toute autre thérapeutique, désespoir du médecin et du malade. Le *vaginisme*, en particulier, retire des applications statiques, générales et localisées, un soulagement souvent immédiat. Le traitement consiste, ici, en séances de courants frankliniens induits, faibles, administrés avec l'électrode vaginale et en bain statique négatif prolongé. Il est rare qu'après la quatrième ou la cinquième application, l'excitabilité du muscle constricteur du vagin ne soit pas assez sensiblement réduite pour permettre la cohabitation, cette médication s'adressant aussi bien à l'élément neuro-hypersthénique qu'aux causes provocatrices : fissure, lésions inflammatoires, herpétisme, diathèse neuropathique.

Bien que j'accorde, sans hésitation, la préférence aux courants de haute fréquence, appliqués directement, comme sédatifs de la douleur, je reconnais volontiers que certaines *névralgies* bénéficient dans une assez large mesure du courant franklinien. La sciatique en reçoit souvent une amélioration sensible. M. Ch. Renault (1) aurait retiré de ce traitement un avantage considérable dans deux cents cas de sciatique. 80 0/0 de ses malades guérirent ; les autres furent soulagés. Il dirige contre l'élément neuropathique et hypo-nutritif général le bain statique, contre l'élément douloureux les étincelles le long du rachis et sur le trajet du nerf atteint, contre l'atrophie musculaire le courant faradique.

MM. Apostoli et Planet utilisent, avec succès, la franklinisation contre la *gastralgie hystérique*. Ils la considèrent même (2) comme un moyen de diagnostic différentiel, précieux contre la gastralgie hystérique qu'elle guérit et la gastralgie d'origine tabétique, vis-à-vis de laquelle elle demeure indifférente. Or, certaines gastralgies

(1) Renault, *Semaine méd.*, 7 juin 1898.
(2) Apostoli et Planet, *Soc. franç. d'élect.*, novembre 1898.

peuvent simuler un symptôme précoce et souvent isolé du tabès, au début, d'où l'utilité d'interroger cet élément de conviction.

Un confrère russe, M. le docteur G. Gatchkovsky (de Rybinsk), qui s'occupe beaucoup d'électrothérapie, a constaté que les *douleurs dentaires* peuvent être admirablement calmées par l'effluve ou « vent électrique » qu'on obtient en tenant dans la direction de la dent malade la pointe de l'excitateur, pendant que le patient, assis sur un tabouret isolé du sol, est en rapport avec une machine électrostatique, ainsi qu'on a l'habitude de procéder dans les séances de franklinisation.

Fait curieux, au dire de notre confrère, l'électricité statique calmerait non seulement les odontalgies nerveuses, mais aussi les douleurs dentaires d'origine inflammatoire dues à la pulpite ou à une périostite. La douleur commencerait à diminuer sensiblement deux à trois minutes après que la dent malade aurait été soumise à l'action du « vent électrique » pour disparaître ensuite complètement en l'espace de cinq à six minutes. La douleur peut revenir au bout d'un temps variable après la franklinisation, mais elle est alors beaucoup moins forte qu'auparavant et cède définitivement à quelques séances d'électricité statique, dont la durée doit être de dix minutes au moins.

Notons encore que, sous l'influence de l'électrisation statique, notre confrère a observé en même temps que la disparition de l'odontalgie une pâleur très manifeste des gencives.

Le traitement du mal de dents par l'électricité statique a été employé jusqu'ici par M. Gatchkovsky chez 76 malades : il n'a échoué que chez 3 d'entre eux.

Depuis plusieurs années on a introduit dans la thérapeutique des *dermatoses* des éléments nouveaux qui ont rapidement conquis droit de cité parmi les plus efficaces procédés de guérison. L'effluve et les étincelles statiques, l'effluve, plus puissant et plus actif, du résonateur d'Oudin appliqué aux courants de haute fréquence, le bain hydro-électrique. Je ne m'occuperai, ici, que des applications statiques.

M. Albert Weil (1) a dirigé l'effluvation statique, avec un réel succès, contre une dermatite iodoformée, contre un acné miliaire,

____

(1) Weil, *Je. de méd.*, juin 1898.

un cas de zona, deux cas d'eczéma, un cas de vulvite, vaginite, métrite avec ulcérations du col. Il se sert de condensateurs à chaque pôle de la machine, le corps étant non-isolé et d'un électrode à manchon de verre qui crible la peau d'une pluie de petites étincelles.

M. S. Chatzky, de Moscou, a rapporté (1) un cas de guérison du psoriasis vulgaire par l'électricité statique bain et souffle, chez un malade âgé de 32 ans. L'état général mauvais se caractérisait par de la faiblesse générale, des vertiges, de la céphalalgie fréquente, de l'épuisement musculaire, du prurit constant, une mélancolie habituelle. Pour l'auteur, l'influence du traitement électrique aurait été non moins manifeste, ici, sur l'état général, en relevant la nutrition compromise, que sur les manifestations locales de la dermatose.

Le prurit et en particulier le prurit vulvaire est très souvent guéri ou amélioré par l'effluvation statique. Les démangeaisons symptomatiques de certaines affections de la peau sont également justiciables du même traitement.

Quelques cas d'eczéma ont été guéris par la franklinisation. Ne pouvant citer toutes les observations qui en ont été rapportées, je me bornerai à signaler l'une des plus démonstratives. C'est M. Doumer, de Lille, qui eut, le premier, l'idée de soigner l'eczéma par ce procédé. Après lui, M. Norell, de New-York et M. Bordier, de Lyon, se livrèrent aux mêmes essais. M. Bordier a précisé à l'Académie des Sciences, le 9 décembre 1895, certains points du traitement. Pendant que le malade est soumis au bain électro-statique, une pointe disposée au-devant de la région atteinte d'eczéma donne naissance à l'effluvation obscure. Chaque séance dure de 10 à 15 minutes. Le souffle négatif est le plus puissant, puisqu'il influence une surface plus restreinte que le fait le souffle positif. Son action est également plus profonde sur le papier ioduré amidonné.

Le souffle ne fut jamais dirigé que sur l'un des placards d'eczéma, toujours le même. Les autres ont, cependant, guéri et en même temps, à peu près, que celui soumis à l'effluve. Il faut donc admettre l'influence, signalée par M. Bordier, du bain statique sur les processus de nutrition. J'ai rappelé plus haut que M. d'Arsonval avait déjà reconnu cette action eutrophique. M. Truchot a corroboré cette opinion en démontrant l'augmentation des combustions intra-cellulaires.

(1) Chatzky, *Arch. d'élect. méd.*, 15 janvier 1897.

M. Bordier rapporte à ce redressement de la nutrition les bienfaits de la franklinisation ; il constate encore que si le traitement électrostatique peut être employé contre toutes les formes eczémateuses, c'est la forme humide qui est le plus rapidement améliorée. De plus le traitement se montre plus actif chez les enfants que chez l'adulte.

Le même procédé électrothérapique a encore été dirigé avec succès, par le même auteur, contre un cas d'acné ponctuée et d'acné pustuleuse des plus rebelles, chez un sujet dont la face était envahie depuis six ans. L'action combinée du bain électro-statique et du souffle électrique suffit à amener la guérison à raison de trois séances par semaine, pendant deux mois consécutifs (1).

J'ai pu, moi-même, agir efficacement par ce même procédé, dans deux cas d'acné rosacée, vulgairement, couperose. Mes deux malades présentaient une affection identique par leur aspect. La face, et particulièrement le nez, couverts de petites pustules rouges, le visage congestionné avec d'énormes dilatations vasculaires chez l'une d'elles, jeune fille de 24 ans, séborrhée, etc., désignaient que l'affection était chez l'une et l'autre arrivée à la troisième phase. Les médications les plus diverses et les plus rationnelles étaient tentées chez l'une et l'autre malade depuis cinq ans pour la première, depuis deux ans pour la seconde, sans aucun résultat. L'hygiène générale et de la table furent rigoureusement respectées, suivant les régimes prescrits. Des topiques de toute sorte furent ordonnés par les plus experts dermatologistes : soufre, mercure, résorcine, acide salicylique, etc. Aucun soulagement ne s'ensuivit. En un mois, pour la première, deux mois pour la seconde, de souffle franklinien répété tous les jours pendant 30 minutes, la guérison fut complète chez l'une, et l'amélioration fut considérable chez l'autre.

L'impetigo, maladie banale et qui guérit, il est vrai, sous d'autres influences, est rapidement améliorée par l'effluvation. Dès la première séance l'érythème disparaît, en général, et après 3 à 5 séances les croûtes tombent laissant à leur place une peau rosée qui ne tarde pas à reprendre sa coloration normale. On doit voir dans ce fait, d'appréciation facile, combien est puissante l'action directe des courants statiques sur les éléments anatomiques des tissus malades. On sait, en effet, que l'impetigo est une affection dans

(1) Bordier, *Sem. méd.*, 18 juillet 1897.

laquelle l'élément nerveux ne joue qu'un rôle effacé. C'est donc bien l'action électrique locale qui, seule, se trouve en jeu, dans la guérison de cette dermatose.

MM. les docteurs Doumer de Lille et J. Levezier disposaient au 9 février 1898 de 14 cas typiques de cette affection ayant guéri rapidement sous l'influence de l'effluvation électrique. Il s'agissait d'enfants de six mois à 12 ans. Le prurit s'efface d'abord, la sécrétion se tarit, les croûtes se détachent et ne reparaissent plus. L'érythème pâlit vite, les ganglions engorgés diminuent de volume, l'appétit et l'amélioration de l'état général reviennent parallèlement. Le pôle positif a paru à ces praticiens le plus actif ; ils se sont servis soit d'une brosse de chiendent, soit d'une pointe métallique. Le nombre maximum des séances fut de huit. Chez un seul enfant atteint d'impetigo grave et très débilité, la guérison ne survint qu'au bout de 17 séances. Les auteurs estiment qu'il est préférable d'espacer les séances en raison d'une sorte d'accoutumance de l'organisme à l'électrisation. Fait intéressant que j'ai pu constater dans ma pratique, les cheveux, lorsqu'ils sont secs et décolorés, deviennent plus foncés, en même temps que plus onctueux. Il semble, aussi, que leur pousse est plus vigoureuse et qu'ils deviennent plus épais.

Les succès obtenus contre certaines dermatoses graves par les applications frankliniennes suggérèrent à M. Marquant, de Lille, d'utiliser ce traitement contre les *ulcères chroniques de la jambe*. Il convient, d'après l'auteur, de procéder de la manière suivante :

1° Laver la plaie avec un liquide antiseptique (sublimé ou eau phéniquée) et la recouvrir d'une couche fine d'ouate hydrophile.

2° Mettre le malade, isolé, en rapport avec le pôle négatif d'une machine électro-statique.

3° Approcher de la plaie la pointe à effluvation, laquelle doit être maintenue à bonne distance par production du souffle. Trois séances par semaine, de dix minutes chacune. A la suite un pansement antiseptique. Ce traitement donne les résultats les plus brillants dans les cas d'ulcères variqueux provoqués par un coup, une écorchure, une rupture variqueuse. Même dans le cas de périostite, il donne d'éclatants succès (1).

Je ne doute pas qu'il y ait là un traitement efficace du chancre

(1) Marquant, *Sem. méd.*, 1894, p. 372.

syphilitique ou du chancre mou : les circonstances ne m'ont malheureusement pas permis de pousser de ce côté mes investigations. Je souhaite que des confrères, mieux placés que moi pour les pratiquer, veuillent bien en faire l'expérience, comme l'a fait le Dr Coignet, à Lyon, avec l'effluve des courants de haute fréquence.

La franklinisation, sous des formes d'applications variées : souffle, effluvation, étincelles, chocs, courants induits, se montre souvent utile contre les diverses formes de parésie ou de *paralysie*, soit des muscles striés, soit des fibres lisses. On sait que, sous forme de choc produit par la décharge disruptive, elle fut employée, de temps immémorial, dans ce but. Les raisons de sa première et antique faveur sont fondées sur la guérison de paralysies demeurées, antérieurement, rebelles à toute autre médication. Chez les peuples primitifs la décharge de la torpille est encore appliquée dans cette intention.

Le courant franklinien présente l'avantage d'exciter chaque muscle isolément sans que l'excitation se propage aux muscles voisins. D'autre part, dans certains cas d'abolition de la contractilité au courant faradique et même au courant voltaïque, l'étincelle est capable de déterminer la contraction.

On sait, en effet, que, selon la source électro-motrice, l'excitabilité des nerfs et des muscles est plus ou moins manifeste. Le courant de tension n'agit pas comme le courant de quantité et la prédominance de l'une ou de l'autre de ces qualités produit des effets physiologiques différents. On sait, par exemple, que dans la paralysie spinale le courant d'induction n'excite pas le muscle, tandis que le courant de pile détermine des contractions parfois importantes. Question de quantité, question d'onde électrique, aussi. C'est en vertu de sa haute tension qu'agit l'étincelle statique sur la contraction du muscle.

De nombreuses observations, éparses dans les recueils périodiques, prouvent cette action en quelque sorte élective de l'excitation statique sur l'organe contractile, tant dans le domaine des paralysies d'origine organique que dans celui des paralysies hystériques où leur efficacité est remarquable et constante. On peut même agir sur les amyosthénies profondes par des excitations à la peau en vertu du parallélisme que j'ai déjà eu l'occasion de signaler dans un précédent travail, entre l'innervation viscérale et le réseau centripète cutané. C'est par ce procédé que M. C. Negro, privat-docent de neurologie à la faculté de médecine de Turin, a pu guérir une paralysie du voile du palais chez un tabétique (1).

La connaissance des effets propres à l'électrisation statique sur la tension artérielle suffit à indiquer son rôle important dans les *troubles de la menstruation*. Cette fonction est, peut-être, l'une des plus accessibles au courant franklinien. Même lorsque les femmes recourent à ce traitement pour des troubles étrangers aux organes génitaux, la dysménorrhée, si elle existe, est considérablement améliorée ou guérie. En général, le bain statique produit une avance des règles, et le flux sanguin se trouve augmenté. Une grande partie des femmes soumises à ce traitement contre des douleurs périodiques les voient cesser ou diminuer dès les premières séances, pour ne plus revenir dans la suite. L'effluvation prolongée à la région lombaire aide, souvent, à obtenir ce résultat. Le même traitement se montre toujours favorable dans le cas d'aménorrhée des jeunes filles. On doit le combiner, néanmoins avec d'autres procédés physicothérapiques ; hydrothérapie chaude, massages locaux, exercices, climat méridional.

M. Doumer (2) a constaté cette action dans une enquête, soigneusement faite, qui porta sur 400 femmes prises, toutes, à l'âge d'activité utérine : 342 étaient saines au point de vue utérin et venaient réclamer ses soins pour des troubles étrangers aux organes de la génération. Les 58 autres présentaient des troubles divers de la menstruation, parmi lesquels dominait la dysménorrhée.

« Sur ces 400 femmes, 375, soit 68,5 pour 100, ont vu leurs périodes menstruelles avancer sous l'influence de la franklinisation. Cette avance, surtout sensible pendant les deux premiers mois du traitement, a varié de deux à dix jours ; elle s'est parfois prolongée pendant toute la durée du traitement, et a même continué après sa cessation complète ; 2 fois seulement, il y a eu du retard ; enfin, 124 fois, il n'y a eu aucune modification dans la date de l'apparition des règles.

(1) Negro, *Sem. méd.*, 20 avril 1898.
(2) Doumer, *Ac. des Sc.*, 9 mars 1896.

L'augmentation du flux sanguin, sur ces 400 cas, a été constatée 308 fois, soit 77 pour 100. Elle s'est manifestée surtout pendant les premiers mois de traitement.

Sur 400 femmes, 178 se plaignaient de douleurs plus ou moins vives au moment des règles, soit la veille, soit le jour de leur apparition, soit pendant toute leur durée. 130 se sentirent soulagées, soit 73 pour 100. Les douleurs menstruelles cessèrent, en général, dès les premières séances pour ne plus revenir.

Le simple bain statique suffit, en général, pour obtenir ces résultats; cependant l'effluvation ou bien la friction dans la région des lombes les produit plus rapidement et avec une intensité plus grande. Les pôles ne paraissent pas avoir d'action différentielle bien marquée. M. Doumer s'est servi, dans ces recherches, d'une machine statique genre Wimshurt, donnant une différence de potentiel de 60,000 volts et ayant un débit de $12 \cdot ^{6}$ coulombs par seconde.

L'électrisation franklinienne aurait une action sérieuse chez les enfants arriérés ou anormaux et même chez les imbéciles. M. Frestier (1) relate plusieurs cas d'amélioration notable obtenus à l'aide de ce seul procédé. Bien que je ne possède à ce sujet aucune expérience, je n'hésite pas à déclarer qu'il y a là un moyen de tonifier la cérébration, d'améliorer la tension artérielle toujours troublée, de diminuer la fonction de réflectivité chez ces enfants et que ce traitement est, pour le moins, logique, car il s'adresse, favorablement, au trépied fondamental sur lequel est assise l'insuffisance des fonctions intellectuelles générales, des processus sensitifs et volontaires.

Tous les médecins-électriciens ont constaté le relèvement des phénomènes de *nutrition*, leur accélération douce et progressive, comme conséquence de la franklinisation. Deux des meilleurs, M. d'Arsonval et M. Vigouroux se sont étendus sur cette constatation dans plusieurs travaux importants.

M. Vigouroux la considère comme la médication la mieux appropriée contre le ralentissement nutritif, et comme le spécifique même de l'arthritisme et de ses manifestations : rhumatisme chronique, goutte, diabète, etc.

(1) Frestier, L'*Echo médical de Lyon*, 15 septembre 1897.

Tel n'est pas l'avis de M. Apostoli à l'opinion duquel je me range totalement. Cet auteur considère, au contraire, d'accord avec M. d'Arsonval, que les courants de haute fréquence constituent le véritable spécifique de l'arthritisme et de ses manifestations. Une expérience, déjà longue, me porte à considérer ces derniers courants comme indiqués toutes les fois que l'abaissement de la tension artérielle constitue le signe dominant de l'affection à combattre. Or, c'est le cas presque constant dans toutes les manifestations dites arthritiques. On ne saurait donc soutenir que le courant statique qui tend, manifestement, à abaisser la pression intra-vasculaire, trouve ici son indication. Son emploi ne se trouverait justifié que dans le cas où une affection organique du cœur, conséquence de l'artério-sclérose irrémédiable, aurait, en abaissant d'ailleurs la tension artérielle, rendu dangereux les courants de haute fréquence.

Tout au contraire, la franklinisation apporte aux troubles nutritifs d'origine hystérique une amélioration presque infaillible. Il est rare qu'employée sous ses divers modes elle n'agisse pas plus ou moins rapidement, dans ce cas, même lorsque les sujets sont débilités, dans un état voisin de la cachexie, ou que les troubles neuro-circulatoires datant de loin ont pris une allure définitive et chronique.

Courant statique induit. — J'ai, plusieurs fois, au cours de ce travail, fait mention d'une forme particulière d'application du courant franklinien, désignée sous le nom de courants induits ou courants de Morton, qu'il serait plus juste d'appeler *courants de Boudet de Paris*, puisque la première mention qui en fut faite remonte à cet éminent électricien français.

J'ai réservé ici, à dessein, une place à part à cette modalité électrique, dont les caractères tiennent à la fois du courant induit et du courant franklinien. Je rappellerai brièvement en quoi consistent les courants induits statiques.

Lorsqu'une machine statique fonctionne, il se produit entre chaque pôle une différence de potentiel. Si l'on fixe à chaque pôle un condensateur et si l'on réunit leurs armatures externes par un circuit de grande résistance, il naît dans ce circuit au moment où l'étincelle éclate entre les conducteurs de la machine et, par suite, entre, les armatures externes des deux condensateurs, des appels et des reflux d'électricité et, de ce fait, un courant alternatif de haute tension qui est le courant statique induit. Si on interpose le corps humain dans le circuit reliant les armatures externes des condensateurs, le corps humain est lui-même traversé par ce courant alternatif. Ce courant, connu de Boudet de Paris, a été introduit dans la thérapeutique par Morton (1), appliqué de nouveau par Van Pascheles (2), par M. Leduc (3), par M. Weil (4).

M. Leduc a nettement établi les différences qui séparent le courant de haute fréquence du courant statique induit. Dans le premier la tension étant obtenue par la rapidité des alternances, ces deux grandeurs : nombre des alternances et tension varient toujours dans le même sens. Tandis que dans le second lorsque s'écartent les boules des excitateurs, la tension augmente et le nombre des alternances diminue, ces deux grandeurs variant en sens inverse l'une de l'autre.

Le courant statique induit est l'analogue du courant faradique (Dauly) (5). Le maximum de tension est obtenu sur la chaîne qui relie l'armature externe du condensateur relié au pôle négatif de la machine. M. Weil a obtenu, à l'aide de ces courants, les résultats les plus encourageants, contre certaines dermatoses, et contre plusieurs affections microbiennes et inflammatoires des organes génitaux de la femme. M. Weil se sert, dans le traitement de ces dernières affections, d'une électrode hystéromètre ou tige de laiton recouverte de verre, de dix centimètres de long sur un millim. 1/2 de large, supportée par un manche isolant en ébonite, lequel est traversé par le fil conducteur du courant.

Le courant statique induit a été dirigé contre des affections diverses avec un succès variable. M. Regnier, de Paris (6), s'en est servi contre les contractures tardives chez les hémiplégiques. On sait combien celles-ci sont difficiles à guérir. Elles ne cèdent qu'incomplètement au traitement mis en œuvre : courant voltaïque stable ou interrompu. M. Regnier a pu voir trois malades recouvrer, au bout

(1) Morton, *Médical Record*, January, 1891.
(2) Van Pascheles, *Prag. méd. Wochen.*, 4 mai 1892, nº 18.
(3) Leduc, *Soc. méd. de Nantes*, 1894.
(4) Weil, *Ac. de méd.*, mai 1898 ; *Soc. de méd. de Paris*, février 1899.
(5) Dauly, Thèse, Paris, 1894.
(6) Regnier, *Cong. de Toulouse*, avril 1899.

de deux à trois mois de traitement, en grande partie, l'usage des membres qui auparavant étaient impotents.

M. Bordier (1) préconise contre l'incontinence d'urine les courants induits de Morton. Cette méthode est incontestablement supérieure à celle de Steavenson qui consiste en applications percutanées de courants voltaïques et à celle de Guyon où on excite directement le col vésical par des courants faradiques. Cette dernière ne mérite pas même d'être discutée, en raison de l'hérésie électrothérapique qui lui fait appliquer au lieu d'un courant à intermittences rares un courant tétanisant qui va justement à l'encontre du but à atteindre. Pour M. Bordier le courant statique induit, donnant environ 7 à 8 excitations par seconde, serait supérieur dans ce cas au courant faradique, même à intermittences rares.

Comme électrode sphincterio-vésicale l'auteur se sert de la même bougie à boule qui est employée dans le procédé Guyon.

M. Regnier (2) s'est servi du courant statique induit contre l'atonie et la dilatation habituelle de l'estomac. Je l'ai, de mon côté, appliquée, à de fréquentes reprises, avec un succès des plus variables. Je possède plusieurs observations de guérison rapide, en 10-18 séances quotidiennes ; dans un assez grand nombre de cas j'ai dû recourir aux applications locales, par transfixion, de haute fréquence qui se montrent presque toujours fidèles tant au point de vue du retour de la tonicité qu'à celui de l'exagération des sécrétions et du rétablissement du chimisme normal.

Enfin, pour demeurer aussi complet que possible dans cet exposé déjà long, quoique sommaire, des principales indications du courant franklinien, il me reste à parler des applications indirectes de l'énergie statique, et, en particulier, de celle qui s'adresse à la physiologie ou à la *pathologie de la voix*.

MM. A. Moutier et Granier ont communiqué à l'Académie des Sciences, le 5 avril 1897, le résultat de leurs recherches sur ce point. Ils concluent que la franklinisation appliquée sous forme de bain statique au cours duquel on fait respirer au sujet, isolé sur le tabouret, l'effluve dégagé au niveau de la bouche et du nez à l'aide d'un balai de chiendent, produit, au bout de peu de séances, d'impor-

(1) Bordier, *Méd. mod.*, 20 mars 1897.
(2) Regnier, *Soc. franç. d'élect.*, décembre 1896.

tantes modifications sur l'intensité, la hauteur, le timbre de la voix.

Ces auteurs ont remarqué ce fait, déjà décrit par moi, que, sous l'effet de la charge statique, la respiration se modifie, les inspirations deviennent plus profondes et plus amples, tandis que l'expiration se fait plus également et dure plus longtemps. L'appui devient, pour le chanteur, plus fixe et plus solide ; l'essoufflement que produisent la multiplicité et la rapidité des inspirations dans certains morceaux de chant est très diminué et devient presque nul. On doit attribuer ce résultat général au bain statique, tandis que les modifications de hauteur, de timbre, d'intensité, de la voix, proprement dites, doivent être rapportées à l'action directe de l'ozone, à l'état naissant, sur le larynx.

M. Imbert de la Touche emploie, depuis plusieurs années, pour la cure des affections des voies respiratoires, un traitement basé sur l'introduction de médicaments dans les organes de la respiration à l'aide de l'électricité statique (1). L'appareil dont se sert notre confrère consiste dans une ampoule de verre terminée par un tube filiforme et renfermant des essences médicamenteuses variées suivant les indications, qu'on met en rapport avec le pôle positif de la machine ou avec la terre. Le malade assis dans un fauteuil isolé est mis en communication avec le pôle négatif de la machine. On place en face de lui l'ampoule et aussitôt il reçoit un jet continu d'effluve entraînant des substances dynamisées, ozonisées et pulvérisées qui pénètrent, au moins, dans les premières voies respiratoires.

De cette rapide et forcément incomplète énumération des indications principales du courant statique se dégage la certitude que nous possédons, avec ce courant, un procédé thérapeutique d'une haute valeur. L'épreuve clinique ne fait d'ailleurs que corroborer l'expérimentation physiologique d'un côté, l'hypothèse rationnelle, de l'autre. Le temps n'est plus où Erb écrivait que l'électricité statique en était à conquérir une place assurée en électrothérapie. Cette place, elle l'a désormais conquise. Duchenne, l'immortel Duchenne, de Boulogne, n'écrirait plus, aujourd'hui que la vertu thérapeutique du courant franklinien est aussi peu appréciable que son action physiologique.

(1) Imbert de la Touche, *Soc. de biol.*, 22 mai 1897.

CHAPITRE V

LE BAIN HYDRO-ELECTRIQUE

Choix du courant. — Lorsque se pose, en thérapeutique, l'indication d'administrer un courant électrique à l'ensemble du corps, le médecin a le choix entre plusieurs méthodes dont chacune présente des effets particuliers et répond, par conséquent, à des indications différentes. C'est précisément l'étude de cette différenciation fondamentale qui préoccupe le plus, aujourd'hui, les électropathes. Nous possédons, en effet, depuis peu d'années, une gamme variée de procédés, une série nombreuse de courants à forme diverse, hétéromorphes par leur mode d'excitation comme par leur courbe d'inscription. Le choix judicieux entre ces différentes modalités de l'énergie qui n'ont pas plus de rapports entre elles, quoique émanant d'une source commune, que les multiples couleurs du prisme, dérivées toutes de la lumière blanche, n'en présentent à notre œil, est véritablement difficile. A peine commence-t-il à être basé sur des lois générales, à peine s'efforce-t-il d'échapper à l'empirisme, initiateur de toute science et de tout progrès.

Parmi les applications générales de l'énergie électrique à l'ensemble de l'organisme, le bain hydro-électrique tient une place d'honneur. Il est aisé de démontrer l'avantage direct, pour le praticien, de se servir de l'eau comme d'une vaste électrode étendue à toute la périphérie du corps, s'adaptant à ses méplats et ses reliefs, suivant toutes les inflexions de sa surface. Ce procédé n'a d'égal, en étendue d'application, que la charge statique du sujet isolé, en rapport avec un générateur à courant franklinien, ou, encore, l'auto-induction dans le solénoïde de haute fréquence.

Sans vouloir faire effort d'érudition, il est dans l'ordre de rappeler que l'origine du bain hydro-électrique se perd dans la nuit des temps. Il y a plus de dix siècles que les mères de l'Afrique du Sud ont l'habitude de baigner leurs enfants malades dans des mares où nagent des poissons électriques. Les médecins de Rome, de leur côté, traitaient les goutteux en les soumettant au même bain (1). C'est donc bien le cas de répéter avec Salomon dans l'Ecclésiaste : *nil novi sub sole*. Il faut toutefois reconnaître que si la méthode purement empirique du bain hydro-électrique s'est perpétuée jusqu'à nous, elle a subi, pour le moins, d'importantes modifications et il est intéressant de suivre ses progrès.

Au milieu de ce siècle nous trouvons le bain hydro-électrique dans lequel le patient est soumis à un passage de courant constant fourni par une pile. Puis, lorsque le courant d'induction fut introduit par Duchenne de Boulogne dans la pratique thérapeutique, on l'utilisa pour les bains. C'était là, sans contredit, un progrès considérable dans l'instrumentation ; dépassé aujourd'hui de beaucoup par les nouvelles acquisitions de l'électrothérapie, il est complètement délaissé.

Les recherches de M. d'Arsonval ont définitivement établi que l'action du courant constant, administré dans le bain, est à peu près nulle. Il sollicite si faiblement l'effort nutritif que le coefficient d'oxydation ne change pas avant, pendant ou après son passage à travers l'organisme. Le courant voltaïque continu n'a donc aucun effet sur les échanges nutritifs ; son emploi, utile contre certaines déterminations locales nerveuses ou musculaires, centrales ou périphériques, ne présente aucune indication au point de vue spécial qui nous occupe ici. Les résultats cliniques de plusieurs praticiens et les miens concordent absolument avec l'expérimentation physiologique. Seul, Gaertner, de Vienne, le préconise, en application particulière, dans la baignoire à deux loges dont il est l'inventeur. Il prétend en retirer des effets électrolytiques et de cataphorèse ; il joint en effet à l'eau du bain des substances médicamenteuses, dans un grand nombre de cas. Or, il est aisé de démontrer que les effets chimiques du courant constant si manifestes aux pôles et aux régions péripolaires de l'électrolyte, n'étendent guère leur action dans l'organisme d'une

(1) *Rev. intern. d'Elect.*, juin 1893.

manière manifeste, dans les segments interférents ; que dans ces segments elle va s'atténuant de la périphérie au centre. Mais ce n'est pas là la principale objection à adresser à l'emploi du courant constant administré à l'ensemble de l'organisme sous forme de bain hydro-électrique.

Nous demandons à l'énergie électrique non pas de produire dans l'économie des phénomènes, déterminés d'avance, de dissociation moléculaire, qui transportent les acides d'un côté, les bases de l'autre. Réclamer d'une application générale, faite dans le but d'améliorer la nutrition, un tel résultat serait tout simplement absurde. Ce que nous cherchons, c'est à stimuler, dans certains cas, à ralentir dans d'autres cas, le double mouvement d'assimilation et de désassimilation de la matière, dont la cellule est le siège. Lorsque nous nous proposons de modifier favorablement une diathèse, nous avons en vue d'exciter la cellule à opérer plus complètement le travail de sélection par lequel elle appelle à elle les matériaux nutritifs contenus dans les milieux liquides où elle vit, d'une part, et, d'autre part, après les avoir plus complètement élaborés, à rejeter sans effort les substances excrémentitielles qui l'encombrent. Ces opérations sont bien éloignées du travail électrolytique que certains praticiens réclament du bain hydro-électrique à courant continu. De même, la cataphorèse utilisable, peut-être, quand on en disciplinera mieux les effets, me paraît encore établie sur des bases trop incertaines pour devenir un procédé thérapeutique.

Bain à courant variable. — Telles sont les raisons pour lesquelles le bain hydro-électrique à courant continu, constant, n'a pas prévalu. Il n'en fut pas de même du bain hydro-électrique à courant induit qui jouit encore d'une certaine réputation et qu'on trouve dans un grand nombre d'établissements. On l'y trouve sous deux formes. Dans la première, le courant est fourni par une bobine Rumhkorf, à induit mobile ; c'est là le courant faradique proprement dit, qui est bien, au sens exact du mot, alternatif, car chacun de ses pôles est, alternativement, positif et négatif, mais dans lequel la valeur de l'un des courants est sensiblement inférieure à celle de l'autre. J'établirai tout à l'heure sa comparaison avec l'alternatif proprement dit. Dans la seconde forme, le courant provient d'un circuit à gros fil et représente l'extra-courant, résultant de l'induction du courant sur lui-même, ou self-induction, et superposé au courant principal. Il ne s'agit plus ici d'un alternatif : le courant ne change pas de sens, il est seulement interrompu.

Des effets thérapeutiques incontestables ont été obtenus à l'aide de ces diverses formes d'application de l'énergie électrique. Mais il convient ici de s'entendre. C'est par l'intermédiaire seul de la contraction musculaire qu'ils se produisent ; ils sont donc bien indirects, secondaires et, par là même, incomplets. Ces courants de tension s'adressent en effet surtout à l'élément contractile ; leur influence excitatrice, au sens physiologique du terme, ne se fait pas sentir, primitivement, sur le nerf trophique. Ils provoquent violemment le réflexe musculaire en raison de la brusquerie de leur période, de la chute brutale de leur potentiel dans un temps très court, mais ainsi que l'a prouvé M. d'Arsonval, leur effet direct sur la nutrition est nul. Il serait injuste, cependant, de nier que le bain hydro-électrique à courant faradique constitua, jadis, un progrès énorme, qu'il fut utile à un grand nombre de malades en favorisant la contraction musculaire généralisée, et qu'il donna d'incontestables succès entre les mains de Constantin Paul, de Paris ; de Hedley, de Brighton ; de Sagretti, à Rome. Sans pouvoir être mis en parallèle avec les effets du bain sinusoïdal, le pouvoir excito-moteur du faradique est assez considérable pour agir, par l'intermédiaire du muscle, sur la circulation d'une manière mécanique, et sur les échanges, grâce aux combustions nutritives et d'entretien propres au fonctionnement de l'élément contractile. Ces réactions secondaires ne sauraient être mises en parallèle avec les résultats de l'application généralisée du sinusoïdal : elles ont cependant leur importance quand on envisage l'étendue de la masse musculaire mise en mouvement dans ce traitement, étendue qui suffit à expliquer les résultats thérapeutiques obtenus à l'aide de ce procédé.

Il en est tout autrement du courant alternatif sinusoïdal, dont l'inscription peut être représentée, à chaque instant, par une sinusoïde semblable, ayant la même période et les mêmes nœuds. M. d'Arsonval l'a, le premier, étudié au point de vue physiologique ; à MM. Gautier et Larat revient l'honneur de l'avoir, en 1892, introduit dans le domaine thérapeutique. Ses effets sont tellement manifestes dans tous les cas pathologiques où il est nécessaire d'agir sur les échanges nutritifs, qu'il a tout de suite conquis, au point de vue des applications générales, la place d'honneur, se substituant, *de plano*, à tous les procédés antérieurement utilisés.

On sait que les deux courants qui forment le cycle de l'alternatif sont inégaux et de valeur différente, dans le courant faradique; ils sont, au contraire, homœomorphes et identiques dans l'alternatif sinusoïdal. Le temps perdu pendant la période d'oscillation du trembleur dans l'espace, comparé à la longueur du temps de contact, est considérable pour le faradique, nul pour le sinusoïdal. Chez celui-là, la chute du potentiel est brusque, instantanée; il atteint soudainement sa valeur maxima pour retomber brusquement à zéro, accomplissant ainsi une ascension et une chute subites, sans transition ni progression. Celui-ci présente, au contraire, une chute de potentiel onduleuse et adoucie; il atteint modérément son point d'augment et sa décrescence ; il croît et décroît mollement, dans l'unité de temps. Plus sa sinusoïde est étalée, d'ailleurs, mieux le courant est adapté à son but physiologique, et plus il est facilement supporté. De tous les courants variables, l'alternatif sinusoïdal est le plus doux, le mieux accepté par l'économie, même sous une quantité considérable. La combinaison des qualités de tension avec une intensité élevée en a fait le courant de choix dans un grand nombre d'affections, ainsi que je l'exposerai plus loin.

Je diviserai ce travail en trois parties: dans l'une, j'étudierai les appareils et instruments nécessaires à administrer le bain hydroélectrique, ainsi que le mode opératoire et les renseignements pratiques que m'a fournis mon expérience déjà ancienne de ce traitement. Le deuxième chapitre sera consacré à l'exposé sommaire des effets physiologiques qui lui sont propres. J'examinerai, en dernier lieu, les indications qui s'en déduisent logiquement et que la clinique a confirmées.

Technique instrumentale. — Deux moyens sont à la disposition du praticien pour obtenir le courant alternatif sinusoïdal. Ou bien il est branché sur un secteur d'éclairage et de force motrice qui lui fournit le courant alternatif une fois transformé, sous 110 volts, ou bien il actionne chez lui soit électriquement, soit mécaniquement un alternateur dont le plus pratique et le plus médical en raison de sa sinusoïde régulièrement étalée est, sans contredit, celui de M. d'Arsonval.

On trouve dans le commerce plusieurs types de cet alternateur. Le plus simple, le premier construit, fut une machine magnéto-faradique dans laquelle les inducteurs sont des aimants. Cette machine était défectueuse : outre que le courant ne pouvait être facilement mesuré, son énergie ne pouvait varier qu'avec la vitesse de rotation.

Le second type a pour inducteur un électro-aimant que l'on actionne suivant les cas, par des piles, des accumulateurs, une excitatrice indépendante ou le courant continu d'une station centrale d'éclairage. L'induit est représenté par un anneau Gramme qui porte sur son axe deux bagues métalliques communiquant chacune avec une moitié de l'anneau. Le courant ne peut donc être que régulièrement sinusoïdal. On fait aisément varier son voltage par deux procédés : 1° en variant la vitesse de rotation ; 2° en variant l'excitation de l'inducteur.

Les appareils de mesure du courant alternatif sont établis, d'après les lois de réaction, l'un sur l'autre, de deux circuits mobiles. Il est encore plus simple de se servir du galvanomètre universel, dont le principe repose sur la dilatation d'un long fil de platine, et qui donne la lecture directe de l'intensité et de la tension sur une même échelle à deux graduations l'une supérieure, l'autre inférieure.

J'utilisais dans mon Établissement de Neuilly un courant sinusoïdal engendré par un alternateur directement attelé à une transmission motrice. Produit sous le potentiel, aux bornes, de 70 volts et 6 ampères, il était dirigé vers un réducteur de potentiel et administré directement au malade, avec une graduation lente et progressive. Sa sinusoïde était suffisamment étalée : elle présentait un léger crochet de retard augmentant avec la vitesse de rotation et la diminution de la résistance, mais peu sensible lorsque la vitesse était modérée et la résistance élevée, ce qui est le cas habituel des applications électriques au malade.

A Monaco, je me sers du courant fourni par l'usine centrale d'éclairage de la Principauté. Il est engendré par des alternateurs à type Zypernowski et son graphique est régulièrement sinusoïdal. Le courant primaire, émis sous un potentiel de 2,400 volts avec 42 périodes à la seconde, arrive à des transformateurs qui l'abaissent successivement à 110, puis à 25 volts. Il est, de là, dirigé sur un transformateur secondaire à circuit magnétique ouvert et à induit mobile sur glissière qui permet de varier la tension par une graduation lente, facile, et sans chocs, de 0 à 25 volts, tension maxima utilisée dans le bain hydro-électrique. Cette combinaison permet de conserver à l'onde du courant sa forme originelle et sa courbe d'inscription primitive.

On a essayé, dans le but d'éviter les courants de Foucault, à construire des alternateurs pour usage médical à induit sans fer. Évidemment, la sinusoïde est plus régulière, mais l'onde électrique est infiniment plus brusque, et le courant est plus désagréable et plus difficile à supporter. Avec le fer en lamelles très minces et parallèles à l'axe, par suite perpendiculaire à la direction des spires suivant laquelle les courants d'induction tendent à se produire, on en évite la majeure partie. Il reste un léger courant de self qui non seulement n'est pas nuisible, mais rend l'alternatif plus supportable.

Quelle que soit donc l'origine du courant : circuit d'éclairage ou alternateur particulier, il doit arriver au réducteur de potentiel placé près de la baignoire sous une tension de 20 à 25 volts au maximum. Grâce au circuit mobile de cet appareil, il est réductible à zéro, et augmente progressivement jusqu'à une valeur apogée égale aux quatre cinquièmes de sa valeur totale aux bornes de l'enroulement primaire.

On peut également se servir d'un rhéostat à graduation déterminée et à double circuit. Dans l'un et l'autre cas, le courant arrive à la baignoire non déformé, avec sa courbe caractéristique et toutes ses qualités physiologiques d'excitation.

La baignoire doit être de matière isolante : porcelaine, bois ou, de préférence, fonte émaillée. On aura soin de disposer l'appareil de vidange de telle manière qu'il ne prenne contact avec aucune conduite. Au-dessus d'elle seront disposées les prises du courant auxquelles se fixent les rhéophores isolés aboutissant à de larges électrodes de cuivre nickelé ou, mieux, d'aluminium. Il devient ainsi facile de localiser l'action électrique au gré des nécessités et de placer dans l'axe du courant soit le corps tout entier, soit l'un de ses segments.

La température de l'eau du bain peut être quelconque ; tel malade la préfère à 32°, tel autre à 38° ; on doit se rappeler toutefois que plus la température de l'eau est élevée, plus celle-ci devient conductrice du courant. Il y a donc intérêt à ce que le bain ne dépasse pas 33 ou 34° centigrades. La qualité de l'eau n'est pas indifférente : plus elle est pure, plus elle se rapproche de l'eau distillée, moins est grande sa conductibilité. On doit donc, toutes les fois qu'on le peut, utiliser, pour le bain hydro-électrique, l'eau de pluie. Nous devons. en effet, chercher dans ce mode d'application de l'énergie électrique, les conditions d'extrême résistance de la vaste électrode humide, afin de permettre, en renversant la proportion des termes, que la plus grande somme d'énergie passe par le malade.

Applications au malade. — C'est dans ce but que je ne commence à lui administrer le courant qu'après qu'il a déjà séjourné quelques minutes dans le bain. L'imprégnation aqueuse de ses téguments et l'élévation de sa température périphérique, productrice d'hyperhémie, deviennent deux facteurs importants de diminution de sa résistance propre et augmentent parallèlement celle de l'eau. Les calculs, à l'aide de la formule à trois termes, m'ont donné pour valeur de la résistance de l'eau de la ville à Monaco, 2, 9, 10^3. Ce chiffre faible tient à la présence d'une assez grande quantité de sels en dissolution et particulièrement de chlorures. L'eau de la ville, à Paris, m'avait donné 3, 8. 10^3. Il est facile de déterminer exactement la résistance de l'eau de la baignoire en connaissant la valeur de la force électromotrice et celle de l'intensité du courant. Cette détermination offre un haut intérêt. En effet, certains sujets présentent une résistance tellement élevée qu'elle dépasse celle de l'eau, et que le courant suit de préférence celle-ci en raison de l'obstacle que lui présente le conducteur humain en dérivation dans le circuit. Certaines hystériques ne reçoivent, quelle que soit la capacité qu'elles offrent au courant, qu'une somme insignifiante d'énergie, même en élevant le potentiel et l'intensité à ses extrêmes limites. Nous verrons, plus loin, qu'il faut bien se garder de confondre cette résistance pathologique avec un autre phénomène opposé qui consiste dans l'anesthésie au courant et qui est lié, au contraire, à un défaut absolu de résistance.

Plus la masse d'eau du bain est réduite, plus sa résistance propre est accrue et plus l'énergie électrique a des tendances à passer par le sujet. D'où l'indication d'une baignoire de petite capacité, étroite et basse.

Moins, en effet, sont rapprochés les termes du rapport obligatoire entre le volume d'eau total et le volume d'eau déplacé par le malade, plus s'accroissent, parallèlement, le voltage et la résistance, et plus l'intensité diminue. On peut prendre pour règle approximative que la résistance de ce second terme est environ du cinquième au dixième inférieure à la résistance du corps qui en tient la place. D'où la déduction logique qui s'impose : le malade ne reçoit, suivant la variation de sa résistance propre et de sa capacité, que le 1/5 ou le 1/10 du courant total qui traverse la masse du réophore liquide. En sorte que lorsque l'ampère-mètre marque 0,100 m. a. le corps humain reçoit de 0,010 à 0,20 m. a. La résistance du volume d'eau occupé par le malade dans la baignoire, lorsqu'il y est immergé, oscille, d'après mes calculs, entre les extrêmes de 180 à 160 ohms et celle du sujet entre 800 et 1,600 ohms.

D'ailleurs, cette recherche ne présente guère qu'un intérêt de curiosité. Nous devons, en effet, donner au malade le maximum de courant compatible avec sa réceptivité sensible ; nous devons lui en administrer jusqu'à la sensation douloureuse. Dès lors, la connaissance de la quantité absolue d'énergie traversant le corps devient superflue. J'ai dit plus haut qu'elle varie avec la capacité du sujet. La plus simple expérience le démontre. Il suffit de sortir hors de l'eau du bain un bras ou une jambe pour constater l'augmentation du potentiel au niveau des parties qui restent immergées. D'autre part, le simple déplacement du corps en dehors des lignes de force du courant suffit à diminuer l'intensité dans le circuit. Cette expérience peut être réalisée en plongeant les mains écartées dans l'eau et sur la ligne du flux. Le courant traverse ainsi le corps humain devenu moins résistant que la masse d'eau interposée entre les mains.

La baignoire doit être recouverte d'une housse en toile, destinée à protéger la pudeur du malade. On peut également voiler l'eau en y projetant de l'amidon. La housse est préférable, non pas que l'amidon mêlé à l'eau, dans la proportion nécessaire à l'opacifier, la rende plus ou moins résistante — mes observations concluent à son indifférence — mais parce qu'il peut être utile au médecin de se rendre compte, de visu, de l'effet du courant sur telle région musculaire.

On peut employer le procédé mono ou bi-polaire : à l'aide des rhéophores bifurqués, on peut atteindre plus directement, avec le courant, telle région déterminée sur plusieurs points à la fois. Si on a décidé d'appliquer le procédé unipolaire, on peut faire appliquer directement les pieds du malade sur les électrodes plantaires ; ou bien une barre mobile, métallique, recouverte de toile d'amiante et en rapport avec l'un des deux pôles est saisie par les mains. A l'aide d'une longue électrode en forme de rame, on peut porter le courant sur tel point en le mobilisant au gré de l'intervention. Dans ces cas, le corps, au lieu de se trouver en dérivation dans le circuit, représente l'un des pôles.

Je donne pour durée moyenne à mes bains hydro-électriques de 15 à 25 minutes. Dans certaines formes de sciatique rebelle, il m'est arrivé de les prolonger jusqu'à une heure. Je considère comme indispensable au succès d'une cure, quelle qu'elle soit, de les répéter chaque jour. Le médecin doit s'astreindre à les appliquer lui-même : outre qu'il est le seul à connaître les indications générales ou spéciales présentées par le cas pathologique auquel il s'agit de porter remède, ses connaissances en électro-physiologie et en physique électrique sont nécessaires dans mainte circonstance, banale en apparence, peut-être très importante, au fond. D'autre part, son autorité s'impose souvent pour faire accepter un traitement relativement nouveau, peu connu, et capable de susciter dans l'esprit du malade un effroi irraisonné.

La durée du traitement, c'est-à-dire le nombre de bains indispensable pour mener la cure à bonne fin est impossible à fixer *a priori*. Il est, cependant, certaines limites enseignées par l'expérience dans tel ou tel cas particulier, qui peuvent nous servir de guide en même temps que de renseignement pour le malade. J'ai vu des états morbides graves, mais récents, céder en dix bains, tandis que des troubles nutritifs beaucoup plus bénins en apparence résistaient plus longtemps et ne guérissaient qu'au bout d'un mois de traitement. Il y a, assurément, une relation fréquente entre la durée de la maladie à combattre et la longueur du traitement. Je me ferai mieux comprendre lorsque j'en exposerai les indications. Qu'il me suffise d'ajouter, ici, que l'organisme soumis, depuis longtemps, à une déviation nutritive ou à une altération fonctionnelle grave, a contracté certaines habitudes résultant d'une orientation vicieuse, et que ces habitudes sont d'autant plus rebelles qu'elles sont plus anciennes.

Effets physiologiques. — Les effets physiologiques du courant alternatif sinusoïdal, appliqué à l'ensemble du corps sous la forme de bain hydro-électrique, peuvent être classés dans l'ordre suivant :

A — Action sur les nerfs de la sensibilité ;
B — Action sur les nerfs trophiques ;
C — Action sur les réflexes musculaires ;
D — Action sur le système nerveux central.

J'envisagerai successivement chacun de ces effets dans l'ordre où je viens de les énumérer.

A. Action sur les nerfs de la sensibilité. — Le courant sinusoïdal excite les nerfs sensitifs de plusieurs façons distinctes. A faible dose, il donne au sujet plongé dans le bain la sensation d'un léger frôlement généralisé à tout le tégument. Si on élève la quantité du courant, celui-ci ressent des impressions variables dont les unes inéprouvées et paraissant spéciales au conflit de l'énergie électrique avec les téguments, les autres se rapportant aux diverses manifestations connues de la sensibilité : pression, frémissement particulier, pincement. La sensation de pression est perçue par tous les sujets, soit malades, soit à l'état de santé ; elle est manifeste lorsque le courant passe, elle l'est à un bien plus haut degré lorsque le courant se supprime, surtout lorsqu'il se supprime brusquement. Tout en étant parfaitement identique à la sensation de pression produite par le poids d'un corps pesant sur la peau, elle en diffère notablement en ceci qu'elle disparaît subitement avec la cause qui la produit, tandis que celle-là, lorsqu'elle s'est un peu prolongée, persiste encore après que le corps qui l'a produite a cessé d'agir. Je l'attribue à la contraction généralisée, inconsciente, des éléments musculaires lisses du derme.

Le courant sinusoïdal se manifeste encore à notre sensibilité, dans le bain, sous forme de frémissement particulier qui n'a son analogue en aucune autre circonstance. Cette sensation est de nature agréable, tant que la quantité de courant ne dépasse pas certaines limites, variables suivant la susceptibilité particulière de chaque individu. A une intensité plus considérable, ce frémissement prend un caractère pénible, quoique la période des contractions musculaires ne soit pas encore atteinte. Il se transforme en une sorte de pincement senti à fleur de peau, en démangeaisons étendues, en picotements aigus comme sous des pointes d'aiguilles. Ces diverses modalités d'excitation des nerfs sensibles sont propres à l'énergie électrique et varient singulièrement suivant les sujets. Elles sont toujours perçues sur une vaste surface, en raison du conflit généralisé de l'énergie électrique avec le vaste et fin réseau des expansions périphériques des neurones sensitifs, ramifiées dans l'épaisseur du derme (papilles et corpuscules tactiles), et jusque dans les couches épidermiques, sous forme d'extrémités libres.

La sensibilité thermique ne demeure pas indifférente, en face de l'application générale du courant sinusoïdal, dans le bain. J'ai remarqué que lorsqu'on atteint de hautes intensités, on détermine toujours des perturbations notables de ce mode sensible. Les sujets demandent qu'on réchauffe leur bain alors que la température de celui-ci atteint un degré élevé, et qu'avant le passage du courant l'impression qu'ils ressentaient était nettement hyperthermique. Le bain trop chaud l'instant d'avant devient subitement trop froid, sans transition, sitôt que le milliampèremètre marque une intensité élevée. Il y a là une action des plus nettes sur l'état de l'innervation sensitivo-thermique, un effet anesthésique très marqué qu'on ne peut rapporter qu'à son influence immédiate sur la sensibilité. En effet, nous verrons plus loin que la température centrale du corps s'élève toujours chez les sujets malades ou bien portants soumis au bain sinusoïdal. Mais cette élévation de température est progressive et n'atteint son maximum qu'au bout d'une durée moyenne de quinze minutes. Or, l'anesthésie thermique se produit soudainement.

La violence de l'excitation sensitive peut conduire à la douleur ; il y a là un point qu'on ne doit jamais dépasser, qu'il ne faut pas même atteindre, au cours du traitement par le bain sinusoïdal. L'exagération des diverses sensations que je viens d'énumérer y conduit ; elle peut être, également, déterminée par les contractions musculaires généralisées qui accompagnent les hautes intensités et la tétanisation qui en dérive à un degré plus accentué.

L'excitation des divers modes de sensibilité spéciale par le courant sinusoïdal est facile à mettre en évidence. Certains de nos malades présentent de légers bourdonnements d'oreille ; quelques-uns accusent un goût acide dans la bouche. Le développement de l'odorat est considérable pendant la durée du bain ; les moindres odeurs sont perçues agréablement ou désagréablement. Mais le phénomène le plus remarquable dans cet ordre d'idées est, sans contredit, l'apparition de phosphènes géants sous l'influence du courant, lorsqu'il est administré à une haute intensité et que le niveau de l'eau atteint la région du ganglion cervical supérieur ; il est permis d'attribuer ce phénomène physiologique, soit à l'excitation du centre médullaire correspondant, soit à celle du ganglion sympathique. Quoi qu'il en soit, le fait n'en reste pas moins acquis ; des flammes gigantesques paraissent embraser la pièce lorsque se trouvent réunies les conditions d'excitation que je viens de décrire. Ces faits prouvent que le courant sinusoïdal est un excitant considérable de tous les modes de sensibilité, que sa conduction à travers les nerfs centripètes est des plus faciles. Telles sont les conclusions que je tirerai d'une série d'expériences publiées dans cet ouvrage, concernant la conductibilité des conducteurs discontinus. Elles se confirment cliniquement.

Ainsi, le courant sinusoïdal représente l'excitant de choix du système nerveux sensitif, général ou spécial. Nous verrons plus loin quelles indications thérapeutiques découlent de cette constatation. Je signalerai seulement, ici, cette déduction physiologique qui s'impose. La différenciation des sensations n'est pas liée à la différenciation des organes sensitifs soit périphériques, soit centraux. Elle est uniquement due à la spécificité des diverses formes de l'énergie appliquée au niveau des téguments. Toute énergie violente appliquée en un lieu restreint de la peau suscite dans les centres nerveux des réactions douloureuses identiques. D'autre part — ainsi qu'il est facile de le constater avec le courant sinusoïdal — toute excitation : choc, chaleur, froid, électricité, appliquée à un tronc nerveux sensitif, par exemple au cubital, au coude, au lieu de l'être à son extrémité terminale, donne naissance à des réactions conscientes dans cette extrémité et de même nature, quelles qu'elles soient originairement.

Certains malades plongés dans le bain n'éprouvent aucun phénomène sensible, même lorsque le courant atteint un potentiel élevé. Il convient, ici, d'établir une distinction entre les causes auxquelles on doit attribuer cette anesthésie spéciale. Elles sont au nombre de deux et consistent soit en un excès, soit en un défaut de résistance du système nerveux centripète. La plupart des hystériques, par exemple, offrent un obstacle considérable au passage du courant : le bain hydro-électrique leur est presque toujours inutile. On le juge aisément à ce qu'aucun des effets physiologiques que j'étudie en ce moment n'est chez elles le résultat du traitement. Aucun effet thérapeutique ne le suit, évidemment.

Il est, au contraire, d'autres malades également anesthésiques, qui, s'ils n'accusent pas dès les premiers bains une amélioration subjective, présentent, du moins, la certitude objective de la pénétration profonde du courant, par la constatation manifeste de ses effets physiologiques. Chez ceux-là, étant donné la certitude de l'absorption du courant, les résultats thérapeutiques ne sauraient manquer d'apparaître dans un avenir plus ou moins prochain. Ce sont des malades chez lesquels la résistance propre du neurone périphérique est notablement diminuée.

En dehors de toute perception sensible, le courant sinusoïdal impressionne, à bas potentiel, les neurones centripètes. Il s'agit là d'une excitation inconsciente, trop faible pour être sentie, appréciable seulement par ses effets. J'ai eu l'occasion de différencier, dans un travail antérieur, l'excitation de la sensation. Chaque agent physique entrant en conflit avec l'organisme peut y susciter des effets plus ou moins considérables sans que la sensibilité soit mise en éveil. La lumière diffuse, la chaleur ou le froid modérés, l'électricité et le magnétisme adaptent leur énergie propre aux neurones périphériques sans qu'aucune impression arrive jusqu'au sensorium. De ces trois modalités de l'excitation : excitation proprement dite, sensation, douleur, qui représentent les trois termes suivant lesquels réagit le système nerveux sensitif complet : neurone et centre, la première suffit à déterminer, à elle seule, les phénomènes d'ordre trophique qui sont, assurément, les plus marqués parmi les effets physiologiques du courant alternatif sinusoïdal.

M. d'Arsonval a étudié, le premier, les variations de l'excitabilité électrique neuro-musculaire suivant qu'on augmente ou qu'on diminue, pour un même temps donné, le nombre des oscillations. Avec des ondes sinusoïdales très étalées, les modifications physiologiques d'ordre général se produisent sans que ni le muscle, ni le nerf, n'accusent le passage du courant. Si on augmente le nombre des ondes, il se produit douleur et contraction, puis tétanisation. Enfin, si on arrive jusqu'à un chiffre maximum qui oscille entre 5,000 et 10,000 excitations à la seconde, on voit décroître, puis disparaître le phénomène d'excitation *sensible*, si bien que des courants capables de foudroyer, si leur fréquence s'abaissait, circulent au travers de l'organisme sans être même perçus. Ce résultat expérimental si remarquable est utilisé, tous les jours, en clinique, à l'aide de l'appareil à production de courant alternatif, dit de haute fréquence.

B. Action sur les nerfs trophiques. — Il ressort des magnifiques travaux de ce savant que la forme variable du courant alternatif est seule à présenter une action notable et constante vis-à-vis des échanges nutritifs. En dehors de toute sensation perçue et de toute contraction musculaire, il a constaté que l'application du courant sinusoïdal augmente la capacité respiratoire jusqu'à 50 p. 0/0 au-dessus de son taux normal. En même temps, le taux de l'urée s'élève notablement, le chiffre de l'acide urique s'abaisse, la quantité d'acide carbonique émis par le poumon s'accroît de plus de moitié. Donc, en résumé, amélioration des mutations nutritives par fixation d'oxygène et oxydation plus complète des substances excrémentitielles, tel est l'état de nos connaissances actuelles au sujet de l'action eutrophique du courant sinusoïdal.

Je crois qu'il est permis d'aller plus loin dans cette interprétation rationnelle. Ce n'est pas dépasser les limites scientifiques de l'hypothèse que de chercher à expliquer le processus, encore non fixé, suivant lequel agit le courant alternatif sur la nutrition.

Il convient tout d'abord de poser en principe que ce courant ne possède aucune action électrolytique, la chute du potentiel étant égale dans les deux sens. Nous ne pouvons donc comprendre son efficacité qu'en invoquant l'action directe, sur la cellule, de l'énergie physique et l'accélération de l'une des phases des actes nutritifs. Le mouvement physique d'apport et de pénétration, le mouvement physique de circulation et d'excrétion prennent, dans les fonctions de la cellule, une part pour le moins aussi importante au processus trophique que celle légitimement attribuée aux actions chimiques, aux combinaisons et aux décombinaisons de la matière. Or, en bonne logique et devant les faits cliniques, désormais innombrables, qui affirment l'efficacité des agents physiques dans un grand nombre d'états dystrophiques, généraux ou localisés à un système, à une région, il est impossible d'admettre un autre mode d'action. Le molimen nutritif, l'effort de la matière vers une circulation plus active se trouve accru par l'apport de l'énergie physique. Mais il y a mieux ; en vertu de la loi d'interférence, que j'ai étudiée dans un précédent travail, ce n'est plus seulement de stimulation qu'est capable la physico-thérapie. Elle peut aussi modérer ce molimen nutritif, lorsqu'il est exagéré. En effet, les divers actes curatifs que nous devons à l'application de l'énergie physique ne s'exécutent que par l'intermédiaire des centres nerveux, syndiqués, pour cette œuvre, avec le système sympathique. Or, l'énergie physique, rationnellement appliquée, peut être considérée comme un véritable tonique au sens propre du mot. Se heurte-t-elle à un neurone en état d'hyperactivité, elle le ramène au taux normal, de même qu'elle exaltera son fonctionnement s'il est inférieur à son allure physiologique.

C'est bien là ce que nous apprend l'observation clinique au cours du traitement des dystrophies par les agents physiques. Une sorte de sélection inconsciente, mais réelle, s'opère d'après laquelle l'apport à la cellule de l'énergie électrique, en particulier, peut modérer ou exalter les transmutations dont elle est le siège et le générateur. Car, c'est le plus faux de tous les préjugés celui qui consiste à voir dans l'agent électricité une cause constante de stimulation ; c'est le plus faux et le plus difficile à combattre parmi les gens de la société, et jusque dans le public médical.

Qu'il s'agisse donc de troubles nutritifs par excès d'assimilation ou par insuffisance de désassimilation, le bain sinusoïdal est indiqué. L'amélioration est souvent rapide, et même d'anciens états dystrophiques généraux, devenus chroniques, cèdent à sa toute puissante intervention. Celle-ci ne se manifeste pas seulement par des constatations d'analyse : si nous trouvons au cours de ce traitement l'urée augmentée, l'acide carbonique émis dans des proportions qui peuvent aller jusqu'à plus du double de celles qui précédèrent le traitement, si le taux de l'acide urique, celui de l'acidité totale ont notablement baissé, si, enfin, le coefficient d'oxydation s'est, évidemment, relevé, certains indices manifestes de ce travail profond nous ont permis d'en saisir les éléments intermédiaires. C'est ainsi que nous voyons toujours le cœur s'accélérer, le niveau de la tension artérielle s'élever d'une manière sensible et les fonctions vaso-motrices s'exalter. Le tracé du pouls, de la respiration, indiquent une suractivité souvent considérable du côté des organes de l'hématose et de la circulation.

Le courant alternatif peut-il exciter directement la contractilité des vaisseaux ? J'emprunte ma réponse à un travail de M. Ranvier, communiqué à l'Académie des Sciences le 16 janvier 1893. Pour le savant histologiste, les artères sont contractiles à un haut degré sous l'influence des excitations mécaniques, physiques, etc. Les capillaires le sont peu, s'ils le sont. Sous l'influence du courant alternatif, M. Ranvier a vu les vaisseaux de la membrane périœsophagienne de la grenouille, dont les seuls éléments musculaires sont ceux qui, sous forme de fibres-cellules, sont annexés aux vaisseaux sanguins, se contracter au point d'effacer complètement la lumière du vaisseau, par le fait du plissement exagéré de la lame élastique interne. La contraction atteint son maximum lentement, et l'artère revient lentement, aussi, à son diamètre primitif. Ranvier n'a pas observé le mouvement péristaltique décrit par quelques auteurs. Quoi qu'il en soit des théories, que le vaisseau soit excité directement ou par action réflexe, la température centrale s'élève souvent de 0·4 à 0°8 dixièmes, au cours du bain, et décroît lentement pour revenir à son taux normal, en un temps variant de une à quatre heures. Les sécrétions cellulaires sont augmentées: toutes les glandes participent à cette amélioration considérable. La peau, souvent sèche et aride avant le traitement, devient, à sa suite, souple et humide; la salive est plus abondante, la digestion est rendue plus active grâce à la présence d'une plus grande quantité de sucs stomacaux et intestinaux; l'excrétion urinaire est notablement accrue.

Enfin, comme conséquence de cette eutrophie si remarquable chez un grand nombre de sujets à la suite du bain sinusoïdal, je dois signaler le retour d'une sorte d'état de bien-être, de satisfaction intérieure, expression sensible de l'activité régulière de la cellule, du retour des fonctions nutritives. C'est une conséquence constante du traitement que cette sensation indéfinissable, comme toute sensation cénesthésique, de mieux-être, d'élasticité, d'entrain et de joie de vivre que j'observe chez des malades pour lesquels depuis longtemps, parfois, les impressions contraires formaient le fond de l'existence, la caractéristique du moi en tant qu'être sensible.

C. **Action sur les réflexes musculaires.** — Le courant alternatif sinusoïdal exerce sur le réflexe musculaire une action puissante. J'ai déjà attribué à la contraction des fibres libres du derme la sensation de pression nettement accusée par tout individu soumis à ce courant dans le bain. Les muscles superficiels de la peau ne sont pas les seuls à recevoir son action. Tout le système musculaire volontaire se contracte lorsque le courant atteint un certain potentiel. Il se contracte d'abord tout doucement, presque imperceptiblement, puis violemment, sous forme de contractions. Enfin, si on pousse encore l'expérience, il entre en tétanisation. Il est parfois nécessaire d'en arriver là pour que le bain sinusoïdal ait toute son efficacité. Cette période excessive n'est nullement dangereuse, et je l'applique souvent dans la cure des grandes névralgies rebelles, telles que la sciatique, où elle présente un réel intérêt, et contre certaines dermatoses.

Toutefois, à l'état de contractions légères, l'excitation réflexe du muscle, étendue à toute la masse contractile du corps et jusqu'aux fibres lisses viscérales, représente un moyen d'action puissant sur la nutrition. On obtient ainsi, sans danger, tous les bénéfices d'un travail musculaire considérable, et il n'y a pas de doute que les oxydations ainsi produites, les combinaisons et les décombinaisons profondes résultant de la mise en œuvre du muscle sous un volume considérable, ne constituent un appoint important dans le retour à la normale des fonctions nutritives.

D'autre part, la contraction généralisée agit mécaniquement, et sur une surface considérable, sur la circulation elle-même. Elle active la propulsion du sang, grâce à l'espèce de massage dont elle est la source. La déplétion rapide du système veineux en est une des conséquences immédiates : il s'en faut qu'elle soit négligeable dans plusieurs états pathologiques.

Je ne saurais cependant m'empêcher de répéter que la contraction musculaire n'est nullement nécessaire au retour des fonctions trophiques au cours du traitement par le bain sinusoïdal. Celui-ci s'opère en dehors d'elle par l'application directe, immédiate, à la cellule, de l'énergie électrique, sous sa forme variable, sinusoïdale. Il y a là un point sur lequel il est permis d'insister ; M. d'Arsonval l'a nettement étudié, mais il est certaines opinions qui attribuent encore à la combustion musculaire la surproduction de l'urée. Telle fut, en effet, la théorie de Liebig. Voit et Pettenkofer affirmèrent, plus tard, que les variations de l'urée ne coïncident pas avec les variations du travail musculaire. Les recherches de Fick et Vislicenus après l'ascension du Faulhorn, citées par Ch. Richet, confirmèrent l'opinion de ces savants. L'augmentation des échanges nutritifs n'est donc pas liée dans le bain hydro-électrique à l'action comburante de la contraction musculaire. Elle se produit en dehors d'elle, et, d'ailleurs, celle-ci utilisant à son travail les substances hydro-carbonées, n'a aucune action sur l'excrétion de l'urée, terme ultime des décombinaisons de la matière azotée.

Je ne m'attarderai pas à discuter ce point de doctrine d'après lequel il est permis encore d'attribuer la contraction du muscle sous l'excitation électrique, soit à l'excitation directe du muscle, soit à l'excitation du nerf. Pour moi, toute application de l'énergie physique, quelle qu'elle soit, n'est susceptible de déterminer une action sur le muscle que par voie réflexe, qu'il s'agisse d'un choc, d'une impression douloureuse, d'une excitation électrique, etc. Mais ceci est secondaire et importe peu à la théorie de l'effet eutrophique du bain, sous la double influence de l'action directe du courant sur la cellule et de son action consécutive à la contraction musculaire.

D. Action sur le système nerveux central. — Le système nerveux central : encéphale et moelle, est manifestement influencé par le bain hydro-électrique à courant alternatif sinusoïdal. Il est influencé primitivement de deux manières par le courant qu'il reçoit de la périphérie (par l'intermédiaire des neurones centripètes) et par l'excitation directe de l'énergie électrique à travers ses enveloppes osseuses et méningées qui n'est, je crois, pas niable ; secondairement, par la poussée circulatoire propre à l'application du sinusoïdal et par l'amélioration des échanges nutritifs. Toutes ces propositions n'ont guère besoin d'éclaircissement. La surface énorme atteinte par le courant au cours de ce traitement est garante de l'excitation d'une surface adéquate d'extrémités nerveuses centripètes, et par conséquent de la transmission aux centres nerveux ou, pour le moins, aux centres médullaires, d'une masse énorme d'énergie électrique. C'est de la réaction propre de ces centres que naît, par transformation bio-physique, l'énergie neuro-trophique. Il est, dans tous les cas, inadmissible, — en principe aucune forme ne se crée, aucune force ne se perd, toutes les forces se transforment, — qu'une telle somme d'énergie soit inutilisée, et le raisonnement scientifique le plus simple nous oblige d'admettre qu'elle se transforme dans les centres nerveux soit sous une forme utile, soit sous une forme nuisible. Au médecin d'apprécier avec son expérience éclairée, sa science acquise, les indications et les méthodes, le dosage et l'opportunité d'un traitement très actif, vis-à-vis duquel l'organisme ne saurait demeurer indifférent.

L'énergie électrique appliquée au corps humain, sous forme de courant alternatif sinusoïdal, pénètre jusqu'aux centres nerveux et les excite directement. Je n'en retiens ici pour preuves que les deux faits suivants, car j'ai déjà développé précédemment ce sujet, à propos de l'application des courants polyphasés que j'ai introduits, le premier, dans la pratique médicale et dont la pénétration est la mieux établie. Lorsqu'un sujet plongé dans le bain jusqu'aux épaules sort de l'eau les bras et applique les extrémités des doigts sur les globes oculaires, à travers les paupières abaissées, il perçoit nettement des phosphènes. La rétine a été excitée. Elle ne peut l'être que si elle se trouve comprise dans un circuit formé par la tête : courants dérivés et les bras, autre courant dérivé, circuit établissant entre l'eau du bain et les centres nerveux une chute de potentiel suffisante à exciter le nerf optique. D'autre part, le courant sinusoïdal dans le bain suffit à exciter directement certains centres. J'ai déjà parlé de l'excitation directe du centre cilio-spinal à propos de l'influence du bain hydro-électrique sur l'élément sensible spécial. Un grand nombre d'hommes ou de femmes voient leur appétit génésique s'exalter soit dans le bain même, soit pendant les heures qui le suivent. Le centre génito-spinal paraît donc directement impressionné par ce traitement. Le besoin subit et impérieux de miction et l'abondance de l'urine excrétée après le bain semblent démontrer l'excitation du centre vésico-spinal, de même que l'accélération du cœur prouve celle du centre cardiaque.

L'exaltation des fonctions psychiques est évidente chez tous les sujets soumis au bain à courant alternatif. Les sujets sains comme les malades l'éprouvent et la recherchent. Cette exaltation est sans danger; elle est toute physiologique. Elle se traduit par une facilité plus grande de penser, par une suractivité de la mémoire et, surtout, par une aptitude particulière à associer les pensées et les mots, sous un choc d'idées qu'on peut, sans trop de témérité, rapporter à un rapprochement plus rapide et plus complet des neurones cérébraux d'association. A cette légère suractivité des éléments nerveux succède d'ailleurs une sorte de calme, de détente générale, de nature bienfaisante, appréciée des malades habituellement excités, qui la recherchent souvent à l'aide d'agents chimiques, dont le danger n'est plus à démontrer.

Je ne m'attarderai pas à exposer comment l'amélioration des échanges nutritifs et de la circulation peut agir favorablement sur les centres nerveux. Ceci se démontre *a priori*, et j'arrive rapidement aux indications du bain hydro-électrique à courant sinusoïdal.

Indications du bain hydro-électrique. — La tâche m'est rendue facile, grâce aux éléments fondamentaux et aux preuves objectives que j'ai exposés au chapitre II, concernant les effets physiologiques de cette forme de traitement. Je me bornerai à exposer les résultats de ma pratique déjà longue, en suivant l'ordre dans lequel j'ai traité les effets physiologiques.

Il est évident que tous les *troubles de la sensibilité* sont directement impressionnés par le bain à courant alternatif. Qu'il s'agisse d'hypoesthésie, d'anesthésie ou d'hyperesthésie, que la cause de ces divers désordres sensitifs soit purement neuropathique ou qu'elle relève d'une intoxication, d'une lésion centrale ancienne des centres nerveux, j'ai toujours vu le bain l'améliorer. Tantôt il produit le transfert d'un côté à l'autre de la détermination pathologique, tantôt il suffit à l'éloigner. Son action sur le prurit est particulièrement manifeste. Je n'ai encore vu aucun cas d'affection de la peau dont le prurit ait résisté à cette médication. Déjà, M. le docteur Brocq, dont l'autorité en la matière est universellement admise, a pu soutenir qu'aucune médication n'est plus active contre le prurit que celle ayant pour base les agents physiques. Les douches sédatives — tièdes, prolongées, sans pression — et l'électricité lui paraissent les applications de choix. M. Brocq a vu l'électricité réussir, alors que l'hydrothérapie échouait. Il prescrit, d'accord avec le professeur Leloir, le courant franklinien, sous forme d'effluves ou le bain alternatif. La supériorité de ce dernier s'affirme hautement, dans le cas qui nous occupe, sur l'électrisation statique.

L'influence analgésique du courant alternatif sinusoïdal a été démontrée par maint auteur et, en particulier, par MM. Apostoli,

Larat et Gautier, qui l'ont employé comme sédatif de la douleur, au cours des affections des organes pelviens, chez la femme. Nous savons que tout courant alternatif passe, au point de vue de ses réactions sensibles propres sur le système nerveux humain, par trois phases, en rapport avec sa fréquence. Dans la première, le nombre d'oscillations étant faible, aucune sensation n'est produite ; la seconde donne naissance à des phénomènes sensibles ; la troisième (haute fréquence) n'éveille en aucune manière la sensibilité et est complètement imperçue. C'est toujours dans l'une de ces périodes qu'il convient de rechercher le point exact sédatif de la douleur. Remarque des plus intéressantes au point de vue de l'identité d'action de toutes les formes d'énergie : cet effet analgésique peut être obtenu avec la chaleur, avec le froid, avec les chocs mécaniques. Les deux premiers procédés sont trop connus pour que j'insiste ; il n'en est pas de même du troisième.

On sait que le courant de tension : étincelle statique, courant faradique, peut devenir anesthésique s'il est soumis à des interruptions très rapides. Pareil résultat s'obtient par la méthode vibro-thérapique, à la condition que la série des chocs soit supérieure, comme nombre, à 1,200 par minute. Mais cette limite n'a rien d'absolu. Elle varie considérablement, suivant la réceptivité des différents sujets. Pour arriver à un effet sédatif chez quelques individus, il faut atteindre jusqu'à 50,000 vibrations par minute. C'est dans ce but que M. Hutchinson, vice-président de l'Association Américaine d'Electrothérapie de New-York, fit construire un appareil vibratoire donnant un nombre, variable par le réglage, d'oscillations pouvant aller jusqu'à 50,000 à la minute. On cherche et on établit, par tâtonnement, le nombre qui correspond à l'état sensible du malade. Mais cette recherche ne peut s'effectuer pratiquement que par comparaison avec les notes de la gamme, à l'aide de diapasons étalonnés et de poids glissants. C'est ainsi que nous arrivons, par le cycle fatal de la transformation des forces, à concevoir l'action du son, considéré comme agent physique, sur l'organisme malade. Certaines tonalités composées d'un nombre de vibrations moyennes se montrent plus analgésiques que d'autres d'un niveau plus élevé, de même que les notes trop basses ou trop hautes, dépassant l'adaptation de l'ouïe humaine, ne sont pas perçues par notre sensorium. Ainsi se retrouve dans l'ordre mécanique l'analogue du phénomène électrique décrit plus haut, dans ses trois phases, comme sédatif de la douleur.

On se souviendra, donc, que les névralgies et toutes les affections à forme douloureuse, paroxystique ou continue, sont justiciables du bain hydro-électrique. Il est regrettable que l'établissement de nos appareils ne nous permette pas habituellement de faire varier au gré des indications présentées par le malade le nombre des oscillations électriques dans un temps donné. Si nous avions le moyen de rechercher soit par la diminution, soit par l'augmentation du nombre d'alternances, la période synchrone, c'est-à-dire la période adaptée à la réceptivité du neurone sensible, aucune manifestation douloureuse ne résisterait à ce traitement.

Toutes les affections qui ont pour pathogénie un *trouble nutritif* grave doivent, d'après ce que j'ai exposé au paragraphe concernant les effets physiologiques, retirer du bain alternatif un bienfait considérable. J'ai surtout en vue, ici, les états diathésiques ; l'arthritisme, le rhumatisme, le lymphatisme et toute la cohorte des états morbides qui en sont l'expression et portent le sceau de l'origine commune : la goutte, l'asthme, la gravelle, le diabète, l'obésité, la migraine, la lithiase biliaire, etc. ; le rachitisme, la scrofule, etc.

Toutes les maladies qui se caractérisent par un ralentissement de la nutrition éprouvent une amélioration manifeste et souvent rapide dès les premiers bains hydro-électriques. L'amélioration de la digestion cellulaire, stade ultime de la transformation de la matière, entraîne une amélioration parallèle du côté des deux autres stades : hématique et gastro-intestinal. On voit l'appétit se rétablir, la dyspepsie, parfois invétérée, céder et faire place à des digestions normales. La dyspepsie, qu'on est convenu d'appeler nerveuse parce qu'elle ne peut se rattacher à aucune affection caractérisée de l'estomac, mais qui, en réalité, est produite par le trouble nutritif cellulaire, disparaît lorsque celui-ci se rétablit sous l'influence du bain sinusoïdal. La digestion intra-hématique est elle-même favorablement influencée. Les maladies du sang s'amendent d'une manière remarquable par le fait de ce traitement. L'anémie, la chlorose, les désordres de la menstruation sont manifestement influencés et guérissent souvent sans le secours d'aucune autre médication. La circulation languissante retrouve son cours normal ; le cœur devient plus énergique, le pouls se relève, sa tension s'accroît. La température centrale monte, ainsi que je l'ai exposé plus haut. Les palpitations disparaissent. D'autre part, le courant alternatif se montre nettement décongestionnant, ainsi que l'annonçaient expérimentalement les recherches de Ranvier. Cette propriété est utilisée désormais par tous les gynécologues dans les accidents congestifs qui accompagnent les affections des organes pelviens chez la femme. Je l'ai utilisée avec grand profit, chez les hommes atteints d'hypertrophie de la prostate.

Les propriétés trophiques de l'alternatif administré dans le bain sont utilisées avec un succès qu'on peut presque toujours affirmer d'avance, contre les maladies de l'enfance. Le docteur Sagretti, de Rome, a réuni un grand nombre d'observations de chorée, d'hystérie, de nervosisme, de paralysie infantile, de paralysies infectieuses, d'incontinence nocturne d'urine, de *rachitisme*, d'affections cutanées où le bain hydro-électrique a dépassé, de beaucoup, la valeur curative de tous les traitements employés.

Les maladies de la peau sont, peut-être, le triomphe de l'application du courant alternatif dans le bain. Qu'il s'agisse de toxidermie ou de neuro-dermatose, le succès est presque la règle. Il est aisé de se rendre compte que la guérison des écorchures, des brûlures légères des excoriations épidermiques accidentelles est extrêmement rapide dans le bain sinusoïdal, chez tous les sujets. Elle s'accompagne d'une légère cuisson momentanée. Quelques heures après le bain, la cicatrisation est assurée. La stimulation trophique locale est, donc, considérable ; elle se double dans le cas de dermatoses étendues ou généralisées, de l'action trophique générale produite sur toute l'économie par l'application du courant. MM. Gautier et Larat ont déjà signalé l'utilité de cette intervention dans le cas d'eczéma. Mon expérience personnelle confirme de tous points les observations de ces habiles praticiens, non seulement en ce qui concerne l'eczéma, mais pour l'urticaire, même chronique, qui cède souvent à quelques bains électriques, les syphilides, l'herpès, le psoriasis, l'acné, et les ulcères variqueux de la jambe, demeurés jusqu'ici l'*opprobrium artis*. Dans ces différents cas, si l'influence locale du courant est certaine, il faut tenir néanmoins grand compte de l'amélioration trophique générale. Ce qui le prouve ce sont les guérisons survenant quelque temps après que le traitement a été cessé.

Le *système musculaire* reçoit du bain sinusoïdal une bienfaisante stimulation. Je viens de rapporter les bons effets obtenus par M. Sagretti au cours de la chorée. J'ai, parmi mes observations, un cas d'athétose congénitale guérie par ce traitement, chez un enfant de douze ans. On l'emploiera comme médication de choix dans toutes les myopathies, contre l'atrophie localisée ou générale. Ici encore l'effet trophique du bain sera le principal appoint dans la guérison : cependant il serait injuste de ne pas reconnaître que nous possédons dans le courant alternatif toutes les propriétés du courant de tension associées à celles de quantité, d'où action interpolaire considérable. Le muscle est mis ainsi en jeu sans fatigue et sa nutrition est mieux assurée.

Les paralysies, les parésies et leur premier terme, la *fatigue* rapide comme on la rencontre dans plusieurs états pathologiques graves du système nerveux, au début, seront traitées par le bain alternatif. Dans ce dernier cas, le malade éprouve, dès le premier bain, une sensation d'élasticité, de souplesse musculaire, de certitude dans les mouvements, et d'adresse, qui lui étaient, pour quelques-unes, du moins, inconnues depuis longtemps. Dans les paralysies d'origine centrale, dont le bain hydro-électrique représente la médication de choix, je suis d'avis de commencer le traitement, avec grande prudence, dès le sixième ou le huitième jour qui suit l'ictus hémorragique. On obtient des succès remarquables avec le bain sinusoïdal, combiné à la gymnastique, dans le cas de paraplégie consécutive à la myélite aiguë.

Enfin, la diathèse de contracture chez les hystériques, le relâchement et la paresse des fibres lisses viscérales ; estomac dans le cas de dilatation, intestin dans celui de constipation, utérus, sont autant d'indications à appliquer ce traitement. On se souviendra également que l'une des conséquences de son action sur la contraction musculaire généralisée consiste dans la déplétion du système veineux. On l'essayera dans le cas d'hémorroïdes, de varices, etc.

J'ai exposé, à propos des effets physiologiques du bain alternatif sinusoïdal, l'action directe de cette forme de courant sur les centres encéphalo-médullaires. L'observation clinique vient fournir une preuve décisive à l'expérimentation.

Outre l'action tonique générale du bain alternatif qu'on doit rapporter à l'influence immédiate des centres nerveux, stimulés par l'apport d'une masse d'énergie à travers les neurones centripètes, la disparition de certains symptômes importants, tels que l'insomnie, la paresse cérébrale, l'état de dépression des éléments nerveux qui constitue la mélancolie, même dans sa forme grave, est un garant de l'effet du courant sur la production d'énergie neuro-motrice centrale. Sous son influence curative, nous voyons se rétablir, lorsqu'elle est parfois perdue depuis longtemps, la vigueur des facultés psychiques ; les phobies, indice pathognomonique de l'état d'insuffisance des fonctions corticales, disparaissent, l'inquiétude mentale, l'instabilité, l'agitation caractéristique de l'épuisement fonctionnel du neurone supérieur s'améliorent et, au bout de quelques séances, dont la moyenne peut être fixée à vingt environ, font place à l'état mental contraire.

L'épuisement du système nerveux spinal guérit aussi par le bain sinusoïdal. L'état de neurasthénie qui en relève plus que de l'épuisement cérébral, car elle n'est que le reflet de l'alanguissement des principales fonctions végétatives, est toujours favorablement influencée par le traitement qui nous occupe et disparaît souvent sans l'intervention d'aucune autre médication. Il en est de même mais rarement de l'hystérie, ou du moins de ses manifestations les plus apparentes, et de toutes les névroses, lorsque l'état de la résistance du sujet permet les applications de l'alternatif.

Le tabétique trouve dans le bain alternatif un soulagement notable à ses douleurs : l'ataxie s'améliore si on la combat en même temps par la gymnastique de rééducation. Les crises gastriques sont souvent calmées, et la nutrition générale reçoit toujours du traitement une heureuse impulsion.

Enfin, parmi les effets du bain sur les centres médullaires à l'état pathologique, il convient de rappeler les résultats obtenus par Sagretti, dans le cas d'incontinence d'urine chez les enfants, et par tous les praticiens, dans celui d'*impuissance* aussi bien chez la femme que chez l'homme.

L'effet tonique du courant sinusoïdal se manifeste là sous ses deux modalités différentes, puisqu'il calme la fonction réflexe dans le premier cas, tandis qu'il l'excite dans le second.

Enfin, les tremblements alcoolique, saturnin, hydrargirique, la paralysie agitante (Lehr, Erb), la paralysie infantile (Sagretti), la paralysie faciale *a frigore* sont encore justiciables d'un traitement dont l'action directe sur les centres nerveux est indéniable.

CHAPITRE VI

L'HYDROTHÉRAPIE

§ 1. — CONSIDÉRATIONS GÉNÉRALES

Les limites de l'hydrothérapie. — Je ne sais pourquoi on s'est plu à étendre démesurément les limites de l'hydrothérapie, à y comprendre les ablutions religieuses des Égyptiens ou des Perses, les purifications imposées par Moïse et Mahomet, les bains grecs et romains. Tous les auteurs à qui nous sommes redevables de traités ou de manuels sur cette importante partie de l'art de guérir sont tombés dans cette erreur commune. Ainsi que le fait remarquer le docteur Couette, de Lyon (1), l'hydrothérapie deviendrait, ainsi envisagée, vieille comme le monde ; il serait plus simple de prétendre que, en tout temps et en tout lieu, tout le monde en a fait, sauf les crasseux hydrophobes et irréductibles. C'est enfin confondre la thérapeutique avec l'hygiène, l'art de guérir avec les soins de propreté.

On doit comprendre sous le nom d'*hydrothérapie* toute *médication* externe ou cavitaire (gastroclyse, entéroclyse, etc.) fondée sur l'usage exclusif de l'eau, quelles que soient la température et la pression sous lesquelles elle arrive au contact du corps.

Je ne sais si le rapprochement n'est pas excessif, mais je lui accorde volontiers une origine naturelle. On peut admettre, sans blesser la raison, que la pluie représente pour l'homme primitif, de même qu'elle continue à l'être pour les animaux et les hommes vivant à l'état sauvage, la première application hydrothérapique. J'ai vu, pendant mon séjour sous les tropiques, des nègres makouas prati-

(1) Couette, *Revue de méd.*, vol. XX, p. 86.

quer, lorsqu'ils étaient malades, ce traitement naturel dont ils paraissaient retirer un profit immédiat et qu'ils préféraient, notamment, au bain de rivière. Telle est, peut-être, l'origine lointaine et empirique des procédés hydrothérapiques compliqués dont s'enorgueillit la science contemporaine.

Les moyens d'action. — Ces procédés ont tous pour but commun l'application au corps humain de certaines propriétés physiques de la matière communes aux corps bruts et aux êtres organisés : chaleur ou froid, action mécanique. La méthode qui les utilise est entièrement basée sur la loi d'équilibre et de transmission des différentes modalités de l'énergie. Mais tandis que cette loi ne comporte pour les corps bruts que l'échange ou la transformation des forces, nous la voyons régir, chez tout être vivant, deux ordres de phénomènes : le premier, commun à toute matière, phénomène physique proprement dit, le second, supérieur, vital, sur lequel je reviens avec insistance dans mes travaux de thérapeutique physiologique, représenté par la transformation de l'énergie physique en énergie nerveuse.

Tel est le propre des méthodes hydrothérapiques, de solliciter l'activité spécifique de la cellule, d'éveiller ses propriétés physiologiques par l'intermédiaire de ce processus biologique de transformation, dont le siège se trouve dans les zones nerveuses centrales. Or, en hydrothérapie comme dans tout autre mode d'application de l'énergie physique, ce n'est pas tant le rapport entre la nature véritable de nos moyens d'action et les actes suscités dans l'économie qu'il convient d'envisager que celui qui existe entre ces mêmes moyens d'action et la spécificité et le nombre des éléments influencés.

Des agents de nature contraire — le froid et la chaleur, par exemple, bien que le premier terme soit la négation du second — peuvent donc engendrer des réactions physiologiques identiques. Tel est l'axiome fondamental en hydrothérapie, sur lequel repose l'explication des effets semblables produits par des applications en apparence opposées.

D'ailleurs, comme pour tout agent physique, l'état de réceptivité de la cellule, état différent suivant les sujets, suivant la maladie, suivant des conditions physiologiques actuelles et momentanées lors de l'application thérapeutique, détermine les fluctuations de son état physique, les variations de sa constitution chimique.

Ici c'est l'agent thermique joint ou non à un agent mécanique (percussion) qui est en cause. C'est à ces deux modalités physiques que l'hydrothérapie doit ses effets.

Ses propriétés physiologiques. — L'agent thermique impressionne l'organisme de deux manières distinctes : en y suscitant des modifications parallèles et de même nature : froid, chaleur d'une part, et, d'autre part, en provoquant les réactions spécifiques d'excitation propres à l'être organisé. Dans le premier cas, il s'adresse à la matière, indépendante de l'élément vivant; dans le second, à la synthèse de la matière et du mouvement qui l'anime. Ces deux actions sont distinctes. La raison comme l'observation nous permettent d'en discerner l'importance réciproque et l'effort combiné. C'est dans le traitement des pyrexies que nous les apprécions, peut-être, le plus facilement. On peut les y scinder en quelque sorte et attribuer à chacune d'elles la part qui lui revient dans l'efficacité de la méthode.

Dans le premier cas, le phénomène d'équilibre, commun à toute forme de matière et d'énergie, est seul en jeu, suivant la loi de Newton. Les corps en contact ou voisins tendent à équilibrer leur potentiel thermique, électrique, vibratoire, etc.

L'hydrothérapie agit directement sur les éléments anatomiques, en dehors de toute action physiologique vitale, par soustraction ou addition de calorique. C'est là, évidemment, sa moindre action : elle se règle tant par la capacité calorifique du corps que par son pouvoir d'absorption et est éminemment variable. La peau étant mauvais conducteur, il s'ensuit que l'absorption directe ou la soustraction de calorique s'étendent peu en longueur et en profondeur.

Dans le second cas domine l'acte de défense physiologique par lequel tout corps organisé dont la vitalité se trouve liée à certaines conditions de température, d'électricité, de lumière, entreprend la lutte contre les causes qui tendent à troubler la statique normale de ces conditions.

L'importance de cette seconde action thermique dépasse infiniment celle de la première.

En ce qui concerne, notamment la statique thermique des animaux à température constante et en particulier de l'homme, sensible à l'excès aux écarts thermiques, en raison de la nudité de sa peau et du développement consécutif et corrélatif de sa sensibilité, l'hydrothérapie possède une action prépondérante, unique, dont la valeur est facilement appréciable lorsqu'on connaît les lois suivant lesquelles s'opère la régulation thermique et les conditions générales de transformation de l'énergie physique en énergie nerveuse.

Les preuves de l'action directe de l'énergie thermique sur tout élément vivant abondent. M. Hayem en rappelle les principales (1). Un souffle d'air, froid ou chaud, dirigé sur un nerf moteur dénudé, détermine une secousse musculaire. Une température voisine et un peu supérieure à celle de l'animal produit une exagération de la contractibilité du protoplasma dans les leucocytes, sous forme de mouvements amœboïdes. Ceux-ci sont réduits ou supprimés sous l'influence d'une température inférieure à la normale de l'animal. Les mouvements des cils vibratiles obéissent à ces mêmes influences.

Même chez les animaux à température variable l'excitabilité des nerfs et secondairement, celle des muscles, se trouve soumise aux variations thermiques. Whytt plonge un cœur de grenouille dans l'eau froide : l'organe cesse de battre au bout de 17′ et perd toute excitabilité à l'excitation physique. Au contraire, plongé dans une atmosphère chaude et sèche, ses battements deviennent de plus en plus nombreux.

La résistance des éléments anatomiques en face des agressions de l'énergie thermique et de l'énergie mécanique, isolées ou combinées, caractérise donc l'effet principal de l'hydrothérapie. Cette résistance se traduit sous forme de réflexes de défense, dont l'immense réseau sympathique est l'organe fondamental et dont les principales déterminations tant subjectives qu'objectives sont représentées par une série de phénomènes circulatoires (vaso-moteurs, tension sanguine, répartition du sang), respiratoires, d'endosmose, d'imprégnation des albuminoïdes de l'hématie par le fer (augmentation de la capacité respiratoire) — de sécrétion et d'excrétion, d'élévation centrale du potentiel neuro-moteur, de thermogénèse, etc.

Des considérations qui précèdent il est facile de déduire que le second mode d'action des agents physiques, et en particulier de l'hydrothérapie, est le seul important. Il n'est pas oiseux de rappeler que l'habitude du vêtement, en créant au corps un milieu arti-

(1) Hayem, *Leç. de thér.*, 1891.

ficiel, restreint, dans de grandes proportions, l'aptitude du corps humain à lutter contre les écarts thermiques et diminue son pouvoir de défense. Mais, en revanche, l'élasticité des moyens propres à mettre en jeu les processus de régulation calorifique reçoit un notable appoint du fait de l'exquise sensibilité des extrémités périphériques, de leur haut degré de vulnérabilité acquis à la faveur d'une température maintenue constante grâce à la protection du vêtement. C'est ainsi qu'elles réagissent non seulement aux différences de température mais encore au contact seul de l'eau isotherme à la peau, que l'eau soit immobile, comme dans un bain ordinaire, ou en mouvement, comme sous la douche ou dans un bain à eau courante. Voilà ce que nous enseigne l'observation de chaque jour et ce qu'aucun auteur ne signale.

Réaction de défense. — Il faut se garder de considérer l'eau froide comme la base de l'hydrothérapie. C'est l'écart thermique, au-dessus comme au-dessous de la normale physiologique, qui sollicite le processus de défense de l'économie. L'eau chaude est donc apte, au même degré que l'eau froide, à susciter les effets d'excitation que nous demandons à l'hydrothérapie. Toutefois, la proportionnalité n'est pas la même au-dessus et au-dessous de la normale. On ne saurait soutenir que la température périphérique du corps humain, étant d'environ 32 degrés centig., une douche à 47° soit 32 + 15 équivaille, à ce point de vue, à une douche de 32 — 15, soit 17°. La sollicitation des réactions de défense procède, avec l'eau modérément froide et l'eau modérément chaude, de deux manières différentes et opposées. Aux extrêmes limites des températures utiles : 8° et 48°, la réaction de défense est identique. Ceci s'entend pour les applications très courtes, les seules rationnelles. Elles sont suivies, d'un côté comme de l'autre, d'exaltation ou de diminution de la sensibilité, de pâleur ou de rougeur de la peau, par spasme ou paralysie des vaisseaux, suivant l'état des réflexes, de déterminations musculaires : horripilation, frisson, contraction des fibres lisses de la peau produisant la chair de poule, etc.

Dans les applications partielles, les réflexes nés de l'excitation localisée deviennent le point de départ d'actions locales et d'actions à distance. Ces dernières peuvent se manifester soit dans les régions homologues du corps, par effet croisé (expériences de W. Edwards, de Tholozan, de Brown-Séquard), soit dans des zones éloignées ou centrales.

Je ne puis entrer ici dans le détail des recherches pratiquées dans cette direction par MM. Winternitz, Fr. Franck, Musso, Istamanoff, Naumann, Schuller, etc. ; on les trouve exposées dans tous les classiques. Elles s'accordent à démontrer, par un remarquable faisceau de preuves, que toute excitation cutanée se transforme en réflexes modificateurs de la circulation et de la thermogénèse. Malgré la dilatation centrale compensatrice qui suit le spasme généralisé consécutif à la douche chaude ou froide, à 48° ou à 8°, la vitesse du sang et sa pression se trouvent parallèlement élevées avec l'un et l'autre écart thermique. Le cœur précipite ses battements, ce qui prouve qu'il n'y a pas équivalence entre la somme des vaisseaux centraux dilatés et la somme des vaisseaux périphériques resserrés ; que la capacité totale des premiers l'emporte notablement sur celle des seconds. Ainsi se justifie la loi de Marey. La respiration s'accélère et tout un ensemble de phénomènes tendant à accroître les mutations cellulaires constituent l'action immédiate de l'application hydrothérapique. Son action à distance est plus obscure.

Je suis demeuré, longtemps au cours de ma pratique de la spécialité, à me demander ce qu'il faut exactement entendre par le mot de réaction. Pour certains auteurs, entre autres Fleury, ce mot est synonyme du retour du sang à la peau ; pour Beni-Barde, Scheuer, du retour de la chaleur périphérique ; pour Aubert, Bottey, du retour de la chaleur centrale. Couette l'interprète comme le mouvement nutritif et de combustion qui suit l'application hydrothérapique. J'entends par réaction l'ensemble des phénomènes physiologiques qui accompagnent le retour des éléments nerveux à l'état dans lequel ils se trouvaient avant l'application hydrothérapique, c'est-à-dire le retour à leur statique antérieure à la poussée, dynamogénique ou paralysante, résultant de l'application froide, chaude ou tiède. Les processus dits de réaction sont donc éminemment variables comme leurs causes génératrices.

Il importe grandement de connaître le mécanisme central de la réaction, car on évitera ainsi mainte faute, aux conséquences parfois irréparables. Combien ai-je soigné inutilement de malades chez lesquels un traitement systématique et prolongé par l'eau froide, ayant déterminé une série d'excitations brutales et trop violentes des centres nerveux, fut suivi d'épuisement paralytique de ces centres, s'accompagnant de spasme vaso-moteur permanent, de méiopragie circulatoire, d'exagération générale des réflexes, d'hyperesthésie habituelle, d'asthénie musculaire, et, finalement, de cachexie nerveuse incurable! L'eau chaude eût produit, chez ces mêmes malades, des effets identiques à ceux de l'eau froide, mais la réaction eût été sans danger.

Si l'on s'en rapporte aux faits contrôlés par un grand nombre d'expérimentateurs, et notamment en ce qui concerne les oscillations de la température centrale du corps, à la suite d'une douche chaude ou froide, on doit admettre que le retour du neurone à son état antérieur ne se produit pas brusquement; que si certains phénomènes liés à la réaction, tels que le retour du sang à la peau, se produisent plus ou moins rapidement, d'autres, tels que le retour de la température centrale, demandent un temps prolongé (Obs. de Delmas citée par Hayem).

Un principe général domine l'hydrothérapie. Pour qu'elle possède sa plénitude d'action il est nécessaire que le processus superficiel de réaction, c'est-à-dire le retour du sang à la peau, se produise immédiatement, spontanément et sans effort, en dehors de toute action auxiliaire telle que l'exercice, la friction, etc. On doit se borner à le favoriser une fois qu'il s'est produit et non pas, comme le veulent certains praticiens, l'obliger, lorsqu'il fait défaut, à se montrer, à l'aide d'excitations surajoutées qui, d'ailleurs, demeurent habituellement inefficaces. L'emploi de l'eau chaude s'impose dans ce cas.

Choix des procédés. — Certaines conditions physiologiques, fournies par l'examen de chaque sujet, en particulier, nous renseignent sur le procédé hydrothérapique le plus propre à éveiller les processus nerveux utiles à chaque cas pathologique. Ces conditions physiologiques se rapportent principalement à l'état de la circulation cutanée, à la rapidité du courant nerveux, mesurable au neuro-chronoscope de d'Arsonval, à l'activité des sécrétions cutanées (sécheresse ou moiteur de la peau) au degré de perméabilité ou d'insuffisance des émonctoires naturels et notamment du rein, aux habitudes et à la nationalité du malade, à la nature même de la maladie à combattre.

L'usage de l'eau tiède trouve de nombreuses indications : on l'utilisera chez tous les sujets aux réactions réflexes exagérées, chez lesquels l'excitation violente et subite du froid et de la chaleur serait l'origine de processus circulatoires, dynamogéniques ou inhibitoires, violents, et d'un choc nerveux dangereux. Il s'applique encore aux cardiaques, qu'il s'agisse de valvulaires ou d'artériels, en raison des dangers qu'offriraient, pour de tels malades, les variations subites d'état dans la statique vasculaire, chez les artério-scléreux, pour les mêmes motifs, chez les neuropathes aux spasmes prompts et aux convulsions faciles (les faibles irritables), chez les vertigineux, les insomniques, les instables, les neurasthéniques en état d'éréthisme, au cours des neuro-dermatoses, chez les individus atteints d'asthénie musculaire, contre le vaginisme, etc. Ses indications, on le voit, sont fort étendues.

Quoi qu'il en soit des diverses modalités sous lesquelles il nous est loisible de soigner par l'hydrothérapie, elles se rapportent toutes à la loi générale de transformation, d'après laquelle toute excitation, thermique ou mécanique, appliquée aux téguments, transmise par le réseau des nerfs centripètes aux masses nerveuses centrales, s'y métamorphose sous des influences vitales, y subit la mutation qui l'assimile à l'énergie nerveuse, et, finalement, adapte au fonctionnement physiologique, ou à la réparation dans le cas de trouble morbide, l'énergie ainsi élaborée.

A la lumière de cette explication fondamentale des effets de l'hydrothérapie, nous pouvons considérer désormais cette branche de l'art de guérir comme assise sur des bases définitives et vraiment scientifiques. Les cas paradoxaux en apparence cessent de nous embarrasser, et nous n'avons plus le droit de parler de douche indifférente.

En effet, l'eau dite indifférente, celle qui, en raison de sa thermalité adéquate à celle de la surface cutanée, n'éveille d'autre sensation que celle de contact, provoque néanmoins des effets appréciables qui ne trouvent d'explication que si on les rapporte à l'excitation physique. Il en est exactement de même avec certaines pratiques électrothérapiques qui ne produisent aucune modification sensible et dont l'activité est surabondamment prouvée par des résultats cliniques journaliers, aussi bien que par l'état des réactions nutritives, objectivées par l'analyse.

La réaction de défense est intimement liée à la sensation ; elle en est étroitement corrélative, à ce point qu'avant d'administrer une douche froide ou chaude, il est nécessaire d'interroger soigneusement l'état de la sensibilité, à ce point encore que l'anesthésie ou l'hypoesthésie entraînent l'indication formelle d'éviter les grands écarts thermiques, de ne jamais appliquer l'eau froide ou l'eau chaude, mais bien l'eau tiède. L'intégrité de l'appareil sensitif est donc une condition essentielle à assurer le succès de la lutte de l'organisme contre l'agression frigorifique ou calorifique. Son rôle est, au contraire, limité ou nul, vis-à-vis du phénomène d'excitation proprement dit. Dans l'accomplissement de cet acte physiologique essentiel, le rôle d'avertisseur dévolu au système sensitif est négligeable. En sorte que la réaction propre de l'agent physique sur le neurone reçoit son plein effet sans que les zones sensibles y participent. J'ai à maintes reprises, signalé au cours de mes travaux de thérapeutique physiologique, cette remarquable indépendance de l'excitation et de la sensation.

Certains auteurs ont tenté, dans des pages de thérapeutique appliquée, d'établir une sorte de formulaire mettant en regard la maladie ou le symptôme et le procédé à leur opposer. Aucune méthode n'est plus sujette à l'erreur. L'énoncé de lois fixes, irréductibles, dans l'application des procédés hydrothérapiques est anti-scientifique, et en opposition formelle avec l'idée même de thérapeutique. À peine est-il permis de poser quelques vagues indications générales dont les termes principaux se retrouvent au cours de ces notes presque schématiques. Maintenant, comme dans l'avenir, il faudra toujours compter avec un facteur éminemment variable et instable : le malade et ses réactions individuelles. Une marge considérable d'appréciation et de tact scientifique, d'équation personnelle en un mot, sera forcément laissée au médecin hydropathe, car c'est en ceci, quoi qu'en pensent certains esprits sceptiques, que s'exerce et se révèle l'art médical proprement dit.

Nécessité d'un enseignement. — Loin de faire table rase de tous les résultats expérimentaux ou d'observations acquis soit par nos devanciers, soit même par des empiriques, nous pouvons désormais, en les coordonnant, les interpréter scientifiquement et les faire servir de base sur laquelle s'exercera précisément ce que j'appelle l'art médical. De la synthèse de tant de notions intéressantes, épurées, rapprochées, il se dégage une série d'idées générales que chaque médecin hydropathe doit s'approprier et faire servir au bien des malades.

Ce sont ces résultats expérimentaux ou cliniques, ces travaux épars dans la science, ces notions pleines d'intérêt qui, réunies et juxtaposées, constituent la matière d'un enseignement dont l'absence dans nos Facultés demeure inexplicable. Depuis que Kussmaul a traité de l'hydrothérapie dans ses cours et ses cliniques, celle-ci paraît s'introduire de plus en plus dans les universités allemandes. Des chaires se créent un peu partout, à l'étranger, pour l'étude de l'un des plus puissants modificateurs externes. En France une telle lacune serait coupable si certains médecins zélés et compétents n'employaient leur ardeur à faire triompher la vérité en dépit de l'indifférence officielle.

L'enseignement comprendrait, à la fois, les indications physio-pathologiques qui justifient et réclament les procédés hydrothérapiques, la technique de ces procédés, le moyen d'éviter les fautes ou les erreurs dans leur application. Il maintiendrait une série de formes d'appareils, de méthodes précises et définies donnant à chaque intervention une valeur égale, et permettant de rapprocher des observations présentant un caractère de rigoureuse exactitude. Dans ce but il érigerait en principe l'adoption de certains appareils de mesure inscrivant automatiquement le volume d'eau, la température, la pression, au moment même de l'administration de la douche. Sans entrer dans le détail des formules applicables à chaque cas, ce que nous savons irréalisable, il établirait des prescriptions générales en ce qui concerne l'emploi du froid, de la chaleur, de l'état thermique dit jusqu'ici indifférent, en d'autres termes, de la douche tiède. Il fixerait les indications et contre-indications générales, en prenant pour base certaine l'action spécifique de l'agent thermique, aidé ou non par l'action mécanique de percussion, sur la cellule vivante, sur le protoplasma, sur le cours du sang, sur la mobilisation des globules rouges, sur la production des leucocytes, etc., etc. Il exposerait les raisons qui nous font considérer l'hydrothérapie comme un procédé d'entraînement, une gymnastique cellulaire où l'excitation des centres nerveux, ajoutée aux précédentes, s'y accumule, s'y condense, s'y transforme, sous forme d'énergie nerveuse, faisant sourdre ici des forces latentes qui n'attendaient que cette excitation pour se révéler, créant ailleurs de la dynamogénie, ou encore, par un phénomène d'interférence, décrit par moi dans de précédents travaux, réduisant ou paralysant l'énergie neuro-motrice en excès.

Cet enseignement apprendrait aux étudiants, et aux médecins non familiarisés avec la pratique des agents physiques, qu'en dehors des pyrexies où l'eau froide, chaude, ou tiède suivant les cas, constitue désormais la base de la thérapeutique, en dehors des névroses à caractère fixe ou indéterminé, en dehors de toute affection curable, l'hydrothérapie influence manifestement l'allure et améliore la marche et le pronostic des lésions définitives comme le cancer, la syphilis, la tuberculose, les cardiopathies valvulaires, en amendant notablement le terrain sur lequel se sont développées ces lésions. Il apprendrait également que, suivant le mot de Winternitz, le succès de l'hydrothérapie dépend bien moins du mode d'administration que du dosage et des degrés des interventions thermiques et mécaniques; qu'on peut avec un même procédé obtenir des résultats opposés.

Enfin, cet enseignement assignerait sa légitime place à l'hydrothérapie qui, cessant d'être envisagée comme une médication adjuvante à une pharmacopée le plus souvent aveugle et fantaisiste, occuperait le rang élevé qui lui convient, plus que jamais, aujourd'hui où la question de résistance du terrain aux causes de désorganisation, bactérienne ou autre, prime à bon droit toutes les autres, en thérapeutique.

§ 2. — L'EXCITATION EN HYDROTHÉRAPIE

Terminologie simplifiée. — Au fur et à mesure qu'une science évolue, elle se simplifie et cette simplification même constitue l'un des témoignages évidents de son perfectionnement. L'hydrothérapie n'échappe pas à cette sorte de loi commune : après les périodes d'empirisme brutal et d'empirisme médical ou raisonné, nous sommes entrés, aujourd'hui, dans celle qui est basée sur l'expérience et l'observation physiologique. L'heure est venue de débarrasser le vocabulaire hydriatique des expressions métaphoriques qui l'encombrent,

dans lesquelles se complaisent, en dehors des médecins, les rebou-
teurs et charlatans de toute espèce. La douche résolutive, antiphlo-
gistique, la douche sédative, hyposthénisante, la douche excitante,
la douche altérante, la douche dépurative, etc., ont fait leur temps.
La génération médicale qui se prépare ignorera même ces dénominations barbares.

L'ébranlement organique que nous produisons à l'aide des hautes
et des basses températures, sous un angle déterminé de tension,
se résoud en une excitation transmise aux centres nerveux. Cette
excitation y détermine un mouvement toujours semblable, toujours
identique à lui-même, mais son utilisation, au sens physiologique
du mot, pourra être fort différente dans l'intimité des neurones centraux. Elle servira soit sous forme interférentielle, soit sous forme
dynamogénique, suivant l'état d'excitation antérieure du centre nerveux auquel elle s'adressera. Elle sera adaptée par lui soit dans le
but de susciter dans l'organisme des énergies nouvelles, soit dans
celui de produire des phénomènes d'arrêt, d'inhibition, et deviendra,
dans le premier cas, un agent de mouvement, dans le second un
agent de repos et d'arrêt.

Parler des effets primitifs ou indirects de la douche, par exemple,
constitue, désormais, une hérésie médicale, et faire appel pour cataloguer les effets produits par les agents physiques à des classifica-
tions vieilles et confuses, ne reposant sur aucune base scientifique,
représente une sorte d'anachronisme scientifique. Nos formules se
dégagent de l'empirisme et de même que nous nous assimilons les
découvertes physiques qui régissent les phénomènes électriques, de
même nous adaptons à nos applications hydriatiques la précision et
la rigueur des récentes acquisitions de la physiologie.

L'excitation seule tient lieu, désormais, de toute explication et de
toute théorie plus ou moins aventureuse. C'est d'elle que naît la vie :
c'est grâce à elle qu'elle est entretenue. Les agents physiques la produisent : c'est elle qui régit et domine les processus nutritifs, les
mutations cellulaires. Le chimisme bio-vital lui est soumis : elle tient
la première place dans le monde organique. Elle est l'origine de tout
mouvement nutritif chez les végétaux aussi bien que dans le règne
animal, et si l'un des agents qui l'apportent à l'organisme vient à faire
défaut, l'individu s'étiole et succombe.

Son rôle thérapeutique, en face de l'organisme malade, égale en

importance celui qui lui est dévolu, touchant l'organisme en bonne
santé. Bien plus, cette importance croît en raison même de la gravité de l'état pathologique. Plus grave est cet état, plus s'affirme
impérieuse la nécessité de l'excitation ; l'air, la lumière, la chaleur,
le froid, le mouvement ne nous sont en aucun temps plus favorables
que lorsque nous sommes malades. Seulement il faut, à ce moment,
les administrer à dose thérapeutique, régler leur application, discipliner leur emploi, afin de rendre l'excitation dont ils sont les générateurs, plus profitable et plus intense.

Nous savons que, suivant les besoins de l'organisme, cette excitation, résultat elle-même de la transformation des énergies physiques
entre elles, sera utilisée soit à modérer l'activité du neurone si celle-
ci est exagérée, soit à l'augmenter si elle est inférieure à la normale.
Ne cherchons pas d'autre explication aux phénomènes cliniques observés : il n'en existe pas. Elle suffit, d'ailleurs, à toutes les objections.
Elle nous apprend pourquoi la douche froide a la propriété de calmer des manifestations douloureuses, malgré son réel pouvoir excito-moteur, et pourquoi la douche chaude suscite des effets dynamogéniques manifestes, en dépit de sa réputation nettement sédative.

L'observation rigoureuse des faits nous démontre que la douche
chaude (à 48°) et la douche froide (à 8°) sont également aptes, et
dans les mêmes proportions, à activer le mouvement de rénovation
moléculaire de l'organisme, et, par suite, à le tonifier dans toutes
ses fonctions. Toutes les deux provoquent les mêmes réactions organico-réflexes, parce que le terme ultime de l'action propre aux deux
procédés hydriatiques est identique : l'excitation. Il y a plus : quel
que soit l'agent physique employé, la différenciation ne se fait probablement pas dans l'axe nerveux central : leur action se résout, en
définitive, en un même terme, qu'il s'agisse d'hydro ou d'électrothérapie, de mouvement, etc. Grâce à la connaissance des phénomènes dynamogéniques, étudiés par Brown-Séquard, et de ceux
d'interférence, dont Cl. Bernard nous a laissé la preuve magistrale,
nous possédons la clef du processus, jusqu'ici demeuré mystérieux,
et nous pouvons lui donner une interprétation rationnelle.

Si l'excitation ne produit pas toujours et invariablement les effets
désirés, il faut s'en prendre non pas à la défaillance du processus
excitatif, mais bien à une défectuosité dans les moyens pratiques
employés pour le produire. Il faut en chercher la cause dans une

application vicieuse, incomplète ou insuffisante des procédés dont nous disposons. En hydrothérapie, particulièrement, où la théorie et la caractéristique de l'excitation faisaient jusqu'ici défaut, bien plus qu'en électrothérapie, les conditions de durée, de thermalité, de percussion, de localisation représentent, à eux seuls, une étude délicate réclamant un tact clinique considérable, une expérience consommée, et j'ajouterai, une somme importante de connaissances médicales générales. Aucune règle fixe ne se pose en hydriatrique ; il est, toutefois, indiscutable que le médecin, s'il se pénètre des nouvelles théories et s'il est éclairé par une longue pratique, discernera rapidement le procédé de choix à admettre en face d'un cas pathologique déterminé.

Deux hérésies médicales. — Fleury considérait la douche froide, la seule qu'il connût, comme excitante si elle était courte, comme sédative si on la prolongeait. Les auteurs qui l'ont suivi : Beni-Barde, Tartivel, Macario, Gillebert-Dhercourt, Dujardin-Beaumetz ont adopté, en fait, ses conclusions. L'explication de cette double action, d'apparence séduisante par sa simplicité, est facile : elle diffère, de tout point, de celle que tentent d'en fournir les auteurs. Notre théorie de l'excitation la met, exactement, au point. L'excitation, dérivée d'une application froide (de 6 à 8° cent.) générale, rapide, ne peut amener dans l'axe nerveux qu'une excitation d'intensité parallèle, quel que soit son rôle ultérieur : dynamogénique ou interférentiel. Par son instantanéité, par l'étendue de sa surface d'application, on la conçoit facilement considérable, si la réceptivité du sujet est suffisante, si sa résistance n'est pas trop élevée.

Que se passe-t-il, si l'on prolonge la durée de l'application ? si, après avoir excité violemment les centres nerveux dans toute leur étendue, on vient à prolonger cette excitation ? Le simple raisonnement et la connaissance des opérations physiologiques habituelles se prêtent ici leur mutuel appui pour nous l'apprendre. Le neurone est partout semblable à lui-même : or, si on excite violemment un nerf périphérique à l'aide d'agents physiques, on y provoque un dynamisme exagéré ; si on poursuit l'excitation, on le paralyse. Ainsi se passent les choses en thérapeutique. Par suite du processus interférentiel, la douche froide prolongée inhibe, paralyse le nerf qu'elle avait primitivement dynamogénié. L'excitation née de la prolongation de la douche sert à détruire, à annihiler celle primitivement produite par le choc initial. C'est en réalité un phénomène d'épuisement nerveux, dangereux au premier chef et dont l'application en thérapeutique est l'égal d'un véritable méfait.

La plupart des auteurs se complaisent à envisager l'hydrothérapie dans ses rapports avec le rétablissement individuel des diverses fonctions, comme si elle produisait sur chaque organe ou systèmes d'organes une action indépendante et élective. Ils décrivent séparément ses effets sur la circulation, sur la respiration, sur la thermogénèse, sur la nutrition, sur l'appareil vaso-moteur, sur les nerfs trophiques. Une telle conception de la thérapeutique hydriatique n'est plus soutenable et demeure fatalement stérile. Car chaque sujet, pris en particulier, mériterait une description spéciale, l'hydrothérapie portant, indistinctement, ses bienfaits sur tel ou tel territoire, au gré de la répartition de l'excitation sur la zone la plus atteinte ou la plus perméable sans qu'il nous soit permis de soupçonner le mécanisme intime qui détermine le choix dans cette répartition.

Il n'est, d'ailleurs, pas besoin d'invoquer cette action directe sur tel ou tel grand système organique pour interpréter les bienfaits de l'hydrothérapie. Outre qu'elle serait irrationnelle, puisque c'est toute la surface excitable et non telle ou telle région particulière qui est atteinte à la fois, dans la douche, froide ou chaude, elle n'explique rien, le neurone central étant seul totalisateur et dispensateur de l'énergie accumulée dans les réseaux centrifuges. Or, que cette énergie soit distribuée au système vaso-moteur, aux appareils de sécrétion, aux ganglions et aux neurones trophiques, elle reconnaît une origine unique : l'excitation ; aucune discussion ne pourrait s'élever sur ce point. L'ensemble des neurones centraux et ganglionnaires lui sert d'accumulateurs, au sens propre du mot, et la répartition s'en fait ensuite au gré des besoins de l'organisme et d'après le taux de la tension de cette énergie dans ses réservoirs mystérieux. Telle est la seule hypothèse satisfaisante pour l'esprit. Elle éclaire singulièrement toute notre thérapeutique : elle lui donne une base solide, une direction précise, et permet, surtout, d'échapper à l'empirisme aveugle et dangereux.

C'est en vertu de cette répartition générale et consciente d'énergie accumulée que l'hydrothérapie s'adresse non seulement à la maladie mais à l'état organique, constitutionnel comme on disait autrefois, qui l'entretient. Elle modifie, tout à la fois, le terrain et l'évolution morbide apparente. C'est ce que Durand-Fardel voulait exprimer quand il écrivait que « dans le mouvement général que lui impri- « ment les applications de l'hydrothérapie, l'organisme sait recon- « naître les points qui doivent être touchés d'une manière particu- « lière. » L'auteur était, on le voit, bien près de notre théorie, qu'il esquissait sans la fixer,

§ 3. — LA DOUCHE

Rapports de son action physiologique avec sa température.

Définitions. — Rostan appelle *douche chaude* celle dont la tempé- rature atteint 37°5, et douche très chaude celle qui passe à 45° maxi- mum. Fleury, ignorant de la douche chaude — qu'il n'a pas appliquée parce que son établissement ne la possédait pas — appelle bain chaud le bain à 40°. Elle doit avoir 35° pour Delmas, et 36° pour Bottey.

Pour moi, qui n'admets que les trois divisions suivantes : douche chaude à 48°, douche tiède à 38°, douche froide à 8°, la douche chaude commence à la limite de thermalité où le doigt du médecin doucheur et la peau du patient cessent de la supporter. C'est la limite de desquamation épithéliale rapide, par désorganisation thermique.

Chacune de ces douches présente un caractère thérapeutique net- tement accusé, et, j'ajouterai une base fixe de traitement. Il con- vient de faire, une bonne fois, justice des opinions erronées, émises jusqu'ici par les hydropathes. Pour eux, la question de température est seule en jeu et domine toute la physiologie de l'hydrothérapie. Ils confondent la sensation avec l'*excitation* : ils interrogent la sen- sibilité du sujet au lieu d'interroger ses réactions neuro-motrices et trophiques. Pour eux, la base physiologique de toute pratique hy- driatique est fournie par l'action des hautes ou des basses therma- lités sur la chaleur propre du malade en traitement, et sur les phé- nomènes vaso-moteurs apparents.

Partant de ce principe, ils appliquent l'eau chaude ou l'eau froide suivant qu'il convient d'augmenter ou de restreindre la thermalité du corps. Ce raisonnement est empreint d'erreur. S'il était juste, si un procédé hydrothérapique ne comportait comme facteur essentiel que l'élévation ou l'abaissement de la température, la douche en constituerait, à coup sûr, le plus défectueux des moyens d'application. Les hydropathes seraient en contradiction avec eux-mêmes ; s'il ne s'agissait que de soustraire ou de fournir à l'organisme une quantité déterminée de calories, ils devraient délaisser la douche, moyen trop rapide, trop instantané, trop fugitif, pour reporter leur faveur sur le bain et sur les autres procédés de calorification ou de réfrigération, infiniment plus dosables et mieux réglables que la douche.

La douche tiède. — L'idée de la zone thermique neutre, qui oscillerait, d'après Bottey, entre 33 et 36° centigrade, ne me paraît pas davantage admissible. L'indifférence n'existe pas en fait d'application des agents physiques. Ils agissent tous, plus ou moins. L'excitation qu'ils apportent à l'organisme est plus ou moins active, plus ou moins énergique : elle existe toujours. Considérée au point de vue restreint des réactions *sensibles*, elle paraît indifférente. L'eau d'une douche n'éveille, en effet, aucune sensation si elle prend contact avec nos téguments sous une température exactement adéquate à celle de la peau, à supposer cette condition primordiale réalisée — elle ne l'est jamais dans la réalité — que la température du milieu ambiant de la salle de douches soit, elle-même, exactement, celle de la peau. Or, si on interroge les réactions objectives présentées par le système nerveux du malade : les tracés du pouls, de la respiration, le diagramme de la tension artérielle, celui de la dilatation capillaire, l'analyse de l'urine, l'état des réflexes, le taux de la sensibilité au chronoscope d'Arsonval, etc., on trouve, comme il m'a été permis de le constater à maintes reprises, chez un grand nombre de malades, que cette douche tiède, sans pression, générale, incapable de provoquer une réaction sensible, à peine perçue par le malade, quelquefois même complètement inaperçue, comme il arrive chez les hypo ou chez les anesthésiques — a provoqué, néanmoins, une modification appréciable dans toutes les fonctions de l'économie.

En face de cette constatation, il est nécessaire d'invoquer, quand même, l'excitation physiologique née d'un mouvement extérieur suffisant à la produire, malgré sa faible intensité. Une très légère différence de potentiel calorique, d'équilibre mécanique, le mouvement de *l'eau qui coule*, ont suffi, dans leur faible somme d'énergie additionnée, à provoquer des phénomènes nerveux et circulatoires appréciables aux instruments d'observation. Apprenons donc à dire : eau tiède et non eau indifférente, rien n'étant indifférent de ce que les agents physiques apportent à un malade dont les extrémités centripètes, les segments médullaires, les ganglions centraux sont souvent en un tel état *d'éréthisme* permanent que le fait de se laver les mains à l'eau chaude ou à l'eau froide revêt pour lui une importance appréciable. C'est à ces malades seuls que s'adresse la douche tiède.

Sensation et excitation. — Telle est une preuve nouvelle de la dissociation manifeste sur laquelle je reviens souvent, entre les phénomènes de sensibilité et ceux d'excitation qui n'ont de commun que leur conduction parallèle par les mêmes voies centripètes. Ne prenons donc nul conseil du malade au sujet de ses impressions sous la douche : une telle sollicitude ne pourrait être exercée que par mesure d'égards vis-à-vis de lui, mais ne doit influencer en rien notre conduite thérapeutique. Il en est tout autrement, si certaines régions sensibles ou douloureuses, certains points à ménager, certaines localisations défendues nous obligent à modérer la percussion, en diminuant la tension de l'eau projetée. C'est là une condition d'ordre mécanique, importante, que nous avons le devoir de surveiller de très près.

La température ne saurait donc être subordonnée ni quant à son choix ni par rapport à son élévation ou à son abaissement, aux impressions ressenties par le sujet en traitement. Non seulement cette considération ne doit pas entrer en ligne de compte, mais il importe d'établir que l'élévation de température superficielle et centrale du malade soumis à la douche chaude n'est nullement due à la thermalité de l'eau mise en œuvre, mais bien uniquement au réflexe dont le terme initial n'est autre que l'excitation transmise par le neurone, des dendrites périphériques au segment médullaire préposé à la régulation thermique. Et cette explication trouve sa preuve dans ce fait d'observation journalière que l'eau froide appliquée à 8° pendant un espace de temps de 4 secondes en deux aspersions sur chaque face du corps détermine toujours une élévation de température. Les conditions de succès de l'expérience consistent dans une administration très courte, d'eau très froide. J'ajoute que ce même *modus agendi* est nécessaire, s'il s'agit d'eau chaude.

En raison même de la faible conductibilité de nos tissus pour la chaleur, on ne peut admettre la moindre élévation ou le plus léger abaissement de leur température sans faire intervenir comme agent producteur de cet acte physiologique l'influence régulatrice de l'axe nerveux central. La théorie de l'excitation s'impose donc ; le réflexe est nécessaire à l'accomplissement du phénomène enregistré par le thermomètre. C'est la seule explication rationnelle, la seule qui satisfasse pleinement l'esprit, la seule conforme aux théories physiologiques et qui soit vraiment scientifique.

Choix de la température. — Il ne faut, malheureusement, pas songer à accorder à tel procédé hydrothérapique en particulier une action thérapeutique toujours identique, chez tous les malades. A quelle méthode thérapeutique interne est-il permis, d'ailleurs, d'attribuer un résultat fixe, invariable, toujours semblable à lui-même, quel que soit le sujet auquel on l'applique et le moment de son administration ? On a prétendu faire une sorte de dogme de cette proposition : la douche froide excite, la douche chaude calme. Ceci revient à dire, d'après notre théorie unique de l'excitation, que si celle-ci est produite par une application froide, elle doit toujours être dynamogénique, c'est-à-dire susciter dans les centres nerveux des énergies nouvelles, ou faire apparaître celles qui étaient latentes, tandis que si elle est née d'une application chaude, elle doit être inhibitoire, ralentir les processus nerveux exagérés, résoudre les spasmes et apaiser les douleurs.

L'observation clinique nous oblige, malheureusement, à infirmer d'aussi séduisantes conclusions. Il appartient, aussi bien et à titre égal, à l'une et l'autre application de produire des effets dynamogéniques ou interférentiels. Douche chaude et douche froide, sous des thermalités convenues et avec un même temps d'application, provoquent une excitation identique, dont les résultats pratiques ne diffèrent en rien. Les réflexes cutanés et viscéraux déterminés par l'une et l'autre sont de même ordre et non-distincts. Le choix de l'une ou de l'autre des thermalités extrêmes ne saurait donc être déterminé que par une série de considérations nosographiques qui trouvent leur place plus loin. Ces propositions se trouvent nettement confirmées par l'observation rigoureuse et précise que fournissent les appareils cliniques enregistreurs. Je possède une collection de plus de trois cents tracés du pouls, du cœur, de la carotide, des réactions musculaires, de la sensibilité, des réflexes, etc... pris avant et après une douche chaude, avant et après une douche froide. Tous ces tracés s'accordent, qu'il s'agisse du même sujet ou de sujets différents, à démontrer qu'aux mêmes heures, dans des conditions identiques de pression, de température, de milieu, etc... les effets de la douche générale froide à 8° ou ceux de la douche chaude à 48° se traduisent exactement par les mêmes lectures. D'où la conclusion que les effets physiologiques des deux opérations sont, exactement, les mêmes.

Il n'en est pas ainsi de la douche tiède réservée, ainsi que je l'ai déjà dit, aux cas d'éréthisme nerveux prononcé, comme on en trouve à la base des insomnies rebelles, chez les femmes dyménorrhéiques, au cours de la chlorose, ou compliquant certaines dermatoses, le lichen plan, l'urticaire, certaines cardiopathies, etc.

Quant aux phénomènes qu'on observe du côté de la peau, à la suite des applications chaudes : congestion générale, rubéfaction, exagération des fonctions sudoripares, paralysie ou dilatation des capillaires, ils ne sont pas le résultat direct de l'application chaude, mais bien ceux *de sa prolongation*. En un mot, ils sont secondaires et appartiennent au groupe des révulsifs. A un très faible degré, ils se montrent aussi bien après la douche froide, qu'après la douche chaude. Au début de l'application, si son instantanéité est la même avec l'eau chaude ou avec l'eau froide, un seul et même effet, invariable, est produit. Ce phénomène se traduit par un réflexe cutané dont le résultat consiste en une constriction spasmodique des petits vaisseaux et en un autre réflexe, celui-là musculaire, qui détermine le frisson. Tels sont les deux processus primitifs qui accompagnent l'excitation à son origine, qu'elle soit née de la chaleur ou du froid.

Il s'ensuit que l'indication se pose, absolue, d'atteindre d'un coup, en bloc, pour ainsi dire, l'organisme, qu'il s'agisse de thermalité chaude ou de thermalité froide, et que c'est commettre une hérésie médicale que d'élever ou d'abaisser progressivement la température de la douche, soit au cours d'un traitement, soit au cours d'une séance. C'est grâce au schock, à la soudaineté et à la rapidité de l'application que se produit l'effet de la douche, chaude ou froide : voilà ce qu'on ne dit nulle part, parce que jusqu'ici l'interprétation physiologique du rôle de l'excitation n'avait pas été tentée, parce qu'on n'avait pas su dissocier la sensation de l'excitation.

L'inanité des pratiques mixtes qui consistent à *habituer* le malade à des températures graduellement croissantes ou graduellement décroissantes découle de ces considérations. Elles représentent un illogisme thérapeutique qui met bien en lumière l'étude même des indications présentées par les différents cas pathologiques : ou notre malade a besoin de douches chaudes ou froides, ou son état réclame l'emploi de la douche tiède. Éclairé par les données physiologiques énoncées plus haut, notre embarras ne saurait exister, pour peu que l'habitude et l'expérience viennent prêter leur appui aux connaissances générales du médecin. La pratique progressivement intensive ne s'applique à aucun mode de traitement hydriatique : elle est anti-thérapeutique. Il vous est permis, si vous jugez nécessaire l'emploi des hautes ou des basses thermalités, de réduire le nombre de secondes de leur application, de diminuer la tension de l'eau employée, mais non d'abaisser ou d'élever sa thermalité. C'est donc seulement une question de durée qui peut être soulevée : j'ajoute, en terminant ce paragraphe, qu'elle est, aussi, la seule à l'aide de laquelle on puisse modifier la douche tiède, étant donné que l'excitation qu'elle provoque est très modérée et que ses propriétés inhibitoires ne s'observent qu'à la condition de l'administrer sous forme d'application prolongée. Voilà pourquoi, tandis que la douche chaude ou froide se compte par secondes, la douche tiède doit se compter par minutes.

Je ne pense pas rencontrer de contradicteurs sérieux à ces déductions essentiellement pratiques et utiles, étant donné qu'elles sont solidement appuyées sur l'observation clinique, d'une part, et, de l'autre, sur l'expérimentation physiologique.

Douche écossaise. — Il me reste à envisager une quatrième forme d'application hydriatique, peut-être la plus fréquemment usitée. Je veux parler de la douche écossaise. Là, encore, ma conception du rôle de l'excitation univoque me sera un guide précieux pour en étudier le côté physiologique et la raison d'être clinique. Ce procédé géminé d'excitation contiguë par l'eau chaude et l'eau froide, paraît justifié dans un certain nombre de cas où le médecin croit devoir ajouter une excitation à une autre excitation, et doubler ainsi le rendement thérapeutique. C'est, en somme, une double excitation de même nature, se comportant vis-à-vis de l'axe nerveux d'une façon parallèle, mais s'accouplant pour déterminer un maximum d'effet. Je la crois utile, au même titre que deux coups de marteau appliqués sur un même clou : ce que l'un n'a pas fait, l'autre le produit.

Malheureusement la plupart des hydropathes n'admettent pas cette explication : pour eux la douche chaude constitue la préaction, et ne ferait que disposer l'organisme à mieux recevoir l'impression du froid. C'est là une grave erreur qui repose encore sur la réponse de la sensibilité du sujet : on comprend aisément que si la première excitation, celle provoquée par l'eau chaude, est arrivée aux centres nerveux avec toute l'intensité voulue produisant le maximum d'excitation, la seconde, celle produite par l'eau froide, perd sa raison d'être, car elle ne peut rien ajouter à la première. Bien plus, elle peut la neutraliser par interférence, et c'est ce qui se produirait, si les règles d'application hydrothérapique étaient observées, si la thermalité de l'eau chaude d'abord appliquée était assez élevée et le schock assez général et assez violent pour produire le maximum d'excitation. Dans la pratique, il est vrai, l'eau administrée comme premier terme de la douche écossaise n'est pas chaude : elle est tiède ou peu s'en faut et incapable de produire le maximum d'excitation. Si l'application froide qui la suit est réellement froide, si sa thermalité se rapproche du terme assigné : 8° ou si elle l'atteint, le schock sera suffisant à produire l'excitation cherchée. Mais alors on se demande à quoi a servi la première excitation. Car il est certain que cette seconde excitation sera moins intense que si le champ était libre, si l'axe nerveux n'avait pas été au préalable légèrement excité. De toute façon la première application est donc soit inutile, soit dangereuse.

Mais que voyons-nous, dans la réalité, en fait de douche écossaise ? Le premier temps (préaction) comporte de l'eau tiède (de 35 à 38°), le second de l'eau fraîche (de 12 à 16°) en sorte que l'intensité de l'excitation croissant en sens inverse de 38° à 8° pour le froid, de 38° à 18° pour la chaleur, nous n'imprimons à l'axe nerveux de notre malade qu'une double excitation dont la valeur est des plus restreintes, le taux de l'excitation froide, la dernière appliquée, demeurant sensiblement supérieur à celui de l'excitation chaude.

Quelle conclusion tirer de ce groupe de considérations pratiques basées sur l'expérimentation physiologique ? C'est que la douche écossaise représente théoriquement un non-sens thérapeutique, et que, pratiquement, elle est inutile. En effet, trois cas peuvent se présenter : ou nous disposons d'eau froide à 8° et d'eau chaude à 48° et alors, si nous appliquons l'une après l'autre, avec ou sans transition, nous détruisons, avec la seconde, l'excitation produite par la première. Ou nous ne disposons ni de l'une ni de l'autre de ces températures extrêmes et, dans ce cas, il faut fermer notre établissement hydrothérapique. Ou enfin, troisième hypothèse, nous disposons d'eau fraîche à température variable suivant la saison (de 8 à 15°), et d'eau chaude à 48°.

Dans ce dernier cas, qui est celui de la plupart des hydropathes, il est possible de réaliser une utile thérapeutique ; mais à la condition de faire abstraction, de ne jamais parler d'eau froide, et de baser tous les traitements hydriatiques sur l'excitation transmise à l'axe nerveux par les hautes températures aidées de la percussion. Mais il est pour le moins imprudent de leurrer notre malade avec l'idée des bienfaits de l'eau froide, quand nous ne pouvons lui appliquer de l'eau à 8° maximum, puisque c'est à ce degré seulement, que l'eau froide est apte à produire l'excitation thérapeutique. Utilisons, au contraire, les hautes températures, maintenant qu'il est démontré que leurs effets sont, exactement, les mêmes que ceux de l'eau froide.

Indications thérapeutiques générales. — Telle est ma pratique depuis de longues années ; elle est basée sur ma théorie de l'excitation à laquelle une expérience prolongée a, désormais, donné une éclatante sanction. Ceux qui croient devoir s'y soustraire, tout en ne possédant pas d'eau suffisamment froide, ne font rendre au puissant agent qu'une partie des résultats que nous sommes en droit de lui demander.

Pendant la période d'hiver il n'est pas rare de voir l'eau s'abaisser dans nos établissements aux environs de 7°. A ce moment j'emploie, volontiers, l'eau froide. A Monaco, où la clémence d'un perpétuel printemps ne me permet pas d'atteindre une thermalité aussi faible, je me contente, et avec un succès incontesté, de l'eau chaude. Les effets de cette hydrothérapie sont vraiment si remarquables qu'ils ont consacré partiellement la faveur dont jouit le nouvel établissement monégasque.

Quant aux indications propres de la douche chaude, opposée à la douche froide, je les considère comme multiples. Non seulement elle permet au médecin qui ne dispose pas d'une source froide de fournir au malade une dose d'excitation considérable, et constitue, même en ce cas, le seul moyen de la produire ; non seulement elle représente, au point de vue curatif, un procédé de choix, pour le moins aussi actif que la douche froide, mais, en plus, elle répond à certaines indications nettement définies.

Je l'emploie chez tous les amaigris, les débilités, les anémiques, les chlorotiques, les arthritiques, les rhumatisants ou les malades à déterminations générales ou locales relevant nettement du rhumatisme, chez les névralgiques et les douloureux, chez les hyperesthésiques de toute espèce. Je la crois seule applicable dans tous les cas de lésions organiques du système nerveux, toutes les fois qu'il existe un état d'éréthisme du système général, n'imposant pas toutefois par sa gravité l'emploi de la douche tiède. Enfin mon expérience, déjà longue, m'a appris que les hypotendus se trouvent toujours mieux d'applications froides, tandis que les hypertendus s'accommodent merveilleusement de l'eau chaude. L'état de la tension artérielle représente dans le choix de la thermalité une indication de premier ordre.

Il semble que les connaissances que je viens d'exposer, sous une forme presque schématique, doivent suffire à simplifier la conduite du médecin, en face d'une affection réclamant un traitement hydriatique. Oui, mais dans une certaine mesure, seulement. L'indication d'appliquer telle ou telle douche n'est pas toujours nette : elle l'est bien plus souvent avec l'eau chaude qu'avec l'eau froide ; elle l'est toujours avec l'eau chaude lorsque l'établissement ne dispose pas d'eau froide à 8°. Quand nous ne pouvons administrer que de l'eau à la température de 10 à 13 degrés, comme c'est la règle pour la plupart des établissements hydrothérapiques pendant neuf mois de l'année, nous devons, en conscience, nous conformer à l'interprétation rigoureuse des données physiologiques, c'est-à-dire administrer l'eau chaude.

Un procédé, qui m'est habituel, consiste à appliquer au malade une douche courte, de quinze secondes, à la température la plus basse dont je dispose : de 10 à 13 degrés selon la température

atmosphérique — précédée d'une douche rapide de cinq secondes,
à 48 degrés. De cette façon l'excitation violente, reçue par les centres nerveux, grâce à l'application de la première opération, se complète par celle moins vigoureuse que produit l'eau à une basse température. Je détermine, ainsi, une excitation vraiment logique sur
l'efficacité de laquelle je suis définitivement fixé, et qui n'a rien de
commun avec les procédés progressifs dont j'ai fait justice plus haut.
Entendue de cette façon cette douche écossaise spéciale représente,
pour ceux qui ne peuvent utiliser l'excitation de l'eau froide, le
procédé hydriatique de choix parce que c'est celui qui confère au
malade le maximum d'excitation.

Il n'est pas indifférent, pour terminer, d'ajouter que tous les organismes supportent et tolèrent admirablement, et d'emblée, les températures extrêmes, à la condition que la durée d'application soit
très courte, qu'elle ne dépasse pas de une à cinq secondes, et que la
tension de l'eau employée ne soit pas inférieure à un kilo et demi.
Il convient d'ériger, en principe, que l'excitation propre à la thermalité — indépendamment de toute action calorigène — est d'autant
plus intense que la température de l'eau est plus élevée ou plus basse,
mais aussi que le schok thermique est plus court. Les applications
extrêmes ne sauraient jamais être trop courtes : plus elles le seront,
plus seront intenses l'excitation et les réactions organico-réflexes qui
en dérivent. Quant au degré de percussion, qu'on ne saurait mieux
définir que Leroy-Dupré, qui l'assimile « à la main humide de l'opé-
rateur palpant et massant le sujet », on l'exigera élevé avec les
températures extrêmes, faible avec la douche tiède.

Ainsi se trouve réfutée l'erreur qui attribue à l'hydrothérapie des
actions thérapeutiques variées. La théorie de l'excitation univoque
suffit à tout : elle n'est pas particulière aux traitements hydriatiques.
Tous les agents physiques lui empruntent, tant dans leurs diverses
modalités au point de vue normal, que dans leurs applications à l'art
de guérir, leur seule explication raisonnable et scientifique. Il ne
saurait être question de doctrine hydrothérapique. La première page
de tout traité de physiologie nous donne la clef du phénomène resté
jusqu'ici mystérieux. Le neurone est partout semblable à lui-même
dans le centre aussi bien qu'à la périphérie : le point de départ de
ses réactions est l'excitation. Elle se reproduit sous les mêmes lois,
qu'il s'agisse d'une expérience de laboratoire, du mouvement phy-

sique qui entretient la vie de tout être organisé ou de celui que nous appliquons au neurone sous forme thérapeutique au moyen des agents physiques.

§ 4. — LA FRIGOTHÉRAPIE

Appareils. — Je ne veux retenir ici des applications du froid que celle qui a permis à M. Raoul Pictet d'étudier les lois du rayonnement du corps humain aux basses températures et qui serait, au dire de l'inventeur et de quelques médecins qui l'assistent, directement praticable pour le malade. On l'appelle *le puits frigorifique*. En réalité, il se compose d'un tube cylindrique formé de deux parois entre lesquelles circulent des gaz liquéfiés — protoxyde d'azote — acide carbonique — gaz ammoniac — acide sulfureux — sous une pression considérable, pouvant abaisser la température intérieure, par leur avidité pour la chaleur ambiante, jusqu'à 130°. Le tube est tapissé, à l'intérieur, de fourrure (peaux de chèvre) à longs poils. La tête est soigneusement maintenue hors du tube : il serait en effet dangereux de respirer de l'air à ce point refroidi. On descend dans le puits dont le diamètre est peu supérieur à celui nécessaire pour contenir un homme de corpulence moyenne, tout habillé.

Jusqu'à la température de 80° on ne constate aucun effet particulier, les fourrures suffisant à isoler le corps. Ainsi reçoit une curieuse démonstration expérimentale la résistance des animaux polaires. Au-dessous de 70°, les fourrures les plus chaudes deviennent impuissantes à s'opposer au rayonnement. L'émission de chaleur empruntée au corps par le réfrigérant devient considérable.

Brusquement saisi par l'agent physique, l'organisme se cabre et réagit violemment. Chez la plupart des sujets soumis à l'expérience, cette violente défense se traduit par une brusque hyperthermie. La température initiale de 37° monte rapidement jusqu'à 39° et davantage; puis, subitement épuisé par une aussi soudaine excitation, l'organisme, surmené en quelques minutes, insuffisant à soutenir la lutte, s'abandonne, et la température descend bientôt jusqu'à 36 et 35,5. Il est, à ce moment, grand temps de suspendre l'expérience; un malaise indéfinissable s'empare du sujet qui prie lui-même qu'on le sorte sans retard d'un milieu qui deviendrait vite mortel.

Comme sensations subjectives, on note une faim impérieuse survenant au bout de 3-4 minutes, bientôt suivie d'un long frisson et d'une tendance au sommeil, avec parésie généralisée, et serrement des tempes. La sensation de faim paraît le phénomène le plus fixe. Le célèbre professeur affirme avoir été guéri par cette auto-thérapie d'une dyspepsie ancienne et rebelle, contre laquelle étaient venus échouer tous les procédés curatifs connus : j'entends les procédés pharmaceutiques.

Effets physiologiques. — Est-il permis de tenter une explication des phénomènes, tant objectifs que subjectifs, déterminés par la frigothérapie ? Je pense qu'il ne peut s'agir dans la circonstance que d'une exagération, soudaine et générale, des combinaisons et des mutations cellulaires — d'une désagrégation rapide, appelant l'apport de matériaux nutritifs nouveaux, destinés à remplacer dans les milieux humoraux ceux dont vient de s'opérer la brusque soustraction. C'est ce phénomène seul qui se manifeste extérieurement par une sensation de faim extrême, qui doit nous arrêter, les questions de température se comprenant d'elles-mêmes par le fait de la mise en œuvre brutale des territoires nerveux préposés à la régulation thermique.

Si plusieurs facteurs principaux entrent en jeu pour produire l'exagération soudaine des mutations cellulaires, il est légitime d'attribuer la première place au système nerveux dont le rôle est prépondérant dans le fonctionnement et la constitution de l'organisme animal, grâce à la remarquable ubiquité organique et fonctionnelle dont il jouit. Les réflexes vaso-moteurs, provoqués par le froid, ont été bien mis en lumière par différents auteurs, et notamment, à l'aide du pléthysmographe de Mosso, par MM. Spallita et Tomasini (1). C'est par l'intermédiaire de ces réflexes que s'opère l'équilibre entre la circulation périphérique et la circulation centrale. Nous recevons le premier bienfait de l'application du froid au moment même de notre naissance. La première inspiration se produit sous l'influence de la sensation de refroidissement cutané qui, par l'excitation des nerfs centripètes, va stimuler les centres respiratoires, lesquels, à leur tour, mettent en action les muscles de la respiration. Dans l'ap-

(1) Spallita et Tomasini, *Arch. de Ph. et de Thérap.*, 1er janv. 1892.

plication frigothérapique, la peau devient également le siège et le point d'origine de réflexes respiratoires qui ne me paraissent pas avoir été suffisamment étudiés.

Une autre série de réflexes, non moins importants, consiste dans le processus complexe de vaso-constriction, premier moyen employé par l'économie pour limiter la réfrigération du sang en le chassant de la périphérie vers les centres — puis dans l'excitation calorigène des centres médullaires, préposés à la thermo-régulation. Les expériences des physiologistes prouvent que les animaux refroidis extérieurement dégagent plus de chaleur que lorsqu'ils vivent dans un milieu de température normale. Le phénomène intime de cette caléfaction consiste, ainsi que l'ont prouvé Liebermeister et Frédéric, expérimentant dans le bain froid, en une absorption plus considérable d'oxygène et une production plus grande d'acide carbonique. Pour suffire à ce travail cellulaire, le cœur et le poumon se trouvent soumis à un effort exagéré qui constitue la réaction défensive de l'organisme, que nous voyons si intense chez les sujets soumis aux basses températures du puits. Les pulsations cardiaques sont plus amples, souvent tumultueuses, les inspirations plus rapides et plus profondes. La tension artérielle s'élève et nous avons, ainsi, résumé les principaux phénomènes objectifs par lesquels se produit la suractivité nutritive causée par le froid.

Enfin, ces réflexes cutanés s'étendent directement jusqu'aux phénomènes intra-moléculaires d'exosmose et d'endosmose, aux sécrétions glandulaires de toute catégorie, partageant, on le voit, les propriétés de l'excitation propre à tous les agents physiques. Ils atteignent le foie tant dans sa circulation que dans son fonctionnement propre : ce phénomène a été mis en évidence par maints expérimentateurs, à propos de l'hibernation chez les animaux, et notamment par M. Dubois (1). C'est peut-être là qu'il convient de chercher la raison du soulagement apporté chez certains malades à leur dyspepsie, dyspepsie probablement d'origine hépatique. Ces mêmes réflexes cutanés s'adressent également aux muscles, ainsi qu'en témoigne le frisson.

Là ne s'arrêtent pas leur ultime retentissement. Rovighi, sur les animaux, et, après lui, M. Winternitz, sur l'homme, ont constaté

(1) Dubois, *Soc. de biol.*, 18 fév. 1896.

une augmentation considérable du nombre des leucocytes, sous l'influence d'une application froide soudaine. Je ne crois pas que cette recherche ait été pratiquée au cours des expériences de M. Pictet; c'est regrettable. M. Winternitz a vu s'élever au double et au triple au-dessus du chiffre normal le nombre des leucocytes, chez l'homme subitement refroidi. Cette leucocytose artificielle, qui ne saurait manquer, doit être bien autrement considérable dans le puits frigorifique. Elle persiste probablement une demi-heure après la réfrigération : au bout de deux heures, il n'en reste plus de traces, si l'on en juge par les expériences de M. Winternitz.

Dangers. — Tant de phénomènes provoqués par l'admirable agent thérapeutique qu'est le froid suffisent amplement à expliquer ses heureux effets. Ils sont communs, en somme, à tous les agents physiques à des degrés divers; mais dans l'espèce, la violence, la soudaineté — nécessaire à son action — me paraissent le rendre d'un maniement délicat et plutôt dangereux. Je suis certain que cette méthode entraîne avec elle plusieurs inconvénients, qu'elle réclame une prudence excessive et que de nombreuses contre-indications se dressent en face de son application.

Le haut degré d'hyperhémie auquel se trouvent soumis les organes profonds, et surtout l'encéphale, d'après les expériences de François Franck, commande d'interroger soigneusement tous ces organes, un à un, avant de conseiller le puits frigorifique. La moindre complication de néphrite, d'endocardite, de bronchite, deviendrait redoutable et je ne vois guère que les maladies de nutrition — en dehors de toute lésion — qui soient appelées à bénéficier de la frigothérapie ainsi comprise. Toute tendance aux congestions viscérales doit la faire repousser, et je ne verrais pas, sans frayeur, un prédisposé aux anévrismes miliaires, un artério-scléreux aux artères friables, soumis à cette thérapie intensive. Il est bien entendu que tous les malades porteurs d'une affection des orifices ou du muscle cardiaque en seront soigneusement écartés, de même que ceux chez qui la nutrition, trop restreinte, les organes trop débilités ne pourraient faire les frais de la réaction, ou encore ceux qui, atteints de lésions nerveuses ou musculaires, seraient impuissants à se défendre contre l'excitation violente du froid.

En France, je dois l'avouer à ma confusion, cette médication a été l'objet d'indifférence pour les uns, de scepticisme et de raillerie pour les autres. N'est-ce pas le lot de tous les novateurs ? Priessnitz, incompris, bafoué, persécuté, parcourait les pays voisins de Græfenberg, chargé d'éponges servant à frictionner, avec de l'eau froide, les rhumatisants et autres malades, sans rencontrer une main bienveillante en dehors des malades qu'il guérissait. Priessnitz n'en est pas moins vénéré, après que le siècle lui a rendu justice, comme le père d'une méthode féconde en guérisons. O ironie ! Il fut copié de nos jours, trait par trait, par certain irrégulier de la médecine, sans que le plagiaire qui lui doit ses succès le nomme même dans ses écrits.

CHAPITRE VII

LA LUMIÈRE

Chez les peuples primitifs dont le sentiment religieux se borne à l'adoration des forces de la nature, le culte du soleil tient la place prépondérante. La simple observation leur a appris que la lumière est le principal agent de la vie. Ils lui rendent hommage instinctivement, comme le font la plante de nos appartements et la fleur de nos jardins, en inclinant leur tige ou en penchant leur corolle vers le dispensateur de chaleur et de lumière qu'elles suivent dans sa marche périodique au-dessus de l'horizon.

L'influence de la lumière sur le développement des végétaux et des animaux a, de tout temps, préoccupé les savants. Elle n'a pu être élucidée que de nos jours, en raison de l'absence ou de la pénurie des moyens de recherche et parce que dans la science tout se tient et que l'avancement de l'une de ses parties est étroitement lié au développement des autres. L'attention du physiologiste a cependant été dirigée, de tout temps, vers l'étude des fonctions biologiques de la lumière.

Dès le commencement du siècle, Edwards plaçait des larves de grenouille dans deux boîtes percées de trous, l'une opaque, l'autre transparente et les plongeait au fond d'une rivière. Trois semaines après, le récipient transparent contenait des grenouilles, alors que le récipient opaque ne renfermait que des têtards.

Nous suivrons, au cours de ce travail, étape par étape, les progrès de la science dans cette direction. Aujourd'hui, la célèbre découverte du professeur de Wurtzbourg nous a ouvert des horizons nouveaux. En même temps qu'elle nous fournit des données imprévues sur la propriété des rayons sensibles, elle est le point de départ d'une théorie nouvelle de la lumière.

Radiogénie solaire. — Le problème de l'origine des radiations solaires est loin d'avoir trouvé une solution définitive. Toutefois, la connaissance des rayons de Roentgen a poussé certains savants à envisager les effets calorifiques, lumineux, chimiques que nous dispense le soleil, comme des manifestations transformées de ces rayons.

En effet, avant d'atteindre notre atmosphère, les rayons solaires ont dû traverser les espaces vides sous forme de rayons X invisibles à l'œil, de lumière noire : l'ombre de Dieu de Byron, et c'est du choc de leurs mystérieuses molécules avec l'atmosphère, d'abord, avec la matière, sous quelque forme qu'elle se présente, que jaillissent, par transformation secondaire, la lumière et la chaleur. De là à émettre l'hypothèse de la radiation solaire électrique, il n'y a qu'un pas et rien n'empêche l'esprit, avide de fixer ses conceptions, de l'entendre ainsi.

Quoi qu'il en soit, et en dépit des théories, la lumière joue, vis-à-vis de tout être organisé, un rôle tellement prépondérant, que, sans elle, celui-ci s'étiole, se dégrade, et finalement meurt par le défaut d'excitation propre à cet agent physique. L'observation de ce fait est banale dans le règne végétal ; la plupart des pathologues attribuent à la privation de lumière une large part dans la genèse de la tuberculose, de l'anémie, de la scrofule.

L'analyse de la lumière est loin de nous révéler toutes ses parties utilisables. En dehors du spectre et à ses limites extrêmes, certaines radiations présentent une action chimique (radiations ultra-violettes) et d'autres (radiations infra-rouges) une action calorifique prouvée par l'expérimentation. Il existe même, dans ces régions invisibles, des raies comme on en observe dans les parties visibles. La plaque photographique nous fournit un moyen facile d'étudier les rayons ultra-violets ; la résistance électrique d'un fil de platine permet d'apprécier la valeur calorifique des radiations infra-rouges. Le bolomètre qui sert à cette recherche consiste en un fil de platine extrêmement ténu, une pile faible, un galvanomètre à miroir très sensible, le tout étalonné. La résistance du fil de platine varie avec la chaleur ; elle augmente au moment où le fil de platine est frappé par les rayons calorifiques. L'intensité du courant diminue, alors.

Le rayon réfléchi par le miroir du galvanomètre vient frapper une bande de papier sensible enroulé sur un cylindre qui tourne d'un mouvement uniforme. On enregistre, ainsi, les déviations du galvanomètre quand on promène le fil du bolomètre dans le spectre infra-rouge. On arrive à fixer des centaines de lignes d'absorption dans le spectre infra-rouge et dans les spectres de divers corps.

Les phénomènes lumineux sont produits par des vibrations transversales de l'éther. Leur couleur dépend de leur longueur d'onde, comme la hauteur du son dépend de l'onde aérienne génératrice. Les radiations violettes et ultra-violettes les moins réfrangibles et par conséquent les plus courtes possédant des propriétés chimiques et phosphogéniques, leurs relations avec les rayons cathodiques et les rayons X est étroite. L'ampoule de Roentgen constitue l'appareil démonstratif du lien de transition entre la lumière et l'électricité qui, désormais, se confondent expérimentalement, suivant les théories physiques qui identifiaient depuis longtemps leur source d'énergie commune.

Je laisserai systématiquement de côté, au cours de ce travail, tout ce qui touche aux rayons de Roentgen, me réservant de les étudier à part. Je n'aurai en vue que la lumière solaire ou artificielle, que j'envisagerai dans ses effets physiologiques sur les végétaux, sur les bactéries, sur les animaux. Je terminerai par les considérations qui découlent naturellement de cette étude, sur la prophylaxie et la thérapeutique par la lumière.

§ 1. — EFFETS PHYSIOLOGIQUES

L'influence considérable, nécessaire, de la lumière sur la nutrition dans la vie végétale a à peine besoin d'être exposée. On sait que l'absence de lumière entraîne comme première conséquence l'absence de végétation. Tel est le cas des grottes obscures et des profondeurs de l'Océan.

Les végétaux déjà développés qu'on prive de lumière s'étiolent et meurent inféconds. Ils renferment plus d'eau et, par conséquent, moins de carbone, le rôle principal dévolu à la lumière sur la cellule végétale étant précisément d'y fixer le carbone et l'hydrogène à l'état de cellulose, de chlorophylle, de matières grasses, en décomposant l'acide carbonique. Tel est ici l'équivalent physiologique de l'excitation lumineuse. Telle nous apparaît la transformation de l'énergie lumière en énergie mécanique de dissociation, dans la séparation de l'oxygène du carbone. Nous en retrouvons de nouveau l'équivalent dans les forces que nous extrayons de la houille, par la transformation secondaire de l'oxydation, en travail et en lumière.

Les principales opérations nutritives provoquées dans la cellule végétale par l'énergie lumineuse peuvent se répartir ainsi : 1° réduction d'acide carbonique pour former avec de l'eau des hydrocarbures ; 2° réduction de l'eau absorbée pour former des substances grasses ; 3° réduction des composés oxygénés du soufre pour former, par exemple, les sulfures d'allyle (dans l'ail) ; 4° réduction des composés oxygénés de l'azote pour former des albuminoïdes. Ces diverses opérations sont manifestes depuis le moment de la germination jusqu'à celui de la mort de la plante. Elles peuvent être favorisées par certaines conditions de température, d'exposition, d'humidité ; en réalité, elles dépendent étroitement de l'action de la lumière, ainsi que le prouvent les analyses corroborées par les expériences sur la germination, la direction des tiges, les sécrétions végétales, le mouvement des feuilles et des fleurs, etc.

L'action de la lumière sur l'évolution des tissus végétaux est complètement distincte de celle de la chaleur. Et, pour n'en citer qu'un exemple qui me paraît suffisant, Valence est de tous les points de l'Europe celui où la quantité de lumière est le plus considérable. La température y est, cependant, notablement inférieure à celle d'Alger et de Cayenne. Or, la datte ne mûrit pas dans ces deux climats, tandis que sa maturité est complète à Valence. Le docteur Onimus affirme que si on recouvre d'une étoffe noire un terrain planté de vigne et qu'on accroisse ainsi la température locale, tout en restreignant notablement l'apport de la lumière, le raisin n'y mûrit pas.

C'est donc à l'excitation lumineuse seule que la cellule végétale doit cette énergie de tension qui lui permet de dégager, sous forme de réductions, les forces vives qu'elle reçoit du soleil pour les transmettre à l'animal. Cette même énergie de tension joue, dans le cycle éternel de la transformation de la matière, un rôle bien autrement important. Lien de passage, stade de transformation dans l'éternel mouvement de la vie, entre le règne minéral et le règne animal, elle reçoit de la lumière le pouvoir d'élaboration des matières que fixera plus tard l'animal.

« Les aliments, dit Bouchard (1), sont un réservoir de force, car ils ont emmagasiné ou rendu latente cette puissance qui suscite toutes les actions organiques : la puissance de la radiation solaire. Les aliments sont du soleil emmagasiné. La lumière fixée sur les végétaux, force rendue latente dans la substance organique végétale, redevient agissante quand cette substance végétale est élaborée par les animaux. Elle devient chez eux source de chaleur et de force. »

Il était intéressant de rechercher quels sont, parmi les différents rayons du spectre, ceux qui favorisent davantage le mouvement nutritif dans la cellule végétale. M. Flammarion a entrepris dans ce but, à l'aide de serres différentes munies de verres diversement colorés, rouges, verts, bleus, blancs, une série d'expériences, desquelles on doit conclure que la lumière rouge accélère l'évolution des plantes, tandis que la lumière bleue la retarde. Il semble donc que les rayons chimiques jouent dans la vie végétale un rôle sensiblement inférieur à celui des radiations calorifiques. On trouvera, peut-être, l'interprétation de ce phénomène dans la connaissance des propriétés de la chlorophylle, le grand laboratoire végétal de synthèse des hydrocarbures qui emmagasinent d'énormes quantités de calories. La chlorophylle a donc besoin, pour être produite, des rayons calorifiques.

Cette notion aurait pu se déduire, à priori, de l'étude des algues marines. Ces plantes qui vivent à des profondeurs variées présentent, comme on le sait, les colorations les plus diverses. En réalité, leur nuance est toujours la couleur complémentaire de celle des rayons qui leur arrivent le plus abondamment suivant la profondeur où elles se trouvent. Les vertes reçoivent des rayons rouges, les bleues des rayons jaunes, les rouges des rayons verts. Leur élément le plus important est toujours la chlorophylle, mais l'état de leurs fonctions nutritives varie suivant les milieux et suivant les échanges gazeux qu'elle établit avec eux. Telle est la raison pour laquelle leurs changements de couleurs se trouvent subordonnés aux conditions extérieures.

Certaines plantes jouissent de la curieuse propriété de se comporter

____

(1) Bouchard, *Maladies par ralentissement de la nutrition*, 1880.

à la lumière comme plantes à chlorophylle, tandis que dans l'obscurité elles vivent comme les champignons. Une algue d'eau douce appelée : Nostoc punctiforme se développe normalement dans une solution ne renfermant que des substances minérales additionnées de bactéries capables de fixer l'azote atmosphérique, à la condition de recevoir assez de lumière pour pouvoir décomposer l'acide carbonique aérien. Elle cesse, au contraire, de croître si elle est maintenue à une faible lumière diffuse, à moins que l'on ait ajouté à la solution nutritive une petite quantité de glycose. Avec cette addition le Nostoc punctiforme croît même à l'obscurité (1).

La lumière émise par l'arc électrique, si riche en radiations violettes ou chimiques, exerce-t-elle quelque influence sur la nutrition des végétaux? Les expériences entreprises de divers côtés, dans le but d'élucider cette question, sans permettre de formuler des conclusions précises, ont mis cependant en pleine évidence quelques faits intéressants.

A des degrés divers et suivant les espèces, elle paraît activer l'assimilation en hâtant la croissance et la maturation; elle intensifie la coloration des fleurs; elle exerce sur les plantes, quand elle s'en trouve trop rapprochée, une action nuisible qu'il est facile d'éviter par l'interposition entre elles et l'arc d'un globe de verre ordinaire. En outre, ces expériences ont présenté ce côté intéressant qu'elles démontrent que le repos de la nuit n'est pas absolument nécessaire à la croissance et au développement des végétaux. L'accroissement de chlorophylle a été nettement constaté sous l'influence de l'arc électrique. Toutefois, au bout d'un certain temps d'exposition à cette lumière spéciale, les plantes dépérissent ou bien elles se déforment; leurs feuilles, en particulier, deviennent méconnaissables. Aussi les essais pratiqués dans ce sens pour la culture des primeurs dans les serres ont-ils donné des résultats négatifs : la lumière électrique paraît agir seulement par les radiations droites du spectre dont l'action sur la végétation est presque nulle. Elle manque, au contraire, des radiations les moins réfrangibles ou calorifiques, lesquelles paraissent, seules, influencer les processus de nutrition végétale.

L'action de la lumière sur la cellule végétale se retrouve jusque dans

_____

(1) Ac. des Sc., 29 nov. 1897.

l'élaboration de ses huiles essentielles et dans leur projection dans l'atmosphère.

D'expériences entreprises par M. Mesnard dans le but de comparer l'intensité des parfums, il ressort, comme conclusions, que c'est la lumière et non l'oxygène, comme on le croit communément, qui est la principale cause de la destruction des substances odorantes. Son action est double : elle est à la fois chimique et transforme ainsi les produits odorants, depuis leur élaboration jusqu'à leur résinification totale mécanique, ce qui explique le dégagement périodique du parfum des fleurs. Il s'établit en effet une lutte entre la pression de l'eau dans les cellules qui tend à rejeter au dehors les huiles essentielles contenues dans l'épiderme et l'action de la lumière qui combat cette turgescence.

Effets de la lumière sur les bactéries. — L'influence des agents physiques sur la toxicité et sur le développement des microbes est manifeste. Elle a fait l'objet de recherches nombreuses qui ont surtout élucidé l'action du froid, de l'électricité, de l'ozone, de la pression et de la lumière. Je ne m'occuperai ici que du rôle de l'excitation lumineuse en bactériologie.

On peut soutenir que son pouvoir microbicide a été connu de tout temps. Instinctivement, les hommes ont toujours soumis à la désinfection solaire les objets soupçonnés de contamination ou malpropres. Là où n'entre pas le soleil, dit un très vieux proverbe italien, entre la maladie. Aux moisissures, aux agents de fermentation et aux odeurs nauséabondes qu'ils développent, le bon sens populaire oppose, depuis des siècles, l'exposition au soleil. De temps immémorial, l'action antiseptique des radiations solaires a été utilisée par les Annamites et les Tonkinois, dans le but de rendre potables et inoffensives les eaux de marais les plus dangereuses. Ils recueillent dans de grandes calebasses les eaux des rizières prises au milieu des villages et contaminées de tous les détritus et de toutes les déjections, puis ils l'exposent quelques heures au soleil, en ayant soin de venir toutes les heures ou toutes les deux heures, suivant l'intensité des rayons solaires, l'agiter dans toute sa masse. Par le repos et l'exposition au soleil, l'eau dépose toutes les particules solides au fond de la calebasse et laisse surnager à sa surface une sorte d'écume irisée, gluante, qu'on enlève à chaque agitation et qui est composée de matières grasses et nauséabondes, provenant surtout de la décomposition des matières organiques. Il suffit, suivant le moment du jour et l'ardeur du soleil, de trois à cinq heures, pour obtenir, par décantation, une eau purifiée, absorbable en toute sécurité. L'empirisme basé sur l'observation a créé là une méthode qu'aujourd'hui nous trouvons scientifique parce que nous savons l'interpréter (1).

En effet, Büchner, recherchant l'influence de la lumière sur les bactéries en suspension dans l'eau, a trouvé que de l'eau renfermant environ 100,000 *bacillus coli* par centimètre cube ne pouvait fournir aucune végétation sur culture plate après avoir été exposée à la lumière du soleil pendant une heure.

La puissance bactéricide de la lumière a été bien établie par les travaux d'Arloing, Roux, Strauss, Duclaux, Gaillard, Respe, Geisler, Pansini, Downes et Blunt. MM. d'Arsonval et Charrin (2) ont recherché l'influence directe de l'irradiation solaire ou électrique sur le bacille pyocyanique. Ils ont choisi de préférence à tout autre ce bacille, parce que la mobilité de quelques-unes de ses fonctions permet de saisir ses atténuations les plus délicates. Le premier résultat se traduit, au bout de quelques instants, par une diminution du pouvoir chromogène ; Chemielewski et d'autres bactériologues étaient arrivés déjà aux mêmes constatations pour le pyocianique et pour le prodigiosus. Si, par filtration au travers d'une solution de bichromate de potasse, on prive la lumière de ses rayons actiniques, toute influence cesse. La différence d'action entre la partie chimique et la partie calorifique du spectre est aussi profonde que possible. Pendant le même temps, de 3 à 6 heures, deux tubes identiques contenant chacun deux centimètres cubes d'une même culture reçoivent, avec la même exposition, sous la même incidence, à la même distance, l'un les rayons violets et ceux qui les avoisinent, l'autre les rayons rouges et ceux qui les entourent, puis, comme dans toutes ces diverses expériences, on reporte sur agar une goutte de chacune de ces cultures. Après deux jours d'étuve à 35°, seule la culture soumise à la lumière rouge donne des pigments ; l'autre est complètement incolore. Si l'on prolonge cette expérience, cette seconde culture devient stérile, alors que la première continue à prospérer. Ianowski,

<hr>

(1) *Méd. mod.*
(2) D'Arsonval et Charrin, *Ac. des Sc.*, 15 janvier 1891.

Downes et Blunt, Chemielewski, etc., étaient arrivés à des conclusions semblables.

M. Arnould (1) a pu montrer, à l'aide d'une série d'exemples des plus démonstratifs, l'action bactéricide de la lumière, même sur quelques micro-organismes résistants, comme le bacillus anthracis et le bacille tuberculeux. Il a prouvé que cette action s'exerce en dehors de tout effet calorifique. Elle doit être uniquement attribuée aux rayons bleus ou aux rayons violets du spectre. Ces mêmes recherches ont amené M. Arnould a constater que la lampe à incandescence, la lumière du gaz, la lumière diffuse du jour gardent un certain pouvoir bactéricide inférieur, sans doute, mais analogue à celui de l'irradiation solaire ou de l'arc électrique.

Mes expériences personnelles tendent à corroborer celles de M. Arnould. J'ai surtout étudié l'action de la lumière sur le b. prodigiosus ; je l'ai vu perdre son pouvoir chromogène en un temps variable d'exposition à un foyer lumineux puissant, naturel ou artificiel. Par ordre de décroissance, voici ce que j'ai pu observer : en première ligne, la lumière solaire, ensuite l'arc électrique, le gaz acétylène, la lampe à incandescence, le bec Auer, le pétrole, le gaz, la lumière diffuse du jour, la bougie qui conserve encore un certain pouvoir bactéricide. J'ai pu constater également une atténuation très notable par comparaison avec la culture d'un tube témoin, de la fonction chromogène du b. prodigiosus, à la suite de son exposition à une nuit de lumière lunaire. C'est la première observation qui existe dans la science, au sujet de l'atténuation d'une fonction microbienne par cette lumière. Je ne me suis préoccupé, comme réactif, que de la fonction chromogène des microbes, mes connaissances superficielles en bactériologie et mon outillage restreint ne me permettant pas de pousser ces expériences du plus haut intérêt, jusqu'à l'atténuation de la virulence. Elles peuvent, toutefois, donner une idée suffisante du degré d'influence des diverses sources lumineuses sur tout corps organisé.

M. Marshall Ward (2) a fourni le premier une démonstration brillante de l'action bactéricide de la lumière. Il ensemença une plaque de gélatine avec des spores et la recouvrit d'un papier noir dans

(1) Arnould, *Revue d'hygiène*, juin 1893 et *Nouveaux Éléments d'hygiène*, 4e édition, 1900.
(2) Marshall Ward, *Rev. scientif.*, 11 mars 1893.

lequel avait été découpée une lettre. Il plaça le tout au-dessus d'un miroir réglé pour réfléchir la lumière solaire sur la plaque qui la reçut pendant six heures consécutives. La plaque fut ensuite placée dans l'incubateur obscur à 20° centig. Quarante-huit heures après, la lettre ressortait nette et transparente sur la limite grisâtre du reste de la plaque devenue opaque. Dans la partie claire impressionnée par la lumière, aucune trace de bacille ne fut trouvée au microscope ; l'autre partie, non éclairée, renfermait, au contraire, de nombreuses colonies. Cette expérience fut faite pendant l'hiver, alors que les rayons solaires, même réfléchis, n'émettaient qu'une très minime quantité de chaleur sans action sur la gélatine restée solide. Elle n'est pas sans présenter quelque vague analogie avec la photographie ordinaire.

La lumière altère également le pouvoir toxique du poison diphtéritique. Dans des récipients hermétiquement clos, l'altération, par la lumière diffuse, est lente et progressive ; elle commence à être sensible au bout de 20 jours et elle est presque complète au bout de 100 jours. Plus rapide avec la lumière directe elle est moins accentuée si la lumière est dissociée. L'action est surtout marquée avec les rayons extrêmes du spectre (violet) ; cette action nocive est d'autant plus rapide et intense qu'aucun corps ne vient s'interposer entre l'irradiation solaire et la culture microbienne (exposition à l'air libre) (1).

La bactéridie charbonneuse est détruite au bout de 25 à 30 heures d'exposition au soleil : les bacilles sporifères eux-mêmes périssent au bout de quelques semaines d'insolation. Koch a prouvé que la lumière solaire anéantit la virulence des bacilles de la tuberculose en quelques minutes ou en quelques heures, suivant l'épaisseur de la couche de culture exposée à ses radiations. Même la lumière diffuse tue une culture en l'espace de quelques jours. Les espèces non productrices de spores, telles que les micrococques, sont privées de vie au bout de quelques heures d'exposition au soleil de nos contrées (A. Kelsch).

Tels sont les principaux résultats de l'expérimentation sur le micro-organisme lui-même. Il était intéressant de rechercher le pouvoir de l'irradiation solaire sur la marche de l'infection c'est-à-dire sur le bacille dans ses rapports avec les milieux vivants. C'est ce qu'ont

(1) Gaetano Piazza, *Annali d'Igiene sperimentale*, v. f. IX. p. 529-538.

fait MM. de Renzi et Masella, deux physiologistes italiens. Leurs travaux apportent une autorité indiscutable à notre théorie de l'action énergique de l'excitation lumineuse sur la cellule animale. Elle place celle-ci dans des conditions meilleures de résistance à l'infection, en même temps qu'elle abaisse la virulence du bacille, au moins pour certaines espèces, puisqu'elle les exalte pour d'autres.

Ces auteurs se servirent, pour leurs démonstrations, de cobayes rendus tuberculeux. Un lot de ces cobayes fut placé au soleil dans une cage de verre ; un autre lot dans une cage de bois. Or, il fut manifeste que la lumière solaire était bienfaisante contre la tuberculose, car les animaux du premier lot ne moururent, en moyenne, qu'au 50ᵉ jour, tandis que ceux du second lot n'eurent qu'une survie moyenne de 30 jours. Avec les animaux inoculés du choléra et de la fièvre typhoïde les résultats furent tout opposés : l'action de la lumière solaire précipita la marche de la maladie et l'aggrava dans une proportion considérable. Ces faits, d'ailleurs, confirment les données cliniques qui ont démontré que les phtisiques se trouvent bien des lieux insoleillés, alors que typhiques et cholériques résistent mieux dans les régions brumeuses.

Il appert de ces expériences, si de nouvelles recherches les confirment, que l'excitation lumineuse se comporte différemment suivant les terrains et suivant les espèces microbiennes, stimulant chez les unes la virulence, l'affaiblissant chez les autres. Toutefois, avant de se prononcer définitivement, il convient de demander aux bactériologues d'établir catégoriquement l'action directe de la lumière sur les cultures des bacilles de la fièvre typhoïde et du choléra. Nos connaissances en bactériologie ne nous permettent pas encore de saisir la fréquence et l'importance des causes d'atténuation ou d'exaltation portant sur les microbes pathogènes ou sur les terrains qu'ils envahissent. Ces causes sont, sans doute, multiples, et expliqueront, une fois déterminées à l'aide de l'expérimentation de la clinique, les variations infinies, soit de ces microbes, soit de ces terrains. Ces variations, à peine entrevues dans l'état actuel de la science, nous permettent de comprendre comment un seul germe produit des symptômes, des lésions si différentes comme apparence, comme siège, comme gravité. Le rôle des agents physiques dans les maladies microbiennes est considérable. Un jour viendra où l'influence spécifique exercée par chacun d'eux : pression, lumière, chaleur, froid, mouvement, électricité… sur chaque espèce microbienne étant nettement défini vis-à-vis de sa réaction sur la cellule vivante, nous posséderons définitivement le secret de l'hygiène en même temps que nous aurons acquis celui de la thérapeutique véritablement anti-infectieuse et antiseptique.

Pour le moment, nous devons nous contenter d'affirmer que la lumière constitue un puissant agent d'épuration microbienne de l'atmosphère et des eaux. Elle constitue donc, en dehors de ses propriétés toni-vivifiantes, utilisées en thérapeutique, comme excitation de la dynamogénie nerveuse et de la nutrition cellulaire, et sans lesquelles, à l'état naturel tout être organisé languit, s'atrophie et meurt, un élément considérable de salubrité.

Ainsi se trouvera, un jour, réalisée pratiquement cette conception encore théorique et qui m'appartient, de l'antiseptie par les agents physiques. Antiseptie vraiment scientifique parce qu'elle est fondée à la fois sur l'amélioration du terrain et sur l'atténuation de l'élément infectieux et de ses toxines. Antiseptie pathogénique puisqu'elle combat, en même temps, les deux éléments provocateurs de la maladie : l'affaiblissement du sol, de ses énergies de défense, et la virulence bactérienne. Certes je ne me dissimule pas combien est ardue la démonstration directe de telles actions thérapeutiques. Mais devant les preuves cliniques du pouvoir eutrophique sur la cellule animale des agents physiques, devant les expériences de laboratoire mettant en évidence la destruction ou, tout au moins, l'atténuation des virus par l'excitation qui leur est propre, qui pourrait leur refuser le pouvoir antiseptique que l'avenir se chargera, j'en ai la certitude, de mettre en pleine valeur. C'est ce jour-là seulement, je le répète à dessein, que seront établies sur des bases de certitude presque rigoureuse, la prophylaxie et la thérapeutique des maladies.

Effets de la lumière sur les animaux. — Nous avons vu que dans le règne végétal l'énergie lumineuse donne naissance à des phénomènes de réduction ; elle détermine dans les tissus animaux le processus contraire : l'oxydation des éléments fournis par les tissus végétaux à l'assimilation animale. Elle les oxyde et les décompose en acide carbonique et eau ; elle oxyde le carbone, l'hydrogène, le soufre. Seul l'azote paraît résister à ces combustions organiques, l'urée, dernier terme de la métamorphose des substances azotées, en renferme, mais non combiné à l'oxygène.

Ces deux termes opposés de transformation de l'énergie lumière : réduction chez les végétaux, oxydation dans la cellule animale, supposent une source de travail différente. Et effet, tandis, que la démonstration expérimentale de l'activité réductrice des rayons les moins réfrangibles du spectre (rouges) est suffisamment établie, celle de l'adaptation spécifique des radiations violettes aux phénomènes d'oxydation est acceptée par la plupart des savants. Travail d'analyse particulier aux radiations rouges, travail de synthèse propre aux rayons violets.

L'action spéciale des différentes régions du spectre solaire sur la cellule animale a pu être différenciée, grâce à certaines expériences que je ne puis que rapporter ici brièvement. J'ai signalé plus haut les recherches d'Edwards sur le développement des larves de grenouille ; en 1878, M. E. Young avait signalé l'accélération du développement des œufs et des larves de *Lymnœa stagnalis*, de *Salmo trutta*, de *Rana succulenta* et *temporaria*, sous l'influence de l'excitation unique des rayons les plus réfrangibles du spectre (bleus et violets). Il constata le retard de ce développement par les rayons rouges et leur arrêt par les radiations vertes. Toutefois, certains animaux feraient exception à cette règle : l'hydre d'eau douce, en particulier, *Hydra viridis*, se dévelope à son maximum à la lumière rouge, à son minimum à la lumière violette. Mais il est admissible que les animaux placés comme un lien de transition entre les deux règnes, aux confins de l'échelle zoologique, réagissent à l'action de la lumière, tantôt à la manière de la cellule animale, tantôt à celle du tissu végétal.

Il paraît constant que les rayons violets et bleus sont les principaux agents des effets trophiques que nous devons à la lumière.

Béclard, en 1858 (1), avait déjà constaté que les œufs d'insectes et les larves de grenouille se développent plus rapidement sous des verres bleus et violets que sous la lumière verte, jaune, rouge ou blanche. Poey et Pleasontin (2) sont arrivés à la même conclusion.

M. R. Blanchard, étudiant l'action de la lumière sur les cellules

<hr>

(1) Béclard, *Ac. des Sc.*, p. 441, 1858.
(2) Poey et Pleasontin, *Ac. des Sc.*, 1871, p. 1236.

animales, essaya de modifier les colorations des ailes des papillons en modifiant parallèlement la lumière. Prenant des chenilles au sortir de l'œuf, il les éleva les unes sous des verres rouges, bleus ou violets, d'autres dans l'obscurité complète. Il éleva spécialement ainsi des chenilles du Paon de jour qui se nourrissent d'orties. Les tiges d'ortie passaient par des trous pratiqués dans la boîte, et étaient placées dans un vase plein d'eau, de façon à n'être pas souvent renouvelées. Le renouvellement se faisait dans une chambre noire. Le résultat a été nul. Aucunes nuances des ailes de papillon ne furent altérées.

On eût été surpris de voir cette expérience donner d'autres résultats, car les ailes des papillons ne doivent leurs couleurs qu'à des jeux de lumière sur les milliers de petits prismes qui constituent les écailles. Il n'y a là aucun phénomène chimique intéressant immédiatement l'évolution biologique du papillon; il ne s'agit que d'une action physique extérieure qui ne saurait entraîner une modification organique parallèle, au même titre qu'une influence de radiation sur la substance fondamentale de l'animal.

Les tissus vivants sont tous perméables à la lumière. La peau, les muscles, les tendons, les nerfs, les cartilages et même les os, ainsi que le prouve l'éclairage des cavités osseuses (*sinus*) par transparence — se laissent pénétrer par les rayons lumineux.

La lumière se comporte vis-à-vis du corps humain comme vis-à-vis de tout autre corps : elle obéit aux mêmes lois de réflexion et d'absorption. Bien que le pouvoir réfringent des divers tissus organiques n'ait pas encore été établi, nous ne pouvons le révoquer en doute. On sait qu'il est représenté, pour chacun d'eux, par le quotient de son pouvoir réfractif par sa densité. Cette notion nous permet déjà d'établir, à priori, comment les radiations les plus réfrangibles seules (le violet), paraissent exercer sur la cellule animale une action élective.

M. Onimus a démontré le premier (1), à l'aide d'une expérience aussi simple qu'ingénieuse, la pénétration de la lumière ou, tout au moins, de ses radiations chimiques, à travers les tissus vivants. Il a pu impressionner à travers la paume de la main sur la surface de laquelle tombait un rayon solaire, une plaque photographique

(1) Onimus, *Soc. de Biol.*, 26 octobre 1895.

placée dans une chambre noire. L'épaisseur des tissus à traverser était de 30 millimètres ; le temps de pose fut de cinq minutes ; les plaques étaient orthochromatiques, afin d'éviter que la couleur propre du sang et des tissus continuât l'influence de la lumière sosolaire.

Une expérience des plus simples et fort démonstrative, due à M. Finsen, confirme manifestement l'absorption des radiations chimiques par la nappe sanguine sous-cutanée. Si l'on place sur le pavillon de l'oreille d'un sujet en expérience un fragment de papier photographique albuminé (papier aristo) et si l'on fait tomber un cône de lumière bleue violette produite par l'appareil spécial de M. Finsen (lumière solaire filtrant à travers une solution ammoniacale de sulfate de cuivre) sur l'autre face de l'oreille, on constate, au bout de cinq minutes, l'absence de toute réaction sur le papier sensible. Mais lorsqu'au moyen de deux plaques de verre on comprime le pavillon de l'oreille jusqu'à ce qu'il devienne exsangue, on s'aperçoit qu'au bout de vingt secondes le papier photographique est devenu noir. Le sang avait donc absorbé les rayons chimiques.

La plaque photographique se charge, encore, dans certaines circonstances, d'apporter une preuve certaine de la pénétration de la lumière et de sa réfrangibilité dans l'épaisseur des tissus animaux. Le docteur Savary (d'Odiendi) rapporte le fait suivant : Une jeune fille ayant été photographiée quelques jours avant l'apparition d'une fièvre éruptive, la photographie reproduisit exactement les taches qui, latentes à ce moment, et invisibles à notre œil, apparurent plus tard, lors de la poussée exanthématique. La plaque avait donc été impressionnée par les rayons réfractés de l'épaisseur du derme déjà modifié dans sa coloration profonde.

La lumière pénètre donc les tissus. Elle s'y emmagasine. L'expérience suivante est fort connue. Si l'on expose une bouteille remplie d'eau aux rayons du soleil et qu'on enferme ensuite cette bouteille dans une boîte placée depuis longtemps dans la chambre noire des photographes, la lumière condensée, emmagasinée dans la bouteille, est suffisante à impressionner une plaque photographique placée en même temps qu'elle dans la boîte, le tout étant renfermé dans la chambre noire. C'est là la démonstration la plus simple et la plus claire de la condensation des rayons chimiques, c'est là une manifestation de la loi d'inertie à laquelle sont soumis sans exception tous les corps vis-à-vis des forces physiques. Le corps humain ne saurait s'y soustraire. Mes expériences m'ont amené à découvrir que tout corps qui vient d'être directement exposé à la lumière, même diffuse, et à plus forte raison aux vives radiations solaires, est susceptible d'impressionner, dans les mêmes conditions que la bouteille, la plaque photographique. La main humaine n'impressionne pas la plaque si on la soustrait à toute lumière pendant les douze heures qui précèdent son exposition : elle l'impressionne notablement si on la présente à la plaque lorsqu'elle vient de recevoir l'excitation lumineuse. L'expérience de Luys, reprise par Yvon, et à laquelle ces deux savants donnèrent, l'un et l'autre, une interprétation différente et fausse, repose sur le fait d'absorption, par tous les corps animés ou inanimés, de l'excitation lumineuse.

On se souvient que M. Luys annonça à la Société de Biologie, dans sa séance du 10 juillet 1897, qu'il avait réussi à prouver, à l'aide d'un réactif certain, la présence et l'extériorisation du fluide odique de Reichembach. Prenant la main d'un de ses sujets hypnotisables et la posant sur une plaque sensible, dans la chambre noire, il obtint, au développement, des clichés curieux, sur lesquels on voyait distinctement des empreintes, des images d'effluves.

Or, la révélation photographique du prétendu fluide sous forme de flammes nimbant la périphérie des doigts et de la main n'était autre chose que l'impression de la plaque fournie par la lumière condensée. J'ai, en effet, répété l'expérience et l'ai trouvée conforme à celle de Luys pour les sujets qui furent exposés à la lumière. Les plaques ne furent pas impressionnées lorsque le matin je fis passer directement le même sujet de la chambre à coucher obscure, où il venait de passer dix heures consécutives, dans la chambre noire.

Il s'agit donc bien, dans les expériences que je viens de rapporter, de la restitution de lumière emmagasinée. Ceci est une nouvelle démonstration de l'action des énergies physiques sur le corps humain, et de la participation directe de celui-ci au mouvement de la matière. Nous verrons, au cours de ce travail, comment s'opère la transformation bio-physique de l'énergie lumineuse et quel en est l'ultime résultat dynamogénique et trophique.

Photogénie animale. — En vertu de cette loi générale de la transformation des forces, l'organisme végétal ou animal peut devenir, à son tour, un producteur d'énergie lumineuse. Celle-ci se dégage de la cellule au même titre que l'électricité, la chaleur et le mouvement ; elle représente, dans certaines espèces, une manifestation habituelle de l'activité nutritive, de même que, chez certains poissons, la production d'énergie électrique. Dans les grands fonds de la mer, défendus aux rayons les plus réfrangibles du spectre par l'épaisseur des couches liquides à traverser, la lumière rayonne de l'organisme même des animaux qui habitent les ténèbres sous-marines, où toute trace végétale est depuis longtemps disparue. L'animal fait ainsi les frais de la production des rayons lumineux indispensables à son existence, en sorte que, par un processus peut-être unique dans la série zoologique, la nutrition trouve, ici, dans ses propres ressources, l'énergie lumineuse indispensable à l'entretien de la vie.

Tout le monde connaît les fonctions photogéniques de certains insectes, de l'œil de certains animaux, en même temps que leur subordination au système nerveux, leur variabilité suivant l'état émotionnel de l'animal. Certains crustacés habitant les grands fonds sous-marins possèdent un appareil oculaire mixte, dont une partie sert à produire la lumière tandis que l'autre est utilisée à la percevoir.

La phosphorescence ou la photogénie se manifestent, chez les êtres organisés qui les présentent, comme une fonction en tout analogue aux fonctions calorigénique, électrogénique, motrice, etc. Tel est le résultat des études pratiquées sur un protozoaire : le *Noctiluca miliaris*, dont les colonies couvrent par moment la surface des eaux de la mer et les rend phosphorescentes. L'excitation volontaire ou de cause extérieure provoque le phénomène lumineux, attestant le fait de la transformation en lumière des énergies soit autogènes, soit reçues du milieu ambiant. L'observation de la fonction photogénique chez les insectes conduit à d'identiques conclusions. Elle est soumise étroitement au processus d'excitation nerveuse, de quelque nature que soit l'agent excitant. Très marquée à l'époque des amours, au moment où toutes les fonctions de l'animal sont en état d'hyperkinésie, elle est subordonnée à toute application d'énergie : mécanique, thermique, électrique, etc., de nature soit à exagérer le mouvement trophique général, soit à stimuler directement les nerfs et en particulier ceux qui se rendent aux organes photogéniques. Ceux-ci se composent, on le sait, de capsules à parois fixes, remplies de cellules polygonales, les unes ou éléments phosphorescents, transparentes et comblées par une masse moléculaire très ténue, les autres remplies de granulations blanches d'urate d'ammoniaque servant à réfléchir et à disperser la lumière. Le grand nombre de trachées qui les entourent et se ramifient entre elles prouve la nécessité de l'apport à l'appareil photogénique d'une quantité considérable d'oxygène. Dépourvue de toute chaleur sensible, la lumière organique possède des radiations chimiques prouvées par la plaque photographique.

Les espèces les plus diverses, aussi bien dans le monde végétal que chez les animaux, présentent le phénomène de phosphorescence. Chez les végétaux inférieurs ce sont, surtout, les champignons et les bactéries, dont la première fut découverte par Pfluger. La lumière émise est tantôt blanche, tantôt jaunâtre, verdâtre, bleuâtre. Cette lumière présente un spectre continu, plus ou moins étendu ; son intensité dépend de l'état de la nutrition de la bactérie. Tel aliment, la peptone ou la glycérine, provoque une luminosité intense ; tel autre, tout en permettant le développement normal de la culture, n'occasionne aucun dégagement de lumière. Une culture du *Photobacterium phosphorescens* impressionne une plaque photographique dans un temps variant de 4 à 19 heures d'exposition.

Il est vraisemblable qu'en retour la lumière fournit un appoint important à leur nutrition et leur confère un avantage dans la lutte pour l'existence. Une bactérie lumineuse, dont le pouvoir pathogène a été bien étudié, devient d'autant plus dangereuse pour les talitres et certains autres crustacés, qu'elle est plus photogénique. Le crustacé inoculé devient lui-même phosphorescent au bout de quelques jours. Il reste phosphorescent jusqu'au 12e ou 15e jour, après quoi survient infailliblement la mort, par infection. Cette même bactérie cultivée sur gélatine au bouillon de poisson perd très rapidement, en même temps, sa phosphorescence et sa toxicité. Inoculée au talitre elle ne détermine aucun accident (1).

Ces recherches, dont l'intérêt est considérable, jettent un jour tout particulier sur le fait d'équivalence des fonctions entre elles et sur celui de leurs rapports et de leur subordination. Elles démontrent : 1° la subordination de la fonction photogénique à celle de nutrition; 2° le parallélisme des deux processus toxique et lumineux.

Becquerel confondit, à tort, les phénomènes de fluorescence avec

(1) Clautrian, *Bul. de la Soc. roy. des Sc. méd.* de Bruxelles, 1896, n° 2.

ceux de phosphorescence, en les assimilant complètement l'un à l'autre. Pour lui, il s'agissait de modifications moléculaires de même ordre, dans les deux cas, transitoires dans le premier, prolongées dans le second. En réalité la différence est infiniment plus considérable. Il convient, à mon avis, de l'établir sur les bases suivantes : l'état fluorescent d'un corps reconnaît pour cause l'action directe des radiations lumineuses ; il représente la résultante d'une fonction que, seule, est propre à mettre en jeu l'excitation lumineuse. Au contraire, les propriétés de phosphorescence sont sollicitées par toute autre énergie. Le verre d'urane, le sulfate de quinine, le spath fluor vert représentent les types de corps fluorescents ; ils ont pour propriété, on le sait, de rendre visibles les rayons les plus réfrangibles du spectre de la lumière solaire ou de la lumière électrique : les rayons violets et ultra-violets, en diminuant leur réfrangibilité. La plupart des corps appartenant à la nature organique sont fluorescents à plus ou moins faible degré. La peau, la cornée et le cristallin le sont particulièrement chez l'homme. C'est grâce à cette propriété qu'ils protègent contre la surabondance des radiations violettes solaires ou électriques, la première les tissus périphériques, la seconde les milieux de l'œil et surtout la rétine.

Au contraire toute application violente de l'énergie, physique ou chimique, est susceptible de donner naissance au phénomène de phosphorescence. L'oxydation du phosphore à l'air libre ou dans l'eau, la combinaison de la chaux vive avec l'eau, la décomposition de la plupart des substances organiques, sont autant d'exemples de photogénèse par action chimique. La phosphorescence de certaines variétés de sulfure de zinc, du sucre, etc., par le frottement, — de l'eau, de l'air, par une violente compression ; du fluorure de calcium par la chaleur, constituent autant d'exemples de la diversité des excitations capables de la produire. Il faut ajouter à cette liste d'agents provocateurs l'énergie électrique dont l'influence est trop connue pour que je m'y arrête ici et l'énergie nerveuse dont je viens d'exposer la fonction photogénique.

L'action de la lumière provenant de l'arc électrique sur la vie animale est encore mal définie. M. Lacaze-Duthiers l'a expérimentée sur l'actinie, espèce de polype connu sous le nom d'*anémone de mer*, à cause de ses belles couleurs, qui se ferme sous l'action des rayons solaires et reste épanouie, quelque intense que soit la lumière électrique qui l'éclaire.

Elle reste également épanouie en face de la lumière lunaire, même à son apogée. Cependant, le pouvoir chimique de celle-ci est nettement établi. Tout le monde connaît son action décolorante sur les tentures et sur le linge étendu humide sur le pré. Mais son pouvoir calorifique est nul. Elle est dépourvue de rayons rouges ; elle n'exerce aucune influence sur la végétation. Les polypes se comportant comme les végétaux, il est compréhensible qu'elle ne les impressionne pas.

Au contraire, si l'on interpose entre l'anémone de mer et l'arc électrique un verre rouge éprouvé au spectroscope et ne donnant en réalité qu'une lumière simple nettement définie, on la voit au bout de quelques minutes complètement fermée.

Action directe sur le système nerveux. — La lumière excite directement le système nerveux. L'observation subjective nous en fournit la preuve. L'expérience vient la confirmer. Pouchet[1] a établi que certains poissons : la blennie, le turbot, présentent, sous l'influence des radiations solaires, des changements de coloration aussi accusés que ceux du caméléon.

Ces alternatives de coloration proviennent d'alternatives de contraction et de dilatation des chromoblastes, c'est-à-dire d'éléments qui existent à la surface du corps de ces poissons et qui sont formés d'une substance sarcodique contenant un pigment de couleur variable soit à l'état dissous, soit à l'état granuleux. Ces chromoblastes sont-ils excités? Ils se contractent, deviennent sphériques et dès lors, trop petits pour donner une image rétinienne, d'où la coloration plus claire. Sont-ils paralysés? Ils se dilatent, et le pigment se trouvant plus étalé, la coloration devient plus foncée. Ces modifications se produisent sous l'action excitatrice ou inhibante de l'énergie lumière, suivant l'intensité à laquelle elle arrive à l'animal, et par l'intermédiaire du grand sympathique.

Peut-être cette action directe sur le grand sympathique a-t-elle pour intermédiaire l'appareil de la vision au moins à égal degré que la périphérie cutanée. Nous connaissons les modifications de pigmentation de la peau si remarquables chez les aveugles, la nuance

____

[1] Pouchet, *Ac. des Sc.*, 1871.

blafarde, ivoirine due à l'anémie par défaut d'hématopoïèse que revêt leur tégument. Il y a là un rapprochement manifeste entre les deux phénomènes qui paraissent dans un rapport étroit de pathogénie.

Toutes conditions égales, les grenouilles aveugles rejettent moins d'acide carbonique hors de l'action de la lumière qu'à la lumière. Les grenouilles dont les yeux n'ont pas été clos rejettent plus d'acide carbonique à la lumière que dans l'obscurité (Moleschott, Béclard).

Il paraît évident, à priori, que les modifications vibratoires d'origine lumineuse dont l'appareil de la vision est le siège ne s'épuisent pas, absolument, dans les terminaisons centrales du nerf optique. On admet qu'elles ne limitent pas leur action utile au phénomène de perception des objets extérieurs, et qu'elles se propagent à des organes voisins. C'est la théorie des ébranlements de voisinage que j'ai soutenue ailleurs et qui est si manifeste, pour peu qu'on se représente la disposition des centres corticaux et celle des innombrables neurones d'association. Si la connaissance intime du processus échappe à notre investigation, l'observation clinique nous en démontre la certitude. L'altération des milieux de l'œil, et surtout les lésions congénitales ou acquises des conducteurs optiques nerveux et des appareils de réception cérébrale des impressions lumineuses, s'accompagnent toujours de désordres trophiques intéressant l'économie tout entière.

Par l'intermédiaire de l'œil, l'excitation lumineuse porte donc son énergie directement sur les centres corticaux. Elle devient ainsi l'origine de nombreux réflexes, dont le plus banal est peut-être celui qui atteint le centre respiratoire et se traduit sous forme d'éternuement. Chez certaines hystériques, on peut aisément provoquer une attaque de nature somnambulique, cataleptique, léthargique ou convulsive, par l'approche soudaine d'un vif foyer lumineux, par la fixation d'un objet brillant, par la projection rapide d'un rayon solaire réfléchi sur un miroir. Certains aliénés, en état de stupeur mélancolique, et atteints d'anesthésie rétinienne, trouvent, dans la fixation du soleil, un mode d'excitation de nature à réveiller partiellement leurs fonctions cérébrales, et à leur procurer une certaine dynamogénie qu'ils traduisent par l'expression générale de contentement et de satisfaction. La lumière agit donc manifestement, par l'intermédiaire de l'œil, sur les centres sensitifs corticaux. Son absence prédispose au spleen, affaiblit la dynamogénie sensitive et imprime à l'esprit une allure triste, en même temps qu'elle déprime l'activité psycho-motrice. Les différences radicales qui séparent les peuples du Midi de ceux des climats septentrionaux sont là pour l'attester.

Effets de la lumière sur la nutrition. — Toutefois l'œil, s'il constitue la porte d'entrée principale de l'excitation lumineuse dans l'organisme, ne saurait prétendre seul à ce rôle. M. Bouchard admet l'hypothèse, bien près d'être confirmée, que le système nerveux, par ses extrémités périphériques, puise dans les radiations solaires les éléments de force qu'il transmet ensuite aux organes, suivant les besoins de la métamorphose organique. L'énergie lumineuse se comporte donc vis-à-vis de l'organisme à la manière des autres agents physiques. De son conflit avec le vaste réseau centripète périphérique naît l'excitation physiologique de ce réseau qui, transmise aux régions nerveuses centrales, y suscite des réactions dynamogéniques d'ordres divers, de nature essentiellement tonique.

Il est aisé, dès lors, de comprendre la suractivité de cette excitation généralisée à tout le tégument chez les nègres. Outre que certaine théorie accorde à l'influence lumineuse générale le dépôt dans la couche de Malpighi de pigment ocre (Peaux-Rouges) ou noir (nègres) l'absorption des radiations chimiques dans ce cas doit être sensiblement supérieure à celle dont les peaux blanches sont le siège. Peut-être faut-il voir dans l'intensité de cette excitation physique agissant à la fois comme eutrophique sur la nappe sanguine intra-dermale et sur les extrémités centripètes, la cause de ce paradoxe qui m'a souvent frappé sous les tropiques, de l'insuffisante alimentation du noir comparée à la somme de travail qu'il fournit.

Déposé à l'état normal, chez le blanc, dans certaines régions et, en particulier, celles qui font partie de l'appareil de la vision : choroïde, iris, procès ciliaires, le pigment se montre souvent à la peau dans certaines conditions déterminées dues à l'action des radiations solaires. Les éphélides ou taches de rousseur sont communes chez les blonds et fréquemment en corrélation avec certains désordres du côté du grand sympathique, en particulier des troubles vaso-moteurs. C'est encore à l'excitation lumineuse qu'est due la coloration bronzée de la peau au cours de la maladie d'Addison, laquelle se caractérise principalement par de graves altérations du nerf grand sympathique. Il convient enfin de lui rapporter la pigmentation des téguments chez les tabétiques soumis à la médication par le nitrate d'argent, car, en dehors des graves altérations du sympathique, les malades auxquels on la prescrit ne la présentent pas.

Ces quelques exemples suffisent à démontrer l'importance de la théorie nerveuse que nous devons à G. Pouchet au sujet de la production des pigmentations cutanées. C'est de ce côté qu'il faut rechercher la pathogénie de tous les désordres dans la coloration de la peau.

Mais la preuve expérimentale était utile à provoquer ; l'honneur en revient au savant physiologiste qui a établi, le premier, les relations nécessaires entre le système nerveux végétatif et l'excitation lumineuse.

Outre son action prouvée sur le système nerveux, la lumière agit directement sur la cellule animale en modifiant son travail propre d'élaboration de la matière. Ce résultat était facile à prévoir en face des conclusions que je viens de poser. Aucun agent ne peut exciter le système sympathique et, partant, l'ensemble des fonctions vaso-motrices sans influencer la nutrition, qui leur est directement soumise. Toutefois, la pénétration des radiations chimiques à travers les tissus vivants étant prouvée, on ne saurait nier que leur pouvoir oxydant transmis aux hématies de la vaste nappe sanguine sous-cutanée n'apporte à leur vitalité des modifications profondes. Ces modifications se traduisent objectivement par la disparition de l'anémie, par la rutilance des globules sanguins et par la pigmentation normale des téguments succédant, dans le cas de chlorose et de toxhémie, à la nuance jaune-gris ou jaune-vert propre à ces affections.

La lumière exerce un pouvoir considérable sur le phénomène de diffusion de l'oxygène dans l'économie. A l'aide des procédés de Hénocque, on constate facilement chez les individus exposés à la lumière la diminution notable du temps de réduction de l'oxyhémoglobine, conséquence de l'oxydation plus complète du protoplasma hématique. Son action, moins connue, sur le sérum du sang, n'en est pas moins certaine, en sorte qu'on peut attribuer aux radiations chimiques un pouvoir considérable sur le processus nutritif circulatoire. Nous trouvons des phénomènes identiques dans la production chlorophyllienne due à l'excitation lumineuse, chez les végétaux.

Ce pouvoir s'exerce-t-il directement sur la cellule en vertu des réflexes trophiques suscités dans l'axe nerveux central par l'excitation lumineuse périphérique ? Nous ne possédons sur ce point

que des données cliniques : l'expérimentation étant insuffisante à
nous renseigner. Chez les êtres mono-cellulaires, l'excitation lumineuse est indispensable à la vie. Il ne saurait ici être question de
réflexe nerveux, mais bien de l'action directe de l'agent physique
sur la substance élémentaire constitutive de l'animal. J'ai déjà fait
observer que la seule hypothèse qui permette d'accorder l'insuffisance de l'alimentation du nègre avec la somme de travail qu'il fournit consiste à faire intervenir l'excitation lumineuse intense dont
ses téguments sont le siège. Il s'agirait, évidemment, dans ce cas,
non pas d'un retard dans le premier temps nutritif : l'assimilation
qui est peu probable, mais bien d'un ralentissement du second acte
digestif cellulaire : la désassimilation. Telle est, en effet, la théorie
généralement admise. Elle peut se prouver, encore, par ce fait, d'observation banale, que l'homme et les animaux en bonne santé vivant
dans un pays très ensoleillé se nourrissent avec une moins grande
quantité d'aliments que ceux qui vivent dans les pays du Nord, et
par cette autre observation, de même nature, que pour activer chez
l'animal le mouvement de désassimilation tout en restreignant les
oxydations, il suffit de le plonger dans l'obscurité. C'est en effet
l'un des facteurs les plus importants de l'engraissement des volailles.
Elle se prouve encore par la déminéralisation bien connue observée chez les mineurs et les individus soumis habituellement à l'obscurité.

L'adipose généralisée s'accompagne, dans ce cas, d'un refroidissement notable de la périphérie, et probablement d'un abaissement
de la température centrale. L'exposition à la lumière, même diffuse,
élève la température. S'agit-il dans ce fait d'une action trophique
générale, d'une influence nerveuse centrale ou de l'excitation périphérique directe des radiations solaires ? Il est difficile de le préciser. J'ai déjà signalé le refroidissement physiologique nocturne. Des
expériences de Demme il résulte que chez les enfants renfermés dans
des chambres non éclairées la température du corps s'abaisse de
0,1 à 0,5 en même temps que l'excrétion urinaire diminue.

Tel est le cas des animaux plongés en état d'hibernation. L'état
d'engourdissement et de léthargie dans lequel ils passent une partie
de l'automne et l'hiver doit être attribué à une modification simultanée de l'innervation et de la circulation placée au moins autant
sous l'influence de la privation de lumière que sous celle d'abaisse-

ment de la température ambiante. La marmotte (*Arctomis marmotta*) demeure dans un état de demi-veille tout l'hiver, lorsqu'on la transporte des glaciers alpestres aux rives de la Méditerranée et qu'on l'oblige à vivre à la lumière.

Enfin, l'action directe moléculaire de la lumière sur les tissus animaux se manifeste surtout dans le phénomène de la destruction, dans la couche des bâtonnets, du pourpre rétinien, produit dans l'obscurité par la membrane limitante.

Action directe de la lumière sur le sang et l'appareil circulatoire. — L'influence, en quelque sorte élective, des radiations lumineuses chimiques sur l'hématie à travers l'écran tégumentaire est cliniquement prouvée par un phénomène assez inattendu, déjà décrit par Fonssagrive, et que nous voyons se reproduire fréquemment ici. Je veux parler de la régularisation des règles ou de leur sollicitation dans le cas d'aménorrhée des jeunes filles, dont l'aménorrhée chlorotique est le type. Le séjour à la Riviera, si souvent recommandé d'une manière banale, agit merveilleusement dans ce cas. Il suffit qu'une jeune fille se déplace du Nord vers la Méditerranée, pour voir la fonction s'installer, même si l'âge moyen de son apparition a été dépassé de quelques années ou se régulariser, sans qu'aucune intervention soit rendue nécessaire. Telle est l'opinion de M. Caron de la Carrière (1) et d'un grand nombre de médecins versés dans la pratique gynécologique.

Pour ma part, j'ai constaté, chez la plupart des malades que je soigne à Monaco, une avance habituelle de la menstruation, alors que les femmes dont il s'agit étaient, durant leur séjour dans le Nord, soumises à des retards. Le grand nombre d'observations que j'ai pu recueillir à ce sujet ne me laisse aucun doute sur l'influence toute particulière de l'insolation sur l'ovulation et sur le molimen hémorragique qui l'accompagne.

Mais le phénomène physiologique le plus frappant dans cet ordre d'idées, celui qui nous fournit la preuve la plus démonstrative de l'action élective de la lumière sur la circulation, consiste, sans contredit, dans l'absence périodique de menstruation chez les femmes Esquimaux, pendant les cinq mois où les régions polaires sont plon-

---

(1) Caron de la Carrière, *Rev. gén. de clin. et de méd.*

gées dans les ténèbres. La relation intime et constante, de cause à effet, de l'obscurité et du silence de la fonction témoigne, dans sa généralité, de la dépendance où se trouve l'une vis-à-vis de l'autre, et prouve la subordination étroite de l'effort circulatoire à la présence de la lumière.

Une autre preuve de cette subordination nous est fournie par la constatation facile à répéter de l'abaissement constant de la tension artérielle en coïncidence avec l'obscurité. On l'avait déjà observé la nuit sans le rapporter à sa véritable cause. Les mineurs et tous les individus qui vivent habituellement dans des lieux insuffisamment éclairés, soit que, la lumière solaire n'y pénétrant jamais, l'éclairage artificiel soit seul utilisé, soit que la quantité de lumière solaire diffuse soit trop parcimonieusement ménagée, présentent une tension artérielle inférieure à la normale.

Les radiations lumineuses paraissent donc exercer une action directe sur la tonicité artérielle et sur la contraction du myocarde. Elles l'exercent —ceci est une hypothèse, mais la science sur ce point primordial de physiologie en est réduite à des hypothèses — en vertu de leur pouvoir direct sur la dyscrasie sanguine, mais surtout en raison de l'énergie qu'elles accumulent dans le sang et qui va solliciter par son contact avec les extrémités sensitives endocardiques le réflexe musculaire, rhythmique, du cœur.

C'est uniquement par ses *actions chimiques* que s'exerce l'influence de la lumière, soit directe, sur la cellule et l'hématie, soit médiate par l'intermédiaire du système nerveux, sur le processus nutritif animal. Mais il faut se garder de les considérer comme indépendantes des lieux ; elles sont en rapport avec la région observée et avec l'état actuel de l'atmosphère. Enfin, leur effet croît plus vite que leur durée.

Expériences de M. Duclaux. — C'est donc, en définitive, ainsi que l'a signalé M. Duclaux, auquel j'emprunte les considérations qui vont suivre, c'est donc à la puissance actinique de la lumière qu'il faut rapporter la raison de ses manifestations eutrophiques sur les êtres vivants. Jusqu'ici les êtres organisés seuls avaient servi, avec les bactéries et leurs toxines, de réactifs. On s'était borné à relater les modifications imprimées à leur vitalité par le puissant agent. M. Duclaux, reprenant le problème sous un aspect différent, a imaginé un procédé qui consiste à exposer au soleil une cuvette plate renfermant un volume déterminé d'une solution sensibilisée d'acide oxalique et à mesurer à la fin du jour, par un titrage à l'eau de chaux, la quantité d'acide oxalique disparue par oxydation.

L'oxydation solaire de l'acide oxalique est d'autant plus faible que la couche atmosphérique à traverser par les rayons lumineux les intercepte davantage. La nature et la proportion des éléments oxydables répandus dans l'air se traduisent dans la combustion solaire de l'acide oxalique, qui est d'autant plus faible à la surface du sol que les radiations ont trouvé sur leur passage plus d'éléments instables à oxyder. Les expériences ont établi que la puissance actinique se développe avec l'altitude et arrive à son point minimum dans la plaine et au niveau du sol. Elle est, probablement, considérable au niveau des régions limitantes supérieures de l'atmosphère, si on en juge par l'énorme quantité de matières oxydables qu'elle décompose tant en gaz qu'en vapeurs et en substances solides, dans sa traversée de l'air.

Il est évident qu'elle se montre d'autant plus active que l'atmosphère est plus limpide et plus claire. Les ciels couverts, la pluie la réduisent dans d'énormes proportions. Il en est de même du voisinage des usines et de toutes les industries qui déversent dans l'air des produits gazeux ou autres de nature à l'absorber. Elle atteint son maximum sur mer ; on sait, en effet, que la plaque photographique y est impressionnée avec une rapidité et une vigueur inconnues sur terre.

Les recherches de M. Duclaux ont démontré, en outre, qu'il existe, à cet égard, des climats locaux. Si l'intensité actinique, mesurée à l'actinomètre de Becquerel, au voisinage du sol, varie avec l'altitude, elle varie également suivant la latitude. Elle a été trouvée à Sétif (Algérie) plus faible qu'en France et qu'en Finlande. Elle paraît donc *indépendante de la température*. Sa puissance d'action n'est pas proportionnelle à la durée de l'insolation, en sorte qu'une belle matinée ou une belle journée peuvent produire au contact du sol plus d'oxydations et plus de réductions qu'une succession de journées ensoleillées.

On comprend la portée considérable de ces recherches entreprises dans le domaine minéral avec des garanties de fixité qui ne sauraient se retrouver ni dans le règne végétal, ni chez les animaux. Elles permettent d'éclaircir certains points obscurs de climatologie. C'est grâce à leur connaissance que nous pouvons interpréter l'action si remarquable de certains climats régionaux à zone restreinte, tels que celui de la Riviera, caractérisé surtout par son extrême degré de luminosité : action sur les végétaux qui représentent, sur quelques points privilégiés, la flore des tropiques; action sur les tissus animaux, celles-là encore mystérieuses, mais appréciables par leurs effets tant objectifs que de conscience. L'incomparable limpidité de l'atmosphère y donne évidemment passage à un grand nombre de radiations actiniques qui, ailleurs, sont absorbées par les matières oxydables ou réductibles, en suspension dans l'air. Ainsi sont favorisés les échanges moléculaires à la surface du corps et la régénération des hématies de la nappe sanguine énorme contenue dans les vaisseaux du derme.

Si jamais on a pu dire, avec vérité, que la nature possède ses cliniques et antidotes, c'est assurément en parlant de cette luminosité sans égale, merveilleuse des climats méridionaux, qui imprime à tous les objets des contours violacés saisissables à notre œil, colorations qui sont comme la marque apparente de la puissance chimique de la lumière qui les baigne.

La lumière et les climats. — Habituons-nous désormais à envisager les bienfaits d'un climat en considération surtout de sa luminosité, et non pas en raison directe de la durée de l'insolation, c'est-à-dire des données statistiques constatant la nébulosité de l'air et le nombre de jours d'insolation, mais bien d'après le degré d'oxydation, c'est-à-dire la puissance actinique exactement mesurée. En effet, une matinée, une seule heure, quelques minutes d'exposition au soleil, dans certains climats et sous certaines conditions de pureté atmosphérique, le matin, ou à la suite d'une pluie violente et courte, par exemple, suffisent à produire des effets qui se poursuivent même lorsque l'atmosphère est troublée par des nuages, ou rendue absorbante par une grande quantité de gaz, de vapeur, de matières organiques oxydables. Les premiers rayons de soleil constituent pour l'organisme le moment lumineux vraiment thérapeutique. De là découlent plusieurs indications hygiéniques et curatives importantes; entre autres, l'utilité de se lever de bonne heure, et celle d'habiter une chambre à coucher exposée au levant. L'expérience nous apprend qu'en ceci, le réactif humain se comporte exactement d'accord avec les instruments et les moyens d'appréciation fournis par l'industrie et le laboratoire, et, d'autre part, que ces réactions propres ne diffèrent pas de celles que l'empirisme et l'observation ont permis aux horticulteurs et aux sylviculteurs d'établir en ce qui concerne le règne végétal.

Le rôle prophylactique de la lumière se déduit aisément des considérations qui précèdent. Il doit être rapporté à deux processus différents : 1° l'action propre de l'excitation lumineuse sur l'organisme par l'intermédiaire des nerfs centripètes et de la nappe sanguine dermale; — 2° le pouvoir bactéricide des radiations chimiques, aujourd'hui bien établi.

Participant à l'action trophique commune à tous les agents physiques, la lumière produit sur l'organisme des effets directs que la plus simple observation permet d'apprécier, mais que l'expérimentation explique et démontre. La lumière présente, en effet, au physiologiste, d'exceptionnelles facilités pour étudier son action sur l'organisme. Elle est, de tous les agents physiques, celui dont on peut le plus aisément priver la plante ou l'animal. Tandis que l'influence de l'électricité atmosphérique, du magnétisme terrestre sur les êtres organisés est difficile à apprécier, en raison même de l'impossibilité où on se trouve d'en isoler le sujet, la privation des radiations lumineuses est facile à lui imposer. On déduit facilement, des troubles observés par le fait de cette suppression, son influence utile.

Les désordres de la fonction hématopoïétique, parallèles à ceux de la fonction chlorophyllienne, sont les premiers à se manifester. La peau se décolore, prend une teinte jaune-verdâtre spéciale, analogue à celle qui caractérise les tiges et les feuilles des plantes poussées à l'ombre. L'individu s'étiole, reste stérile, s'affaiblit et meurt. L'influence combinée de la lumière sur le système nerveux central, sur la cellule et sur le sang doit être considérable pour qu'une si profonde déchéance atteigne l'organisme qui s'y trouve soustrait.

Le pouvoir prophylactique des radiations lumineuses ne se borne pas à placer l'organisme dans de meilleures conditions de défense; il s'attaque, nous venons de l'étudier, à ses ennemis mêmes, remplissant le double but d'affaiblir l'adversaire et de fortifier le combattant. Fonssagrives écrit quelque part que la lumière est un chimiste qui travaille sans relâche à oxyder les matières organiques pour les rendre inoffensives. La lumière possède un pouvoir bactéricide considérable qui se manifeste, à son apogée, en présence de l'oxygène, et en raison directe de l'intensité de ses radiations. On sait que parmi les différents rayons du spectre c'est aux plus réfrangibles que la lumière est redevable de son action antiseptique.

Les belles recherches de M. Finsen de Copenhague, sur lesquelles je m'étendrai plus loin, prouvent que l'action bactéricide de la lumière augmente à mesure qu'on en concentre les rayons. Ce savant a constaté que la lumière solaire concentrée au moyen d'appareils n'utilisant que les rayons les plus réfrangibles du spectre, tue les microbes avec une rapidité quinze fois plus grande que la lumière directe et que les effets des rayons voltaïques concentrés et diffus sont encore bien plus intenses.

On a remarqué que l'effet bactéricide de la lumière est d'autant plus accusé que le nombre de bactéries est moins élevé pour un milieu à volume déterminé, et que leur présence est plus superficielle. Les milieux liquides contenant des substances azotées complexes se modifient de telle manière, sous l'influence de la lumière, qu'ils acquièrent des propriétés bactéricides. L'oxygène de l'air est nécessaire à amener ces favorables modifications du milieu de culture, qui sont d'autant plus marquées que l'insolation a été plus intense et plus prolongée. L'action des radiations lumineuses s'exerce donc, à la fois, et sur les bactéries et sur les milieux où elles se développent.

Les conséquences de cette double influence bactéricide de la lumière sont faciles à déduire. Elle doit tenir une place prépondérante dans l'hygiène des climats, des villes, des habitations, des individus. D'autre part, les expériences de MM. de Renzi et Masella ont démontré suffisamment le rôle de l'excitation lumineuse, non plus sur l'individu en bonne santé, mais sur l'homme malade.

Or il est permis, sans violer les règles de l'hypothèse scientifique, d'attribuer à la lumière une action antiseptique directe sur le sang. Nous savons, par les expériences d'Onimus et celle de Finsen, qu'elle pénètre à travers les tissus. Il est donc logique d'admettre qu'elle exerce immédiatement sur le sang, à travers les téguments, son pouvoir bactéricide sur les éléments figurés, ses propriétés oxydantes sur leurs toxines.

Hygiène de l'œil. — Bien que le cadre de ce travail ne comporte pas une étude approfondie de la lumière dans ses rapports avec l'hygiène de l'œil, je ne puis m'empêcher d'exposer brièvement, au milieu de ces considérations sur la prophylaxie, quelques indications pratiques sur le choix de l'éclairage artificiel.

L'œil du vertébré est constitué, en définitive, par une chambre noire munie d'un jeu de lentilles diaphragmées. La rétine présente, suivant ses diverses zones, une sensibilité très différente pour les diverses couleurs. En général, la fovea relativement aveugle pour le bleu, peu sensible pour le vert, est très sensible au rouge. Au contraire, la périphérie rétinienne, relativement aveugle pour le vert et pour le rouge, n'est sensible qu'au bleu. Les rayons les moins réfrangibles sont donc facilement perçus par la fovea, point presque central ; au contraire, les radiations les plus réfrangibles sont perçues par la zone périphérique.

Quant à la nature intime du phénomène de la vision et de la différenciation des perceptions colorées, elle nous est encore inconnue. Là encore le processus biologique qui relie l'excitation à l'impression demeure mystérieux et nous en sommes réduits à des hypothèses. L'une des plus ingénieuses en ce qui concerne la sensibilité optique est celle de M. Tchirieff, de Kieff. Pour ce savant, on doit comprendre la loi d'énergie spécifique dans un sens beaucoup plus large qu'on ne le fait, c'est-à-dire que chaque fibre nerveuse terminale ou plutôt chaque appareil terminal d'organes des sens avec lequel elle est en rapport peut être excité par un agent adéquat, de même nature, mais qualitativement différent, et donner lieu à une sensation de même nature, mais de qualité différente. Dans la couche des cônes et des bâtonnets de la rétine se trouve une substance photochimique ou optique spéciale dont une partie se trouve dans les bâtonnets et ne peut changer que quantitativement, sous l'influence des rayons lumineux, quelle que soit la longueur de leur onde ; cette substance produit dans notre esprit la sensation de couleur blanche plus ou moins intense. L'autre partie de la matière photochimique se trouve dans les cônes et est capable de changer quantitativement et qualitativement suivant la longueur de l'onde lumineuse et la couleur. Nous aurons alors non seulement la notion de perception de sensation de lumière blanche différente quantitativement, mais encore des couleurs qualitativement différentes du spectre. Ainsi se trouveraient expliqués, grâce à cette théorie, les phénomènes du daltonisme, de l'empoisonnement par la santonine et d'autres analogues.

On peut affirmer que l'une des plus utiles manifestations du progrès en notre siècle consiste dans la lutte victorieuse soutenue par l'homme contre l'obscurité. Comme le temps nous paraît éloigné où Desmonceaux, vers la fin du siècle dernier, accusait la trop grande vivacité des premiers réverbères de produire l'usure des yeux : « Je ne puis « trop, dit-il, exhorter les personnes qui marchent à la lueur des « réverbères de se garantir du trop grand éclat qui en rejaillit, de le « faire avec ces petits écrans de poche qu'on tient à la main. » Du quinquet à l'acétylène, quel chemin parcouru ! Une salle éclairée au gaz nous semble, désormais, triste et obscure !

Convient-il, au point de vue de l'intégrité de la fonction visuelle, de se féliciter de ce progrès accompli, ou doit-on, à l'exemple de certains esprits chagrins, regretter le temps des lampes à huile et de la bougie ?

Les ophtalmologistes sont tous d'accord pour déclarer qu'à l'état de santé, plus la source de lumière est vive, plus les objets sont largement éclairés, moins l'appareil de la vision se fatigue. Toutefois, certaines qualités sont requises pour rendre cette lumière inoffensive : elle doit être exempte de rayons colorés, de calorique et d'odeur, fixe et diffuse. Recherchons quel est, parmi les éclairages artificiels, celui qui réunit le mieux ces diverses conditions.

Je ne m'attacherai pas à discuter les mérites ou les défauts de la bougie. Elle est depuis longtemps condamnée. Sa flamme insuffisante, jaune et vacillante, ne présente aucune des qualités requises pour l'éclairage. Je suis certain que l'habitude familière à un grand nombre de personnes de lire au lit à l'aide de cette lumière dangereuse est cause, dans un grand nombre de cas, d'affaiblissement visuel. Il convient de la reléguer dans les salons, bien ventilés, où elle constitue, en masse et groupée par des lustres ou des appliques, un éclairage de luxe très apprécié, en raison même de sa mobilité chatoyante et de son absence d'odeur.

La lampe à huile répand une lumière fixe, mais riche en rayons jaunes, insuffisante, et sujette, si on ne possède pas un excellent système et pour peu que quelque défaillance survienne dans son entretien, à répandre une odeur nauséabonde. Elle est pour ainsi dire abandonnée aujourd'hui. Elle constitua jadis un réel progrès : lampes Carcel, lampes modérateur eurent leur moment de vogue méritée.

L'éclairage au gaz ne réunit aucune des conditions nécessaires à assurer l'hygiène de la vue. Sa flamme est chargée de rayons jaunes ;

elle est très chaude, et odorante plus ou moins, suivant le degré d'épuration du gaz. Elle jette dans l'atmosphère des produits d'oxydation incomplètement comburés qui sont dangereux pour la santé. Enfin elle n'est pas fixe, quelque précaution qu'on prenne pour lui donner cette qualité, car elle varie suivant les changements de pression initiale au gazomètre et surtout suivant les ouvertures ou les fermetures des dérivations collatérales branchées sur la même artère.

Il n'en est pas de même de l'éclairage au pétrole qui donne une lumière blanche exempte de rayons colorés, inodore si l'on se sert de pétrole suffisamment raffiné, fixe et suffisamment diffuse, mais malheureusement un peu chaude. Relativement économique, cet éclairage est sans aucun doute à conseiller toutes les fois que l'on s'adresse à un modeste budget.

Le bec Auer, le bec Denayrouze ont réalisé une véritable révolution dans l'éclairage actuel, mais seulement lorsqu'il s'agit des rues, des places publiques, des halles, des magasins, des vestibules. Ils ne s'appliquent pas au cabinet de travail ou aux ouvrages délicats. Les terres qui entrent dans la composition de leur manchon étincelant donnent à sa lumière un éclat riche en radiations colorées verdâtres. De plus elle emprunte au gaz qui la produit ses défauts d'instabilité (quoique moindres ici qu'avec la lumière du gaz elle-même) quelques soins de réglage qu'on prenne, d'émission, dans l'air, de produits insuffisamment comburés et odorants si l'épuration du gaz n'est pas suffisante. Elle impose aux yeux délicats une fatigue très sensible. Enfin elle revient à un prix élevé si on met en parallèle avec les maladresses inévitables des serviteurs la fragilité de l'appareil.

Restent à examiner deux sources lumineuses dont l'une, le gaz acétylène s'offre à nous encore à l'état embryonnaire, à la période de tâtonnements et d'essais, l'autre mieux connue et désormais bien disciplinée : l'électricité. De l'acétylène je me contenterai de dire que lorsque l'industrie aura assuré la parfaite innocuité des appareils qui le produisent ou l'emmagasinent et la fixité de sa flamme, il nous fournira la lumière la mieux adaptée à l'hygiène de la vue. Il doit être considéré, dès à présent, comme l'éclairage de l'avenir.

Des deux modes principaux d'utilisation de l'énergie électrique à la production de lumière le premier, la lampe à incandescence réunit toutes les conditions désirables pour un éclairage hygiénique, à la condition qu'on se serve pour le produire non pas d'un générateur électrique en mouvement, mais bien d'un courant constant, fourni par des accumulateurs. Cette dernière condition est indispensable à obtenir la fixité. La lumière en est blanche, exempte de rayons colorés, suffisamment diffuse. Aucun produit dangereux n'est rejeté dans l'atmosphère. Tel apparaît, pour le moment, à beaucoup, le mode le plus parfait d'éclairage.

Je ne le pense pas ainsi. J'ai pu expérimenter l'éclairage par plafond lumineux, et je n'hésite pas à le déclarer le meilleur. Plusieurs arcs électriques parfaitement réglés sont disposés à une distance du plafond qu'on calcule, en rapport avec le niveau au-dessus du sol des objets à éclairer. Ces arcs sont dissimulés par d'épais écrans interposés entre l'œil et leur foyer lumineux, mais leurs radiations éclairantes se réfléchissent sur le plafond peint en blanc mat et se dispersent ensuite en tous sens dans toute l'étendue de la pièce. Ce principe a été appliqué dans l'une des plus importantes bibliothèques de Londres de la manière suivante. Au centre de la salle, de dimensions considérables, se trouve suspendue une sphère de fort diamètre, recouverte de peinture blanche mate. Aux quatre angles de la salle un arc électrique puissant, dissimulé aux yeux et muni d'un réflecteur d'argent poli, concentre ses rayons sur la sphère, qui les diffuse dans toute la salle. Les lecteurs, les dessinateurs, ouvriers graveurs affectionnent particulièrement la lumière réfléchie, que les yeux même affaiblis tolèrent aisément, sans fatigue. Elle est, en effet, privée de toute action chimique et calorifique, ce qui la rend inoffensive pour les milieux de l'œil. Elle est, de plus, intense, et tout à fait comparable à la lumière solaire diffuse.

§ 2. — EFFETS THÉRAPEUTIQUES

Au point de vue thérapeutique, proprement dit, l'action de la lumière doit être envisagée dans son application générale à l'ensemble de l'organisme, ou dans ses applications restreintes à une partie des téguments.

Applications générales. — Le bain de lumière auquel une partie de l'humanité est habituellement soumise, à l'état normal — je veux parler des nombreux indigènes qui peuplent l'Afrique — constitue, chez nous, une pratique nouvelle qui tend surtout à se généraliser en Allemagne. Les « Luftbaden » y sont devenus, en différentes stations, un traitement apprécié. Rikli, peu connu dans notre pays, est célèbre en Allemagne et en Autriche par ses cures de lumière. A Dresde, à Lemnitz, et dans une foule d'autres lieux on trouve maintenant des préaux entourés de planches peintes ordinairement en vert, où des malades se promènent complètement dévêtus, la peau exposée à la lumière et à l'air pendant quelques minutes en hiver, pendant plusieurs heures en été.

Les maladies par ralentissement de la nutrition sont favorablement influencées par cette pratique : la capacité respiratoire s'accroît rapidement, le thorax se dilate parallèlement, les forces et l'énergie générale augmentent. Le sujet ressent un état de bien-être inaccoutumé. L'appétit se développe, les digestions se régularisent : la peau se pigmente, les lèvres se colorent, le poids du corps augmente.

Quelques sujets arrivent, au bout d'une accoutumance plus ou moins prolongée, à supporter, sans réaction apparente, pendant plusieurs heures, durant la saison d'été, le vent et la pluie. Le malade peut rester coucher sur des planches, sur des sièges appropriés, chaises longues, matelas, etc. Le premier effet de cette exposition est de provoquer une transpiration abondante; cette sudation est indispensable, mais il se produit une inflammation plus ou moins superficielle de la peau.

Ce traitement n'est pas sans provoquer certaines critiques et en particulier, celle du retour partiel de l'homme à l'état de nature, où la peau se trouvait soumise directement au contact vivifiant des agents physiques. Si la civilisation interdit à l'homme sain cette liberté d'allures, la médecine doit la conseiller et la permettre à l'homme malade. Dans tous les établissements où elle est mise en œuvre, dans un but thérapeutique, la séparation des sexes, je n'ai pas besoin de le dire, est absolue, et les scrupules de la morale la plus étroite y sont sauvegardés. Les femmes pratiquent habituellement l'insolation sur une terrasse élevée ou sur une sorte de belvédère placé sur le toit de la maison d'habitation et entouré de planches peintes en vert. Chaque cellule d'insolation est parfaitement close, et comprend une chaise longue ou un tapis pour tout mobilier. La tête et les mains préservées, les malades abandonnent leur corps au contact de l'air pur et aux rayons solaires jusqu'au moment où une moiteur générale se manifeste. A ce moment, une douche fraîche est administrée.

N'est-ce pas là un des bienfaits principaux du séjour à la mer ? Ne retrouvons-nous pas dans l'irradiation solaire sur la plage, lorsque nous sommes étendus à demi nus sur le sable chaud, en attendant l'heure du bain, la moiteur de la peau qui la précède, etc., le tableau, presque complet, du bain de lumière, qui se complète encore, par le changement de couleur et d'apparence de la peau, son hâle et son raffermissement ?

Guidés par une sorte d'instinct thérapeutique inconscient, malades et médecins ne se concertent-ils pas, d'ailleurs, pour rechercher la favorable influence de l'excitation lumineuse ? L'exode toujours croissant des Septentrionaux vers le Midi n'est pas seulement provoqué par la recherche d'une température plus clémente ; il faut lui assigner sa véritable origine : le besoin de lumière, l'éloignement des ciels brumeux et de l'obscurité. La cure de montagnes est, en grande partie, basée sur cette même nécessité physiologique, en sorte qu'on peut dire que la lumière constitue la principale caractéristique d'un climat.

Devant les résultats publiés par les stations où se fait la cure de lumière, l'idée est venue à quelques médecins de permettre aux malades qui ne peuvent se déplacer, ou pendant la saison d'hiver, d'en bénéficier, en substituant aux radiations solaires la lumière artificielle. Le premier établissement destiné à ce but fut créé à Philadelphie. Il porte le nom d'établissement « d'insolation électrique ». Le malade est exposé nu dans une petite chambre fortement éclairée par des lampes à incandescence. On couvre la tête d'un voile qui a pour but de préserver les yeux d'une lumière trop intense, et aussi d'empêcher le brunissement de la peau, car le coup de soleil électrique teinte la peau comme le coup de soleil véritable. Les mains sont recouvertes de gants montant jusqu'au coude. En même temps, et si l'état des forces du malade le permet, on lui fait pratiquer des exercices gymnastiques, soulever des haltères, etc. Chaque séance dure environ une demi-heure.

L'arc électrique a été également employé en Allemagne, en Amérique, en Russie, avec ou sans réflecteur projetant les rayons sur le corps du sujet. Le docteur N.-V. Ewald, de Kolomna, avait remarqué que la fréquence des affections rhumatismales et nerveuses était notablement diminuée parmi les ouvriers d'une grande usine dont il est le médecin, depuis qu'on y avait adopté, pour la soudure du fer, le procédé de Benardos basé sur l'emploi de l'arc voltaïque. Se fondant sur ce fait, notre confrère a eu l'idée d'appliquer la lumière voltaïque au traitement du rhumatisme chronique ainsi que de diverses névralgies. Les résultats qu'il en obtint furent des plus favorables (1).

L'influence sur l'organisme des radiations lumineuses tire une nouvelle démonstration de ce fait que celles-ci peuvent lui devenir nuisibles. J'ai à peine besoin de rappeler quel calme l'obscurité apporte à la crise de migraine. Au contraire l'attaque d'asthme est souvent dissipée par le passage de l'obscurité à la lumière. Au cours de l'accès de manie aiguë, il n'est pas de moyen plus rapidement sédatif que celui qui consiste à priver de toute lumière, comme de toute excitation physique, le malade qui y est en proie. Le seul fait de lui clore les paupières pendant quelques minutes suffit à modérer, souvent pour une heure et plus, l'intensité de la crise. Ce fait, bien connu des neuro-pathologues, a donné lieu à l'erreur par laquelle on a attribué à des phénomènes de nature hypnotique le simple fait de privation temporaire d'excitation lumineuse.

L'obscurité a de tout temps été employée pour calmer les enfants dans leurs accès de furieuse colère. Certaines hystériques la réclament ; ce fait clinique a besoin d'être interprété.

On sait que, dans l'hystérie, le mouvement nutritif est sensiblement ralenti. Non pas, ainsi qu'on l'a prétendu, par le fait de déséquilibration quelconque entre les différents processus qui composent la nutrition, mais bien par affaiblissement des transmutations désassimilatrices. Or, Bouchard, étudiant le rôle joué par la lumière dans l'activité des métamorphoses de la matière, l'a trouvé considérable, principalement sur les transmutations désassimilatrices (2). Dès lors, il semble que l'hystérique devrait, instinctivement, réclamer l'excitation lumineuse, l'appeler au secours de sa nutrition défaillante. En réalité, même dans les cas d'hystérie-type les choses ne se passent pas aussi simplement et il convient de faire entrer ici un facteur spécial : le système nerveux sensitif. Outre l'hyperesthésie, souvent remarquable, que présente l'appareil optique dans cette affection et qui pousse les malades à fuir la lumière par photophobie centrale

<hr>

(1) Ewald, *Sem. Méd.* 1896.
(2) Bouchard, *Maladies par ralentissement de la nutrition*, p. 35.

plus que rétinienne, il faut savoir que toute violence exercée sur le système nerveux trophique s'accompagne, chez l'hystérique, d'une souffrance. Demandez à ses muscles un effort inaccoutumé, à sa circulation une suractivité même passagère, exigez d'elle un effort cérébral temporaire, elle tombe, à la suite, dans un état de dépression douloureux particulier qui se manifeste semblablement lorsqu'elle est soumise à une excitation physique violente. Telle est la raison, d'ordre hyperesthésique, pour laquelle l'hystérique fuit souvent la lumière, protège ses fenêtres par d'épais rideaux, vit habituellement dans un demi-jour, ou (j'en ai observé deux cas soignés jadis par Charcot) dans l'obscurité totale.

La plupart des animaux diurnes ne peuvent développer d'activité à l'état sauvage que soumis à l'excitation lumineuse. Toute réaction cesse chez eux avec la nuit, sauf chez quelques-uns au temps des amours : le rossignol, par exemple. Enfin l'obscurité est mise à profit dans l'art vétérinaire ; elle est encore utilisée chez les taureaux qui vont être soumis au jeu cruel de la lutte « en plaza ».

Dès 1867 (1), le docteur Black relatait les excellents résultats qu'il avait obtenus, pendant une épidémie de variole qui sévissait alors à Chesterfield, en empêchant les rayons solaires d'arriver jusqu'à ses malades. Sous l'influence de l'obscurité la variole eut une évolution bénigne, même chez des sujets qui n'avaient jamais été vaccinés. Les pustules se flétrissaient sans devenir purulentes et il n'y avait pas de fièvre secondaire. Ces observations furent confirmées, quelques années plus tard, par Waters (2), et Barlow (3), qui ont employé pendant quatre ans la méthode préconisée par Black. Plus récemment, Gallavatdin (de Lyon) dit s'être servi avec succès, depuis sept ans, du même procédé thérapeutique. Un grand nombre de médecins ont obtenu des résultats qui concordent entièrement avec ceux des premiers expérimentateurs. Tous sont également d'accord pour reconnaître que l'obscurité doit être complète, la moindre faute à cet égard, la plus courte exposition du varioleux à la lumière du jour suffisant pour aggraver la maladie (4).

(1) Black, *Lancet*, 1867, I, p. 792.
(2) Waters, *Lancet*, 1871, II, p. 9.
(3) Barlow, *Lancet*, 1871, I, p. 151.
(4) *Sem. méd.*

Longtemps les médecins appliquèrent cette méthode d'une manière empirique, sans se rendre compte du mode d'action intime de la privation de lumière sur l'atténuation de la variole, ignorant aussi quelles sont les régions du spectre auxquelles il est le plus important de soustraire le malade. Charcot avait cependant émis l'opinion, dès l'année 1859 (1), que l'irritation cutanée produite par l'action de la lumière était due à l'influence exclusive des rayons chimiques. Cette opinion fut confirmée plus tard, par les expériences de Widmark (de Stockholm) et M. Finsen (de Copenhague) en a tiré des conclusions qui présentent un intérêt tout spécial dans le traitement de la variole, et, probablement, dans celui de plusieurs autres maladies. M. Finsen soustrait, d'une façon absolue, ses malades au contact des rayons chimiques du spectre, à l'aide d'un très simple procédé qui consiste à placer devant les fenêtres de la pièce où est couché le malade, des rideaux rouges hermétiquement fermés ou à remplacer les vitres par des verres rouges, et à se servir, la nuit, d'une lampe à verre rouge. L'effet manifeste de ce traitement, contrôlé par plusieurs médecins et de nombreuses expériences cliniques (2), est d'empêcher les pustules varioliques de devenir purulentes : elles se dessèchent vite ; il ne se produit pas de fièvre secondaire (fièvre de suppuration) et l'éruption ne laisse pas de cicatrices.

Il y a longtemps déjà, certains aliénistes proposèrent empiriquement de soumettre les aliénés au traitement par la lumière colorée. Les rayons bleus ont paru être les plus sédatifs : ils conviendraient à tous les cas d'excitation cérébrale. Ils déprimeraient le pouls et la température. J'ai eu l'occasion d'expérimenter, dans plusieurs cas de manie avec excitation violente, ce procédé, sans en avoir retiré le moindre effet thérapeutique.

Quelques médecins, allant plus loin dans cet ordre d'idées, ont pu admettre que la condensation des radiations colorées dans l'eau pouvait faire contracter à cette eau des propriétés curatives. C'est ainsi que le docteur E. Savary (d'Odiandi) accorde un effet vomitif à l'eau exposée, pendant un temps plus ou moins long, de une heure à six heures, aux radiations rouges.

Applications locales. — La lumière possède un pouvoir *anesthé-*

(1) Charcot, *Soc. de Biol.*, p. 63.
(2) Péronnet, thèse 1897.

sique qui est encore, bien que parfaitement connu, peu utilisé. La simple lampe à incandescence a été employée, dans ce but, par plusieurs médecins, et notamment, le docteur Von Stein, de Moscou, qui applique au traitement de certaines névralgies et affections douloureuses, les propriétés analgésiques de ce foyer lumineux. Reprenant ces mêmes expériences, un autre confrère russe, le docteur G. Gatchkowski (de Ribinsk), vint témoigner à son tour, en faveur de l'action analgésique de la lampe à incandescence, fixée dans un spéculum de Fergusson et appliquée sur la partie malade. Le procédé, appliqué de 2 à 10 minutes, lui a donné des résultats très appréciables contre certaines névralgies et contre le lumbago.

Un autre médecin russe, le docteur Ewald (de Kolomna), dont j'ai eu, plus haut, l'occasion de citer les travaux, a appliqué, le premier, la lumière voltaïque au traitement des névralgies. Ses résultats sont remarquables. Ils furent connus du docteur Kozlowski (de Saint-Pétersbourg), qui procéda, de son côté, à des essais analogues, et observa des guérisons ou des améliorations considérables dans les cas de sciatique, de lumbago, de tic douloureux de la face, et de névralgie occipitale. Il se sert d'un arc voltaïque de 70 volts et de 15 ampères. Le malade, placé à une distance de 1 m. 50 du foyer lumineux, en est séparé par un écran de carton muni d'une ouverture au niveau de laquelle on expose la partie du corps appelée à subir l'action de l'arc voltaïque. On protège les yeux à l'aide d'un masque dans lequel sont enchâssés des verres jaunes ou bleus épais. L'exposition dure de 45 secondes à deux minutes. Six ou huit heures après la séance, — au cours de laquelle le sujet n'éprouve rien de particulier, à part une très légère sensation de chaleur dans la partie exposée à la lumière électrique, — la peau devient le siège d'une rougeur assez vive, de démangeaisons et de picotements ; puis au bout de 48 heures environ, commence une desquamation épidermique qui dure de deux à trois jours et laisse après elle une légère pigmentation cutanée. Trois ou quatre séances suffisent souvent pour guérir ou améliorer les malades en traitement (1).

De son côté, M. de Renzi a étudié chez quatre *tuberculeux* l'influence de la lumière électrique appliquée localement. A cet effet, les rayons fournis par un arc (50 volts, 12 ampères) étaient dirigés, à

(1) Ewald, *Sem. Méd.* 1er mai 1897.

l'aide d'un réflecteur, sur le thorax des malades, en même temps qu'un ventilateur électrique, placé à côté, neutralisait la chaleur dégagée par la lumière. Le traitement fut bien supporté par les malades, tous très avancés, très maigres, dont le thorax était, par conséquent, plus perméable à la lumière. La durée de l'action des rayons a varié entre treize et cinquante minutes. Chez tous les malades on a pu constater un abaissement de la température et une diminution du nombre des bacilles dans les crachats. L'état général et les signes stéthoscopiques n'ont pas été modifiés d'une façon appréciable (1).

Un médecin américain, le docteur Thayer a demandé à la lumière la cautérisation des *plaies* de mauvaise nature (chancres, cancroïdes, etc.), et la destruction de petites tumeurs (verrues, nævi, taches pigmentaires) et de certains parasites de la peau. Il se sert, dans ce but, d'une lentille biconvexe et des rayons solaires concentrés à l'aide de cet instrument. Ceux-ci présentent, ainsi rassemblés, une action stimulante irritante, caustique et destructive. La douleur qu'ils provoquent disparaît sitôt après l'application. Ils possèdent une action chimique excitatrice de la vitalité des tissus, grâce à laquelle les ulcérations malignes se transforment en plaies vite recouvertes de bourgeons charnus de bonne nature et se cicatrisent rapidement.

Les bons effets de ce traitement ont été également préconisés par un ophtalmologiste italien, M. A. Sciascia, contre *l'ophtalmie granuleuse* et démontrent à leur tour la puissance bactéricide de la lumière. Mais où elle se révèle le plus manifestement c'est dans le traitement du *lupus*.

Déjà tenté par quelques empiriques et quelques médecins avec un succès très relatif, ce traitement mis au point par le docteur Finsen, de Copenhague, donne, tel qu'il l'a formulé, des résultats inespérés. Il a réussi à concentrer la lumière au moyen de miroirs ou de lentilles, en excluant les radiations ultra-rouges, rouges, orangées, jaunes, inutiles ou nuisibles, les rayons les plus réfrangibles étant les seuls utilisables comme bactéricides. Il se sert pour atteindre ce but d'une couche d'eau colorée par le bleu de méthylène ou le sulfate de cuivre ammoniacal qui laissent passer une lumière bleue ou bleue violette qui est microbicide par excellence. Le soleil ou l'arc voltaïque représentent la source d'énergie lumineuse ; l'appareil op-

_____
(1) De Renzi, *Mouv. thér.*, 16 décembre 1895.

tique destiné à utiliser leurs radiations diffère essentiellement de l'une à l'autre. Les rayons solaires étant parallèles une lentille creuse, plan-convexe, de 20 à 40 centimètres de diamètre, et pleine d'une solution ammoniacale de sulfate de cuivre, suffit. Un jeu de lentilles assez compliqué est, au contraire, indispensable pour concentrer les rayons divergents émanés d'un foyer électrique.

Appliquées au lupus vulgaire, affection locale superficielle, causée par le bacille de la tuberculose, les radiations chimiques ont fourni entre les mains du docteur Finsen des résultats remarquables. Point par point, et de proche en proche, chaque région atteinte est exposée, quotidiennement, durant au moins deux heures, à l'action lumineuse. Le traitement varie de durée de quelques jours à plusieurs semaines. Un érythème plus ou moins accentué, parfois un suintement séreux ou la formation de quelques vésicules représentent le cortège de petits accidents habituels au traitement de placards lupiques. Puis, insensiblement, se produit l'aplanissement de leurs bords, la diminution de la rougeur et la guérison des ulcérations. La cicatrice a bel aspect.

Les résultats, au dire de M. Finsen, sont encore plus rapides et plus remarquables si l'on se sert, pour concentrer les rayons, d'une lentille en cristal de roche et d'un arc de 80 ampères. Le cristal de roche laisse passer les rayons ultra-violets et violets qui sont absorbés partiellement par le verre.

M. Kümmel a confirmé les expériences de Finsen (1). Comparant l'effet sur le lupus de la lumière solaire ou électrique concentrée et celui des rayons de Rœntgen il conclut que l'effet de la lumière concentrée se manifeste parfois très rapidement et qu'il lui est arrivé de voir disparaître de petits nodules lupiques après une seule séance et presque sans cicatrices.

Des considérations que je viens d'exposer il est aisé de déduire l'importance qu'est appelé à prendre, dans la thérapeutique, le rôle de l'excitation lumineuse. Mieux discipliné, mieux adapté au but médical, ce puissant agent physique que les médecins commencent seulement à étudier dans ses rapports avec l'organisme malade, occupera un jour une place d'honneur dans l'arsenal des armes

---

(1) Kümmel, Communication au 27e Congrès de la Soc. Allem. de Chirurgie (avril 1898 .

défensives propres à entreprendre la lutte contre la maladie.

Méfaits. — En regard des incomparables bienfaits dont elle est l'origine, la lumière est susceptible de causer à l'organisme vivant quelques dommages. Outre son action destructive, désorganisatrice quand son intensité est excessive, elle est même, à dose modérée, fatale ou tout au moins dangereuse pour l'animal dans son état embryonnaire.

L'action défavorable de la lumière blanche sur l'œuf des poules a été démontrée par M. Louis Blanc. Cette lumière gène les phénomènes vitaux des cellules de l'embryon. Si un œuf est éclairé inégalement dans la région cicatriculaire, la zone la plus vivante correspond aux points les plus obscurs. Dans l'œuf éclairé, l'embryon se trouve orienté . ns une position anormale : la lumière, de même que toutes les forces qui modifient l'état des cellules du germe, est donc un agent tératogénique, permettant d'obtenir dans l'œuf des formes nombreuses et variées. Il est permis de penser que les conditions d'obscurité dans lesquelles se développe l'embryon humain au cours de la vie intra-utérine ne sont pas indifférentes à sa conformation. Il serait curieux de rechercher chez les animaux les effets du passage à travers l'utérus gravide, des rayons de Rœntgen.

J'ai à peine besoin de rappeler la fréquence des ophtalmies dans toutes les contrées soumises à une violente insolation, telles que les pays intertropicaux, le désert, les steppes de Sibérie ; les altérations réflexes des annexes de l'œil, de la conjonctive, de la choroïde, par irritation traumatique de la rétine. Tous les physiciens qui étudient le spectre obtenu à l'aide de la lumière solaire ou de l'arc électrique sont frappés, s'ils ne prennent pas de minutieuses précautions, de conjonctivite et même de kératite. L'observation de sa partie violette ou ultra-violette, en particulier, a produit, dans certains cas, la kératite ulcéreuse et ponctuée. Les précautions à prendre consistent à se protéger les yeux, suivant le conseil de Foucault, à l'aide de verres d'urane. Le verre d'urane préserve des accidents produits par les rayons les plus réfrangibles, en devenant fluorescent, c'est-à-dire en absorbant, au profit de son changement d'état physique, les rayons actiniques.

M. Finsen, au cours de ses recherches sur la manière dont se comporte l'éruption variolique traitée en mettant le malade à l'abri des rayons chimiques du spectre, a été amené à étudier les lésions inflammatoires déterminées par l'action de la lumière solaire. Il se servit, pour ses expériences, de queues de têtards. Le têtard, gardé deux jours dans l'obscurité complète, était exposé directement au soleil de juin sur le porte-objet du microscope. Au bout de dix à quinze minutes se manifestaient les premières altérations dans les vaisseaux capillaires, la circulation se ralentissait et le long des capillaires on constatait bientôt la présence d'un grand nombre de leucocytes et de corpuscules rouges extravasés. En outre, M. Finsen vit les corpuscules rouges qui ont chez le têtard une forme plane et ovalaire devenir de plus en plus arrondis et, finalement, prendre une forme sphérique.

Il s'agit là d'une contraction du protoplasma vivant, sous l'influence de l'excitation lumineuse. Déjà, en 1870, Auerbach avait observé que les œufs de la grenouille se contractent sous l'influence de la lumière, et Engelmann, en 1884, avait vu les prolongements centraux des cônes de la rétine se raccourcir à la lumière et s'allonger à l'obscurité (1).

L'érythème désigné, communément, sous le nom de coup de soleil, est produit aussi bien par la lumière solaire que par la lumière électrique. Il ne se montre que dans certaines conditions déterminées d'insolation, et est tout à fait indépendant de la température. On doit admettre qu'il est le résultat d'une vive et subite application de lumière riche en radiations chimiques. Il présente chez certains sujets le caractère spécial d'être récidivant. M. Dreyfus a montré à la Société de Médecine de Lyon (7 juillet 1897) une malade, tuberculeuse, présentant cette forme d'érythème à la face dorsale de la main. Elle avait contracté cette affection à Constantinople. Depuis lors, toutes les années, à la même époque, l'érythème reparaît. Il est symétrique, localisé aux parties découvertes : dos des mains, dos de l'avant-bras, laissant libre la région protégée par le bracelet. La malade était alcoolique, mais non cachectique.

Les recherches de Wildmark ont prouvé que ce sont les rayons ultra-violets du spectre qui produisent l'érythème solaire aussi bien que l'érythème électrique. Dès lors, il est aisé de comprendre que, lorsque sous certaines influences atmosphériques, encore mal définies,

(1) Engelmann, *Sem. méd.*, 1893.

la dispersion des rayons extrêmes du spectre est rendue pour un lieu donné plus considérable, un grand nombre de cas d'érythème ou d'affections quelconques de la peau soient susceptibles de se révéler en même temps, chez les individus en état de réceptivité ou de prédisposition. On ne comprendrait pas, autrement, que tous les jours dans des conditions identiques, un grand nombre d'individus exposent au soleil des régions du corps à nu sans en éprouver aucun mal, tandis qu'à un même moment plusieurs cas d'inflammation cutanée se manifestent dans une même contrée. On peut légitimement supposer qu'à ce moment les corpuscules, les gaz et les vapeurs en suspension dans l'air retiennent plus ou moins les radiations calorifiques, et laissent filtrer les rayons les plus réfrangibles. Le soleil de mai est plus dangereux sous ce rapport que celui de l'été.

Hammer a montré que le mouillage de la peau avec de l'eau pour empêcher l'augmentation de la chaleur ne préserve nullement de l'érythème, tandis qu'une solution de sulfate de quinine qui arrête les rayons ultra-violets constitue un moyen préservatif.

Voici rapporté le cas d'une dame de 56 ans qui, depuis l'âge de 24 ans, avait, chaque été, un eczéma à la figure sous l'influence du soleil. Un voile de soie de couleur rouge qui retenait les rayons ultra-violets produisait dans cette circonstance un effet excellent.

On a réuni sous le terme générique *d'insolation* des accidents très dissemblables et même très éloignés les uns des autres, qu'il faut rapporter bien plus à l'élévation de la température qu'au traumatisme provenant directement du contact des rayons solaires avec la peau. En d'autres termes on a confondu le coup de chaleur et le coup de soleil. Ce sont là deux processus fort différents, agissant tous les deux d'une manière spécifique.

Les théories actuelles rapportent, en effet, la pathogénie du coup de chaleur à l'accumulation rapide, chez des individus dont les émonctoires naturels, le poumon, la peau, les reins sont devenus tout à coup insuffisants par surproduction de travail, par surmenage, par paludisme, de matières extractives, de toxines, de leucomaïnes, etc. L'action paralysante, inhibitrice, des poisons organiques ou adventices sur le bulbe, amène la syncope et souvent la mort, le cœur en diastole.

Le coup de soleil conduit à des accidents graves et souvent à la mort également, par un processus unique : l'épuisement subit, en général, du système nerveux par excitation exagérée. L'individu, frappé de ce traumatisme comparable à toute irritation excessive de l'organisme par tout autre agent physique, succombe, soit avec des symptômes d'épuisement cérébral, forme méningitique, soit par arrêt du cœur (en systole).

Il n'est pas rare, d'ailleurs, que la combinaison des deux ordres de causes : coup de chaleur et coup de soleil, amène une symptomatologie hybride dans laquelle il n'est pas facile de distinguer la part proportionnelle de chacune d'elles dans le développement des accidents. On est déjà fort embarrassé en face de ces accidents, toujours aigus ou suraigus, de déterminer la part qui peut revenir, dans leur genèse, aux intoxications extrinsèques, à l'infection, etc. Aux colonies, par exemple, en face d'un coup de soleil grave, il est souvent nécessaire d'invoquer la participation du paludisme, du surmenage musculaire dans la production des accidents que les médecins militaires désignent sous le nom d'insolation-asphyxie. En réalité, qu'il s'agisse du traumatisme lumineux, de la présence insolite de toxines accumulées, d'infection paludéenne ou autre, le processus commun des accidents réunis sous le vocable d'insolation, doit toujours être rapporté à un épuisement subit des régions nerveuses qui président à la vie végétative. Le traitement de ces accidents vient, lui-même, fournir une preuve à cette interprétation théorique. L'injection sous-cutanée d'éther constitue la meilleure médication de ces accidents ; la stimulation qu'apporte l'éther au système nerveux central suffit, dans un grand nombre de cas, à ramener la vitalité près de s'éteindre. Tous les médecins militaires allemands sont tenus de porter sur eux-mêmes, pendant les marches d'été, une seringue de Pravaz et un flacon renfermant 20 gr. d'éther. Je crois que l'injection d'huile camphrée stérilisée serait préférable, si l'on juge ses effets par ceux qu'elle produit contre le collapsus post-hémorragique et le choc traumatique.

C'est encore à cette symptomatologie hybride du coup de soleil et du coup de chaleur qu'il convient de rapporter les accidents si nombreux et souvent mortels qu'on observe à New-York les jours caniculaires. Ces accidents vont de la simple prostration à la forme asphyxique ou légère, et à la forme hyperthermique ou grave de l'insolation. On l'observe particulièrement de 2 à 5 heures de l'après-midi. D'après le docteur Lambert, il s'agit d'un shock nerveux précédé souvent de prodromes qu'on ne peut rapporter qu'à un épuisement nerveux : faiblesse musculaire, anorexie, agitation ; irritabilité, insomnie, pouls rapide et faible, diminution notable des mouvements respiratoires. La mort, dans un grand nombre d'observations recueillies par le Dr Lambert (1), a toujours été causée par paralysie du centre de la respiration et du cœur, ce qui confirme pleinement la théorie de l'épuisement aigu par traumatisme lumineux.

Les aspersions, les lotions froides, le bain refroidi jusqu'à 6 degrés et très court, mais répété avec des frictions vigoureusement pratiquées entre chaque immersion, constituent, avec l'instillation dans le nez de quelques gouttes de nitrite d'amyle et les injections d'éther ou d'huile camphrée, le traitement de choix. La conscience revient souvent dès les premières applications de ce traitement. Parfois le malade ne la récupère qu'au bout de deux jours et davantage.

On retrouve le danger d'une excitation lumineuse violente et subite dans la constatation trop fréquente des cas d'ophtalmies, de cécité, produits soit par le passage sans transition de l'obscurité à la pleine lumière, soit par la fixation d'un foyer électrique intense. Certains sujets sont devenus amblyopiques ou aveugles, après avoir fixé un éclair dans la nuit profonde. Il s'agit dans ce cas de la paralysie partielle ou totale de la rétine. Denys le Tyran enfermait dans des carrières, les trop célèbres Latomies, les prisonniers plongés ainsi, durant de longs mois, dans l'obscurité la plus complète. Puis, subitement, il les faisait passer à l'étage supérieur blanchi à la chaux et inondé de soleil. La plupart devenaient immédiatement aveugles.

M. Robert Hill, médecin major à bord du *Victory*, rapporte (2) qu'il fut appelé auprès d'un homme de 20 ans, ouvrier à bord d'un navire, qui se plaignait d'avoir de grandes douleurs aux yeux. Les larmes coulaient abondamment et la photophobie était telle qu'il ne pouvait relever les paupières. L'auteur y instilla une solution de cocaïne. Cinq minutes plus tard, le malade pouvait distinguer le nombre des personnes qui se trouvaient dans la salle, mais non pas le nombre des doigts qu'on lui plaçait devant les yeux. Les pupilles étaient un peu dilatées, la conjonctive palpébrale était profondément congestionnée ; la cornée était claire. L'auteur crut qu'un corps irritant

(1) Lambert, Comm. à l'Ac. de méd. de New-York, mai 1897.
(2) Robert Hill, *The Lancet*, 21 juillet 1897.

était tombé dans les yeux du malade, mais celui-ci affirma qu'il n'en était rien. Il raconta, cependant, que la veille il avait regardé, pendant trois minutes, la vrille électrique avec laquelle on fore des trous dans les plaques métalliques. En reprenant ensuite son ouvrage, tout lui parut teinté d'une couleur or foncé.

Un second cas, observé par le même médecin, concerne également un marin qui a regardé la vrille électrique, et chez lequel les mêmes symptômes se sont produits.

La pathogénie de l'affection de ces deux malades est analogue à la cécité causée par la neige. Toutes deux dépendent de l'irritation traumatique des branches de la division ophtalmique du cinquième nerf. L'effet dangereux de la lumière électrique est certainement lié à l'abondance de ses rayons violets et ultra-violets.

M. Cassien, élève du service de santé de la marine (1), a étudié cette intéressante question des dangers de l'éclairage électrique sur l'appareil de la vision. Ce jeune confrère a eu l'occasion d'observer chez des matelots restant en faction quatre heures de suite devant un foyer lumineux intense, divers troubles de la vue, tels que brouillard gênant la vision, mouches volantes, douleurs péri-orbitaires, affaiblissement de l'acuité visuelle. Il est fréquent que ces symptômes relèvent d'une névrite optique ou d'atrophie du nerf qui conduit rapidement ou insensiblement le malade à la cécité.

Les hommes à iris peu chargés en pigment ; les yeux bleus ou verts sont plus prédisposés à ces accidents que les bruns. Les verres colorés capables d'intercepter les rayons du spectre les plus réfrangibles, les rayons violets et ultra-violets, sont nécessaires à tous ceux que leur profession oblige à fixer un foyer lumineux intense, même très momentanément, ou à s'en approcher. Le verre d'urane est bon : il intercepte toutes les radiations ultra-violettes grâce à ses propriétés fluorescentes. Il doit être doublé de verres jaune foncé ou rouges. C'est ainsi que les ouvriers des forges du Creusot, qui pratiquent la soudure des métaux à l'électricité, reçoivent tous, de la Société, des lunettes à verres jaunes et rouges associés.

(1) Cassien, Thèse inaugurale.

§ 2. — LE « BAIN DE LUMIÈRE »

SA MÉTHODE — SES EFFETS

Le champ des applications thérapeutiques de l'énergie physique, à peine exploré il y a vingt ans, fournit déjà, grâce à l'opiniâtre labeur de quelques hardis pionniers, une ample moisson de résultats pratiques. Après le froid, la chaleur, l'électricité, le mouvement, voici que la lumière occupe à son tour une place honorable dans la hiérarchie des modalités diverses sous lesquelles il nous est possible de dispenser à l'organisme humain la force naturelle. Je m'honore d'avoir été l'un des premiers promoteurs du traitement par le bain de lumière. Dès le 15 avril 1896, je signalais à mes confrères (1) l'inauguration de mes premiers essais dans cette voie qui devait, tant entre mes mains qu'en celles de plusieurs médecins qui me suivirent, se montrer des plus fécondes. Je n'ai cessé, depuis lors, d'en poursuivre l'application, et, aujourd'hui que la méthode s'est perfectionnée et fixée, je puis apporter le résultat de nombreuses observations, en même temps qu'exposer quelques considérations de clinique physiologique sur la nouvelle médication.

Le bain de lumière représente le type du traitement naturel. Une notable partie de l'humanité y est quotidiennement soumise ; l'animal en reçoit continuellement les bienfaits. Il est nécessaire au végétal pour effectuer son développement. Seul l'homme civilisé s'en prive volontairement dans l'état de santé, quitte à y recourir avec excès lorsqu'il devient malade. La lumière agit sur tout organisme vivant : son action s'étend au règne minéral où nous la voyons favoriser les affinités chimiques des corps dans leurs réactions réciproques, décomposer les autres, produire, par sa seule puissance, ici des oxydations, là des réductions. Son pouvoir est considérable ; il est multiple. Effets chimiques, effets calorifiques, effets lumineux s'associent indubitablement dans une triple action modificatrice favorable des milieux organiques. Naturellement associés, syndiqués, dans la composition de la lumière, nous devons les appliquer ainsi en thérapeutique,

(1) Guimbail, *Revue de Thérapeutique par les Agents physiques*, 15 avril 1896.

sans chercher à les séparer pour les utiliser individuellement, suivant certaines vues théoriques. Telle est l'idée fondamentale qui m'a guidé dans la recherche de la source lumineuse la mieux appropriée au traitement des malades. J'ai voulu y faire servir la lumière totale. En effet, l'expérience conduit à démontrer l'existence, en une même région du spectre, des trois formes différentes de radiations. Dans aucune région visible du spectre on ne peut dissocier l'une des autres. Bien mieux, tout affaiblissement apporté à l'une des propriétés de l'une des radiations s'accompagne obligatoirement de l'affaiblissement proportionnel des deux autres propriétés de cette même radiation. Opérer une sélection dans les effets d'une source lumineuse dont on souhaite le maximum d'énergie équivaudrait donc à un non-sens physique. Nous devons considérer la lumière comme un seul et même mouvement vibratoire capable de produire, suivant les corps sur lesquels il s'agit, des effets calorifiques, chimiques, lumineux.

Nous demanderons à la *source de lumière* une puissance réglable et suffisante, des qualités de diffusion et de dispersion ; enfin nous la choisirons totale, c'est-à-dire exempte d'excès de radiations spectrales extrêmes, rouges ou infra-rouges, violettes ou ultra-violettes. La source la plus aisément maniable, qui répond le mieux à ces conditions, est, sans contredit, la lampe à incandescence. Elle est de beaucoup préférable à la lampe à arc, trop riche en radiations chimiques, de diffusion peu considérable, s'éloignant de la lumière naturelle totale par la disproportion qui la caractérise entre le nombre des différentes radiations. Enfin elle présente cette condition qui n'est pas à dédaigner, bien que son application n'ait été encore l'objet d'aucune conclusion définitive, qu'elle se rapproche étroitement de la lumière solaire. En effet, outre qu'elle est médio-spectrale et que tous les rayons y sont contenus en proportion normale, ceux-ci doivent, avant d'arriver à nous, traverser le vide de l'ampoule. Il en est de même des radiations solaires qui, avant de parvenir aux limites de notre atmosphère, doivent traverser les espaces vides interplanétaires.

C'est pour obéir à cette idée directrice que j'ai renoncé à ma première tentative de filtrer la lumière à travers une solution alunée, afin de la dépouiller de ses radiations calorifiques. J'arrêtais en même temps une partie notable de ses radiations chimiques et lumineuses. En sorte que mon bain de lumière est forcément accompagné d'un bain de chaleur, dont les effets tout à fait distincts de ceux de la

lumière s'ajoutent utilement à ceux-ci. On sait, pourtant, qu'ils en
sont complètement distincts, par les expériences pratiquées sur les
végétaux. La coloration des feuilles et des fleurs, la maturité des fruits,
les échanges chimiques entre le milieu ambiant, la terre ou l'atmosphère et la plante, l'ont péremptoirement établi.

L'appareil fort simple, à l'aide duquel j'administre à mes malades
le bain de lumière, se compose essentiellement d'une caisse à ventilation graduable, à l'intérieur de laquelle est disposée en groupes différents, qu'on répartit au gré des indications présentées par le malade,
une batterie de lampes à incandescence. Ces lampes, à voltage bien
déterminé, sont reliées à la source d'énergie électrique par un circuit
sur lequel on intercale une résistance qui permet de varier l'intensité
lumineuse. On doit la pousser au blanc étincelant. C'est à cette
période, apogée de leur éclat, que le bain possède son maximum
d'effet. J'emploie des lampes de 3 w.5, au nombre de cent, réparties
en trois circuits.

Le malade, assis ou étendu sur une chaise longue, est roulé à l'intérieur de l'appareil. Il doit être déshabillé, mais recouvert d'un
peignoir ample, en fil, blanc. La durée du bain oscille, suivant les
indications, de dix à trente minutes.

Mode d'action. — Le processus intime par lequel l'énergie lumineuse agit sur l'organisme n'est pas définitivement démontré. Il est
évident que de l'analogie physique des ondes lumineuses et des ondes
électriques il est permis de conclure à la similitude de leurs effets
thérapeutiques. Mais la solution du problème ne s'en trouve pas
sensiblement avancée. Il est, cependant, des données certaines, des
faits acquis par l'expérimentation, qui nous permettent de pénétrer
assez loin dans le domaine des actions moléculaires et dynamiques
attribuables à l'excitation lumineuse. Nous savons, d'une manière
positive, que l'énergie lumineuse suffit à fixer dans la cellule végétale le carbone et l'hydrogène à l'état de cellulose, de chlorophylle,
de matières grasses, par décomposition de l'acide carbonique. Il est
prouvé que la lumière est nécessaire à produire, dans cette même
cellule, le phénomène de dissociation et celui de synthèse. Effet mécanique puissant qu'aucune autre forme d'énergie n'est apte à suppléer. Nous savons, encore, que l'excitation lumineuse fournit, à elle
seule, l'énergie de tension qui passe, en se transformant, du minéral

au végétal, et, ensuite, du végétal à l'animal, force vive dont le cycle éternel préside à l'assimilation de la matière, comme il commande ses métamorphoses.

Mais une telle série de transformations successives n'est pas indispensable à l'absorption par l'organisme humain de l'énergie lumineuse. Chez le blanc, tout au moins, la fine et délicate contexture de la peau, privée de pigment, permet aux radiations lumineuses de la traverser sans difficulté. Plusieurs expérimentateurs, et, notamment, le docteur Onimus, ont pu, ainsi que je l'ai signalé au paragraphe précédent, impressionner une plaque photographique par des rayons lumineux se frayant un passage à travers la paume de la main. La pénétration de la lumière à travers les tissus végétaux ou animaux est péremptoirement démontrée par les expériences de M. Finsen, de Copenhague (1).

J'ai moi-même prouvé, dans ce travail, qu'elle s'y emmagasine et qu'elle peut être restituée ensuite au milieu ambiant. Enfin j'ai aisément établi que l'organisme, transformateur général et puissant de toutes les formes d'énergie entre elles, peut devenir lui-même générateur de lumière, témoin la faune des grands fonds marins, le ver luisant, la luciole, l'œil de certains animaux, etc. Ainsi se trouve réalisée l'assimilation complète de l'énergie nerveuse à l'énergie physique dont elle représente l'une des formes, car elles peuvent toutes les deux se transformer en mouvement, en chaleur, en lumière, et par action réciproque de l'une sur l'autre se transformer l'une en l'autre. L'action volontaire, inhérente à la seule énergie nerveuse, n'établit pas entre les deux une différence fondamentale d'origine, elle ne permet pas de leur accuser une nature distincte. Elle fait de l'énergie nerveuse une modalité à part, empruntant ses caractères propres à la *transformation* de l'énergie physique par la cellule vivante. Sur quels éléments porte-t-elle son maximum d'action? Comment se répartit surtout l'excitation lumineuse? En répondant à ces deux questions j'aurai, du même coup, exposé ses usages thérapeutiques.

Le bain de lumière agit à la fois sur la périphérie par excitation des innombrables terminaisons nerveuses centripètes du derme; il agit sur la masse sanguine considérable contenue dans les vaisseaux

____

(1) *Revue*, 15 juillet 1898.

de la peau qui en absorbe et en retient certainement la partie la plus importante.

L'excitation lumineuse portée sur les rameaux nerveux tégumentaires et conduite de là aux centres spino-cérébraux pour y être transformée et absorbée, est manifestement *dynamogène*. Elle est tonique, au sens propre du mot ; elle active évidemment, par des degrés insensibles, la rénovation moléculaire nutritive du neurone central et périphérique et, par la suite, augmente sa force d'une manière durable. Ce processus intime, dont la preuve directe demeurera toujours irréalisable, nous est amplement démontré par l'observation des hommes ou des animaux insuffisamment éclairés ou soumis à l'obscurité. Soit que l'énergie lumière s'ajoute à la suite de sa transformation intra-protoplasmique, à l'énergie neuro-motrice, soit que, par action indirecte sur le neurone elle en fasse surgir des forces nouvelles, latentes, produites par une suractivité trophique de l'élément nerveux, il est incontestable que le bain de lumière produit un accroissement de la vie dans ses multiples manifestations physiques et psychiques. Ce phénomène est trop connu pour que je m'y arrête. Pour M. Bouchard le système nerveux, par ses extrémités périphériques, puise, dans les radiations solaires, les éléments de force qu'il transmet, ensuite, aux organes suivant les besoins de la métamorphose organique.

La lumière agit favorablement sur le *sang* de deux manières distinctes dont l'observation clinique nous fournit encore la preuve évidente. Sous son influence l'hématie acquiert des propriétés trophiques manifestes. Outre que sa quantité s'accroît, il fixe plus d'hémoglobine, il devient rutilant et se développe en même temps que les cellules chromoblastes apparaissent plus nombreuses, de couleur plus foncée et que leur transformation en hématies se fait beaucoup plus rapidement. Consécutivement à ces effets la peau se colore, le pigment se produit et s'étale, la teinte chlorotique ou la pâleur anémique se modifient favorablement.

Grâce à l'excitation propre à l'énergie lumière, la *peau* devient fonction du poumon. L'hématie se charge d'oxygène au niveau des capillaires pulmonaires ; la réduction de l'oxyhémoglobine est favorisée par le bain lumineux. Les expériences pratiquées dans cette direction, à l'aide de l'appareil et de la méthode de Hénocque, sont très démonstratives. Le temps de réduction de l'oxyhémoglobine varie, pour la majorité des sujets, de un à trois, suivant que l'observation est pratiquée dans un milieu non éclairé ou qu'elle est faite en plein soleil. La lumière exerce donc une action indéniable et facile à contrôler sur l'organisation du globule sanguin ; grâce à ses effets de réfraction et d'absorption sur la masse sanguine superficielle, elle accroît, d'une manière évidente, la fonction hématopoiétique.

En dehors de l'exaltation des fonctions protoplasmiques de l'hématie, par suractivité des mutations nutritives, la lumière modifie directement la composition du sérum. Elle intervient d'une manière immédiate dans les échanges solides et gazeux ayant pour siège les milieux vasculaires. Elle exerce, enfin, vis-à-vis de ces milieux, une action microbicide et *antiseptique* indéniable, et diminue leur vulnérabilité aux causes d'intoxication. Ces multiples effets de l'imprégnation lumineuse sont rendus manifestes par l'observation des animaux ou des individus soumis à l'obscurité ou vivant habituellement dans des milieux sombres, les mineurs par exemple. L'expérience (1) et la clinique s'accordent à démontrer que chez ceux-ci la résistance aux causes d'intoxication ou aux agents infectieux est notablement diminuée. Le traumatisme lumineux s'unit à l'action chimique oxydante pour tuer les bactéries. Pour être inférieur à l'action solaire directe, le pouvoir bactéricide de la lumière s'exerce certainement à travers l'écran tégumentaire, et nous pouvons admettre, sans difficulté, l'épuration directe du sang par les radiations lumineuses au cours du bain de lumière. Les échanges entre l'hématie et les tissus sont ralentis, chez les individus privés de lumière, tandis que leur peau revêt une coloration terne, jaune-pâle, privée d'éclat. Le ralentissement des échanges atteint surtout l'assimilation des minéraux.

Le bain lumineux retarde notablement le second acte digestif cellulaire : la *désassimilation*. On sait que l'homme ou l'animal exposés à la lumière ont besoin, pour se nourrir, d'une quantité moindre d'aliments que si on les soumet à l'obscurité. Le nègre vit d'un poids extrêmement réduit de substances alimentaires ; le méridional mange sensiblement moins que l'homme du Nord. Quant aux animaux, le rapport de leur poids à la quantité d'aliments ingérée se trouve renversé des pays ensoleillés aux climats sombres. La conséquence di-

_____

(1) Recherches de MM. de Renzi et Mazella.

recte de cette action remarquable de l'agent lumière, c'est la lutte contre l'obésité. Celle-ci étant liée, on le sait, à des altérations de la fonction désassimilatrice de la cellule, trouve dans l'excitation lumineuse sa prophylaxie et son traitement.

En dehors de leur action directe, les radiations lumineuses possèdent vis-à-vis de l'organisme un *pouvoir calorifique* des plus remarquables. Indépendamment de la chaleur rayonnée par le foyer lumineux, le sujet soumis même à la lumière diffuse réfléchie par des miroirs plans, ainsi que j'en ai fait l'expérience, voit sa température s'élever de plusieurs dixièmes de degré centigrade. C'est le phénomène inverse qui se produit dans le refroidissement nocturne, constant chez les animaux. Il est à noter d'ailleurs, et ce fait m'a beaucoup frappé, que le refroidissement du sujet qui sort d'un bain de lumière se fait avec une remarquable lenteur. Il semble que l'absorption de calorique soit de nature spéciale et que son émission soit rendue difficile par les conditions mêmes de son enregistrement. Mes observations s'accordent à démontrer que la déperdition de chaleur se fait, chez les individus qui viennent d'être soumis au bain de lumière, dans un temps trois fois plus considérable que chez ceux qui viennent d'être exposés à une source de chaleur obtenue à l'aide de tout autre procédé : air sec, sable chaud, vapeur, etc.

Indications. — Des considérations qui précèdent il est aisé de déduire les indications principales du bain de lumière en thérapeutique. Son action reconstituante sur l'hématie, et bactéricide sur le sérum nous le feront prescrire contre l'anémie et la chlorose et, en général, contre toutes les formes de dyscrasie sanguine provoquée par une intoxication auto ou exogène. Les toxhémies se trouvent favorablement influencées par cette circonstance inséparable du bain de lumière : l'augmentation de la capacité respiratoire, c'est-à-dire de la quantité d'oxygène fixable sur l'hématie à chaque mouvement respiratoire.

Nous prescrirons le bain de lumière contre toutes les formes de débilité générale, d'épuisement nerveux, en raison de ses propriétés éminemment toniques. Nous avons vu, en effet, que le raisonnement comme l'observation clinique s'accordent à prouver que l'absorption par les centres nerveux de l'énergie électrique ou lumineuse, transformée en force nerveuse, aboutit au relèvement du pouvoir vital,

que son terme ultime se résoud en exhaussement du potentiel neuro-moteur et se traduit pratiquement par l'exaltation des fonctions
psychiques, de la virilité, etc.

En outre de son pouvoir dynamogénique, nous demanderons au
bain de lumière la guérison des diverses génitopathies chez la femme.
La dysménorrhée guérit par son application répétée ; l'aménorrhée
disparaît le plus souvent, surtout celle des jeunes filles. Les douleurs
ovariennes sont calmées. En somme, la lumière agit profondément
sur le système génital de la femme, ce qui est aisé à déduire de ses
propriétés hématopoïétiques et de son rôle sur le niveau de la tension
artérielle. Celle-ci s'est, en effet, trouvée constamment relevée, et
d'une manière notable, chez les sujets soumis par moi au bain de
lumière.

Pour ces mêmes raisons, d'ordre physiologique, nous soumettrons
à la cure de lumière les obèses. J'ai exposé plus haut le rôle de cet
agent puissant sur le processus nutritif de désassimilation, toujours
atteint dans la polysarcie. On comprend, d'ailleurs, que l'amélioration
des fonctions du sang, jointe à l'augmentation de la tension artérielle,
suffisent à combattre l'envahissement des tissus par la graisse. Les
résultats cliniques dép..ssent en ceci les espérances les plus optimistes.
La faculté avec laquelle nous pouvons diriger sur telle région du
corps les faisc..ux de lumière nous permet même de traiter avec
fruit l'obési.. .ocale, pour laquelle nous sommes souvent consultés.

Enfin, et bien que je possède sur ces derniers points un nombre
restreint d'observations, je dois signaler l'effet favorable, dont
j'ai été témoin chez plusieurs malades, du bain de lumière sur certaines
dermatoses et notamment sur un cas d'eczéma rebelle, et aussi l'amélioration notable de trois cas de dyspepsie, dont la formule chimique
m'était inconnue pour l'un, tandis que les deux autres étaient caractérisés par l'hyperacidité et l'hyperpepsie.

Il est désormais permis d'affirmer que, tout au moins dans les
affections énumérées ici, en dehors des dermatoses et des gastropathies pour lesquelles mon expérience ne suffit pas à me prononcer, le
bain de lumière constitue un procédé efficace de traitement et que
la thérapeutique s'est enrichie, avec lui, d'une arme des plus puissantes,
dont le maniement simple et pratique permet l'emploi chez un grand
nombre de malades, en tout lieu, en toute saison, par n'importe quel
médecin familiarisé avec la pratique des agents physiques.

DEUXIÈME PARTIE

THÉRAPEUTIQUE PHYSIOLOGIQUE

CHAPITRE Ier

DU MODE D'ACTION DES AGENTS PHYSIQUES SUR L'ORGANISME HUMAIN

Il n'est pas suffisant de savoir que l'application des agents physiques à la guérison des maladies réalise une incontestable et, contre certaines affections, une merveilleuse méthode thérapeutique. Une telle constatation ne s'élève pas au-dessus de l'empirisme aveugle et imprudent qui subsiste, comme une sorte d'anachronisme, en face des progrès incessants dont s'enorgueillit chaque étape de la Science. L'esprit, en quête de preuves ou pour le moins d'une base rigoureuse d'observation, est avide d'approfondir les raisons de ce qu'il constate. Grâce au développement du champ de nos connaissances, les méthodes ne lui font plus défaut.

Il m'a paru du plus haut intérêt d'essayer à pénétrer la nature du processus intime par lequel les agents physiques apportent à l'organisme la perturbation curative à laquelle ils doivent la première place en thérapeutique. Il nous importe grandement de savoir à quelles sortes de réactions ils donnent naissance, par quelle série de modifications intimes ils suscitent, dans les divers territoires de l'organisme, un fonctionnement plus régulier, une énergie plus active, une nutrition plus complète. J'avoue, dès le début, que nous entrons là dans le domaine de l'hypothèse, domaine fécond, d'ailleurs, puisqu'il a donné naissance aux plus importantes découvertes de notre siècle.

Neurogénèse. — Il convient, tout d'abord, d'admettre que le système nerveux qui préside et dirige toutes les fonctions, qui constitue le grand régulateur de toutes les manifestations de la vie, est primitivement excité, que cette excitation se transmet dans tout l'arbre nerveux dont aucune partie n'est indépendante et que, cheminant de proche en proche, elle va se réfléchir dans les centres supérieurs et, de là, transformée, porter la vie et le mouvement aux régions antérieurement frappées de paresse fonctionnelle ou de déchéance anatomique. Grâce à cette bienfaisante impression les ordres conscients ou inconscients, émanés de l'axe cérébro-spinal, qui dirigent les fonctions organiques, sont lancés avec plus d'autorité et plus d'à-propos et l'obéissance à ces ordres devient plus complète et plus absolue dans les diverses parties de l'économie placées sous leurs attributions.

Telle est l'esquisse, pâle et incomplète je le reconnais, du phénomène vibratoire qui sollicite la cellule nerveuse dans l'intimité de nos tissus. Ce phénomène a pour base l'ébranlement périphérique initial qui se nomme l'excitation.

Considérée dans son mode d'action intime, l'excitation, lorsqu'il s'agit d'application *générale* des agents physiques, peut se définir : un état d'accélération du mode d'exercice habituel des fonctions. Elle se traduit par une plus grande célérité de la circulation, l'amplitude du pouls, l'augmentation de sa tension, l'ampleur de la respiration, le développement de la chaleur centrale, la coloration de la face, l'accroissement de toutes les énergies : cérébrale, musculaire, etc., l'augmentation de la sensibilité générale, l'abondance des sécrétions, enfin l'eutrophie, c'est-à-dire le développement de la nutrition. L'excitation *localisée* se manifeste par un surcroît de vitalité en rapport avec le taux physiologique de la nutrition, le développement ou la reproduction d'un tissu, de sa contractilité ou de sa sensibilité.

Excitation consciente. — L'excitation d'origine physiologique peut venir du dehors ou du dedans, des extrémités sensitives périphériques ou des sensibilités viscérales. Vient-elle du dedans ? Elle a pour point de départ soit les régions psychiques cortico-cérébrales, soit les plexus viscéraux dépendant du grand sympathique. Si elle vient du dehors, elle prend sa source dans les impressions diverses nées du monde extérieur, des *circumfusa*, par lesquelles ceux-ci entrent en conflit avec notre organisme. Elle est conduite jusqu'aux centres nerveux par les nerfs sensibles dont les extrémités périphériques sont en connexion directe avec la peau et les organes des sens. De quelque point qu'elle vienne, elle s'irradie, elle se répercute plus ou moins sur l'ensemble de l'organisme. Ceci est désormais de connaissance certaine. Une sensation visuelle amplifie l'énergie musculaire. Fermez les yeux et pressez le dynamomètre : il indiquera je suppose 30 kilogs ; ouvrez les yeux et recommencez l'opération, il en marque 33. Fixez un foyer lumineux intense, il va jusqu'à 35. Enfin il monte à 38 si ce foyer est regardé à travers un verre de couleur rouge ardent. L'action de la lumière et de la lumière colorée est donc dynamogénique. Un seul territoire du système nerveux, isolé, sollicité par un agent physique, a pu irradier son excitation sur les zones psycho-motrices et de là jusqu'aux muscles de la main. Bien plus : il a été possible de différencier chaque couleur au point de vue de son pouvoir dynamogénique. On a ainsi trouvé une période croissante du violet au rouge, les oscillations de l'énergie musculaire augmentant en rapport inverse avec le nombre des oscillations lumineuses. On peut démontrer également, en ce qui concerne les vibrations sonores, l'influence de l'excitation des extrémités nerveuses auditives sur la tonicité générale : effets dépressifs ou d'exaltation suivant le timbre, la hauteur du son, les combinaisons musicales, etc.

L'excitation du goût et de l'odorat est non moins frappante dans ses effets généraux. Tous les habitués des sports réclamant une énergie musculaire considérable savent, par expérience, qu'un morceau de sucre pris à temps suffit pour permettre au système nerveux déjà fatigué un effort nouveau. Ce n'est pas en raison de la très faible quantité de nicotine introduite dans l'organisme, que le tabac arrive à déterminer un effort de circulation et de respiration, mais bien parce qu'il excite les premières voies digestives et circulatoires. L'action sur la pituitaire des sels, des acides, de l'éther, des parfums est non moins manifeste.

L'excitation née des actions vitales psychiques ou viscérales est elle-même un puissant dynamogénique. Les émotions peuvent être indépendantes de toute excitation présente : qu'elles se manifestent à l'occasion d'un rappel de mémoire ou qu'elles naissent de toutes pièces, elles dépriment la tonicité générale si elles sont de nature triste, elles l'exhaussent et la fortifient si elles sont gaies. Même quand elles sont de nature triste, nous pouvons en faire un drainage judicieux et si notre volonté est puissante, au lieu de les stériliser sur place, les faire servir comme une force qu'elles sont, à des déterminations intellectuelles ou musculaires. Le travail intellectuel pris modérément exalte les forces musculaires, développe la circulation et la respiration, augmente la quantité des déchets et constitue pour certains cerveaux un véritable aliment nécessaire, un *pabulum vitæ*. Pris en excès, il est débilitant par épuisement de la cellule nerveuse.

Il est une autre source d'excitation purement psychique. Je n'entends pas parler ici d'hypnotisme, de sommeil provoqué, tel que l'entendit jadis l'école de la Salpêtrière et, plus tard, le pratiqua celle de la Charité, mais il est incontestable que la parole transmise aux centres auditifs y apporte une excitation d'origine physique (ébranlement du nerf acoustique et du centre) qui, élaborée, et transformée après son établissement sur les centres psycho-moteurs, est de nature à y provoquer ce qu'on nomme la *suggestion*. A la condition de n'entendre, par ce mot, que ce qu'il comporte, c'est-à-dire la vibration nerveuse née de toutes pièces dans le centre cortical psycho-moteur par le fait de répercussions répétées du centre auditif y provoquant l'énergie de volonté, on peut assurer qu'il s'agit là d'un phénomène d'excitation dynamogénique en tout analogue à celui dont le point de départ reconnaît un agent physique.

Excitation inconsciente ou mixte. — A l'état normal, nos organes sont insensibles : leurs fonctions s'accomplissent silencieusement sans participation de notre être conscient si bien que l'on a pu dire que l'état de santé consiste à ne pas soupçonner leur existence. Il n'en est pas moins vrai que leur fonction ne s'accomplit pas sans que certaines sensibilités mises en jeu indépendamment du sensorium, remontent jusqu'aux centres nerveux et y entretiennent le stimulus, qui fait partie intégrante de la vie elle-même. Quand sous l'influence d'une altération pathologique, ces sensibilités obtuses, latentes à l'état normal, se réveillent, les branches sympathiques qui relient les viscères aux centres nerveux, n'y conduisent plus l'excitation régulière et bienfaisante, mais une vibration exagérée, viciée, qui apporte le trouble et le désordre à la place d'une action physiologique.

Le sens musculaire lui-même fournit son contingent d'excitation au grand carrefour organique du stimulus physiologique. Le mouvement est nécessaire à l'entretien de l'activité musculaire ; certains individus présentent des muscles extrêmement développés, mais sans énergie, incapables de produire un effort soutenu, tandis que les gymnastes aux muscles grêles, mais aux actions nerveuses développées par l'exercice méthodique et constant, fournissent une somme de travail considérable et facile. Telle est l'explication du phénomène de l'entraînement : à l'analyser de près, il ne comporte pas nécessairement, un développement de la fibre musculaire en rapport avec l'énergie à dépenser. Il est vrai que le muscle exercé se nourrit mieux : sa circulation intime s'exagère, le sang, mieux renouvelé, lui apporte en plus grande quantité les matériaux nécessaires à sa nutrition et lui soustrait ses déchets avec plus de régularité. Il tend donc en principe à se développer. Il n'en est pas toujours ainsi et j'ai maintes fois observé chez des neurasthéniques sédentaires et confinés, auxquels je prescrivais de l'exercice tant pour l'effet du plein air que dans le but de rendre à leur tonicité musculaire la puissance qui leur faisait défaut, j'ai maintes fois observé une diminution des masses musculaires coïncidant avec le retour d'un développement notable des forces. La question d'amaigrissement, c'est-à-dire de fonte graisseuse, était hors de propos ; les neurasthéniques dont je parle ici, étant des maigres avec reliefs musculaires accusés, type beaucoup plus fréquent qu'on ne serait tenté de le croire et qui représente, à mon avis, l'une des formes les plus précises de la neurasthénie, au sens étymologique propre : mécanisme et transmissions intacts, tension nerveuse insuffisante.

Ce n'est donc pas dans l'ampliation de la fibre musculaire que nous trouvons le secret des méthodes d'entraînement : il faut remonter plus loin dans l'interprétation du mouvement, jusqu'à l'axe cérébro-spinal ou tout au moins jusqu'aux terminaisons de ses expansions motrices intra-musculaires. Par l'intermédiaire de celles-ci, l'excitation que leur impose l'espèce de massage auquel les contractions réitérées les soumettent, se transmet de proche en proche jusqu'aux troncs nerveux et de là aux centres. Elle y détermine le phénomène connu en physiologie sous le nom de *Sommation des excitations*. La vibration moléculaire qui se propage de proche en proche dans le nerf, à la suite d'une excitation portée sur un point quelconque de son trajet, présente ce caractère particulier qu'elle s'accroît au fur et à mesure qu'elle chemine dans le conducteur nerveux. Si, en effet, on porte successivement sur deux points d'un même nerf moteur une excitation identique, l'excitation du point le plus éloigné du muscle produit une contraction plus forte que celle du point le plus rapproché, et le maximum de contraction correspond au maximum d'éloignement (Kuss et Duval). C'est là une preuve physiologique de la sommation des excitations. Si nous sortons du domaine moteur pour observer le système sensitif, nous en retrouvons la démonstration clinique dans le symptôme similaire, observé sur le trajet des nerfs sensibles, dont Marie a fourni l'exemple chez plusieurs malades atteints de tabes. Le phénomène se traduit, dans ce cas, pour le tabétique, par la faculté de percevoir plus nettement une deuxième et une troisième piqûre que n'ont été perçues les précédentes. De même que l'excitation sensible prend une importance croissante avec le degré d'excitation du centre préposé à sa réception, de même dans l'ordre moteur la répétition d'une même injonction envoyée au muscle provoque une certaine sommation d'énergie directement utilisable par lui ; sommation d'excitations sensibles, sommation d'excitations motrices, le phénomène est le même. Ce phénomène primordial se retrouve partout dans le domaine physiologique. C'est une sommation d'excitations qui permet à nos sens de se développer ; leur éducation si compliquée tient dans ce phénomène, point de départ et base de toute interprétation sensorielle : sommation et mémoire des excitations.

Son importance en thérapeutique n'est pas moindre. C'est elle qui permet aux excitations de forme diverse, souvent minimes, apportées à l'organisme par l'application des agents physiques, mais réitérées, revenant susciter les mêmes vibrations légères, les mêmes ébranlements infinitésimaux, tous les jours ou plusieurs fois chaque jour, avec méthode et régularité, de se montrer actives et parfois à un degré qui nous étonne. C'est par la sommation de ces bienfaisantes excitations naturelles, opposées, pendant la cure, à la sommation des excitations psychiques morbides : veilles, plaisirs, travaux intellectuels exagérés, soucis, chagrins, que l'organisme se régénère, que l'équilibre nécessaire entre les uns et les autres pour constituer l'état de santé, se rétablit. Il est de notion physiologique, généralement admise, que lorsqu'un centre cérébral travaille à l'excès, il se congestionne d'abord, qu'à cette hyperhémie fonctionnelle succède l'ischémie réactionnelle consécutive, et que ces actions, répétées au delà des ressources propres de la cellule, déterminent l'ischémie habituelle, le silence partiel de la cellule. Mais avant d'en arriver là, chaque région de l'écorce étant solidaire de ses voisines, au moins en ce qui concerne chaque grande zone circulatoire, les centres voisins participent à l'ischémie de leur congénère. Toutefois, leurs cellules n'ayant été soumises à aucune cause d'irritation forcée et ne participant pas au surmenage de leurs voisines, la sollicitation de leur énergie propre par des excitations physiologiques s'impose si l'on veut susciter dans les centres qu'elles forment le retour simultané et corrélatif d'une circulation normale et d'un fonctionnement régulier. A son tour, le rappel de cette circulation locale étendra son action excitatrice sur les centres circonvoisins, et l'excitation thérapeutique, suivant le chemin contraire, ira semer par un même procédé, mais celui-là normal et physiologique, la vie dans des régions d'où partait le processus paralytique d'origine ischémique, avant-coureur du silence fonctionnel et de la mort.

On peut reprocher à ces vues d'être trop théoriques, surtout présentées, comme il m'est imposé de le faire dans le cadre ici sous la forme d'un schéma. Mais la clinique et la thérapeutique viennent heureusement à mon secours et m'apportent un imposant contingent de preuves, en leur faveur.

Preuves cliniques. — Quand un malade se présente à nous épuisé, pâle, amaigri, avec des accès de découragement et de tristesse, des idées de suicide peut-être, encore inavouées, mais latentes et près de prendre forme, quand ce malade nous confie que les raisons de son état doivent être cherchées dans des excès de plaisirs ou de travaux, ou des émotions dépressives habituelles, il nous indique par là même, clairement, le surmenage de ses centres cérébraux psychosensitifs. Pour lui être utile que faisons-nous alors? Lui conseillons-nous les distractions comme le font trop souvent des médecins ignorants de la pathogénie de ces états d'asthénie dont l'interprétation ne laisse pas que d'être assez compliquée. — Non, les distractions telles qu'on les entend : le monde, les courses, le spectacle, les voyages constituent autant de sollicitations actives imposant à ces *mêmes* centres psycho-sensitifs, déjà surmenés, un surcroît de labeur. Le résultat d'une telle prescription est immanquable, d'ailleurs : elle aggrave toujours l'état du malade. Le médecin avisé prescrira sous forme d'exercice en plein air, méthodique, progressif et soigneusement dirigé, la stimulation physiologique des centres nerveux moteurs. S'il entoure son malade des conditions d'hygiène et de climat nécessaires, il le verra en peu de temps s'améliorer. Or, qu'a-t-il fait, sinon solliciter, suivant les vues théoriques exposées plus haut, la mise en œuvre de centres demeurés jusque-là torpides et non exercés et diriger vers eux l'excitation bienfaisante qui s'est transmise à la suite par double irradiation commissurante, circulatoire et fonctionnelle propre, jusqu'aux centres voisins primitivement atteints.

Nous pouvons à l'aide de cet exemple, que je crois très démonstratif, suivre par une déduction théorique, jusque dans l'encéphale, le phénomène d'excitation commencé au niveau de la périphérie, sous l'action des agents physiques. Si l'on veut bien admettre l'homologie certaine de chaque point de la configuration extérieure du corps avec un point correspondant de l'écorce cérébrale, on se convaincra aisément de l'importance extrême d'une excitation provenant de l'application des agents physiques au corps tout entier, portée en même temps et à la fois au contact de tous les points de la périphérie et poursuivant sa route jusqu'aux centres spino-cérébraux pour aller y susciter une excitation adéquate, se traduisant plus tard soit sous forme de mouvement réflexe, soit sous forme de mouvement perçu et volontaire ou bien s'emmagasinant, s'utilisant sur place dans un effort fonctionnel ou circulatoire comme une sorte de richesse accumulée pour permettre au centre excité les dépenses futures. Car des expériences de physiologie normale ont prouvé que les éléments nerveux peuvent absorber et anéantir l'excitation ou bien la conserver pour ainsi dire à l'état latent pour la réfléchir seulement à un moment donné au fur et à mesure des nécessités de l'organisme.

Ramenée à ces termes la conception de l'excitation se simplifie considérablement, qu'on la cherche dans le domaine physiologique au lit du malade ou dans le champ fécond et encore mal exploré de la thérapeutique nouvelle.

J'ai déjà emprunté à la pathologie du tabes un exemple clinique d'un phénomène qui me sert à interpréter les effets thérapeutiques considérables provoqués dans le domaine sensitif à l'aide d'une excitation minime. Je veux parler de la sommation des excitations. Il en est du domaine sensitif comme du domaine intellectuel : la sensibilité, physiologique, normale, doit être étudiée d'abord dans ses déviations, comme la psychologie normale doit l'être par la psychologie morbide. Remarquez d'ailleurs qu'il s'agit dans l'un et l'autre cas pathologique de folie à des titres divers : folie de la sensibilité (tabes), folie de l'intelligence (vésanie). « Si tu veux connaître le sage, étudie le fou. » Le tabes nous révèle, outre la démonstration du phénomène de sommation des excitations, plusieurs altérations de la sensibilité qu'il est important de connaître.

Variations de l'excitation. — Comme ses lésions anatomiques atteignent surtout l'appareil sensitif, il nous fournit des renseignements d'une haute valeur, introuvables ailleurs dans la série pathologique. Pour certains tabétiques, l'excitation ne devient sensible que lorsqu'elle atteint un degré élevé et alors elle se manifeste sous une forme douloureuse. Si j'en crois mes recherches personnelles à ce sujet, deux causes viennent contribuer à la production de ce phénomène : l'irritation morbide du centre auquel aboutit l'excitation et un moindre degré de conductibilité du nerf qui l'y transporte. L'irritation morbide du centre fait que toutes les impressions qui lui arrivent, minimes ou importantes, sont douloureusement perçues et d'autre part, dans le but préventif que le minimum d'impressions lui parviennent, la conduction du nerf sensitif se trouve, par le fait d'une résistance accrue providentielle, considérablement diminuée. J'ai eu l'occasion de développer ailleurs cette théorie, la seule, je crois, qui donne une explication rationnelle du phénomène décrit par Leyden sous le nom d'*hyperesthésie relative*.

Chez d'autres malades le centre récepteur perd sa capacité d'adaptation aux vibrations violentes et ne peut plus enregistrer que l'excitation de faible et de moyenne intensité. Berger a donné à ce symptôme le nom d'*anesthésie relative*. On pourrait soutenir ici que le conducteur est devenu impuissant à propager l'excitation quand elle atteint une amplitude supérieure à sa capacité. C'est ce que nous constatons à l'état physiologique avec les courants de haute fréquence dont le passage n'éveille aucune sensation des nerfs sensitifs, en raison de la violence même de son excitation.

On comprend que les régions commissurantes ou de relai entre les divers centres de perception sensible puissent être désorganisées au point de ne permettre l'élaboration de la sensation qu'avec un retard plus ou moins prolongé ou bien que la résistance propre du nerf conducteur s'étant accrue, le temps écoulé entre le moment de l'excitation et son arrivée jusqu'au centre soit notablement supérieur à la normale. On observe alors le *retard de la sensation*.

A l'état normal un grand nombre de causes sont susceptibles de faire varier les conditions suivant lesquelles se propage et s'enregistre l'excitation. L'une des mieux étudiées est l'action du froid. Helmholtz a constaté, depuis longtemps, que la vitesse de propagation de l'excitation dans le nerf de grenouille refroidi à 0°, n'est plus que 1/10 de ce qu'elle était à 15 ou 20°. Les traumatismes, l'excès de chaleur, les anesthésiques chimiques véhiculés avec le sang ou placés au contact du nerf suppriment la conscience du nerf et suspendent le mouvement de propagation de l'excitation.

L'habitude. — D'autre part, la répétition de l'excitation donne encore lieu à un phénomène inverse utilisé en thérapeutique, je veux parler de l'augmentation de la perméabilité du nerf en tant que conducteur de l'excitation. Ce phénomène se retrouve dans l'ordre physique à propos des conducteurs métalliques. On sait en industrie que le fil qui conduit un courant électrique lui donne plus facilement passage au bout d'un certain temps que la première fois. De même le noyau de fer d'un électro s'aimante plus rapidement *quand il en a pris l'habitude*. La résistance propre de ces corps se trouve diminuée : il est rationnel d'expliquer, par un phénomène similaire, la facilité de conduction provoquée dans les conducteurs nerveux par la répétition fréquente d'une même excitation.

Enfin la répétition d'une même excitation détermine dans le centre une habitude, une certaine orientation qui appelle la répétition de l'excitation elle-même. C'est ce que nous constatons chez l'onaniste, chez le tiqueur, chez le choréique et dans un ordre d'idées tout différent, elle crée la facilité à la répétition de la même excitation ; c'est ce qui constitue l'éducation à proprement parler. Nous en trouvons un exemple caractéristique chez les athlétiques sexuels qui le deviennent justement par le fait de la répétition fréquente de la même excitation.

Conduction de l'excitation. — L'origine de l'excitation, sa différenciation, peuvent ne pas être interprétées par le centre percepteur lorsque le nerf est dégénéré. On saisit facilement ici la nécessité de cette différenciation existant dans le nerf lui-même et dès le point de départ de l'excitation. Elle consiste évidemment dans une modification vibratoire de nature variable pour chaque forme d'excitation, qui, dans le cas morbide qui nous occupe, ne se transmet pas au centre avec ses qualités d'origine distinctives. Les malades confondent alors l'excitation thermique avec l'excitation douloureuse, électrique, etc.

A l'encontre de certains physiologistes, Vulpian entre autres, je soutiens que l'excitation se transmet le long du conducteur nerveux avec ses caractères différentiels propres pour chaque variété : thermique, électrique, lumineuse, mécanique, etc., au lieu de se propager sous forme de vibration indifférente, jusqu'aux centres chargés de différencier leur nature par une opération physiologique élective.

Certains tabétiques localisent à faux le point de départ de l'excitation : il convient d'envisager ce phénomène comme la répercussion sur un centre voisin d'une excitation qui n'a pu être perçue par le centre auquel elle était destinée, en raison d'une désorganisation pathologique de ce centre. On a donné à ce phénomène le nom de : *défaut de localisation des sensations.*

On comprend que le centre impressionné peut enregistrer une excitation sans que la conscience intervienne, sans qu'il y ait immédiatement sensation. Dans ce cas, il peut se produire ce que l'on a désigné sous le nom de *Rappel de sensation.* Par le fait d'oscillations secondaires, le malade sent, au bout d'un temps variable, les piqûres qui lui ont été faites précédemment.

On a appelé *Polyesthésie* le phénomène d'après lequel une piqûre unique est ressentie double. Dans ce cas, l'excitation est ressentie en deux points différents d'un même centre, excités tous les deux parallèlement et à la fois par contiguïté cellulaire.

Enfin, l'interprétation de l'excitation peut faire défaut, certains malades trouvant moins volumineux et plus légers les objets tenus dans la main. On a donné à ce trouble d'accommodation intra-cérébrale des sensations le nom de *microcesthésie.*

Tous ces désordres, que j'ai à dessein réunis dans quelques paragraphes sommaires et comme schématiques pour leur donner plus de relief, nous démontrent, outre les différences de valeur de l'excitation à l'état de santé et à l'état pathologique, les principaux stades à travers lesquels il convient de la suivre, et nous permettent d'apprécier les conditions d'intégrité des organes destinés à la conduire et à l'élaborer. Il faudrait se garder de croire, d'ailleurs, que les désordres qui la troublent appartiennent uniquement au tabes. Les hystériques les présentent parfois à un haut degré et l'observation, serrée de plus près, permet de les observer chez certains neurasthéniques.

Valeur de l'excitation. — Il n'est pas suffisant de connaître les conditions de production de l'excitation, ses organes récepteurs, ses cordons transmetteurs et les centres nerveux qui la reçoivent et la transforment. L'esprit d'investigation nous pousse à rechercher sa valeur. Nous nous heurtons là à une extrême difficulté. Il est impossible de la mesurer, même approximativement. C'est en électrothérapie que cette valeur paraît le plus aisément évaluable, et, même là, sa connaissance exacte est entourée d'énormes difficultés. On est d'accord pour admettre que c'est par son intensité surtout que le courant intervient dans l'excitation du muscle et par sa différence de potentiel, au point excité, dans l'excitation du nerf. Nous possédons comme réactif habituel de cette valeur un appareil de mesure rigoureux, lorsqu'il s'agit de l'excitation galvanique : le milliampèremètre, qui nous fournit exactement l'intensité du courant nécessaire à l'excitation. Le voltmètre nous permet de connaître la force électro-motrice de la source d'électricité, la différence de potentiel au niveau des électrodes appliquées sur la peau. La résistance des réophores et des électrodes est aisément appréciable, la résistance intérieure de la pile nous est connue. Enfin, le calcul de la résistance du corps humain à l'aide de ces données est pratiquement facile.

Je pourrais répéter cet exemple à propos du courant d'induction dont une échelle de proportionnalité donne exactement le coefficient administré au malade, les autres conditions étant connues.

Nous obtenons ainsi des valeurs dont l'utilisation dans la recherche de la réaction de dégénérescence est de tous les jours. Mais ces valeurs ne nous fixent nullement sur le taux absolu de l'excitation.

Elles n'en sont que la représentation relative. Cette exploration ne considère l'excitation qu'au moment où elle fait entrer en jeu la subjectivité sensible du sujet ; en réalité, cet état de conscience n'est nullement nécessaire pour que l'excitation se produise, car celle-ci lui est de beaucoup antérieure. Bien avant que le sujet l'ait perçu, le courant s'était déjà frayé passage à travers ses tissus, ainsi qu'en témoignent les appareils de mesure. C'est donc l'excitation réelle et non l'excitation *ressentie* que nous devons prendre pour point de départ de notre évaluation.

Celle-là, aucune réaction physiologique ne nous la donne, aucun appareil ne la mesure. Elle est vraiment impondérable, et pourtant c'est la seule utile. Quand les courants de haute fréquence traversent nos organes pour aller allumer, au delà, une lampe à incandescence, ils ne sont pas perçus. La lumière diffuse du soleil projetant jusque dans nos tissus ses rayons chimiques hématogènes, guérisseurs de l'anémie, ne détermine aucune sensation. Enfin, quand une application de courant statique ou de hautes fréquences relève dans l'organisme le mouvement vital abaissé, en sollicitant l'énergie nutritive, l'excitation bienfaisante qui produit de si importants effets n'est accusée par aucune réaction sensible.

L'indépendance de l'excitation et de la sensation se manifeste encore nettement dans le cas où un agent physique utilisé sous forme de révulsif est précédé d'une application capable d'anesthésier les tissus où est opérée la révulsion. L'efficacité de l'agent n'est en rien diminuée du fait de cette anesthésie : fait-on précéder l'application des pointes de feu d'une embrocation faite avec un gramme de gaïacol pur, le sujet ne la sent pas, et cependant leur utilité ne s'en trouve aucunement diminuée.

Toutefois l'excitation telle que nous l'entendons ici n'a pas pour unique destinée thérapeutique la production des énergies vitales ou leur mise en valeur : son rôle consiste à titre égal, pour le moins, à calmer certaines exagérations sensitives, à pallier l'irritation développée dans certains territoires nerveux, tels que la douleur par exemple, à détruire des spasmes musculaires ; en un mot cette excitation constitue une arme bienfaisante à double effet. L'explication de ce rôle variable paraît embarrassante à première vue ; les lumières de la physiologie l'éclairent d'un jour puissant qu'il me sera facile de mettre en relief.

Interférence. — L'une des caractéristiques de l'excitation consiste en ce fait, désigné par Cl. Bernard sous le nom d'*interférence nerveuse*, que si l'excitation porte sur un nerf en activité, ce nerf revient à l'état de repos. Pour obtenir cette condition, il est préférable, toutefois, que l'excitation première soit moins intense que la seconde ou d'un autre ordre. Les expériences entreprises dans cette direction prouvent que l'excitation physique l'emporte toujours sur l'excitation chimique. C'est par un phénomène d'interférence nerveuse, appelé encore inhibition, que le pneumogastrique excité arrête les contractions cardiaques ; il transmet son excitation aux ganglions nerveux intra-musculaires et y provoque l'état de repos. Nous retrouvons cette même propriété de l'excitation dans les effets qu'elle détermine sur les éléments contractiles des vaso-moteurs. Mais là cette action est en quelque sorte élective et tonique. L'interférence par une action réciproque portera ses effets tour à tour sur les vaso-constricteurs ou les vaso-dilatateurs, suivant que le degré d'excitation propre des uns l'emporte sur celui des autres. Ainsi se trouve expliqué par des lois physiologiques ce phénomène, si souvent vérifié à la suite des applications d'agents physiques, d'après lequel les mêmes agents peuvent déterminer soit la dilatation, soit la constriction suivant que l'une des deux fonctions nerveuses est trop énergique comparée à l'autre. L'expérience clinique confirme cette théorie physiologique si curieuse d'interférence qui nous sert chaque jour à l'interprétation de phénomènes jusqu'alors inexpliqués et considérés comme paradoxaux, et que j'ai été le premier à mettre en valeur, la considérant comme la base de toute thérapeutique par les agents physiques. Un nerf sensitif est-il excité au point d'être devenu douloureux, une excitation physique interférentielle est capable de le ramener à l'état de repos partiel (sédation de la douleur) ou de repos complet (anesthésie). Nous nous servons de ce procédé chaque jour en thérapeutique. Les applications chaudes sont des calmants, les applications très froides le sont encore à un plus haut degré ; les vibrations rapides fournies par la vibration électrique, les applications de haute fréquence dont l'action cent mille fois plus intense peut être rapprochée de celle-ci, sont autant de sédatifs de la douleur par interférence nerveuse. A chaque pas de notre nouvelle thérapeutique, nous retrouvons un phénomène semblable d'une excitation affaiblissant ou annulant une excitation précédente. Il est même démontré que l'excitation directe provenant des centres nerveux pyschiques ou moteurs peut, suivant les nécessités de la clinique, être contrebalancée ou au contraire favorisée par l'excitation provenant de l'application des agents physiques.

D'ailleurs, cette propriété de l'interférence ne doit pas être considérée comme proprement inhérente aux fonctions nerveuses ; nous la retrouvons dans l'étude des agents physiques : elle a été mise en valeur notamment en ce qui concerne les vibrations sonores, la lumière et l'électricité et a donné lieu à d'intéressantes expériences.

Conduction. — Je ne puis me retenir d'invoquer, comme corollaire à cette étude, les théories nouvelles émises à la suite des découvertes de Golgi et de Ramon y Cajal sur le fonctionnement de la cellule nerveuse (neurone). Elles confirment anatomiquement ces hypothèses. Les rapports entre elles des cellules corticales et de la cellule avec la cellule voisine, nous apprennent que le fonctionnement des centres nerveux ne peut s'expliquer que par le fait de transmission d'une excitation d'une cellule à l'autre par leurs nombreux filets émissifs, de sorte qu'une excitation met en branle un nombre considérable de nos cellules, comme une pierre jetée dans l'eau forme de nombreuses ondes de plus en plus développées. L'excitation se transmet par contiguïté ; suivant son importance, l'effet de la sommation ou l'état de réceptivité du centre impressionné, cette contiguïté peut se transformer en continuité. On comprend non moins aisément, qu'il puisse survenir dans le phénomène de contiguïté par rapprochement contractile un retard ou même une interruption par le fait desquels la transmission de l'excitation elle-même retarde ou soit interceptée. Le neurone peut, en effet, rapprocher ses prolongements périphériques ou les projeter en zones d'articulations, ce qui prête un sérieux point d'appui aux désordres cliniques qui ont trait à l'excitation proprement dite, et à sa transmission.

La théorie du neurone est en pleine concordance avec celle des deux principaux processus physiologiques qui régissent les lois de l'excitation et dont la confirmation expérimentale est définitivement acquise à la science. La sommation des excitations et l'interférence suffisent à expliquer la plupart des effets provoqués par les agents physiques. Ils démontrent d'une part comment une excitation, même très faible à son point d'application périphérique, s'accumule en progressant, fait la boule de neige et arrive au centre supérieur considérablement amplifiée, et d'autre part, par quelle réaction moléculaire, le calme et le repos peuvent être apportés à un nerf ou à un centre spino-cérébral qu'un phénomène d'énergie propre de la cellule a primitivement excité.

La physiologie thérapeutique des agents physiques tient presque dans ces deux propositions. Suivant les diverses manifestations pathologiques à combattre, l'excitation propre des agents physiques sera adaptée soit à développer l'énergie musculaire ou à exhauser le niveau de la sensibilité si les nerfs qui la commandent sont au repos, soit à restreindre ces mêmes propriétés inhérentes à la cellule nerveuse si leur degré d'exaltation, de vibration moléculaire, est trop accentué.

Ainsi se trouve démontrée et expliquée l'action manifeste des agents physiques sur la nutrition générale de nos tissus. Soumise à l'activité de certains territoires ganglionnaires et centraux, cette nutrition devient retardante ou viciée lorsque la vitalité de ces territoires nerveux est elle-même en état de dépression. L'excitation apportée par les agents physiques suffit dans ce cas à relever cette vitalité à son niveau normal et conséquemment à relever parallèlement le taux de la nutrition. Au contraire, les fonctions trophiques générales sont-elles exaltées et faut-il combattre l'accélération de la nutrition? Le phénomène d'interférence ou inhibition vient au secours de la thérapeutique et permet l'adaptation des agents physiques exactement dans le sens contraire au précédent, en convertissant en agents modérateurs ces mêmes incitations qui dans l'autre cas étaient franchement excitantes.

CHAPITRE II

L'EXCITATION PHYSIQUE
EN PHYSIOLOGIE ET EN THÉRAPEUTIQUE

Nous sommes encore insuffisamment documentés sur les effets physiologiques résultant de l'application à l'organisme des agents physiques. Quelques-uns de ces effets, mieux étudiés, sont définitivement acquis à la science : mais il en est de fort importants, sans doute, laissés dans l'ombre. Leur multiplicité ne peut tenir, d'ailleurs, dans le cadre où s'acquiert notre expérience, quelque peine que nous prenions de ne laisser passer aucun fait de cet ordre sans l'analyser et sans en tirer les légitimes conclusions qu'il comporte. Une telle étude se compose d'éléments variés, l'analyse y est délicate et complexe ; elle réclame pour se parfaire l'aide patiente et prolongée du temps.

L'action intime de l'excitation produite par le conflit de l'énergie physique avec la périphérie, autrement dit les réactions du corps humain vis-à-vis de son ambiance sont en partie mystérieuses, et l'esprit le mieux préparé aux déductions scientifiques demeure quelque peu étonné devant la nouvelle conception de la vie qui en découle. Il s'agit, d'ailleurs, de très minimes ébranlements ondulatoires, en opposition avec les importantes modifications organiques qu'elles engendrent. Mais il faut convenir que dans toute l'étendue du domaine scientifique le même contraste se reproduit : *a minimis maxima.* L'habitude seule et le défaut de réflexion nous empêchent de remarquer combien les plus simples faits demeurent, pour le moment, merveilleux et incompréhensibles dans leurs conséquences, et nous saisissons mal le lien qui unit de si faibles opérations thérapeutiques aux effets remarquables et évidents qui en sont le résultat.

Processus bio-physiques. — Deux grands phénomènes fondamentaux sont à la base de notre activité nerveuse et constituent le double objectif de la physico-thérapie. Je veux parler de l'*inhibition*, qu'on doit définir le phénomène qui se produit lorsque, sous l'influence d'une excitation quelconque, les causes qui engendrent un processus nerveux sont annulées, et la *dynamogénie* qui représente, au contraire, le processus nerveux par lequel une excitation exagère les causes qui produisent le phénomène.

La physico-thérapie tient tout entière dans les modifications apportées à la statique ou à la dynamique des centres nerveux par l'intermédiaire de l'une ou de l'autre de ces deux actions contraires. Or, comme le fait remarquer justement Brown-Séquard, ces deux processus opposés représentent une transformation de l'énergie et peuvent être produits par des excitations de même origine et de même valeur. Ce sont eux qui dominent l'ensemble des fonctions nerveuses, et leur généralisation est telle que les physiologistes peuvent prétendre sans exagération qu'il est impossible d'exciter, de toucher même une surface sensible quelconque de l'organisme sans produire de l'inhibition ou de la dynamogénie. Leurs expériences tendent à prouver que l'excitation violente d'un seul nerf suffit à dynamogénier toute la moelle du côté excité et à l'inhiber du côté opposé. Cette seule et unique excitation porte même ses effets plus haut ; les expériences prouvent que, dans ce cas, les zones corticales répondant au nerf excité sont inhibées du côté opposé à l'excitation et en état de dynamogénie du côté correspondant.

Autrement dit, une irritation quelconque du système nerveux exalte la sensibilité du côté où elle se produit, tout en affaiblissant celle du côté opposé. Une irritation ultérieure de ce dernier détermine, au contraire, de l'hyperesthénie. Ce phénomène, prouvé par Brown-Séquard, se trouve contrôlé par l'observation clinique.

M. Jacquet a présenté à la Société des Hôpitaux, le 5 mai 1899, un malade offrant, outre le syndrôme décrit par Weill chez les tuberculeux, et qui consiste en une hémi-hyperesthésie neuro-musculaire profonde, associée à des troubles variables des sensibilités cutanée et sensorielle, une particularité intéressante. Chez un malade précédemment observé, une irritation due à une orchi-épididymite localisée au côté demeuré normal avait suffi à opérer le transfert du syndrôme à ce côté. L'orchite une fois guérie, la localisation première

reparut au côté gauche. Chez l'autre malade, le syndrome, très net
à gauche et lié à une lésion pulmonaire de ce côté, se transféra brusquement à droite, à la suite de l'apparition d'un foyer de broncho-
pneumonie limité à la base de l'aisselle droite. Ce foyer disparut, et
le syndrome reprit sa systématisation gauche.

On sait, d'ailleurs, depuis les expériences de Rumpf, qu'à l'état
normal la sensibilité perd d'un côté ce qu'elle gagne de l'autre. Il
s'agit donc, dans ces cas de transfert, de l'accentuation des modifications ou de balance physiologique.

Nous possédons ainsi dans l'excitation unilatérale d'un seul nerf
un moyen contrôlé, déterminé par l'expérimentation de laboratoire,
de produire des modifications générales dans tout l'axe nerveux, et
c'est bien là ce que confirme l'observation clinique dans un grand
nombre d'applications thérapeutiques de l'énergie physique. Et pour
n'en prendre qu'un exemple banal par sa fréquence, lorsqu'un malade en proie à une névralgie sciatique vient nous demander le secours des médications physiques, ne voyons-nous pas celles-ci, en
même temps qu'elles apaisent la douleur résultant de l'excitation trop
violente du nerf ou de ses origines, guérir les réflexes souvent loin-
tains, dont les uns, tels que certains troubles trophiques ou sécrétoires, sont sous la dépendance de l'inhibition, et d'autres : secousses
convulsives, polyurie, etc. , relèvent de la dynamogénie.

Les phénomènes de dynamogénie et d'inhibition sont encore bien
plus nets lorsqu'on peut atteindre directement la moelle ou l'encéphale. Nous sommes, sur ce sujet, amplement renseignés par les faits
de laboratoire : malheureusement, leur application à la thérapeutique
est entourée de difficultés considérables. Protégés par une épaisse
et résistante cuirasse, les centres nerveux sont difficilement accessibles aux agents physiques. Le froid, la chaleur, la vibration, l'é-
lectricité y arrivent péniblement et non sans avoir provoqué, avant
de les atteindre, sur la circulation périphérique, des modifications qui
vont précisément à l'encontre du but que se propose l'expérience.

Toutefois, quelques expérimentateurs, MM. Althaus, Leduc, et
d'autres, ont publié les effets de dynamogénie qu'ils ont pu susciter
à l'aide de courants continus, appliqués directement et à haute intensité, sur les centres nerveux. Je poursuis le même but dans ma pratique à l'aide des courants qui, jusqu'ici, possèdent le maximum
de pénétration parmi tous ceux connus et utilisés en thérapeutique :

les courants à champ tournant ou polyphases. Ils intéressent manifestement l'axe médullaire et la chaîne ganglionnaire sympathique même sous de faibles intensités. Deux accidents, qui n'eurent d'ailleurs aucune conséquence fâcheuse, m'ont fortuitement prouvé leur action directe, dynamogénique sur la région bulbaire.

Inhibition. — Le phénomène d'inhibition fut étudié et décrit par Cl. Bernard, qui lui donna le nom d'*interférence*. L'illustre physiologiste avait observé qu'une excitation ajoutée à une autre excitation produit la non-activité. Il en est de même, on le sait, pour toute action physique. Un choc annule une vibration.

Un diapason, excité électriquement, est muni à l'extrémité de chaque branche d'un fil de caoutchouc tendu et relié à son congénère par un fil unique. Les deux fils vibrent chacun à son tour et leurs vibrations sont manifestes. Or, le fil résultant de leur combinaison demeure stable, sans vibration. Si on vient à amortir les vibrations dans l'un des fils directement reliés au diapason, le troisième fil entre en vibration, le phénomène interférentiel se trouve donc détruit.

Cette expérience est l'une des plus simples et des plus démonstratives, en même temps, que l'on puisse réaliser pour prouver le phénomène d'interférence.

En optique, une vibration lumineuse annule une autre vibration lumineuse d'égale période : en acoustique, la rencontre de deux vibrations sonores de même période produit le silence. L'interférence des ondes électriques est bien connue depuis les expériences de Hertz, de Tesla. Quant au phénomène d'interférence nerveuse, il est non moins facile à prouver, l'excitation de certains nerfs produisant, on le sait, l'inhibition des organes auxquels ils commandent, telle l'excitation du pneumogastrique amenant l'arrêt du cœur en diastole.

C'est ainsi que se rattache péremptoirement à l'énergie physique le courant nerveux, dont la nature a fait l'objet de tant de controverses et donné lieu à de si étonnantes discussions. J'ai pu réunir (1) un faisceau d'arguments irréfutables, appuyés à la fois sur un grand nombre d'observations cliniques et d'expériences physiologiques, d'où se conclut l'identité des deux formes d'énergie : neuro-motrice et électromotrice. Le phénomène d'interférence, commun à l'une et à

(1) Guimball, *Revue*, nᵒˢ 13, 14.

l'autre, témoigne, par surcroît, que les diverses modalités sous lesquelles se présente à nous la force physique ne peuvent être envisagées que comme des transformations successives de cette force unique, principe absolu et commun de toute vie et de tout effort.

Il n'est plus guère question, aujourd'hui, du mot : *interférence nerveuse*. Il n'a pas fait fortune en dépit du génie de Cl. Bernard. On ne peut que le regretter ; je cherche, pour ma part, à le faire revivre à la lumière de nos acquisitions récentes dans le domaine des sciences physiques, et en raison de sa simplicité et du rapprochement qu'il établit forcément entre le champ de l'activité nerveuse et le domaine de l'énergie physique : l'électricité (expériences de Joubert), la chaleur, la lumière, le mouvement.

L'action inhibitrice peut se produire soit par contact direct de l'excitation avec le nerf, soit par l'apport d'une excitation physique dans des groupes de neurones en contact avec les neurones qu'on veut atteindre. Il est souvent difficile, dans la pratique, de dissocier ces deux ordres de phénomènes.

Dynamogénie. — On dit qu'il y a dynamogénie lorsque les causes qui produisent un phénomène nerveux se trouvent exagérées, sous l'influence d'une excitation entraînant la production de forces nouvelles. Il appartient aux agents physiques de produire, par leur conflit avec la périphérie nerveuse, cette excitation productrice d'énergie. Nous avons, ainsi, l'explication de la double action qui résulte de leur application, la clef de cette sorte de contradiction dont l'origine échappe au vulgaire, qui s'en étonne, qu'un même agent puisse devenir tour à tour calmant et excitant, sédatif ou tonique. Enfin, nous comprenons que la participation de l'être conscient devient inutile à la transformation des énergies diverses en énergie nerveuse. Et, en effet, la plupart des excitations se transforment à notre insu en force vitale, en mouvement moléculaire, sans que notre sensorium en soit averti. Seul, l'ensemble des sensibilités obscures et vagues, appelées cénesthésiques, nous fournit, comme en une synthèse irréductible, la notion du degré de tension de cette force, sous forme de sensation de bien-être ou d'euphorie, ou, au contraire, de malaise, d'inquiétude, de faiblesse.

Goldscheider (1) électrise, souvent, le côté sain dans le cas d'hype-

____

(1) Goldscheider, 13ᵉ Cong. de Méd. int. Berlin, juin 1897.

ralgésie ; il diminue ainsi la tension dans les neurones éloignés. Pour le même savant, l'action de l'hydrothérapie, du massage, de l'électricité tient, en grande partie, à un processus d'inhibition ou de dérivation, désobstruant, sur les neurones. Les mouvements actifs ou passifs agiraient de même, ainsi que les bains d'acide carbonique. Des exemples nombreux de l'action inhibitrice de l'excitation physique sont fournis par les frictions, les pressions, le grattage dans les paresthésies et les démangeaisons. Les excitations, dues à l'application du froid ou de la chaleur, sont des exemples très favorables d'inhibition quand on les applique à la sensation de fatigue qui est une sensation positive distincte de la fatigue physiologique réelle du muscle.

Pour Goldscheider, dont l'autorité est, ici, considérable, les plus faibles courants électriques agiraient encore, en dirigeant l'attention dont l'influence sur la tension du neurone est bien connue. Dans les états paralytiques, l'excitation agit en désobstruant la voie, en abaissant les résistances. L'énergie interne, génératrice des mouvements actifs ou de ses équivalents, est favorisée par elle.

On peut trouver l'explication du développement d'un grand nombre de maladies dégénératives progressives du système nerveux dans le trouble par excès ou insuffisance de la fonction d'élasticité du neurone, c'est-à-dire de la facilité plus ou moins grande avec laquelle il passe de l'état d'activité à l'état de repos ou vice-versa. La thérapeutique par les agents physiques doit être, en partie, basée sur l'appréciation du degré d'élasticité du neurone. Un assez grand nombre de signes objectifs nous permettent de la juger suffisamment pour diriger rationnellement l'excitation au plus grand profit du malade.

Excès d'excitation. — L'excès d'excitation est générateur d'inhibition. C'est ainsi que les Aïssaouas d'Algérie et les fakirs de l'Inde arrivent à obtenir l'anesthésie par l'excès de mouvements rhythmés, de parfums, de musique.

L'un des phénomènes d'inhibition le plus remarquable est, assurément, celui qui succède à une violente excitation du bulbe, au niveau du prétendu nœud vital. Elle est suffisante à produire l'arrêt instantané des échanges si bien que le sang veineux reste rouge et que la rigidité cadavérique peut durer des semaines sans putréfaction.

Dans l'ordre thérapeutique nous rencontrons maint exemple de dynamogénie n'ayant pas reçu encore une légitime interprétation. Il arrive souvent aux chirurgiens de constater chez des malades atteints de péritonite chronique que la laparotomie, en dehors de toute autre intervention, a suffi à guérir le malade. Il faut voir dans ce cas, comme agent curatif, l'effet dynamogénique de l'excitation produit par l'opération elle-même, effet auquel s'ajoute l'excitation propre au contact avec les nerfs viscéraux de l'air, de la lumière, parfois de la chaleur, lorsque le chirurgien pratique un lavage des organes mis à nu.

Brown-Séquard avait constaté une augmentation énorme de la puissance du nerf phrénique et du diaphragme à la suite de simples embrocations de chloroforme sur le thorax. Les plus banales applications d'agents physiques sont autrement actives. Un léger courant voltaïque appliqué sur la muqueuse nasale suffit à faire cesser une migraine : inhibition. La douche, quelles que soient sa température, sa pression, sa durée, sa localisation, est apte à élever au moins momentanément la pression artérielle : dynamogénie. On peut prévenir, dans certaines formes d'épilepsie à aura périphérique, les accès en serrant fortement la racine du membre siège de l'aura. Ce fait est connu depuis longtemps, mais il est mal interprété. En comprimant le membre on ne se borne pas à intercepter la transmission aux centres nerveux d'une excitation périphérique. On fait plus ou mieux, on fait le contraire. C'est justement l'excitation déterminée par la ligature qui, transmise aux centres corticaux, les inhibe comme le ferait aussi bien, d'ailleurs, un pincement prolongé, une cautérisation, un choc violent, un courant électrique, l'application instantanée de chaleur ou de froid, etc., au début de l'attaque.

C'est ainsi que M. Kofman a pu proposer de remplacer l'anesthésie locale à la cocaïne par la simple constriction élastique du membre pour toutes les opérations portant sur les extrémités. Dans l'esprit de l'auteur, l'inhibition sensitive résultait, dans ce procédé, de l'ischémie qui en est la conséquence. On est d'accord aujourd'hui, pour l'attribuer non pas au retrait du sang mais à la compression des troncs nerveux. M. Braun (1) a fait justement observer que pour déterminer l'anesthésie, la constriction doit être beaucoup plus énergique que lorsqu'il s'agit simplement d'arrêter la circulation sanguine. La diminution de la sensibilité est proportionnelle au degré de la constriction

____

(1) M. Braun, *Centr. Bl. f. Chir.*, 29 octobre 1898.

et dépend de la manière dont celle-ci s'exerce. C'est ainsi que la constriction obtenue à l'aide d'un tube en caoutchouc est plus efficace à ce point de vue que celle qu'on réalise au moyen d'une bande élastique large. La paralysie sensible ne s'étend d'ailleurs, dans ce cas, qu'à la partie périphérique du membre.

L'inhibition naît ici de l'excès de dynamogénie, ainsique les choses se passent le plus souvent. M. Wedensky (1) a établi que lorsqu'un courant électrique anime un nerf moteur d'impulsions fréquentes et fortes le muscle, après des contractions peu durables, se relâche bientôt et tombe dans un état particulier d'inhibition. D'une série d'expériences l'auteur conclut que les extrémités terminales nerveuses sont inhibées. C'est ce même phénomène qu'on constate avec certains toxiques, le curare, par exemple, ou, encore les poisons d'auto-intoxication dont la présence dans le sang et les milieux liquides de l'économie provoque l'état de fatigue, d'abord, le surmenage ensuite et enfin le forçage auquel succombent lesanimaux à la suite d'une chasse prolongée. C'est là un exemple type de phénomène d'inhibition succédant à un excès de dynamogénie.

La clinique nous en fournit chaque jour de nombreuses preuves. Les états neurasthéniques ou d'épuisement nerveux sont, justement, caractérisés par des phénomènes d'inhibition générale compliquée de certaines localisations particulières suivant les cas. Ici encore le dynamisme exagéré s'est ordinairement montré l'agent provocateur. C'est à la suite d'excès intellectuels, musculaires, sensitifs, qu'est survenu l'état de faiblesse dit irritable en raison d'une certaine exagération de la dynamogénie, concomitante pour certains territoires nerveux, avec la dépression des autres zones. Un certain nombre de neuropathies fixes ou indéterminées reconnaissent pour cause, soit l'excès, soit le défaut d'excitation ou encore le déséquilibre entre les différents segments de l'axe nerveux, lorsqu'une des fonctions nerveuses : psychique, sensitive, motrice, est surmenée au détriment des autres, laissées dans l'inaction et la torpeur.

Transformation de l'énergie physique. — Les résultats indirects de l'excitation sont, en thérapeutique, les seuls à retenir. C'est d'eux qu'il faut attendre les effets si remarquables de l'énergie physique

(1) M. Wedensky, *Ac. des Sc.*, déc. 1891.

sur les milieux vivants, sur l'élément anatomique, dans ses rapports avec les affections chroniques, les diathèses, les constitutions. Eux seuls répondent à l'idée jadis émise par Ch. Robin, démontrée, depuis, par Bouchard, que la maladie n'est, en définitive, qu'un trouble de la nutrition cellulaire. Les récentes découvertes touchant les actes vitaux protoplasmiques concordent parfaitement avec les résultats de la thérapeutique par les agents physiques ; elles les confirment et les complètent. Les méthodes précises appliquées en physiologie trouvent comme corollaire les faits d'observation clinique. L'excitation mécanique, électrique, lumineuse, calorifique, etc., portée directement au niveau d'une cellule nous donne l'interprétation exacte de l'excitation portée sur une fédération de ces mêmes cellules. Cette excitation ne change pas de forme en se propageant ; elle s'accumule au contraire, elle s'accroît proportionnellement au chemin parcouru, à travers les éléments cellulaires associés pour un travail en commun, mais conservant chacun sa vie propre, son existence individuelle, absolument conforme au type isolé sur lequel s'exécutent les expériences de laboratoire.

Or, que nous apprennent ces expériences de laboratoire auxquelles la théorie du neurone indépendant donne une ampleur de vues et une importance exceptionnelles ? Que la cellule est directement excitable par l'application du froid, de la chaleur, de la lumière, de l'électricité, du mouvement ; qu'elle a la faculté d'enregistrer, d'accumuler cette excitation qui se transforme, dans ses mystérieuses profondeurs, en énergie utilisable à sa défense. Elles nous enseignent, ces expériences sur les êtres mono-cellulaires, que cette énergie de transformation sert aux fonctions motrices (mouvements amœboïdes et autres) et aux fonctions trophiques, enfin qu'une excitation subséquente est capable de l'annuler. C'est sur la valeur positive de ces expériences que repose la théorie de la physico-thérapie. Toute cellule composante de notre organisme est directement influençable par l'énergie physique. Mais il est incontestable que la cellule nerveuse, le neurone, est particulièrement adapté à la recevoir. C'est par son intermédiaire que s'opère la transformation de la force physique en force nerveuse. Il en est l'instrument en même temps que le condensateur et le distributeur. Il la reçoit, la transforme, l'accumule et la répartit au gré des nécessités organiques motrices ou trophiques. Il en demeure donc bien avéré que toute cellule est soumise à l'action soit dynamogénique, soit paralysante de l'énergie physique entrant en conflit avec elle. Or, comme le dit Virchow (1) l'individu n'est qu'une somme d'un plus ou moins grand nombre de cellules réunies, et son activité peut être ramenée à l'activité des éléments cellulaires qui le composent. L'importance de l'excitation physique, tant en physiologie qu'en thérapeutique, ressort suffisamment de cette proposition.

Il est parfaitement évident que, si l'unique organe de transformation de l'énergie physique est la cellule nerveuse, toute autre cellule composante du corps organisé, végétal ou animal, est apte à recevoir l'excitation et à l'adapter à ses besoins. C'est ainsi qu'apparaît, manifestement, le lien qui réunit à la matière, envisagée dans sa conception la plus générale, la substance vivante. En passant de l'état brut à l'état d'organisation la matière offre des modes d'activité nouveaux sans doute, corrélatifs à cet état spécial, mais subordonnés, néanmoins, aux lois qui la régissent à l'état brut. Les phénomènes chimiques dont elle devient le siège ne peuvent se produire qu'en vertu de l'effort d'adaptation suscité dans la molécule par l'énergie physique. En un mot, la matière pour être organisée, n'en demeure que plus étroitement liée et soumise aux conditions du milieu ambiant dans lequel elle naît et se développe et avec lequel elle demeure étroitement unie. Les propriétés spécifiques qu'elle a acquises, pour s'élever dans la hiérarchie cosmique au-dessus de sa précédente condition, ne l'ont pas soustraite aux nécessités fondamentales de son existence. Or, par nécessités fondamentales de son existence, il convient d'entendre surtout les rapports nécessaires qui l'unissent au reste du monde et dont les intermédiaires indispensables sont représentés par les agents physiques.

Suivant son degré d'organisation elle est apte à manifester par des actes divers, plus ou moins variés, par des réactions plus ou moins délicates et objectivement appréciables, la manière dont elle se comporte vis-à-vis de l'énergie physique, ou, plus justement, vis-à-vis du conflit de celle-ci avec ses propres énergies. Car elle est, elle-même, productrice d'énergie sous ses modalités les plus élevées : elle est thermogène, électrogène, photogène, motogène. En dehors des fonctions végétatives proprement dites la cellule végétale ou animale assimile l'énergie physique ou la restitue, l'utilise à ses transforma-

(1) Virchow, *la Pathologie cellulaire*, 4ᵉ édition par Is. Straus, Paris, 1874.

tions tropho-chimiques ou l'objective sous une forme plus ou moins définie, de défense ou de conservation, en dehors de toute trace de système nerveux.

C'est ainsi que nous observons certains mouvements curieux dans la plante. La Sensitive, la Dionée attrape mouche, la *Phytolacca electrica*, l'*Hura crepitans*, la Valériane, etc., en sont de remarquables exemples. Propriété du protoplasme végétal ou animal, on la constate d'autant plus aisément que l'être observé est plus rudimentaire. Certains protozoaires amiboïdes, observés par M. Artaut de Vevey, manifestent, par des expansions ou des rétractions de leurs pseudopodes, l'excès ou le défaut d'excitation physique dont ils sont l'objet. Ces êtres rudimentaires, dont quelques individus ne sont pas même nucléés, extériorisent, ainsi, visiblement, par des moyens hypothétiques de défense, non pas de la sensibilité mais bien de l'excitabilité. Cultivés dans l'obscurité, sitôt que l'expérimentateur faisait converger, sur le point du champ du microscope qu'ils occupaient, un rayon lumineux, on les voyait en quelques secondes rentrer leurs pseudopodes, se contracter en sphérules d'aspect adipeux, impossibles à distinguer du milieu de culture (œuf brouillé). Quelques minutes d'obscurité leur rendaient leur activité première, qu'une nouvelle exposition à la lumière leur faisait perdre rapidement. Certaines algues aussi rudimentaires recherchent, au contraire, la lumière, tandis que certains myxomycètes la fuient en se transportant en colonies vers les parties de leur culture les plus faiblement éclairées.

Ces migrations soit pour fuir un agent, en l'espèce nuisible, que pour en rechercher la bienfaisante excitation dans un autre cas, constituent un des plus remarquables phénomènes dans l'étude de l'application de l'énergie physique. Il trouve un écho lointain et cent fois répercuté dans la série des instincts, des besoins cénesthésiques, chez l'animal, dont il représente la forme primitive et embryonnaire. Car nous ne devons pas perdre de vue que toute réaction de l'être mono-cellulaire vis-à-vis de l'excitation physique trouve son paradigme dans l'organisation plus élevée et synthétique de l'animal. L'amibe, être simple, sans organe, perçoit des vibrations physiques d'ordre déterminé en rapport avec son équilibre moléculaire et ses échanges organiques. Il les recherche lorsqu'elles lui sont utiles et les fuit lorsqu'elles tendent à le désorganiser ou lorsqu'elles ne présentent aucun appoint à sa vie végétative. On retrouve chez l'animal, conglomérat de cellules associées, fédérées dans un but commun, les mêmes processus fondamentaux, se traduisant sous des modalités les plus diverses, en raison de la variété et de la multiplicité de ses organes sensoriels et des opérations nerveuses dont il est le siège.

Déductions physiologiques. — La spécificité de transformation de l'énergie physique, suivant la nature de la cellule, a donné lieu à d'importantes controverses, ayant surtout trait à l'excitation du muscle. On s'est demandé si, dans le fait de la contraction musculaire sous un effort physique : choc, froid, électrisation, il s'agissait d'un réflexe commandé par le neurone moteur ou d'une action directe sur l'élément musculaire. On s'est également demandé si le vaisseau artériel est directement influencé dans sa contractilité par l'agent physique ou si l'intervention des nerfs vaso-moteurs est requise. L'état de la Science ne permet pas de donner sur ces deux importantes questions une opinion définitive. Il est cependant acquis que muscle et vaisseau sont soumis aux lois de l'excitation physique en dehors même de leurs éléments nerveux, mais il paraît incontestable que si une faible partie de l'énergie physique est absorbée et se dépense directement au niveau de leurs éléments constitutifs fondamentaux, la part la plus importante dans leurs mouvements revient aux réflexes produits par l'excitation des nerfs centripètes.

Le nerf sensitif et le nerf moteur ne semblent pas soumis aux mêmes lois de réaction à l'excitation physique. De tous les procédés utilisés pour apprécier cette différence le courant continu, au moment de la fermeture ou de la rupture de son circuit, paraît déterminer le maximum de phénomènes objectifs. Or les processus sensitifs précèdent et dominent de beaucoup les effets moteurs. Ailleurs c'est le contraire ; ainsi un même courant voltaïque appliqué au voisinage de l'œil donne seulement, à la fermeture et à la rupture, deux phosphènes isolées, alors qu'il impressionne pendant toute sa durée le muscle ciliaire accommodateur (1). Il est vrai qu'il s'agit là de l'excitation d'un nerf de sensibilité spéciale et dont les réactions à l'excitation physique diffèrent de celles propres aux nerfs de la sensibilité générale.

(1) Dianoux, *Soc. de méd. de Nantes*, 1893.

Pour comprendre toute l'importance de l'excitation physique dans le domaine du neurone il est nécessaire de conserver présentes à l'esprit certaines notions fondamentales de physiologie touchant les rapports organiques normaux des nerfs centripètes et des nerfs centrifuges entre eux.

Lorsqu'on sectionne le neurone faisant communiquer un centre encéphalique ou rachidien avec une région ou un membre on abolit dans cette région ou dans ce membre tout mouvement et toute sensibilité ; on le paralyse. Au bout de quelques jours toute sollicitation électrique portée sur le nerf (bout périphérique) ou les muscles, reste sans effet.

Si, au contraire, on coupe la moelle transversalement et qu'on soustraie ainsi à l'influence du cerveau les régions du corps soumises à l'innervation rachidienne inférieure au point de section, les nerfs ou les muscles situés dans cette demi-partie demeurent sensibles à l'excitation, tout privés qu'ils soient de mouvements volontaires.

Marshall-Hall constatant ces faits en conclut que les nerfs sensitifs sont unis aux nerfs moteurs par un double moyen de communication : voie cérébrale volontaire, voie spinale réflexe. Il appela paralysie cérébrale la paralysie consécutive à la section de la moelle et paralysie spinale celle qui suit la séparation du nerf d'avec le centre spinal.

Dans la paralysie cérébrale (section de la moelle) la contractilité musculaire interrogée avec la faradisation est intacte ou exagérée. Elle se montre diminuée ou perdue dans la paralysie spinale (section du nerf) (Tripier). Ces notions importent grandement pour le traitement des diverses formes de paralysie. Je les rappelle ici en raison des nombreuses déductions auxquelles elles conduisent en thérapeutique physiologique.

Rôle du neurone périphérique. — Les connaissances dernièrement acquises en histologie nerveuse doivent être également rappelées ici, car elles nous permettent de pénétrer plus avant dans la connaissance des processus d'inhibition et de dynamogénie. L'ancienne conception de l'ensemble du système nerveux, basée sur l'état permanent de continuité, a fait place à la théorie de contiguïté de ses éléments constitutifs. Nous le savons, aujourd'hui, formé d'articles séparés, contigus seulement au moment où passe le courant nerveux dont la traversée devient ainsi, sujette à de plus ou moins nombreux obstacles suivant le nombre même des relais.

Mais le neurone ne limite pas ses fonctions à conduire le courant nerveux dans un sens ou dans l'autre. Il est aussi préposé et c'est là un rôle permanent et considérable, dans lequel l'excitation physique est prépondérante, à maintenir la forme et l'intégrité des tissus, ou à les rétablir en cas de mutilation. C'est là sa fonction trophique ou de nutrition, inséparable soit à l'état physiologique soit à l'état pathologique, de l'excitation naturelle physique.

Marinesco, Goldscheider et Flatau ont démontré que la nutrition du neurone dépend des excitations qu'il reçoit. Les excitations thermique et électrique paraissent avoir une importance particulière sur la nutrition des tissus. La douche, les bains chauds et le courant électrique appliqué sous diverses formes, en témoignent au cours des névrites, des affections articulaires, de l'atrophie musculaire, des ulcérations torpides. Il est probable que les relations entre l'état calorifique ou électrique des nerfs et celui de la substance grise de la moelle où se trouvent placés les centres vaso-moteurs et trophiques entrent en ligne de compte dans notre thérapeutique. Chaleur et électricité ne modifient pas seulement d'une façon directe la distribution du sang, elles stimulent encore les neurones qui jouent un rôle important dans les effets vaso-moteurs et trophiques.

M. Pupin a étudié le neurone dans un travail fort intéressant, demi-physiologique et demi-biologique, qui a dû coûter de longs efforts et de savantes recherches à son auteur. Il y expose les diverses théories émises sur le fonctionnement de la cellule nerveuse (neurone). Puis il déclare qu'il n'y a fonctionnement des centres nerveux que par le passage de l'excitation d'une cellule à l'autre. Ce passage se fait par la contiguïté des différentes cellules nerveuses. Dans certains cas de suractivité, cette contiguïté se transforme en continuité. Dans d'autres cas, ces cellules possèdent des prolongements périphériques ; elles sont, pour ainsi dire, articulées les unes avec les autres et elles semblent subir un mouvement amœboïque.

Le corps cellulaire, qui renferme le noyau, préside aussi bien aux actes trophiques qu'aux actes fonctionnels.

A l'état d'activité, le neurone qui reçoit une excitation, va la recueillir en rapprochant ses prolongements périphériques. Au repos, ses tentacules restent immobiles. C'est le repos de ces tentacules qui constitue le sommeil, et il n'y a pas une seule sorte de sommeil, mais autant de variétés qu'il existe d'espèces de neurones. Le sommeil profond, complet, est produit sans doute par l'immobilité de ces zones d'articulation entre les neurones sensitifs centraux et les neurones sensitifs périphériques. Le sommeil est partiel, plus léger lorsqu'une partie seulement de ces neurones est immobilisée.

M. Pupin croit pouvoir interpréter ainsi certains états pathologiques de nature nerveuse. Des secousses morales peuvent produire chez les hystériques, par exemple, la brusque désarticulation des neurones et susciter des plaques d'anesthésie. Sous une autre influence, au contraire, les tentacules du neurone ont des mouvements exagérés et l'anesthésie ou l'hyperesthésie disparaissent brusquement.

On voit, par ce court résumé, quel vif intérêt présente cette thèse au point de vue de l'application des agents physiques. La théorie histologique du fonctionnement du neurone explique le mode de propagation, jusqu'aux centres nerveux, des ébranlements périphériques produits par les agents physiques, dont nous nous bornions jusqu'ici à constater expérimentalement les effets sans en apprécier le mécanisme profond.

Or, des conditions spéciales se trouvent réunies pour que ces ébranlements se propagent dans le conducteur avec le minimum de perte. Le neurone est soigneusement isolé par d'autres cellules, distinctes du cylindre-axe, l'enserrant comme dans une sorte de gaîne, et gorgées de graisse phosphorée (lécythine de la myéline), contenues dans la membrane de Schwann. Elles ont pour double fonction de pratiquer l'isolement et, en même temps, de participer à la nutrition du conducteur lui-même.

La théorie du neurone est désormais, on le sait, établie sur de nombreuses observations anatomo-pathologiques. Le délire niais, incohérent du paralytique général, par exemple, a trouvé son explication dans les autopsies où M. Azoulay a constaté la destruction partielle des fines et nombreuses arborisations des cellules pyramidales de l'écorce, en même temps que la présence de nodosités nombreuses interceptant tout rapport de contiguïté, sur la tige principale et ses ramifications. M. Golgi, de son côté, avait trouvé les mêmes altérations chez des cobayes inoculés au virus rabique.

Conditions de conductibilité. — Je suis forcé d'insister plus longuément que je le voudrais sur ces données physiologiques sans lesquelles la production des phénomènes de dynamogénie et d'inhibition demeure en partie incompréhensible. Elles projettent une vive lumière sur l'élévation du potentiel excito-moteur dans un conducteur nerveux, sur la production de force neuro-motrice. L'observation clinique nous apprend que la conduction est possible pour un nerf sectionné, de même que le rétablissement instantané du courant nerveux, lorsque les deux extrémités du nerf : centrale et périphérique sont mises en contact. Nous retrouvons encore là le phénomène de contiguïté, absolument comparable à celui que nous offre le conducteur métallique vis-à-vis du courant électrique.

Brown-Séquard a donné une très logique explication du fait de restitution fonctionnelle d'un nerf sectionné. Il a prouvé (1) qu'en dehors de toute régénération des fibres nerveuses, un nerf sectionné, dont on suture les deux extrémités, donne passage de nouveau au courant neuro-centripète ou neuro-centrifuge. Il explique ce rétablissement fonctionnel en faisant intervenir les modifications bien connues de l'inhibition et de la dynamogénie. Il explique, à ce sujet, que toute excitation portant sur le bulbe, sur la moelle, sur les nerfs périphériques, détermine, dans le territoire nerveux qu'elle atteint, une modification telle que ses propriétés s'en trouvent tantôt augmentées, tantôt diminuées, en un mot qu'il y a parfois dynamogénie, parfois inhibition. Pour l'éminent physiologiste, le rétablissement immédiat de la conduction dans un nerf sectionné ne tient pas à l'affrontement des deux bouts de ce nerf, mais à l'excitation produite par l'opération sur ce nerf lui-même, sur les nerfs de la peau ou sur les nerfs de la région. Il basait son appréciation sur ce qu'une seconde excitation était susceptible de défaire ce que la première avait produit, et il citait comme exemple le cas d'un malade opéré par M. Tillaux. Le nerf médian avait été accidentellement sectionné, la suture fut pratiquée et la sensibilité revint. Trois mois après, le malade fit une chute sur le coude, son bras fut de nouveau paralysé. On crut à une rupture de la suture, on incisa la peau et les tissus sous-jacents pour s'en assurer. La suture fut trouvée intacte. Le lendemain la sensibilité reparut. L'excitation violente de l'incision portée sur

<hr>

(1) Brown-Séquard, *Ac. de méd.*, mai 1893.

le nerf lui-même ou sur les nerfs voisins avait suffi à rétablir la conduction.

J'ai tenu à rappeler ces faits connus de tous mes lecteurs en raison de l'argument puissant qu'ils m'apportent à l'identification des deux sortes de conducteurs, nerveux et métalliques. J'ai exposé (1) les belles expériences de M. le docteur Branly sur les conducteurs électriques discontinus parfaitement analogues au neurone lui-même. Ces expériences, qui sont devenues l'origine et la base de la télégraphie sans fil, nous donnent la clef d'un grand nombre de phénomènes nerveux soit dans le domaine physiologique, soit en pathologie. Elles nous apprennent en particulier que certaines excitations suffisent à supprimer la conductibilité, tandis que d'autres peuvent la rétablir.

Il est, toutefois, une condition indispensable au rétablissement de la conduction, c'est l'affrontement primitif, avant tout commencement du processus dégénératif des deux sections, leur contiguïté parfaite. Les faits de Bœgehold, Hueter, Kraussold, Tillmanns, Kœlliker en sont des exemples. Sans elle toute excitation demeure insuffisante et sans effet, j'entends en ce qui concerne la sensibilité directe et non la sensibilité collatérale. Cette excitation peut d'ailleurs varier dans sa forme et dans son intensité, ainsi que se passent les choses pour le tube à limaille ou conducteur discontinu de Branly. Tout agent physique est apte à remplir le rôle de la section dans le cas de Brown-Séquard et Tillaux. Il est évident qu'on aurait pu utiliser au rétablissement de la conductibilité la chaleur, le froid, le massage, la percussion, la vibration, certaines applications électriques. N'a-t-on pas vu, même, une excitation centrifuge violente, une émotion, un effort énorme de volonté, rétablir dans certains nerfs devenus résistants le passage du courant nerveux ?

Nous connaissons la voie suivie par l'excitation, de la périphérie aux centres nerveux ; le cylindre-axe conduit indifféremment toute excitation quelles que soient son origine et sa forme.

La propagation de l'excitation dans la chaîne des neurones se fait de telle sorte qu'un neurone est excité lorsque dans le neurone voisin l'excitation atteint une certaine tension. Ainsi un neurone en l'état d'excitation agit comme excitant sur le neurone voisin. Le neurone

(1) Guimbail, *Revue*, 13 février 1898.

possède une certaine valeur de tension pour l'excitabilité, valeur qu'il acquiert par les excitations qui lui arrivent.

Chaque point du système nerveux étant ou peu s'en faut en rapport avec tous les autres points du système nerveux, l'excitation trouve un grand nombre de voies parmi lesquelles elle choisit celle qui lui offre le moins de résistance, c'est-à-dire celle dont la tension est la plus basse.

En général, les faibles excitations augmentent l'excitabilité du neurone tandis que les excitations fortes l'abaissent. Cette règle souffre toutefois de nombreuses exceptions. Tel est l'un des points les plus délicats de la thérapeutique par les agents physiques. Il faut faire intervenir, en effet, dans l'appréciation de ces phénomènes paradoxaux, en apparence, le processus d'interférence dont je parle plus haut.

L'état psychique influe manifestement sur la fonction du neurone : l'attention dirigée sur un groupe de neurones augmente leur excitabilité. Tel est le cas des émotions : frayeur, colère, amour, etc...

L'excitation périphérique peut se transmettre directement aux viscères, par l'effet d'associations nerveuses préétablies et démontrées par les recherches de Head et Kyri, Goldscheider, etc. Ces savants ont prouvé qu'aux viscères correspondent certains territoires déterminés de la peau. J'ai déjà étudié ces phénomènes, dont les conséquences sont si importantes pour notre thérapeutique (1).

Au point de vue thérapeutique, il convient de remarquer que l'action de l'excitation porte infiniment moins sur le système vasomoteur que sur le neurone lui-même. L'excitation agit surtout directement par une modification survenue dans la tension du neurone, les états morbides ayant précisément pour effet de supprimer ou d'exagérer cette tension (2).

Le phénomène de conductibilité indifférente est trop connu pour que je le rappelle ici.

Le laboratoire a montré que les nerfs possèdent une conductibilité bilatérale et que, par conséquent, la fameuse loi de Bell doit être complétée. Il est peu probable que les organes possèdent des propriétés dont la nature ne se sert jamais. La physiologie, il est vrai,

---

(1) Guimbail, *Revue*, 15 octobre 1896.
(2) Goldscheider, 15ᵉ *Cong. de méd. int. de Berlin*, juin 1897.

ne connaît pas encore les usages de cette conductibilité bilatérale des nerfs moteurs et sensitifs, mais la pathologie possède un grand nombre de faits qui l'illustrent. Les cas de guérison momentanée de paralysies centrales par irritation périphérique, ceux d'anesthésies ou d'hyperesthésies périphériques d'origine émotive, etc., semblent donner à la loi de la conductibilité bilatérale la valeur d'une loi générale (1).

Quant au fait de différenciation des diverses formes d'excitation, deux théories physiologiques cherchent à l'expliquer. Cette différenciation se fait-elle au niveau du neurone périphérique ou bien le neurone central est-il chargé de cette fonction ? Et, pour réduire la question à ses termes fondamentaux, existe-t-il dans chaque neurone centripète une série de conducteurs élémentaires adaptés chacun à une modalité spéciale d'excitation : chaleur, vibration, électricité, lumière..... et ressemblant vaguement au système de fibres radiées du limaçon dans l'oreille interne — ou bien un seul et même conducteur transporte-t-il indifféremment l'excitation, quelles que soient sa longueur d'onde, sa période, son intensité, sa forme spéciale, jusqu'aux centres spino-encéphaliques lesquels sont chargés de l'analyser, de la sélecter, de la reconnaître et de la percevoir ?

Dans l'état actuel de la science, il est difficile de se faire sur cette question une opinion suffisamment établie. Certaines affections centrales, la syringomyélie par exemple, dans lesquelles les neurones périphériques sont restés normaux, donnent lieu à de remarquables dissociations de la sensibilité. D'autre part, ces mêmes faits de dissociation pathologique de la sensibilité ont été observés au cours de lésions de nerfs périphériques. M. J.-B. Charcot en a cité un cas à la suite de lésions du nerf cubital au niveau du poignet. Plusieurs observations l'ont également signalée au cours de l'hystérie. M. Verhooghen de Bruxelles l'a trouvée dans un cas de lésion multiple des nerfs du plexus brachial, où coexistait également la perte du sens musculaire.

Conduction médullaire. — La conduction de l'excitation à travers les faisceaux de la moelle est encore insuffisamment connue. La physiologie nous enseigne que les faisceaux blancs postérieurs représentent

(1) Bénédikt, *Cong. de neurol.*, Bruxelles, sept. 1897.

les voies conductrices centripètes. Sont-ils l'unique voie de tous les modes d'excitation? Non, puisque lorsqu'on coupe transversalement la moelle, à l'exception des cordons postérieurs, on constate l'abolition complète de la sensibilité à la douleur, avec conservation de la sensibilité de contact, tandis que cette sensibilité spéciale est conservée si on coupe les faisceaux postérieurs en respectant le reste de la moelle. On sait, d'autre part, que les nerfs sensitifs se continuent partiellement, avec la substance grise, partiellement, avec les cordons antéro-latéraux partiellement avec les cordons postérieurs qui s'entrecroisent au niveau du collet du bulbe et vont donner naissance à la région sensitive des pyramides. Ces derniers faisceaux d'entrecroisement sont considérables chez l'homme et répondent bien, par leur volume, au développement de son réseau sensitif périphérique. Ils sont très restreints, au contraire, chez les animaux, dont le système sensitif est restreint; le rat, le lapin, etc. Dans l'ataxie locomotrice où les cordons postérieurs sont atteints des plus graves lésions, la sensibilité à la douleur et à la température peut être conservée. Au contraire, la sensibilité générale au contact, à la pression, est presque toujours altérée ou même présente des troubles graves. Dans la syringomyélie, où les altérations de la substance grise centrale coexistent avec l'intégrité des cordons blancs, la sensibilité thermique est abolie, tandis que les diverses autres formes d'excitation périphérique sont normalement perçues.

Si l'axe gris médullaire est le carrefour et le conducteur universel des excitations périphériques, il ne semble pas renfermer d'éléments distincts spécialisés, de voies préétablies pour la conduction de chaque forme d'excitation, car la plus petite partie conservée dans les vivisections suffit à transmettre toutes les impressions quelles que soient leur origine ou leur forme. La clinique nous apprend (1) que la substance grise peut n'être représentée que par une portion infime de son étendue, dans une moelle grosse comme une plume d'oie, sans que des diverses sensibilités aucune soit abolie.

Pour Vulpian, l'axe gris de la moelle répondrait à un véritable centre d'élaboration sensitive, où chaque excitation spéciale serait différenciée par suite d'une opération physiologique et transmise, après avoir subi ce travail de sélection, avec de nouveaux caractères,

(1) Charcot, *Leçon sur la compression lente de la moelle.*

par un petit nombre d'éléments indifférents jusqu'à l'encéphale qui n'aurait plus qu'à la recevoir.

Il est intéressant de rappeler ici les effets croisés des excitations périphériques sur les régions homologues d'un côté à l'autre du corps. Dans quelques affections médullaires, je me sers, en vue de fixer le degré et la localisation des lésions, d'un procédé clinique appuyé sur ces effets croisés. Je fais tremper soit un pied, soit une main dans un bain d'eau chaude ou froide, suivant l'expérience, et à l'aide d'un thermomètre au 1/20^{mm} de degré appliqué sur la main ou le pied du côté opposé, je note le degré obtenu soit au-dessus, soit au-dessous de la température prise avant l'expérience et le temps que met le membre opposé à se mettre en équilibre proportionnel avec son homologue réchauffé ou refroidi. Les indications fournies par ce procédé sont des plus curieuses et ont fréquemment aidé mon diagnostic. Les recherches, au lieu d'être pratiquées sur la main ou sur le pied, peuvent porter sur toute autre région du corps ; je me sers, dans ce cas, de poche à eau chaude ou de sac à glace. Il y a là une application de la loi générale de symétrie, remarquable tant au point de vue des connexions anatomiques bilatérales par les fibres inter-commissurales de l'axe médullaire que par les applications physio-pathologiques qui en dérivent.

Cette très simple expérience met en évidence l'action puissante et généralisée de l'excitation physique même appliquée localement à une région restreinte de l'organisme. Il demeure, pour nous, hors de doute que l'élévation, par action croisée, du potentiel calorique n'est pas seule à se produire. Bien que l'expérience ne l'ait pas démontré, pour le moment, il est légitime d'admettre que l'élévation du potentiel électrique se produira dans les mêmes conditions si l'agent générateur est l'électricité au lieu de la chaleur. Dans l'état actuel de notre instrumentation de mesures, autant la constatation du phénomène est aisée dans le premier cas, autant elle est difficile dans le second.

Les exemples de synergie fonctionnelle à l'excitation physique ne sont pas rares, d'ailleurs. On les trouve particulièrement marqués dans le domaine du sympathique.

A l'état normal, l'une des pupilles étant seule exposée à des variations d'éclairage, l'agrandissement et le rétrécissement de l'orifice pupillaire s'accompagnent de modifications parallèles de l'autre pu-

pille sans qu'on fasse varier l'éclairage de cette dernière. Ce phénomène est dû à l'existence soit de fibres allant directement du noyau
de la 3e paire à l'œil du côté opposé, soit de fibres d'association entre
les noyaux des deux nerfs moteurs oculaires communs.

Un exemple de synergie fonctionnelle analogue s'est rencontré chez
un strabique. L'œil droit, sain, étant fermé on fait suivre par l'œil
gauche un objet qu'on déplace vers la droite jusqu'à une certaine
limite infranchissable ; si l'on ouvre à ce moment l'œil sain on voit
l'œil strabique se déplacer légèrement au delà de la limite en question et faire un écart en adduction. Un autre exemple de synergies
fonctionnelles se rencontre dans les paralysies pseudo-bulbaires où
certaines paralysies peuvent s'améliorer grâce à la suppléance des
fibres détruites par les fibres provenant du côté opposé.

Chez un brightique atteint d'amaurose de l'œil droit, cet œil restant ouvert, si l'on en supprime et si l'on en rétablit alternativement
l'éclairage, la pupille gauche reste immobile. Si au contraire on produit ces alternatives par ouverture et fermeture successives de la
paupière, la pupille gauche réagit synergiquement. Cette dernière
expérience réussit, que l'on maintienne l'œil droit à la lumière ou à
l'obscurité. Ce sont donc seulement les mouvements de la paupière
qui déterminent ces mouvements synergiques de la pupille. Ceux-ci
représentent chez le malade l'association normale de l'occlusion palpébrale et de la contraction pupillaire (1).

Conducteur encéphalique. — Le trajet intra-encéphalique de l'excitation est encore imparfaitement déterminé. D'après Flechsig (2) le
cerveau se composerait de trois parties distinctes tant au point de
vue anatomique qu'au point de vue fonctionnel : les parties inférieures où s'accomplissent, presque en dehors de la conscience, les actions réflexes indispensables à l'entretien de la vie (c'est tout ce que possède le nouveau-né) ; des parties moyennes, sensitivo-motrices, zones
terminales des nerfs centripètes et sensitifs en même temps que zones
initiales des réactions centrifuges, où la plupart des actions de la vie
animale parviennent à la conscience ; les parties supérieures, centres
de la vie psychique ou intellectuelle, n'émettant et ne recevant que

(1) Nicolle et Halipré, *Normandie médicale*, n° 18, 1896.
(2) Flechsig, Leipzig, 1896.

des fibres d'association destinées à réunir les divers points de l'écorce.

Pour d'autres auteurs, Meynert, Luys, Wernicke, Déjerine, etc., la théorie de Flechsig manque de base anatomique. En effet, ce savant l'édifia sur la dissection de cerveaux d'enfants dont le plus âgé avait cinq mois. L'histologie normale nous montre que, chez l'adulte, de toute l'écorce s'irradient des fibres de projection. L'étude des dégénérescences secondaires aux lésions du cortex a permis de se rendre compte que de toute la surface de l'écorce partent des fibres réunissant celle-ci à la couche optique. Le pied du pédoncule cérébral est formé, dans sa partie moyenne, des fibres de projection qui proviennent de la zone dite motrice du cerveau, dans sa partie interne des fibres provenant du pied de la troisième circonvolution frontale et de l'opercule rolandique ; dans sa partie externe, des fibres provenant de la partie moyenne des deuxième et troisième circonvolutions temporales.

Tel est le terme ultime auquel aboutit le processus d'excitation, qui se traduit toujours, en définitive, soit par un phénomène de motricité, soit par son équivalent : chaleur, lumière, électricité, énergie neuro-motrice, toute force qui se dépense sur-le-champ ou s'accumule pour une destination ultérieure.

Mais il s'en faut que la totalité de l'énergie physique parvienne jusqu'aux neurones supérieurs. Elle est en majeure partie absorbée soit, par les neurones centripètes, soit par les neurones spino-ganglionnaires. Transformateurs primaires, ceux-ci sont particulièrement préposés à son adaptation aux fonctions trophiques, végétatives et aux actes réflexes simples de la vie animale. Le neurone cérébral la transforme en actes infiniment plus complexes. Réserve d'énergie en même temps que transformateur d'élection, il préside au phénomène de projection nerveuse que nous sommes habitués à désigner sous le nom d'*effort de volonté*, par lequel nos muscles se contractent en vue d'un mouvement réfléchi, et notre pensée se trouve orientée dans une direction déterminée. C'est là un processus bien différent de celui par lequel l'énergie physique, reçue sous forme d'excitation périphérique, se disperse sous forme d'irradiation inconsciente vers chacun des éléments anatomiques qui constituent l'organisme et lui fournit le mouvement spécial grâce auquel il conserve sa vie propre, il se nourrit, il sécrète, etc. Dans les sphères cérébrales, au contraire, l'excitation, loin de présenter, comme ici, dans ses effets un caractère fatal et obligatoire, subit une élaboration intra-corticale plus ou moins prolongée, dont les résultats, mi-partie contingents, mi-partie nécessaires et fatals, en raison des connexions physiologiques préétablies, paraissent se rapporter à une détermination spontanée de l'esprit.

C'est ainsi que l'excitation physique nous permet d'intervenir jusque dans les actes cérébraux. Elle étend son action jusque sur les états d'âme, pour me servir de l'expression consacrée par la littérature moderne. Elle influence notablement les opérations purement psychiques ; elle y apporte soit la dynamogénie, soit l'inhibition. J'ai déjà exposé (1) son rôle sur le développement de l'émotion. J'ai démontré que nous avons prise sur celle-ci à l'aide de la physico-thérapie, dont l'action vaso-motrice, soit excitante, soit ralentissante, entraînait à sa suite l'hypertrophie ou la diminution de la fonction d'émotivité. Passions gaies ou passions tristes sont les paradigmes de vaso-constriction ou de vaso-dilatation, de spasme ou de relâchement vasculaire, dont le plus puissant régulateur est représenté par l'excitation physique. Celle-ci, rationnellement appliquée, joue le rôle de tonique sur le mouvement circulatoire, au sens exact du mot. Dynamogénique ou inhibante, suivant l'état de vibration du nerf avec lequel elle se rencontre, agissant directement, en superposant au courant nerveux sa propre énergie dont elle est le substratum, ou par interférence, en diminuant l'hyperexcitabilité du nerf en état d'hyperkinésie, elle rétablit manifestement l'équilibre jusque dans les opérations cérébrales. Mais, auparavant, son influence régulatrice s'est affirmée vis-à-vis du système sympathique. De son conflit immédiat avec le vaste réseau périphérique, c'est le sympathique qui tout d'abord reçoit le bénéfice. Les réflexes qui en découlent sont nombreux et s'étendent à l'ensemble de la circulation, rendant celleci moins apte à réagir aux causes d'ordre psychique et, partant, conférant au sujet qui y est soumis une plus ample résistance aux causes d'émotion.

Il y aurait à ce propos un chapitre bien curieux à écrire sur les rapports de la sensibilité avec l'action, sur l'organisme, de l'énergie physique. On y démontrerait aisément que plus l'homme s'éloigne

(1) Guimbail, Revue, nº 39.

de la vie des champs et de l'état pastoral, pluss'accroît sa sensibilité. Or, toute idée, tout acte par conséquent, a pour origine et pour base essentielle l'émotion. Au fur et à mesure que progresse ce qu'on est convenu d'appeler la civilisation, les fonctions de réceptivité sensible s'hypertrophient tant par legs héréditaire de conformation physiologique que par acquit personnel. Lutte pour l'existence, désir immodéré d'arriver, horizon littéraire, scientifique, etc., plus étendu, recherche du luxe et du plaisir, intoxication par air confiné ou vicié, par défaut d'exercice, par abus des parfums, par l'alcool, le thé, le café, la morphine, surmenage de toutes sortes, etc., etc., tendent à donner aux régions sensitives de l'encéphale une prépondérance absorbante, au détriment des autres zones livrées à l'inertie et au silence relatifs.

Au contraire, l'homme dont l'existence se rapproche de la nature, qui vit en contact intime avec elle, qui, en un mot, est plus près du milieu ambiant d'où il tire ses énergies et plus loin des milieux factices artificiellement formés, cet homme est moins sensible et plus fort. Ses réactions vasculaires en face des causes d'émotion sont limitées. Le nègre, le matelot, le laboureur, dont le contact est intime avec la nature, sont-ils comparables, sous ce rapport, avec l'ouvrier des villes, le bureaucrate, l'écrivain, l'artiste, le citadin voué aux plaisirs et habitué à l'inaction ?

Or, quoi que puissent en penser les protagonistes de l'extrême civilisation, j'incline à croire que nous devons faire servir l'énergie physique à diminuer l'hyperexcitabilité sensitive dans la génération actuelle. Nous entendons avec raison un assez grand nombre de médecins prescrire l'hydrothérapie froide et certaines applications physiques dans le but de réduire les fonctions sensitives. C'est ce qu'on appelle pratiquer l'endurcissement, c'est-à-dire restreindre la réceptivité morbide, ce qui équivaut à réduire l'effet de l'excitation physique sur la circulation d'abord, sur le neurone central ensuite. La méthode est excellente : nous devons nous efforcer, à l'exemple des Anglais, de la généraliser.

Il est hors de doute qu'en restreignant la réceptivité sensitive parmi nos contemporains, nous priverons la société d'un plus ou moins grand nombre d'œuvres d'imagination dans le vaste domaine de l'art, mais nous soustrairons l'homme à une cause importante de traumatismes neuro-circulatoires.

Phénomène curieux signalé par mon éminent maître et ami le professeur Potain, certaines maladies dont la cause occasionnelle doit être recherchée dans un trouble subit des sphères nerveuses centrales émotionnelles, conservent le reflet, sont, pour ainsi dire, la prolongation morbide durable des symptômes passionnels qui marquèrent leur début. Le goître exophtalmique présente le tableau pathologique d'un accès de colère prolongé ; il naît, souvent, au cours d'un paroxysme passionnel de cette nature. La paralysie agitante débute souvent à la suite d'une frayeur. On en observa de nombreux cas après la révolution de 1848, dit le docteur Ant. Maude. Or, on retrouve dans sa physionomie clinique l'aspect, trait pour trait, de la terreur : face immobile, figée, tremblement, mouvements rhytmiques, etc.

Dans ces cas, nous observons la persistance des désordres vaso-moteurs propres au choc émotionnel, lesquels sont habituellement fugitifs et transitoires, au lieu de se montrer, comme ici, durables et définitifs.

CHAPITRE III

LE PROCESSUS INTIME DE NUTRITION

ET LES AGENTS PHYSIQUES

La thérapeutique doit s'appuyer, pour être rationnelle, sur la physiologie et sur la pathologie de la cellule elle-même. Elle doit s'adresser non pas au symptôme, mais à l'élément anatomique, et comme nous ne disposons pour atteindre celui-ci d'aucun procédé direct, nous devons tourner la difficulté et borner nos prétentions à modifier favorablement le processus nerveux d'où dépend sa vitalité. C'est là, à proprement parler, assurer la nutrition, car celle-ci consiste non pas tant dans la propriété que possède la cellule d'opérer, pour son propre compte, les mutations temporaires ou définitives, de transport ou d'acquit, qui constituent la nutrition, que dans la vigueur, avec laquelle elle remplit sa fonction, que dans le juste équilibre de compensation à la fois régulateur et producteur de sa puissance assimilatrice. C'est, en un mot, la subordination des phénomènes chimiques au mouvement physique qui constitue le premier stade dans l'interprétation des phénomènes nutritifs ; les *agents physiques* sont justement tout puissants à développer ou à faire naître ce mouvement qui est l'expression la plus élevée de la vie elle-même.

Action eutrophique sur la cellule. — Leur importance thérapeutique devient manifeste en face de cette vérité, établie par Ch. Robin et démontrée plus tard par Bouchard, que *la maladie n'est, en définitive, qu'un trouble de la nutrition.* De même qu'ils ont pour fonction d'entretenir le mouvement nutritif dans l'état de santé, de même au cours de la maladie ils arrivent à lui donner une intensité suffisante pour le ramener à son taux normal. La conscience que nous avons d'être en état de santé ou de maladie est apportée à notre cerveau, centre de perception vague des modalités diverses du mouvement nutritif, reflétant l'état de santé ou de maladie, par tous les éléments cellulaires de notre organisme, associés en fédération pour un travail en commun, mais possédant chacun leur vie propre et autonome.

Qu'il s'agisse d'absorption d'éléments azotés ou de minéraux, que la proportion des uns et des autres varie, que, par insuffisance d'alimentation, leur quantité absolue soit inférieure au nécessaire, peu importe. Tout dépend de leur élaboration. Des individus mal nourris fournissent une carrière laborieuse fort honorable et un excellent état de santé si le mouvement vital est vigoureux, si la santé de la cellule est en parfait équilibre.

Nous possédons des centres nerveux trophiques comme des centres nerveux calorifiques, jouant les uns et les autres le rôle fondamental de régulateur. Au fur et à mesure des besoins de l'économie, les phénomènes provocateurs du potentiel calorique sont ralentis ou exacerbés suivant les nécessités du maintien uniforme de ce calorique. De même les phénomènes nutritifs, les échanges protoplasmiques sont activés ou retardés suivant les besoins. Mais, avant tout, ce pouvoir régulateur doit exister : il est l'essence et l'aboutissant de tout travail nutritif. Les agents physiques sont seuls puissants, par la répétition ou la constance de leur application, à l'entretenir lorsqu'il existe, à le redresser lorsqu'il est troublé, à le rétablir lorsqu'il est disparu. Générateurs des actions chimiques et occupant le premier rôle dans l'entretien, la reproduction et la réparation de la cellule, c'est grâce à eux que se fixe dans les os le phosphate de chaux insoluble dans les liquides physiologiques, le phosphate de magnésie dans les muscles, le phosphate de potasse dans le système nerveux, le phosphoglycérate de potasse dans la lécythine, le phosphate de fer dans les hématies ; c'est grâce à leur action que se produit dans le protoplasma, le phénomène d'osmose par lequel les hématies dissociées livrent leurs matériaux à la cellule, quitte à celle-ci à les absorber, à les digérer, suivant les qualités de la diastase spéciale propre à leur transformation chimique.

L'enfant a d'autant plus besoin des agents physiques pour assurer sa nutrition que par suite de la prolifération cellulaire abondante qui caractérise la croissance, il se produit chez lui une exagération nutritive histologique. Si le taux de sa nutrition s'abaisse, notons bien qu'il s'agit non pas d'insuffisance de matériaux de constitution, non pas d'un défaut d'organisation architecturale cellulaire, mais bien du manque d'excitation protoplasmique.

En vain chez l'adulte arrive-t-on à évaluer approximativement par l'analyse des excréta, le taux de la nutrition, en vain constate-t-on l'élimination d'une quantité d'azote correspondant à une somme de travail intellectuel, et à la moitié seulement de cette somme s'il s'agit, au lieu de travail intellectuel, de travail musculaire, on n'obtiendra ainsi que des renseignements sur la fonction et non des données précises sur la cause efficiente du processus. On sait que la phosphaturie est un symptôme constant de déchéance nerveuse, mais jamais on n'a encore dit, que je sache, le remède à la phosphaturie, jamais on n'a consacré, par une affirmation basée sur l'expérience, le traitement physiologique à opposer à ce symptôme de dénutrition. La thérapeutique actuelle se borne à administrer par la bouche ou par voie hypodermique des phosphates, elle encombre sans bénéfice les milieux intercellulaires et fatigue les organes éliminateurs par la surcharge de travail que leur impose le rejet forcé, à l'extérieur, d'une quantité excessive de déchets. Contre les tendances hypoglobuliques, les médecins prescrivent le régime azoté excessif sous forme d'alimentation carnée. Puis si le ralentissement nutritif persiste, on en cherche la cause dans l'une des trois digestions dont le but est de faire parcourir à l'aliment les phases successives sous lesquelles il opère ses métamorphoses assimilatrices : digestion gastro-intestinale, digestion intra-hématique, digestion intra-cellulaire. On en reporte l'origine, prenant l'effet pour la cause, à l'accumulation de toxines ou matières albuminoïdes altérées, soit qu'elles proviennent du travail vicieux de désassimilation (leucomaïnes de Gautier), soit qu'elles dérivent des alcaloïdes microbiens (ptomaïnes de Selmi).

Aucune de ces causes n'est suffisante. La vérité c'est que le taux de la nutrition s'exagère ou est abaissé par la variation dans la composition des milieux d'ordre physique (Jolly) : lumière, air, température, mouvement, etc., parce que le contact intime de l'organisme avec le milieu où il vit, lie étroitement celui-ci à celui-là, rendant les conditions mêmes de sa vitalité étroitement dépendantes de ce milieu et l'assujettissant de près aux changements, si minimes soient-ils, aux modalités diverses, si complètement inaperçues qu'elles paraissent, qui se succèdent dans les divers éléments qui le constituent.

C'est donc par la digestion intra-cellulaire, si bien mise en valeur par A. Gauthier, Bouchard, et d'autres savants, que commence tout processus morbide atteignant la nutrition. C'est par lui que s'installe la neurasthénie et que se développent les troubles plus ou moins graves des deux autres digestions intra-hématique et gastro-intestinale. C'est par eux qu'il est logique de commencer à soigner nos malades à nutrition déviée ou ralentie, tous ceux que menace ou atteint l'état de misère physiologique, les anémiques, les hypoglobuliques, les chlorotiques, les rhumatisants, les goutteux, les cancéreux, les tuberculeux, etc., et tous les enfants frappés d'altération nutritive et histologique d'origine héréditaire.

Nécessité de la variété d'excitation. — La complication de l'organisme animal disposé non seulement pour vivre et se perpétuer, mais aussi pour réparer les dommages qui lui sont causés, pour parer aux accidents, pour rétablir son fonctionnement normal en dépit des violences et des blessures, cette complication même est soumise à une grande variété dans l'excitation et, partant, nécessite l'emploi soit physiologique, soit thérapeutique, du plus grand nombre possible d'agents physiques.

Cette variété, nécessaire aux actes complexes de la nutrition, est assurée à l'économie non seulement par l'excitation propre aux agents physiques et naturels agissant directement sur elle, mais encore par les aliments que nous ingérons et l'air que nous inspirons.

En réalité, on ne peut entendre autrement la chimie biologique que comme la libération, par le fait du travail moléculaire, des énergies physiques renfermées dans les aliments et dans l'air. Déjà nous savons qu'une quantité de tel aliment répond à tant de calories : si son utilisation était complète, on pourrait évaluer mathématiquement la dose d'excitation qu'elle apporte à l'axe nerveux sous forme de chaleur.

Mais il s'en faut que cette évaluation puisse jamais présenter quelque caractère de certitude : la quantité de l'aliment transformée en calories étant essentiellement variable suivant l'intégrité des systèmes assimilateurs. D'ailleurs, en raison de la transformation des énergies, son utilisation peut aussi bien s'orienter vers la production d'électricité ou de mouvement que vers celui de chaleur. Le problème se complique donc de cette nouvelle donnée, au sujet de laquelle une hypothèse même n'est pas encore permise.

En thérapeutique, nous constatons chaque jour des différences d'activité dans l'excitation, suivant sa nature et aussi suivant son mode d'application. Par exemple s'il s'agit de l'excitation électrique, la force électro-motrice et l'intensité représentent deux termes distincts, répondant chacun à une caractéristique propre d'excitation. Dans les applications de courant continu, il convient de tenir compte de la quantité de courant passant dans un temps donné.

Des courants de quantité (courants voltaïques) interrompus, provoquent, dans certains cas, des contractions de muscles rebelles à l'excitation produite par les courants induits (de tension) : par exemple dans la paralysie spinale infantile. Il faut tenir compte, pour ce phénomène, de plusieurs conditions, parmi lesquelles les plus importantes sont la quantité de courant, la durée plus ou moins longue de son action, sa forme particulière, et l'action élective de l'intensité sur la contractilité musculaire dans l'interrogation directe du muscle, enfin la séparation du muscle et du nerf de son centre spinal.

A certains organismes il semble que l'excitation normale, suffisante aux autres, se fasse trop faible pour eux. Sous l'influence de l'hérédité ou de désordres acquis dès le jeune âge, les tissus appauvris se sont insuffisamment développés. Durant les premières années, les dépenses de l'être étant minimes et le mouvement vital plus intense, les désordres restent latents. A l'heure de la puberté, ils apparaissent. A ce moment éclate l'imperfection des cellules insuffisantes à leur tâche : les produits de désassimilation, devenus subitement trop abondants, sont éliminés d'une façon vicieuse, de là une cause d'auto-intoxication, car plus ces produits sont métamorphosés, oxydés, moins ils sont nuisibles.

D'autre part, chez les sujets frappés de tares héréditaires, l'étroitesse des artères est la règle : la mésentérique n'apporte pas à l'intestin la quantité de sang nécessaire à ses fonctions d'absorption solide ou liquide, l'artère pulmonaire est insuffisante à la nutrition gazeuse. De là la faiblesse et l'imperfection des échanges.

A ces malades héréditaires s'impose la nécessité d'une excitation supérieure, en quantité et en variété, à celle que nous appelons normale, pour conserver la santé. Les mêmes agents physiques qui la fournissent normalement doivent la fournir en excès pour entretenir le taux normal de la nutrition et cet excès même devient l'élément de soutien sans lequel le système nerveux est inférieur à sa tâche.

Des premières excitations apportées au système encéphalo-médullaire de l'enfant, dépend une certaine direction nutritive générale dont le reflet se projettera sur le reste de son existence. Il est des sensations premières de notre tout jeune âge dont le souvenir est figé dans notre encéphale et que telle circonstance, au gré des hasards de la vie, nous révèle dans toute l'intensité de leur perception. Ces premières excitations venant des *circumfusa* sont assez intenses pour retentir sur l'orientation consécutive de notre habitude psychologique, sur l'évolution nutritive de notre être dans l'avenir, de même qu'elles sont d'ailleurs le point de départ, conscient ou non, de nos tendances ou de nos déterminations futures. Il n'est pas indifférent que nos yeux s'éveillent à la lumière en face de quelque spectable grandiose de la nature ou dans un lieu sombre et réduit ; que les douces mélodies ou l'harmonie d'une bonne musique retentissent à nos jeunes oreilles, ou qu'elles soient frappées par le vacarme d'une rue bruyante — que les agents physiques répandus autour de notre frêle organisme, au lieu d'entrer en conflit avec lui, lui prêtent au contraire l'assistance d'une bienfaisante entente. A ce point de vue envisagée l'excitation constitue notre première éducatrice; avec quels égards ne devons-nous pas l'appliquer à nos enfants et surtout à nos enfants nerveux *excitables*, dit-on, ceux chez qui les premières réactions de la vie nerveuse sont le plus facilement éveillées.

Accumulation d'énergie centrale. — Notre système nerveux central peut être considéré comme une véritable réserve d'énergie : incapable de la produire, il doit la recevoir. Deux sources la lui fournissent amplement dans l'état de santé, ou d'équilibre entre les recettes et les dépenses : l'excitation dérivée des phénomènes chimiques de la vie moléculaire, et, surtout, l'excitation engendrée par les agents physiques. Dans l'état actuel de nos connaissances il est permis d'attribuer à cette dernière excitation la part la plus considérable.

Le système nerveux central constitue donc à proprement parler une batterie de condensateurs, au sens exact du mot, car il ne s'agit pas là de décomposition et de recomposition d'ordre chimique, mais vraisemblablement d'un emmagasinage qu'on peut grossièrement rapprocher de la charge statique d'une batterie de jarres de Leyde, de l'imprégnation calorifique ou lumineuse d'un corps conducteur ou de la vibration d'une lame d'acier. A proprement parler, il s'agit en dernière analyse de l'enregistrement d'un mouvement dont l'utilisation se fera plus tard, par un phénomène exactement semblable à celui bien connu, de l'accumulation de radiation lumineuse dans une bouteille d'eau exposée au soleil, accumulation suffisante pour impressionner une plaque photographique, soumise, dans une chambre noire, à l'action de ces radiations conservées.

La théorie des neurones semble indiquer que la répartition de ce mouvement dans les divers territoires de l'économie ne se fait pas nécessairement par une voie unique ou dans un système défini. L'enchevêtrement des prolongements neuroniques dans l'écorce semble prouver au contraire que les forces accumulées peuvent être dépensées au même titre et à la fois, indifféremment, dans les territoires les plus divers. La complexité de ce réseau est en rapport avec la complexité des excitations qui lui arrivent du monde ambiant et la diversité des voies d'écoulement par lesquelles les centres restituent à ce même milieu ambiant la somme d'énergie transformée par son passage à travers l'organisme. Excitation et activité, tels sont les deux termes ultimes du problème compliqué entre lesquels se place le champ si étendu des transformations de forces physiques en énergie vitale, motrice et nutritive.

C'est surtout par les différences dans l'utilisation de l'excitation reçue que varie cette énergie et se diversifient les sujets qui la reçoivent : tous, ou peu s'en faut, en reçoivent la même somme, mais un petit nombre l'assimilent complètement. Les degrés divers d'assimilation constituent les divers degrés de l'échelle nutritive et, dans l'ordre supérieur, de l'échelle sociale. N'en est-il pas de même, au point de vue moins élevé et autrement restreint, de l'assimilation en physiologie alimentaire ? Un organisme ne vaut que par ce que vaut son assimilation.

Toutes les énergies dépensées par la cellule pour se nourrir aboutissent à mieux utiliser l'excitation physique, car plus la cellule est forte, plus la transformation de l'excitation en travail biologique est considérable. C'est ainsi, seulement, qu'intervient la nutrition moléculaire pour seconder soit la conduction, soit l'utilisation de l'excitation physique, source indispensable de tout fonctionnement nerveux.

Bien plus, l'homme peut utiliser à ce point de vue non pas seulement les énergies physiques, mais à un égal degré, peut-être, l'excitation produite par les forces psychiques, les émotions par exemple. Il nous est loisible en effet de drainer vers les régions de l'activité les énergies suscitées au niveau des régions dites sensitives, et de les faire servir ainsi à développer, par réflexe sur celle-ci, une série d'excitations bienfaisantes. Au lieu de nous laisser aller soit à un accablement moral stérile sous le coup d'émotions tristes, soit aux manifestations extérieures du bonheur, sous l'influence d'émotions joyeuses, nous pouvons tous discipliner, dans quelque mesure, notre excitation gaie ou triste en la reportant dans le domaine de l'action. N'est-ce pas ce que l'étude de la vie au jour le jour nous démontre ? Un grand malheur nous jette dans le cloître, une affliction nous donne la force d'accomplir des merveilles de charité, une peine nous pousse à entreprendre un long voyage. Les exemples abondent où la transformation des forces les unes dans les autres est manifeste. La colère n'est autre chose qu'une transformation semblable de forces : le mouvement né de l'émotion, de l'excitation psychique.

Toute la physiologie est remplie de preuves d'accumulation et de transmutation d'énergie : il n'est pas une excitation venue du dehors ou du dedans, qui ne soit utilisée, pas une qui, à l'autre extrémité de son cycle, n'ait pour aboutissant un mouvement : mouvement sensitif, mouvement nutritif ou trophique, mouvement actif, soit extériorisé, soit emmagasiné.

Ce dernier point est particulièrement intéressant en ce qui touche l'application des agents physiques. Un grand nombre de malades qui s'y soumettent ne commencent à en éprouver les bienfaits qu'après un certain nombre de jours, de semaines, quelquefois après plusieurs mois. L'explication de ce fait est simple. L'excitation apportée au neurone par l'agent employé a d'abord besoin de le préparer à la recevoir et ce travail de préparation est quelquefois assez long. Avant de pénétrer dans la place, l'excitation doit livrer de fréquents assauts, combattre, se frayer une porte d'entrée. D'autre part, une fois dans la place, le degré de réceptivité du neurone à l'excitation est souvent si faible que l'assimilation ne se fait pas. Le pays est conquis, mais la colonisation est lente, l'assimilation comme on dit, en langage de conquête, demande du temps. Je compare volontiers cette sorte de période d'attente à celle qui se produit lorsqu'on remonte une montre. Tant que le ressort n'a pas acquis la puissance motrice, la tension suffisante, aucun mouvement ne se produit. Quelquefois même, avec certains mécanismes, bien que le ressort ait atteint son maximum d'énergie, le mouvement ne se met pas en marche. Il est vrai qu'à ce moment la plus légère impulsion, le plus petit choc, la plus minime oscillation suffisent à provoquer la mise en route de tous les organes. Il en est exactement ainsi avec la plupart des malades traités par les agents physiques. L'excitation emploie un certain temps à forcer la place ; quand elle s'y est implantée en maîtresse, elle doit s'assimiler, d'où un nouveau retard, puis enfin, dernière étape, elle doit produire son effort nutritif, utile, c'est le moment où la tension étant devenue suffisante, le ressort anime le mouvement.

Processus thérapeutiques. — Le phénomène intime de la nutrition est particulièrement influencé par les agents physiques : ils stimulent les fonctions digestives. Le foie, dont l'activité se développe à leur contact, détruit mieux les poisons en sécrétant une plus grande proportion de ferment protecteur. Le muscle détruit plus de glycogène, les cellules sous leur impulsion consomment plus d'albumine. Tous les produits des dernières réactions excrétées le démontrent et l'on apprécie, par leur analyse, à quel point se trouve activée la digestion intra-cellulaire qui constitue la nutrition.

C'est cette activité moléculaire que les agents physiques sont susceptibles d'éveiller ou de renforcer. Elle s'étend à tous les organes, par conséquent à toutes les sécrétions internes dont le rôle important vis-à-vis du système nerveux a été magistralement mis en relief par Brown-Séquard. L'esprit conçoit mal par quel processus intime s'opère ce travail moléculaire et comment l'excitation physique entre en conflit avec ces petites masses de composition chimique presque uniforme, d'aspect presque homogène, sauf une partie plus réfringente, le noyau, le tout transparent et de texture si ténue. Mais il admet *a priori* que ces organites aux réactions spécifiques et mystérieusement délicates soient influençables par les agents impondérables, les seuls dont le contact soit assimilable pour eux, les seuls dont ils puissent recevoir la vie. Le taux de la nutrition est intimement lié aux variations de la circulation capillaire ; celles-ci sont rendues appréciables grâce au Pléthysmographe de Hallion avec une suffisante exactitude. Elles se lisent aisément sur le graphique obtenu à l'aide du tambour de Marey. A l'état normal chez les sujets sains, son tracé représente une ligne onduleuse dont les ondulations sont isochrones à celle du pouls et peu marquées. Dans un grand nombre d'affections cette ligne est remarquable par un tracé ondulé beaucoup plus marqué ; or dans ces affections, il est constant que la plupart des applications générales des agents physiques transforment la ligne onduleuse en une ligne droite ou presque droite. Cette modification de tracé est en rapport avec des phénomènes de vaso-constriction contrebalançant l'influence anormale et exagérée des vaso-dilatateurs.

La réduction des matières albuminoïdes, terme moyen de notre nutrition, peut se faire trop vite, trop lentement, ou d'une manière incomplète. Se fait-elle trop vite, le sujet est en état d'hypertension, son pouls est rapide et plein, son urine est peu abondante, très foncée en couleur, sa densité est élevée.

A ceux-là convient la douche tiède, la cure d'altitude, le repos, le courant statique.

Si la réduction des albuminoïdes est trop lente, l'hypotension est la règle ; le pouls est petit et faible : les parenchymes glandulaires mal irrigués s'engorgent, les fibres musculaires lésées sont paresseuses, le système nerveux cérébro-médullaire, le système sympathique sont déprimés, l'urine est incolore et sa densité est faible — la face est pâle, le teint bilieux. Tels sont les surmenés du système nerveux, les arthritiques dyspeptiques à gros foie, les neurasthéniques déprimés, les goutteux affaiblis.

Ces malades se trouvent bien de la douche chaude, de la pression du littoral, du mouvement méthodique et progressif qui constitue l'entraînement, des courants de haute fréquence et des courants polyphasés en application générale. Si la réduction des albuminoïdes est incomplète, les malades présentent des symptômes cardio-pulmonaires, oppression, emphysème, etc., cas fréquent chez les arthritiques congestifs tendant à l'artériosclérose. Le traitement ici est le même que précédemment ; ces deux modes se trouvent d'ailleurs fréquemment combinés chez le même sujet.

Voici, d'après le Dr Chiais, de Menton, le procédé le plus rapide pour établir directement le diagnostic des différents modes de perversion de la réduction des albuminoïdes :

1° Prendre le poids en kilogrammes de la personne en observation ;

2° Déterminer le volume des liquides pris en boisson ;

3° Mesurer le volume des urines sécrétées dans les 24 heures ;

4° Prendre la densité du mélange de ces urines ;

5° Faire le total approximatif des solides urinaires en appliquant la formule $S = \dfrac{V \times D \times 2,33}{1000}$.

S représente la somme totale des solides ;

D les deux derniers chiffres de la densité du mélange ;

2,33 un chiffre conventionnel donné par l'empirisme ;

6° Déterminer la quantité d'urée contenue dans un centimètre cube du mélange des urines dans les 24 heures, avec l'appareil d'Esbach ;

7° Lire le degré du baroscope d'Esbach ;

8° Chercher dans les tables d'Esbach la quantité d'urée contenue dans le litre d'urine ;

9° Multiplier par le volume de l'urine des 24 heures le total de l'urée contenue par litre ;

10° Chercher quelle est la quantité d'urée excrétée par le kilogramme de la personne en observation en divisant le total de l'urée excrétée dans les 24 heures par son poids ;

11° Fixer en centièmes le rapport de l'urée à l'ensemble des matériaux urinaires solides en divisant par la somme totale des solides le résultat obtenu en multipliant par 100 le chiffre de l'urée rendue dans les 24 heures, c'est-à-dire en appliquant la formule suivante :

$$\frac{\text{Total de l'urée des 24 heures} \times 100}{\text{Total des solides des 24 heures}} \quad \textit{rapport en centièmes.}$$

Avec le concours du malade, qui peut établir son poids, le volume des liquides pris en boisson et le volume des urines sécrétées dans les 24 heures, toutes ces déterminations peuvent être faites en huit ou dix minutes.

On peut demander aux agents physiques d'exagérer le mouvement nutritif, de le ralentir ou de le redresser lorsqu'il est vicié.

Que l'exagération nutritive histologique porte sur l'ensemble des tissus ou qu'elle soit localisée (néoplasme), la prise sur elle des agents physiques est prouvée par de nombreuses observations définitivement acquises à la science.

L'abaissement du taux nutritif reconnaît beaucoup plus pour cause le défaut d'énergie vitale que celui des matériaux à utiliser par le protoplasma cellulaire. L'excitation apportée à l'élément moléculaire par les agents physiques est le plus puissant producteur de cette énergie, proprement dite vitale.

Les aliments que nous ingérons ne sont assimilés par la cellule que grâce à cette énergie et en proportion directe avec le taux de cette énergie. D'ailleurs ils renferment des quantités très variables d'éléments absorbables : pour n'en citer qu'un exemple, une même viande de bœuf donne un rapport de 12 à 1 entre la quantité d'azote et celle d'acide phosphorique qu'elle contient, si le bœuf appartient à une race qui s'élève rapidement et un rapport de 50 à 1 s'il appartient à une variété dont la prolification cellulaire est lente.

C'est par l'intermédiaire de certains centres nerveux que s'opère la métamorphose : de même qu'il en est de préposés à la régulation de la thermalité organique, de même d'autres centres, trophiques, président à la régulation des échanges moléculaires. L'analyse des « excréta », de l'urine surtout dont la composition représente, avec une exactitude très rapprochée, la marche des phénomènes de désassimilation, indique nettement, en dehors de toute action chimique, la part prépondérante de l'excitation thérapeutique apportée par les agents physiques sur la fonction de ces centres et secondairement sur la qualité et la quantité des échanges organiques.

La toute puissance des agents physiques dans le fait d'évolution organique trouve une éclatante démonstration dans le règne végétal.

La graine renferme, précieusement déposés dans ses cotylédons, les matériaux de constitution qui devront servir de nourriture à la jeune plante ; mais supposez que les conditions d'excitation physique, d'air, de lumière, de chaleur, d'eau, d'électricité, nécessaires à sa germination, viennent à faire défaut, le mouvement de prolifération ne se produira pas et si la graine a néanmoins germé, son développement n'utilisera pas ces matériaux en face de l'absence de l'excitation variée et nécessaire. La vie dans la graine ne peut se maintenir latente, que grâce à l'absence d'excitation des agents physiques. Elle est à rapprocher dans une certaine mesure du phénomène d'hibernation, de la vie obscure de l'ovule non fécondé, de la vie protoplasmique, enfin de celle des rotifères desséchés qui peut se prolonger indéfiniment. Des graines de pois ont pu germer au bout de dix années de conservation, des grains de blé ont germé au bout de 25 ans, des grains fossiles ramenés au jour lors des fouilles occasionnées par la construction des fortifications de Paris ont pu germer (Chatin). L'excitation physiologique des agents physiques a suffi à réveiller le germe endormi depuis des siècles, mais les conditions climatériques s'étant modifiées depuis leur enfouissement souterrain, les plantes ne purent s'y accommoder et moururent peu après leur germination.

L'expérience prouve encore que les agents physiques ont pour résultat de rétablir, lorsqu'il se trouve inversé, le rapport normal entre l'assimilation et partant la désassimilation des diverses substances nutritives et principalement entre l'azote et l'acide phosphorique dont le rapport normal d'élimination est de 8 à 1.

Si l'on veut envisager les propriétés de l'excitation des agents physiques sur un territoire restreint des fonctions de nutrition, on constate qu'en ce qui concerne la vie de relations trois grands systèmes se partagent l'activité thérapeutique des agents physiques : le système musculaire, le système osseux, le système nerveux. Rien de plus dissemblable que leur contexture extérieure bien qu'ils dérivent tous les trois des mêmes matières albuminoïdes empruntées au sang. Les sels minéraux qui les composent varient peu également ; on trouve principalement du phosphate de chaux dans les os, des phosphates de soude et de magnésie dans les muscles, du phosphate de potasse dans le système nerveux.

Ce n'est pas assez que le sang renferme les principes azotés et minéralisateurs où ces trois grands groupes d'organes puiseront les éléments indispensables à leur entretien et à leur réparation : la *vis fixatrix*, l'énergie de fixation, d'assimilation, est nécessaire. C'est l'un des bienfaits de l'excitation apportée par les agents physiques, que de la fournir à l'organisme. Qu'il s'agisse des matériaux organiques azotés d'origine protéique ou de principes minéraux, si l'activité organique qui les utilisera vient à manquer, la nutrition cesse d'être assurée, les tissus languissent, s'appauvrissent et déchoient concurremment dans leur fonction et leur structure. Voilà comment se trouve expliqué le peu de succès des médications internes, qu'elles se bornent à introduire dans l'organisme un surcroît de matériaux utilisables ou qu'elles lui apportent l'agent *chimique* stimulant, vecteur de l'excitation passagère et fugace, comme le prouvent les expériences de laboratoire. C'est cette excitation, facteur des propriétés d'osmose, qui met les matériaux d'assimilation (substances azotées ou minéraux) en rapport direct avec le protoplasma cellulaire, que déterminent au maximum les agents physiques. C'est elle encore qui permet à celui-ci l'absorption directe, l'incorporation à sa propre substance, la digestion des albumines du sérum, des matériaux hématiques après leur dissociation. Tous ces matériaux lui arrivent indifférents : à chaque ordre spécial de cellules, il appartient de leur faire subir une élaboration définitive, variable suivant chaque élément histologique et chaque usage particulier auquel le destinent ses fonctions. Il s'agit donc bien d'une véritable digestion intra-cellulaire à laquelle doit présider l'énergie d'assimilation générale qui trouve sa source principale dans l'excitation, à quelque ordre qu'on la rattache, mais que les agents physiques sont tout puissants à provoquer. Cette digestion reconnaît pour agent direct une sorte de ferment, spécial à chaque système d'éléments cellulaires, dont la sécrétion se trouve encore liée à cette même énergie. La production de ce ferment, de cette sorte de diastase a été prouvée par les expériences de M. A. Gautier dans le tissu musculaire et par M. Lépine dans les globules du sang.

Enfin la digestion intra-cellulaire donne lieu à des résidus, à des produits de désassimilation : la marche de ce phénomène est donnée très approximativement par l'analyse de l'urine. L'excitation physiologique et thérapeutique se montre encore dans cet acte nutritif d'une importance considérable : plus l'écoulement de ces scories sera rapide, plus l'intégrité cellulaire sera assurée, car ces produits de désassimilation renferment non seulement des matières usées, mais aussi des poisons alcaloïdiques connus sous le nom de « leucomaïnes », et d'autres moins étudiés, auxquels on donne la dénomination générale et qui ne préjuge rien, de « toxines ».

CHAPITRE IV

L'ÉLECTROGÉNÈSE ANIMALE

La physique biologique constitue désormais une branche autonome de la Biologie. Un nombre considérable de recherches expérimentales et d'observations cliniques lui assurent le droit de cité dans le vaste empire des sciences positives. L'électro-physiologie, en particulier, éclairée par de récents travaux, appuyée sur d'irréfutables preuves, occupe, depuis peu d'années, une place prépondérante. Elle se divise en deux parties distinctes ayant, d'ailleurs, entre elles les rapports les plus étroits :

1° L'*électrogénèse animale*, c'est-à-dire la production, par les êtres organisés, d'énergie électrique, à laquelle se rattachent les propriétés dynamiques de cette énergie, à l'état naissant, sur les phénomènes vitaux ;

2° L'action, sur l'organisme normal, du courant extrinsèque développé par les divers appareils générateurs d'électricité, c'est-à-dire l'effet physiologique du courant électrique sous ses diverses formes.

Je n'ai en vue dans ce travail que la première partie, c'est-à-dire la production directe d'énergie électrique par l'organisme vivant.

Certains auteurs, parmi lesquels M. Solvay, assimilent l'animal à un véritable électro-moteur. D'après cette hypothèse les muscles et les glandes constitueraient un ensemble, un groupe électrogène correspondant au zinc de la pile ; les liquides humoraux seraient les oxydants positifs, les nerfs serviraient à fermer le circuit. Je ne sais trop quel crédit il est possible d'accorder à cette supposition toute spéculative ; ce qui est certain, c'est que nous trouvons réunies dans les différents organes du corps humain toutes les causes productrices d'énergie électrique : combustions, oxydations, réactions thermiques, réactions chimiques, fermentations, variations brusques des rapports de surfaces, osmose, transformation de chaleur en mouvement, en électricité et réciproquement. En face de tant de causes diverses, réunies, d'électrogénèse, les auteurs, en grand embarras, ont pu formuler deux théories principales touchant l'origine de l'énergie neurique.

Deux théories. — La première de ces théories fut basée sur le processus *chimique* qu'on observa dès que la question d'électrogénèse animale fut entrée dans le domaine de l'expérimentation, et qui se trouve lié au fonctionnement même du nerf. Celui-ci devient acide pendant qu'il donne passage au courant nerveux, tandis qu'il est alcalin à l'état de repos. Cette théorie est abandonnée de nos jours. Le fait d'observation demeure, mais il doit être interprété non pas comme la cause, mais bien comme l'effet du travail physiologique du nerf.

On s'accorde actuellement à considérer le nerf, au moment de son fonctionnement, comme soumis à des ondulations de nature vibratoire. Il n'est que le vecteur d'une translation moléculaire d'énergie émanant toujours d'une origine extérieure : l'excitation physique, mais trouvant dans les centres spino-cérébraux une série de relais où elle a pu se condenser, s'arrêter, se métamorphoser pour paraître en jaillir plus tard avec une apparence originelle alors que ceux-ci ne lui ont servi que de centres réflexes. Telle est la théorie *kinétique*, la seule qui satisfasse l'esprit : c'est sur elle que s'appuie toute notre thérapeutique par les agents physiques.

La machine animale est comparable à une machine sortie des mains de l'homme qui produit de la chaleur et du travail par *transformation*. Comme celle-ci, elle emprunte à des matériaux extrinsèques des forces qu'elle fait passer de l'état latent, de l'état potentiel ou de tension (Krafte, Helmholtz), à l'état effectif ou libre, c'est-à-dire à l'état de chaleur, d'électricité, de travail mécanique ou intellectuel.

Mais tandis que le mécanisme de la seconde est relativement simple, celui de la première est compliqué à l'excès. Tandis que l'oxydation suffit au foyer de nos générateurs pour développer la puissance latente du combustible, des phénomènes complexes de toute nature, inhérents à la vie même, sont requis pour donner naissance au courant propre de l'animal. En un mot, le transformateur mécanique dérive d'une série unique de générateurs ; le transformateur animal utilise au travail incessant de production calorique, motrice, électrique, une énorme complexité de moyens intermédiaires.

On nous reproche volontiers, quand nous rouvrons cette discussion de l'électrogénèse animale qui ne sera peut-être jamais close pour cette raison que sa démonstration directe fera toujours défaut, de produire des hypothèses, et d'être impuissant à formuler des lois. N'est-ce pas là le mode habituel de procéder de toutes les sciences, et les plus importantes découvertes n'ont-elles pas eu pour précurseur l'hypothèse? nous n'innovons donc pas. Il suffit à notre besoin de recherche de la vérité d'apporter à l'édifice commun quelque assise nouvelle et de permettre aux savants de l'avenir de puiser en nos travaux une contribution utile aux leurs.

Théorie mixte. — L'organisme animal peut donc être considéré comme un électro-moteur. Non seulement il participe, de même que tout corps organisé ou non, au potentiel électrique du sol, aux variations duquel il se trouve soumis, mais il engendre, par ses propres moyens, de l'énergie électrique sous forme de courant continu (actions chimiques) alternatif (transformateur musculaire) statique (frottement des vêtements, frictions sèches, etc.). Deux causes distinctes, principales, contribuent à l'électrogénèse animale ; les unes sont intrinsèques, les autres sont extrinsèques.

Les premières sont représentées par les *oxydations*, les combinaisons et décombinaisons incessantes qui constituent le chimisme organique, par le contact des excitants chimiques avec les éléments nerveux et, en général, par toutes les opérations intra-cellulaires à l'aide desquelles l'économie assure l'élaboration de la matière. Dans cette première catégorie de causes rentrent également les actions électro-capillaires : changements de forme et de surface — variations dans la tension superficielle — phénomènes d'osmose — transformation de l'énergie calorique en énergie électrique.

Les secondes causes d'électrogénèse animale sont représentées par *l'excitation* d'origine extérieure provenant de l'application des agents physiques au niveau de la périphérie du corps, celui-ci jouant, vis-à-vis des énergies extrinsèques diverses qui lui sont appliquées, le rôle de transformateur analogue aux appareils grossiers à l'aide desquels nous transformons la chaleur en mouvement, en électricité, etc...

Preuves. — Les preuves de l'électrogénèse animale sont multiples. Elles nous sont fournies par l'expérimentation physiologique directe (recherches de du Bois-Reymond, etc.) chez les animaux, et par des observations cliniques chez l'homme. A l'état de santé on peut constater des courants de surface et des courants propagés le long des conducteurs nerveux.

Les courants de surface sont manifestes chez un grand nombre de personnes qui présentent, quand l'atmosphère est sèche, des phénomènes très marqués de condensation superficielle : crépitement, attraction des corps légers, hérissement des cheveux qui dégagent des étincelles ou des effluves. — Les courants propagés le long des conducteurs nerveux ont été mis en évidence par les travaux de Matteucci et du Bois-Reymond. Ces courants se confondent avec ce qu'on appelle la neurilité ou l'influx nerveux. La démonstration d'une telle identité est difficile à présenter et plus difficile encore à faire accepter, en raison des opinions accréditées et d'une sorte de dogme scientifique d'après lequel ces deux formes d'énergie, l'une neuro-motrice, l'autre électro-motrice, différeraient au point de ne présenter presque aucun terme d'assimilation.

Les courants de surface sont, aujourd'hui, bien connus. L'expérience réalisée par M. Danion suffirait à les démontrer, mais il en existe d'autres preuves que je vais rapporter le plus succinctement possible.

M. Danion prit deux cuvettes, les remplit d'eau, les réunit au moyen de conducteurs dont les extrémités armées d'électrodes impolarisables plongeaient dans l'eau et sur le circuit desquels se trouvait un galvanomètre très sensible. L'aiguille du galvanomètre demeura à zéro. Si on plonge une main dans chaque cuvette l'aiguille dévie. Le courant de surface semble démontré par cette expérience qui se réalise aussi bien avec les pieds et une main, un coude et le menton, etc.

Le 28 mai 1888, M. Augustin Walher présentait à l'Académie des Sciences un travail ayant pour but de démontrer les actions électriques qui président au fonctionnement du cœur. Il a pu constater à l'aide de l'électromètre capillaire de Lippmann deux phases distinctes dans la révolution cardiaque : au début de la contraction ventriculaire un ébranlement excitatoire naissant à la pointe qui est à ce moment négative ; à la fin de la même contraction un ébranlement excitatoire finissant à la base, laquelle devient à son tour négative.

M. de Tarchanoff a pu déceler des courants sur la peau saine sans l'intervention de l'eau. Il a démontré que toute excitation par les agents physiques, de même que toute excitation d'origine centrale ou psychique provoquent au niveau des téguments un courant appréciable. Il se servit pour ces recherches (juin 1889) d'électrodes impolarisables, dont l'extrémité, faite d'argile, vient se relier à la surface cutanée par l'intermédiaire de petits tampons d'ouate humectée d'eau salée et d'un galvanomètre à miroir d'une extrême sensibilité. Pour marquer le zéro point de départ de l'expérience, le sujet doit être soustrait à toute cause d'excitation, soit extérieure (bruit, lumière, contact...), soit intérieure (pensée obsédante, émotion...) La seule précaution requise par l'expérimentateur est de placer un des électrodes sur un point de la peau riche en glandes sudoripares et l'autre, au contraire, sur une région pauvre de ces organes.

Toute excitation par les Agents physiques : choc, chatouillement, friction légère, lumière, électricité, son, chaleur, etc., provoque au bout de deux ou trois secondes l'apparition d'un courant cutané. Celui-ci n'acquiert pas son intensité tout d'un coup. Il augmente peu à peu et décroît lentement. Il est dirigé des parties de la peau moins riches en glandes sudoripares vers les régions qui en sont plus abondamment pourvues. Il est sensiblement moins fort à une seconde excitation et décroît au fur et à mesure qu'on la répète.

L'excitation d'ordre psychique telle que la représentation imaginative des sensations (froid, chaleur, chatouillement...) une émotion etc., développe le même courant. M. de Tarchanoff a constaté que, même lorsque le courant cutané ne se manifeste plus par le fait de la répétition de l'excitation physique, l'effort psychique peut le rappeler avec toute son intensité. Il en est de même du travail intellectuel, de l'attention expectante et de l'innervation musculaire volontaire.

Tel est le bilan de nos connaissances actuelles sur les courants de surface. J'y reviendrai plus tard, lorsque j'établirai les preuves cliniques de l'électrogénèse animale. Je juge inutile de reproduire, ici, même un court résumé des expériences sur les animaux vivisectionnés, de Matteucci, du Bois-Reymond et d'autres expérimentateurs qui sont partis d'un point de départ erroné et dont les travaux accumulés sont démontrés depuis longtemps stériles et faux. Le bon sens suffit à les juger ainsi : les mutilations nécessaires à de telles recherches apportent un trouble si profond dans le fonctionnement du nerf, que toute investigation est, d'avance, entachée d'erreur.

L'organisme transformateur. — J'ai prétendu plus haut que l'organisme animal doit être envisagé, au point de vue de l'électrogénèse, comme un véritable transformateur. Le moment est venu de développer ma pensée. Le raisonnement nous conduit à la certitude que les opérations chimiques incessantes qui se produisent dans les innombrables laboratoires cellulaires qui constituent la matière vivante, s'accompagnent de phénomènes d'ordre électrique. Il en est de même des mouvements actifs musculaires et des mouvements du sang, intra-vasculaires. Tel ne serait pas, toutefois, la source la plus importante de l'électrogénèse animale. Celle-ci consisterait, d'après M. d'Arsonval, dont la théorie est rationnelle, dans les déformations mécaniques internes de tout tissu vivant changeant spontanément de forme. C'est ainsi que toute opération trophique, s'accompagnant de déformation mécanique du protoplasme, dégagerait de l'énergie électrique.

Il paraît donc démontré que la cellule est le point de départ du développement d'électricité dans les corps organisés. Mais rien ne se produit dans la Nature, qu'il s'agisse de l'animal ou du reste de la création. Tout se transforme. La cellule a donc emprunté, elle-même, l'énergie qu'elle développe. Elle ne saurait être considérée autrement que comme un appareil de passage, de transformation, pour préciser, d'une énergie à une autre énergie. Or, nous savons que les agents physiques sont les générateurs naturels de l'énergie cellulaire, qu'ils sont seuls aptes à leur fournir la puissance transmutatrice qui préside à l'élaboration de la matière et qu'elle tient d'eux, seulement, ses propriétés trophiques. On ne saurait comprendre autrement le cycle complet dont le point de départ est l'énergie vitale et l'aboutissant l'assimilation. En effet, les opérations chimiques sont impuissantes à expliquer cette énergie propre de la cellule à laquelle elles sont soumises. La leur attribuer serait commettre une pétition de principes, car elles sont l'effet et non la cause du travail cellulaire. Elles relèvent directement, tant dans leur qualité que dans leur quantité, du taux de cette énergie, bien loin de la produire; elles lui sont étroitement soumises et subordonnées, bien loin qu'elles la dirigent et la dominent.

La conséquence d'une telle constatation est frappante. L'électrogénèse animale est le résultat d'une double transformation : celle des énergies physiques en énergie vitale, cellulaire, proprement dite, d'abord, puis secondairement, celle de l'énergie cellulaire en énergie calorifique et électrique, résultat des combinaisons et des décombinaisons chimiques qui en dérivent.

Ainsi apparaît, nettement, le cycle complet dont aucune partie ne demeure obscure, pour l'esprit, des métamorphoses diverses de l'énergie physique ayant pour terrain et pour organe la cellule vivante. Le rôle de l'organisme nous apparaît au milieu de la grande manifestation des forces naturelles celui d'un *transformateur d'énergie*, une machine fort complexe à la vérité, mais soumise aux lois générales qui régissent les phénomènes de l'activité de la matière, aussi bien dans le domaine inorganique que chez les êtres vivants.

Pour moi je ne puis comprendre autrement la physiologie du système nerveux que sous cette forme schématique, défectueuse comme toute hypothèse à priori, mais vraiment satisfaisante pour l'esprit. Les théories actuelles admettent que l'éther, fluide hypothétique mais dont l'hypothèse même est nécessaire à l'explication des multiples transformations de l'énergie, remplit les espaces intermoléculaires au même titre que les espaces interplanétaires. Dans les conditions d'équilibre des molécules entre elles et des corps entre eux nous disons que ces molécules, ces corps sont à l'état neutre. Cet équilibre vient-il à être rompu la proportion d'éther est-elle diminuée ou augmentée, ses vibrations se trouvent-elles diminuées ou accrues, l'état différentiel commence.

J'admets qu'au niveau de chaque cellule il se produit une détermination électrique d'un ordre spécial entièrement identique au courant engendré par nos électro-moteurs de laboratoire. Cette variation de potentiel est recueillie par le délicat réseau nerveux dont les innombrables ramuscules enserrent chaque groupe cellulaire. Par les voies centripètes cette énergie est transmise aux centres nerveux qui l'élaborent, la condensent, la transforment, l'utilisent sous forme de combinaisons, d'associations, de mutations et la renvoient par les nerfs centrifuges dans toutes les directions à chaque appareil, à chaque organe, au fur et à mesure de leurs besoins, lorsqu'ils la sollicitent, sous forme d'onde directrice agissante, volontaire ou réflexe. Les centres nerveux représentent donc, à proprement parler, des accumulateurs, au sens exact et littéral du mot. Ils enregistrent l'énergie soit sous sa forme latente, soit sous celle d'impressions persistantes dont l'ensemble constitue la faculté de mémoire, et la synthèse, par association de neurones entre eux, l'association des idées, des sensations, des images...

Toute la physiologie du système nerveux tient dans ces quelques propositions forcément schématiques, mais rationnelles et présentant les caractères de l'hypothèse la plus vraisemblable.

Identité des énergies nerveuse et électrique. — Mais il ne suffit pas de constater, à l'aide des moyens d'observation précis et hors de discussion, qu'aucun acte vital, aucun processus physiologique ne peut se réaliser sans la concomitance, au moins, de phénomènes électriques; il ne suffit pas d'expliquer le mode de production de l'électricité animale. Ces deux termes du problème sont désormais définitivement résolus. Il me faut arriver à établir la connexité, j'ose dire l'identité, de l'influx nerveux et de l'agent électrique.

Les théories régnantes au sujet de la nature de l'influx nerveux se sont transformées avec les âges. La scolastique du moyen âge l'attribua à une qualité de l'âme; lorsque Lavoisier créa la chimie par son immortelle analyse de l'air et la découverte de l'oxygène, ce gaz sembla à quelques savants le principe de l'énergie nerveuse. Peu de temps après, la découverte de l'électricité parut expliquer tous les phénomènes de la vie et on peut soutenir que le parallèle entre les deux formes d'énergie, nerveuse et électrique, se trouva établi presque en même temps que fut créé l'appareil de Volta. Ne voyant que le fait de la disposition, dans un certain ordre, de substances hétérogènes, développant de l'électricité par simple contact de ces substances, des savants tels que Sprenger, Hildebrandt, Humbold tentèrent d'expliquer tous les phénomènes physiologiques par les forces polaires et les lois de l'antagonisme. Tel fut le point de départ d'une véritable révolution physiologique dont les conséquences systématiques projettent encore sur la science moderne leur puissante influence. Elles ont été transformées, modifiées par l'évolution progressive de nos connaissances, mais elles demeurent comme la base de l'interprétation actuelle des processus vitaux.

Les savants de cette époque avaient tout naturellement rapproché les deux modes d'énergie, nerveuse et électrique, par l'observation même de leurs propriétés communes. Ils avaient remarqué que le principe de l'électricité échappe en apparence aux lois ordinaires qui régissent la matière. Sa rapidité d'émission, de transport et d'action, son indépendance, sa puissance de pénétration, sa propagation en dehors de toute loi connue à cette époque les avaient frappés et, plus encore, son action propre sur les phénomènes de sensibilité et de motricité. Je discuterai plus loin les bases de cette assimilation.

Il est à peine besoin d'exposer combien la théorie émise par certains physiologistes d'une production sur place, dans certains territoires des centres nerveux, d'un potentiel neurique autogène, est choquante pour l'esprit. Elle n'a pas prévalu ; nous savons que la production de l'énergie nerveuse est intimement liée à la vie elle-même dont elle est l'expression la plus élevée, et qu'il est extra scientifique de localiser celle-ci dans un territoire quelconque de l'économie. Elle naît au niveau de chaque cellule dans toute région de l'économie ; ceci est une vérité hors de conteste. Un rapport étroit existe entre elle et les fonctions de nutrition ; l'électrogénèse animale est intimement liée à celle-ci. Ce sont deux termes complètement solidaires. Pénétrant plus avant dans mon sujet j'exposerai, brièvement, les différentes modalités biologiques que nous devons considérer comme génératrices du courant animal, ou pouvoir neuro-moteur.

Phénomènes chimiques électrogéniques. — Les phénomènes chimiques représentent une source incontestablement importante de courant nerveux. C'est grâce aux oxydations, aux combinaisons et aux décombinaisons que nos piles et nos accumulateurs nous fournissent du courant. Intimement liées dans ces divers électro-moteurs au développement parallèle de chaleur, elles constituent chez les unes comme chez les autres une source manifeste d'énergie électrique. Dans notre théorie de la cellule-transformateur, elles représentent le terme moyen, intermédiaire, du cycle complet suivant lequel s'opère la transformation de l'énergie, cycle dont le premier stade est constitué par l'absorption intra-protoplasmique de l'énergie née de l'excitation propre aux agents physiques, et le dernier par la production, consécutive aux transmutations chimiques, d'énergie calorifique et électro-motrice.

Nous sommes donc libres d'activer ou de restreindre, dans certaines proportions, la production de force neuro-motrice, suivant que nous apportons à la cellule une plus ou moins grande somme d'excitation physique initiale. L'importance de l'excitation développée par les agents physiques apparaît ici avec toute sa valeur. Ils sollicitent l'énergie trophique de la cellule qui leur est directement soumise et est totalement solidaire de la plus ou moins grande intensité de leur excitation. La somme d'énergie secondaire est exactement parellèle à celle de l'énergie primitive, dont elle dérive.

On est frappé de l'énorme proportion d'énergie neuro-motrice développée chez certains sujets, chez les jeunes, notamment, chez les coureurs de profession, les vélocipédistes entraînés. C'est que ceux-là absorbent avec rapidité et facilement l'énergie physique ambiante. Ils l'assimilent avec intensité, la transforment intégralement et l'émettent aisément. Ce sont, à proprement parler, des transformateurs de haut rendement. Aucune autre détermination physiologique n'est capable d'expliquer la neurogénèse si active, si prodigieuse, que nous observons chez quelques sujets.

Il convient d'admettre, d'ailleurs, que nos piles ne constituent un électro-moteur utilisable qu'en raison des conditions mêmes qui s'y trouvent réunies, dans le but de capter le courant. Toute réaction chimique, quelle qu'elle soit et quelque part qu'on l'observe, s'accompagne des même phénomènes électriques, calorifiques ou lumineux. Seulement le drainage du courant ne se fait pas si les conditions de circuit, nécessaires, ne se trouvent pas réunies, si la différence de potentiel ne peut pas se produire, et le courant se perd faute de moyens de le recueillir. Il s'écoule par les objets en contact avec le milieu générateur d'électricité parce que l'isolement est nul ou insuffisant.

Les conducteurs nerveux centripètes jouent précisément vis-à-vis de l'énergie neuro-motrice engendrée soit par l'ensemble des métamorphoses intra-cellulaires, soit par l'absorption de l'énergie physique extérieure, le rôle du circuit de nos piles et là se place la théorie séduisante que j'ai, le premier, formulée, de la *condensation* du potentiel neuro-moteur dans les centres spino-encéphaliques, sur laquelle, pour mettre de l'ordre dans mon sujet, je reviendrai plus loin.

Par actions chimiques, génératrices de force électro-nerveuse, il faut entendre, principalement, les phénomènes de digestion. On sait que trois stades sont parcourus par la matière avant d'arriver à son ultime degré d'assimilation : stade ou digestion gastro-intestinale, stade ou digestion hématique, stade ou digestion intra-cellulaire. Ces processus fondamentaux de la vie peuvent être viciés, ralentis, accélérés, ainsi que Bouchard nous l'a démontré ; le raisonnement conclut, en raison des surfaces considérables sur lesquelles ils s'exercent, à leur accorder une puissance électro-génique importante. Leur production est continue : elle ne cesse qu'avec les dernières manifestations de la vie. Si ralentie soit-elle (hystériques, animaux hibernants), elle ne s'éteint pas. Les innombrables dédoublements auxquels donnent lieu les trois digestions engendrent, à la fois, chaleur et électricité : peut-être celle-ci donne-t-elle naissance à celle-là. La théorie à ce sujet n'est assise ni en ce que qui concerne la pile ni en ce qui regarde l'organisme vivant.

Il faut entendre par actions chimiques, génératrices de courant nerveux, non seulement les combinaisons et les décombinaisons dont je viens de parler, mais, à un égal degré, la présence seule, le contact des liquides de nature différente et opposée, avec la cellule. L'expérience de Matteucci est très démonstrative à cet égard : il prit un nerf vivant qu'il mit en contact avec un acide, d'un côté, avec un alcali, de l'autre, et il observa qu'au moment de la mise en contact et de la rupture du contact il se produisait dans les régions interpolaires du nerf un courant électrique intense, qui pouvait faire dévier de près de 90° l'aiguille du galvanomètre.

Cette observation se complète par celle autrement facile à réaliser, de M. Danion. A propos de courants de surface, j'ai exposé plus haut son expérience des deux cuvettes. Or il est remarquable que la déviation de l'aiguille du galvanomètre devient beaucoup plus manifeste si l'une des mains a été préalablement plongée dans une solution acide, et soigneusement essuyée, l'autre main n'ayant subi aucune préparation. La déviation sera d'autant plus considérable que la solution acide était plus concentrée et le temps d'immersion plus prolongé.

Cette simple expérience, facile à répéter, nous démontre que l'action de contact d'un acide même dilué sur un point du corps détermine une chute de potentiel entre ce point et les autres régions. Un grand nombre de substances différentes jouent, par leur contact avec les tissus, le même rôle électro-génique ; tels le sublimé à 1/1000, le vin, l'eau-de-vie, etc. Il paraît prouvé que les eaux salines agissent de la même manière, administrées soit sous forme de bains généraux, soit sous forme de douche.

On est autorisé à conclure de ces expériences que les variations dans l'alcalinité des plasmas sanguin et lymphatique doivent entraîner des différences parallèles dans le développement du potentiel électrique animal. Il n'est pas téméraire de rapprocher cette variabilité dans la production d'énergie électro-motrice au cours de certains états constitutionnels tels que la diathèse lymphatique où prédomine l'alcalinité des liquides humoraux et la diathèse arthritique où leur acidité est manifeste, des états nerveux qui les caractérisent : apathie dans l'une, hypersthénie dans l'autre. L'excès d'acide détermine-t-il une surproduction de courant nerveux parallèlement à ce qui se passe dans nos piles, ou son action se borne-t-elle à rendre meilleurs conducteurs les rhéophores naturels destinés à le drainer ? — Ne peut-on, d'autre part, en manière de corollaire hypothétique à cette proposition, admettre que l'épuisement cellulaire, l'arrêt de la production d'énergie, provient de l'encombrement des milieux intermoléculaires par les liquides usés de même que le liquide de nos piles devient impuissant à susciter l'énergie électro-motrice, lorsque son degré trop faible de condensation ou son encombrement par les déchets de décombinaisons le rendent insuffisant ou vicié ?

Phénomènes électro-capillaires. — La plus importante source d'électrogénèse animale, après les actions chimiques, est représentée par les changements de forme et de surface, les variations dans la tension superficielle et les phénomènes d'osmose, dont les éléments constitutifs de nos tissus sont incessamment le siège.

Dutrochet ouvrit, le premier, la voie à la recherche des actions électro-capillaires. Ce savant constata en 1826 que lorsque deux liquides, de nature et de densité différentes, sont séparés par une membrane poreuse, il s'établit entre eux un double courant à travers la membrane. Le volume de l'un des liquides — généralement le plus dense — s'accroît, et l'autre diminue d'autant, et on retrouve dans l'un et l'autre liquide des éléments de la liqueur voisine. Il nomma endosmose le courant d'imbibition et exosmose le courant de sens contraire et attribua à un phénomène électrique les combinaisons et décombinaisons qui s'opèrent entre les deux liquides.

Dix ans après, Becquerel démontrait que ce que Dutrochet avait considéré comme l'effet était en réalité la cause et que le contact de deux liquides de composition chimique différente et séparés par une membrane poreuse, engendre une force électro-motrice capable de combiner les deux substances, suivant les lois d'affinité chimique, déterminant ainsi le phénomène de dialyse, les deux faces de la membrane représentant chacune le pôle d'une véritable pile voltaïque. Ainsi toutes les fois que deux liquides hétérogènes sont séparés par un espace capillaire ou une membrane endosmotique il se produit, au niveau de séparation, une force électro-motrice.

Les changements de forme et de surface envisagés comme générateurs de courant ont été bien mis en lumière par M. d'Arsonval. Reprenant les expériences de M. Lippmann sur les variations de potentiel électrique concomitant avec les variations de surface, il a imaginé un appareil essentiellement composé d'un tube en caoutchouc séparé par des disques poreux en une série de compartiments remplis chacun par une couche de mercure surmontée d'une couche d'eau acidulée. Chaque mouvement d'allongement et de retrait sur lui-même de ce système élastique détermine une différence de potentiel appréciable même aux mains qui le tiennent et ferment sur lui le circuit.

Il est définitivement démontré par ces diverses expériences que les changements de rapports des innombrables surfaces qui composent les éléments constitutifs de nos tissus doivent représenter une source électrogénique d'une grande puissance, proportionnelle à leur prodigieuse quantité. Le système musculaire en particulier doit, à lui seul, en développer une somme considérable. Ses changements de forme subits et souvent violents nous amènent à le considérer comme un puissant électrogénique.

Chaleur. — Enfin, en dehors des actions thermiques intrinsèques qui rentrent au premier chef parmi les actions électrogéniques propres aux agents physiques — les variations incessantes de thermalité des différentes régions de l'économie ne sont pas indifférentes à la production du courant nerveux. Nous devons les considérer comme une source d'importance secondaire sans doute, mais non négligeable, cependant. On admet généralement aujourd'hui que le courant électrique né des actions organiques physiques ou chimiques, doit vraisemblablement se transformer en calorique, au gré des besoins de l'économie. Pour M. d'Arsonval le muscle est, avant tout, un électromoteur : l'énergie développée par ses contractions prendrait d'abord la forme chimique sous l'influence du travail nutritif cellulaire, puis la déformation mécanique du protoplasme dégagerait une énergie électrique dont le résidu se montrerait sous forme de chaleur (Hayem).

Excitation physique. — J'arrive à la source d'électro-génèse animale, sans contredit, de beaucoup la plus considérable. Aucune théorie touchant cette importante question n'est aussi satisfaisante pour l'esprit que celle de la transformation en énergie nerveuse de l'excitation apportée à la périphérie du corps par les diverses modalités de l'énergie générale, sous forme d'agents physiques : lumière, chaleur, électricité, mouvement, etc.

Cette transformation est prouvée en ce qui concerne la cellule : elle est facilement étudiée sur certains protozoaires amiboïdes. L'action des agents physiques se manifeste chez eux directement, sur la substance vivante parfaitement homogène, dans laquelle aucune différenciation de la masse ne révèle une localisation de facultés sensitives. On a bien là, sous le champ du microscope, la réaction propre de ces agents sur le protoplasme. Cette réaction se traduit par l'expansion ou la rétraction de leurs pseudopodes. On sait ainsi que la lumière, l'électricité, la chaleur, le froid, le vent, le mouvement, les impressionnent. A peine sont-ils excités soit par excès soit par privation de l'excitation fournie par les agents physiques, qu'on les voit rentrer leurs pseudopodes, se contracter en sphérules d'aspect adipeux. L'excitation cesse-t-elle ? ils reprennent leur aspect et leur activité première. L'amibe, l'être simple sans organes, ne perçoit rien de ces vibrations qui suffisent pourtant à rompre son équilibre moléculaire et à modifier ses échanges organiques. Cependant il les recherche. La transformation directe des énergies extérieures est manifeste ici : or l'organisme animal étant composé de minuscules organites assemblés, syndiqués pour un travail en commun, participe aux propriétés de chacun d'eux. Qu'il s'agisse d'une cellule, d'une plastide, suivant le langage actuel ou d'un composé multi-cellulaire, les réactions générales demeurent identiques. La vie est la résultante des activités synergiques de milliards de plastides, comme l'activité de chacune de ces plastides est la résultante des réactions de milliards d'atomes. Nous devons donc rencontrer chez l'homme, chez l'animal, chez le polyplastidaire, en un mot, les mêmes réactions générales que celles présentées par la plastide ou l'être monoplastidaire dont l'étude peut seule nous livrer le secret de la vie. Or, chez celui-là, le principe dominateur de toute fonction c'est le principe d'inertie. Toute la vie se réduit chez lui à des phénomènes physiques et chimiques, à une balance d'assimilation dont le point de départ est l'excitation physique et le *modus agendi*, le *deus ex machina* est la transformation des énergies.

Discussion. — J'ai confondu, parfois et à dessein, au cours de ce travail, les expressions d'électricité animale et de force nerveuse, parce que ce sont là, à mon avis, deux formes de l'énergie dérivées d'une origine commune. Il est certain que nous sommes loin de connaître toutes les modalités diverses sous lesquelles l'électricité est susceptible de se révéler à nous. Les courants ondulatoires sont de création récente ; à peine étudions-nous les propriétés si remarquables du courant variable sous de hautes fréquences, qui font de celui-ci un véritable mode nouveau d'excitation physiologique. Nous sommes donc fort ignorants des processus électriques, en dépit des travaux magnifiques et des découvertes physiques récentes. Pourquoi oserions-nous soutenir que l'influx nerveux, qui se présente à nous sous un rapprochement presque complet avec le courant électrique, n'est pas assimilable à celui-ci, en raison de faibles divergences desquelles il est temps de faire justice.

Il convient, plutôt, d'avouer notre ignorance : la connaissance de la nature intime des choses nous est interdite. Nous ne savons pas plus ce qu'est l'énergie vivante qui fait contracter nos muscles, qui anime la cellule de sa puissance digestive, qui nous fait penser, agir, vouloir, sentir, etc... que nous ne connaissons l'essence même de l'énergie électrique. Nous sommes désormais assurés que l'une et l'autre constituent des modalités fort voisines de l'énergie générale. Elles présentent une foule de caractères communs et ne diffèrent probablement entre elles qu'en raison de ce que nous étudions habituellement la seconde dans ses rapports avec la matière inanimée, tandis que la première nous apparaît comme inséparable de la matière vivante. Elle emprunte justement à son substratum nécessaire :

la matière organisée, des qualités propres, inconnues dans la sphère des observations portant sur la matière inerte.

Nous ne jugeons l'une et l'autre que par voie de comparaison ; mais, tandis que nous disposons d'appareils de mesure, rigoureusement certains, pour doser et apprécier l'électricité, nous ne possédons d'autres réactifs de la valeur, du potentiel, de l'énergie neuro-motrice que notre sensibilité. Notre galvanomètre, ce sont les modifications relatives de nos sensations. Tout entier subjectif il est sujet à caution, parce qu'il varie selon l'équation personnelle de chaque sujet. Nous nous sentons plus ou moins vivants, plus ou moins forts, suivant les variations de ce galvanomètre délicat, représenté par notre sensorium. Je n'accorde aucun crédit aux expériences tendant à rechercher directement la valeur du potentiel nerveux. Outre que de telles expériences sont faussées par le traumatisme qui les précède nécessairement, elles ne prouvent rien car elles n'embrassent qu'une partie fort restreinte d'un circuit dont la totalité doit être comprise dans les recherches de ce genre, pour leur donner un caractère de rigueur scientifique. Or, si l'on envisage le cas le plus simple, celui de la contraction musculaire réflexe, le circuit entier de l'énergie neuro-motrice commence à l'extrémité sensible, périphérique, du neurone d'abord excitée, se poursuit à travers le nerf centripète, gagne le névraxe, s'y réfléchit pour suivre le trajet centrifuge et se fermer sur le muscle mis en action. Pour apprécier la valeur de la force neuro-motrice mise en œuvre par le fait physiologique de cette contraction il faudrait se placer dans les conditions mêmes de la nature, substituer à l'une des parties de ce circuit un appareil de mesure dont la résistance soit adéquate à celle du cordon nerveux conducteur de l'énergie. On obtiendrait ainsi une évaluation de quantité. Les deux conducteurs réunis sur un second appareil fourniraient l'indication du potentiel. Mais où sont les appareils de mesure suffisamment sensibles ou seulement adaptés à ce genre d'observations ? Et d'ailleurs les délabrements indispensables à ce genre de recherches ne troubleraient-ils pas l'expérience au point d'en fausser tout résultat ? Nous devons donc nous borner à constater subjectivement et objectivement les effets d'une force dont l'étude nous est fermée. Arrêtons-nous, sans rien préjuger, à la déclarer, à l'état physiologique, exaltée chez certains sujets, abaissée ou irrégulièrement répartie chez d'autres ; dans l'ordre pathologique on ne saurait nier qu'elle est considérable chez le maniaque, chez le paralytique général, insuffisante chez le mélancolique.

Gardons-nous donc d'affirmer la divergence des deux formes d'énergie, sous le prétexte qu'il existe entre elles d'apparentes différences de propriétés. Ces différences ne sont pas aussi capitales qu'on se plaît à le répéter, d'une part, et, d'autre part, les deux formes d'énergie présentent de tels points de contact qu'il est, pour le moins, téméraire de tenter d'imposer une doctrine qui ne reposerait que sur de fragiles assises. Parmi les raisons invoquées pour établir la différenciation, l'hétérogénéité du courant nerveux et du courant électrique, on répète, invariablement, que la vitesse de propagation du premier est infiniment moins considérable que la vitesse du second. J'exposerai plus loin quel compte il convient de tenir de cet argument. Là, encore, il est nécessaire de convenir que l'interprétation des phénomènes d'exception que présente l'électricité animale sera découverte seulement le jour où le lien sera trouvé entre les actes physico-chimiques d'ordre général et les propriétés spécifiques de la cellule vivante qui viennent s'y superposer.

Parmi les analogies que nous présentent le courant nerveux et le courant électrique l'une des plus frappantes consiste, étant donné l'acceptation de notre théorie des centres condensateurs, dans l'augmentation parallèle du potentiel et des surfaces. Or parmi les lois découvertes en ce qui concerne les phénomènes électriques habituels, nous en trouvons qui nous permettent de fournir une interprétation raisonnable de l'accroissement de l'intelligence avec la surface des plicatures de l'écorce cérébrale. Ce rapport est manifeste, personne ne saurait le contester ; il ne constitue pas la plus infime preuve de l'homogénéité des deux formes d'énergie. Mais il en est d'autrement convaincantes Le courant physiologique dévie l'aiguille aimantée ; il décompose une solution d'iodure de potassium ; il excite un nerf, il fait contracter un muscle. Il influence l'électromètre : sa tension est partiellement mesurable, son intensité est considérable. Ces expériences nous apprennent, encore, qu'on peut, à l'aide de muscles récemment coupés et réunis en tension, composer une véritable batterie dont le potentiel se mesure au galvanomètre et s'accroît avec le nombre des muscles mis en circuit. Tels sont les résultats auxquels nous conduisent des épreuves imparfaites, tronquées sans aucun doute, incomplètes et défectueuses, ne traduisant qu'une partie de la réalité, mais dont les conclusions « à minima » ont été rigoureusement contrôlées.

Les poissons électriques. — A ces preuves, déjà anciennes, de l'identité des deux formes d'énergie, M. d'Arsonval a ajouté un chapitre important, en étudiant de plus près qu'on ne l'avait fait jusqu'ici l'électrogénèse animale dans les espèces où sa manifestation est la plus directement appréciable, chez les poissons dits électriques.

Muschenbroek reconnut, le premier, la nature électrique de la décharge des poissons — John Davy avait déjà démontré que la charge électrique de la torpille a pour double fonction de servir à la défense de l'animal et d'activer les phénomènes vitaux. Ce physiologiste admit encore que l'électricité fournit aux branchies le moyen de décomposer l'eau et de produire ainsi l'oxygène qui est nécessaire à la respiration de l'animal quand il est recouvert de vase ou de sable, et qu'il est ainsi privé de respirer librement.

Geoffroy Saint-Hilaire, de son côté, avait reconnu, après examen anatomique comparatif, que les organes électriques sont les mêmes chez tous les poissons, mais qu'ils ne sont pas placés de la même manière. Pour Ch. Robin, l'appareil électrogène a les caractères des appareils de la vie animale et rien de ceux de la vie végétative : ce savant reconnut, le premier, que la décharge peut être volontaire ou réflexe.

M. d'Arsonval a pu mesurer les effets de la décharge électrique de la torpille et resserrer encore le lien intime qui existe entre la contraction musculaire et la décharge électrique; elles obéissent toutes les deux aux mêmes lois organiques, bien mises en évidence par le fonctionnement de l'électromètre capillaire de M. Lippmann. « La décharge électrique n'est que l'exagération de l'oscillation électrique que l'on constate dans le muscle lors de sa contraction. »

La décharge de la torpille n'est pas continue, ainsi que l'avait déjà signalé M. Marey. Elle se compose de six à dix décharges successives qui s'additionnent au début en se suivant à environ un centième de seconde. Les décharges intermédiaires sont plus fortes que les premières et les dernières. Le courant va toujours dans le même sens ; le dos de l'animal est toujours positif, le ventre, négatif. La courbe de l'onde électrique, caractérisant la décharge inscrite par M. d'Arsonval, a une allure absolument semblable à celle de la contraction musculaire ; l'intensité augmentant rapidement pour atteindre son maximum et retomber ensuite à zéro plus lentement. La durée moyenne d'une décharge oscille entre 1/10 et 15/100 de seconde, à la température de 19° centigrades où opéra M. d'Arsonval. La force électromotrice varie entre 8 et 17 volts en circuit fermé, et l'intensité, entre 1 et 7 ampères. En circuit ouvert, la tension peut dépasser 300 volts. On allume au blanc une lampe à incandescence de 4 volts et 1 ampère.

Les deux organes symétriques de la torpille fonctionnent synergiquement, et avec la même intensité ; ils peuvent fonctionner indépendamment l'un de l'autre ; quand l'un est épuisé, l'autre peut donner encore un fort courant. M. d'Arsonval en tire cette conclusion que l'incitation nerveuse volontaire ne suffit pas à épuiser l'organe et que c'est bien dans l'organe même, et non dans le système nerveux que se produit l'électricité. Cette conclusion est légitime : cependant, il ne répugne nullement à l'esprit d'admettre que deux territoires nerveux distincts, isolés, président à la production de l'incitation volontaire se rendant à chaque organe et que l'épuisement de l'un n'entraîne pas l'épuisement de l'autre, en sorte que l'incitation volontaire frappant un organe épuisé ne détermine aucun effet tandis que l'organe congénère réagit. Quelques minutes suffisent à rendre à la décharge son énergie première.

L'organe s'échauffe de 2/10 à 3/10 de degré pendant la décharge à circuit fermé sur lui-même. Les nerfs électriques ont paru à M. d'Arsonval être plus excitables au courant de pile qu'au courant induit. Il faudrait donc une caractéristique d'excitation plus étalée pour leur excitation que pour celle du nerf moteur musculaire. D'ailleurs les décharges obtenues à l'aide de l'excitation électrique portée sur le nerf sont sensiblement aussi fortes que les décharges volontaires. L'organe est le siège de vibrations d'une tonalité assez basse pendant la décharge comme le muscle pendant la contraction volontaire.

Au repos on ne constate entre les deux faces de l'organe aucune différence de potentiel. Cette différence ne se montre que lorsque la décharge se produit.

Les recherches de M. Ranvier et celles de M. d'Arsonval nous ont appris que l'organe se compose d'environ cinq cents prismes hexagonaux accolés. Chaque prisme est divisé en deux mille cellules distinctes, par une cloison membraneuse. Les premiers sont réunis en quantité, ce qui explique la grande intensité de la décharge, les secondes sont réunies en tension, d'où la grande force électro-motrice. La variation électrique du protoplasme, avec ses changement de forme des surfaces de séparation, constitue un phénomène similaire dans la décharge électrique et dans la contraction musculaire. Seulement la cellule électrique étant à parois rigides, ne peut utiliser la dépense d'énergie par une déformation extérieure ; le muscle, au contraire, utilise cette dépense nerveuse pour ses contractions. J'ai eu l'occasion de prouver (1), que lorsque le muscle ne peut utiliser le potentiel développé par les centres nerveux, ce potentiel se retrouve sous forme de chaleur, d'électricité, de sensations perçues bizarres, inexpliquées, telles qu'en présentent les aliénés, les hystériques, les intoxiqués, les absinthiques par exemple, les uricémiques, etc. Je reviendrai plus loin sur ce sujet en donnant les preuves cliniques de la production d'électricité animale.

Objections. — Une objection fréquemment soulevée par les adversaires de notre théorie est celle qui prétend que le tissu nerveux étant moins bon conducteur du courant que le tissu musculaire, si l'énergie nerveuse est de même nature que l'énergie électrique, elle doit s'écouler de préférence par ce dernier ou mieux encore par les vaisseaux. C'est par ces différents organes plutôt que par le tissu nerveux que doit se transmettre la variation de potentiel née dans les centres nerveux. Cet argument spécieux perd toute valeur par cette seule considération que la modalité électrique sous laquelle se produit le courant né de la cellule diffère probablement d'une manière sensible de toute modalité électrique connue. Le courant nerveux représente, on le comprend sans peine, une forme tout à fait exceptionnelle d'énergie, bien que de même nature que le courant électrique. Ne voyons-nous pas dans nos laboratoires de semblables différenciations de l'énergie électrique ? Bien que relevant d'une origine commune, par quels caractères éloignés et hétéromorphes se manifeste celle-ci, suivant l'électro-moteur qui la produit ou les transformations qu'elle subit ! De même qu'à chacune de ces formes correspondent des conducteurs appropriés, de même au courant nerveux répondent des condensateurs spéciaux : substance grise et ganglions, des *rhéophores*

____

(1) Guimbail, *Le muscle transformateur*, Paris, 1886.

— les nerfs — de composition exceptionnelle, des *électrodes* spéciales (terminaisons nerveuses dans les organes dont l'un des types le mieux étudié est la plaque terminale centrifuge motrice, propre à chaque faisceau de fibres composant le muscle) — enfin, des organes récepteurs transformateurs dont l'analogue ne se rencontre nulle part, en dehors des tissus vivants.

La recherche du potentiel d'un circuit électrique est facile. On coupe en un point quelconque ce circuit, on joint à ses deux pôles un nouveau conducteur métallique de résistance connue, et on intercale entre eux un appareil de mesure. A supposer que cette condition se trouve réalisée où le conducteur centripète et le conducteur centrifuge se trouvent rapprochés et facilement accessibles, par quel procédé mesurera-t-on la variation du potentiel qui y est produite? Quel est le voltmètre adapté à de telles recherches ? L'intégrité du nerf est compromise par le fait de sa section, mais à supposer que cette mutilation ne trouble pas dans une mesure exagérée ses fonctions conductives soit en les abolissant, soit en les exaltant, par quel conducteur joindra-t-on l'appareil de mesure au nerf lui-même ? Le tissu vivant étant nécessaire et les difficultés, presque insurmontables, de telles recherches nous invitent à chercher autre part, pour le moment, les preuves de l'identité d'origine des deux formes d'énergie (1). Jusqu'ici le seul appareil de mesure du potentiel nerveux est représenté par notre sensorium. Mais ce sont là des sensations purement subjectives, extrêmement variables et instables, qui ne peuvent malheureusement servir de base à aucune recherche scientifique.

Je dis, plus haut, que la nature même du condensateur de surface — les plicatures de l'écorce de l'encéphale — et celle des rhéophores nous avertit que la transmission de l'énergie nerveuse ne saurait se faire dans l'organisme vivant suivant les mêmes conditions que dans un circuit métallique. Et pour n'envisager que la question de vitesse de propagation, il est généralement admis que lorsqu'il s'agit de la transmission du courant électrique, une section quelconque du circuit, à un moment donné, est traversée par une même quantité

(1) Ce dernier point n'est peut-être pas si difficile à réaliser dans la pratique ; je viens de lire une observation où un nerf ayant été sectionné accidentellement chez un homme, la partie manquante fut remplacée par une égale longueur de nerf de chat ; la conductibilité se fit exactement dans les mêmes conditions qu'auparavant.

d'électricité. Eh bien, en réalité, les choses ne se passent pas ainsi. L'onde électrique n'établit son niveau définitif que progressivement et sa propagation n'est pas instantanée. On a observé que 0' 2 après que la communication a été établie de Terre-Neuve, sur le câble transatlantique, on n'a encore aucune trace de courant en Irlande. Le courant n'a acquis sa valeur totale qu'au bout de trois secondes.

Électrogénèse et neurone. — D'autre part la théorie du neurone est venue jeter sur la physiologie de l'électrogénèse animale un nouveau jour. A la lumière des récentes découvertes en histologie, l'argument principal des savants qui se refusent à considérer l'énergie nerveuse et l'énergie électrique comme deux modalités identiques, tombe sans rémission. Le conducteur métallique qui ferme un circuit électrique doit être continu, et la plus légère solution de continuité suffit à interrompre le courant. Or, il est prouvé aujourd'hui que le conducteur de l'énergie vitale, que le nerf n'est pas continu, qu'il se compose de plusieurs segments qui représentent justement les neurones et que les conducteurs centripètes en particulier sont composés d'un nombre de neurones plus considérable que les conducteurs centrifuges. D'où le retard apporté à la propagation de l'énergie nerveuse, surtout de la périphérie aux centres. Ce retard se conçoit aisément par ce fait que les prolongements de chaque neurone n'ont entre eux aucun rapport de contiguïté, mais bien seulement des rapports de contact essentiellement contingents. Or le rapprochement de leurs extrémités unissantes est soumis, quant à sa vitesse, quant à ses proportions, quant à sa durée, à une foule de causes plus ou moins obscures, mais qui toutes, ou peu s'en faut, doivent se rapporter au phénomène d'excitation. Suivant leur point d'incidence, suivant la rapidité avec laquelle s'effectue leur rapprochement, suivant la conductibilité propre de chaque neurone, variable probablement avec chaque individualité, la propagation de l'énergie nerveuse se fera plus ou moins complète, plus ou moins instantanée, plus ou moins prolongée.

De plus, le neurone ne constitue pas un simple rhéophore, un conducteur adapté uniquement à la transmission du courant nerveux ; il assimile l'excitation reçue ; il la transmet au neurone voisin, affaiblie ou accrue suivant qu'il en a retenu une partie ou qu'il lui livre ses propres réserves. C'est ainsi qu'il convient d'expliquer le phénomène de summation des excitations, la boule de neige, comme disent les physiologistes.

Je pense que de telles données suffisent amplement à justifier, à elles seules, le retard dans la propagation qui a tant inquiété les physiologistes réfractaires à l'idée d'identifier l'énergie nerveuse et l'énergie électrique.

Ainsi, bien que l'état actuel de la science ne nous permette pas de formuler une opinion définitive, absolue, entraînant forcément la conviction de tous, au sujet de cette identification, elle paraît néanmoins prouvée.

La théorie de l'excitation par les Agents physiques explique suffisamment le phénomène d'accumulation du potentiel nerveux dans ses condensateurs naturels, les centres nerveux. Les fonctions de mémoire nous en fournissent la preuve. Cette accumulation fait partie de la Loi générale d'inertie à laquelle tous les corps sont soumis, sans exception. Il ne répugne nullement à l'esprit d'admettre que toute excitation d'origine extérieure, non utilisée sur le champ, s'enregistre, une fois transformée, dans les neurones centraux, pour être projetée plus tard, au fur et à mesure des besoins organiques, dans les divers territoires de l'économie, et servir aux multiples usages de la vie elle-même. L'apparition dans l'écorce cérébrale des courants de sens déterminé ne manque jamais, ainsi que Schiff l'a prouvé, toutes les fois qu'on excite un nerf centripète.

Les rapprochements, si nombreux, entre le courant électrique et le courant nerveux n'excluent pas, toutefois, certaines différences apparentes qu'une observation attentive permet d'éliminer. Je reviens à la plus importante de toutes, la vitesse de propagation. Celle du courant électrique serait constante et infinie ; celle de l'influx nerveux serait variable et relativement lente (28 mètres par seconde). D'autre part, le courant électrique tendrait à perdre de son potentiel à mesure que la distance à franchir s'allonge, tandis que la force neurique subit souvent le phénomène de summation ou d'avalanche, et devient d'autant plus considérable que son parcours est plus étendu (1). On a dit encore (Gilles) que la résistance des nerfs est très élevée et qu'un courant aurait au moins autant de tendances à s'écouler par les vais-

(1) Béclard pensait que le courant nerveux forme des ondes de mouvement moléculaire ayant une certaine analogie avec les mouvements vibratoires des tiges solides, ce qui ne saurait se soutenir, puisque, tandis que celui-ci tend à s'affaiblir au fur et à mesure de sa propagation, celui-là au contraire augmente et s'accroît souvent.

seaux et les muscles que par leur cylindre-axe si complètement isolé qu'on le suppose. — On a encore objecté que la transmission de l'énergie nerveuse exige l'intégrité du cylindre-axe, tandis que le courant électrique passe pourvu que les extrémités des conducteurs soient contiguës.

Depuis la connaissance du neurone, toutes ces objections sont devenues spécieuses.

La vitesse de propagation de l'énergie nerveuse est incomparablement moins rapide que celle de l'énergie électrique. Mais il convient de remarquer que, outre la qualité de ses conducteurs naturels dont la résistance est énorme, comparée à la résistance d'un fil métallique, la continuité permanente de ces conducteurs n'existe pas. Ils sont formés, ainsi que je le dis plus haut, de segments multiples en nombre plus ou moins considérable et pour donner passage au courant nerveux le rapprochement de chacun de ces segments doit préalablement s'opérer par leurs extrémités terminales. Le temps perdu dans le mécanisme de ces rapprochements constitue, à proprement parler, le retard dans la vitesse de propagation de l'onde nerveuse. Ce retard est d'autant plus considérable que l'adventicité des prolongements neuroniques subit elle-même un plus ou moins long temps d'arrêt, et on admet aisément cette proposition lorsqu'on constate que la vitesse de propagation du courant nerveux est en raison directe ou inverse d'une foule de causes intrinsèques ou extrinsèques et qu'elle varie, ainsi que nous le montre la clinique, journellement, non seulement d'individu à individu, mais pour un même sujet d'une heure à la suivante. Un appareil imaginé par M. d'Arsonval, auquel il a donné le nom de chronomètre mais qui en réalité sert à démontrer la vitesse de propagation du courant nerveux dans l'arc réflexe, nous fournit, à ce sujet, les renseignements les plus précieux. J'ai pris à l'aide de cet instrument plus de trois cents observations, dont la plupart sont extrêmement démonstratives non seulement au point de vue de la recherche de la vitesse de propagation de l'énergie nerveuse, mais aussi en ce qui concerne les applications de cette mesure à la pathologie. Elles mettent nettement en valeur la variabilité excessive des conditions de transmission du courant neuro-sensitif ou neuro-moteur, suivant les individus, l'heure du jour, l'état climatérique, l'état de santé ou de maladie.

Il est donc entendu que selon la rapidité d'articulation des prolongements neuroniques, la vitesse de propagation de l'énergie nerveuse croîtra ou décroîtra parallèlement. On ne saurait donc comparer les deux conducteurs : nerveux et métallique ; on ne doit pas conclure du défaut de parallélisme entre la rapidité de propagation des deux énergies, que les deux formes de l'énergie sont différentes, puisque leurs conducteurs ne présentent entre eux aucune ressemblance.

Quant au phénomène de sommation des excitations, qui paraît si contraire aux lois de déperdition progressive du courant électrique proportionnelle à la longueur du circuit, il convient de l'envisager dans ses rapports avec les rhéophores naturels du courant nerveux. Si l'on veut suivre par la pensée le chemin parcouru par le courant nerveux, on se rendra compte que loin d'être homogène et régulier, il présente, au contraire, des parties dissemblables, les unes ténues, filiformes, périphériques, les autres renflées et centrales. Une théorie qui semble actuellement prédominante veut que la transformation de l'énergie extrinsèque se fasse au niveau des articulations des prolongements neuroniques entre eux. Une autre théorie qui semble infiniment plus rationnelle et pour laquelle j'incline entièrement, admet que la masse centrale du neurone renflée et nucléée, loin d'être uniquement préposée à la nutrition de la cellule, participe à l'accumulation et à la répartition de l'énergie nerveuse.

Que l'une ou l'autre hypothèse se trouve un jour vérifiée ; que la sommation du courant nerveux s'opère au niveau des articulations cylindre-axiles ou dans l'intimité du renflement neuronique, il ne s'ensuit pas moins qu'elle existe et que nous la constatons aisément. Il est donc prouvé que l'accroissement de l'énergie nerveuse, au fur et à mesure de son cheminement centripète ou centrifuge, ne constitue rien moins qu'une preuve de l'indépendance du courant nerveux vis-à-vis des autres formes de l'énergie.

Dans ces derniers temps, la théorie du neurone s'est enrichie d'une nouvelle acquisition sur laquelle mon sujet me commande d'insister. A la théorie du contact par allongement des pseudopodes neuroniques est venue se joindre celle des décharges par voisinage. Le neurone est envisagé comme un véritable condensateur tendant perpétuellement à se mettre en équilibre avec les neurones voisins, à égaliser son potentiel avec celui des éléments nerveux qui l'environnent. Il se produirait, de la sorte, de véritables décharges d'énergie nerveuse en rapport immédiat avec les différences de tension pour une région donnée. On doit donc désormais envisager le courant nerveux comme résultant de deux sources différentes : modification moléculaire dans le neurone, décharges d'énergie dans les neurones qui constituent la chaîne nerveuse reliant l'axe supérieur aux zones périphériques, que ce courant soit envisagé dans son parcours centrifuge ou dans son trajet centripète.

Il se produit ainsi ce fait que la valeur de l'excitation nerveuse de chaque neurone dépend étroitement de la décharge du neurone précédent. C'est la théorie de la bouteille de Leyde.

Il m'est avis que de telles données suffisent amplement à expliquer, sans rechercher ailleurs de nouvelles raisons, le retard constaté dans la propagation de l'énergie nerveuse, retard qui a tant inquiété les physiologistes et qui a jusqu'ici formé le principal argument de ceux qui sont réfractaires à l'idée d'identifier les deux énergies nerveuse et électrique.

Ainsi, bien que l'état actuel de la science ne nous permette pas de formuler une opinion définitive, absolue, les preuves d'identité des deux formes d'énergie, nerveuse et électrique, sont manifestement établies sur de solides bases physiologiques.

J'ai rapporté plus haut cette objection, que le nerf étant très résistant, le courant électrique devait avoir pour le moins autant de tendances à passer par les organes voisins que par le conducteur nerveux lui-même. Or, nous ne savons pas quelle est la forme du courant nerveux : il représente, ainsi que je le disais, une modalité toute spéciale de l'énergie électrique, modalité inconnue, de nature ondulatoire vraisemblablement. Et tandis qu'aux formes connues du courant électrique le muscle répond mieux que le nerf, pourquoi ne pas admettre qu'à la forme particulière du courant nerveux, le conducteur nerveux est infiniment mieux approprié que tous les organes voisins ? Le courant nerveux irradié de l'axe encéphalo-médullaire n'a aucune tendance à se diffuser en route, dans l'état d'intégrité du neurone. Il a plus de tendance à suivre la voie physiologique qui lui est tracée que d'être pris par des dérivations voisines et sans but. D'autre part, l'isolement du cylindre-axe est admirablement assuré ; pour peu qu'on se rappelle la constitution d'un nerf on s'en convaincra facilement.

Encore une fois cette objection tombe devant l'observation des con-

ditions de forme, de nature, du courant, et devant la connaissance
de la structure même des conducteurs nerveux, rhéophores vivants,
organisés, perdant, grâce à cette condition fondamentale, tout point
de contact avec les conducteurs métalliques inaptes à conduire le
courant nerveux, tandis que le neurone permet la propagation du
courant électrique sous certaines de ses modalités.

En réfutant plus haut l'objection née de la vitesse différente de
propagation des courants nerveux et électrique, j'ai insisté sur ce fait
que le courant nerveux ne passe d'un neurone au suivant que par le
fait de contiguïté des cylindre-axes. Or les défenseurs de la dualité des
deux énergies prétendaient jadis que la continuité des conducteurs
nerveux était nécessaire au passage du courant vital tandis que la
seule contiguïté permettait celui du courant électrique. D'où une
différenciation, fondamentale dans leur esprit, entre les deux formes
d'énergie. L'étude physiologique du neurone nous permet de considérer cette objection comme sans fondement. Le rapprochement est
frappant entre les deux modes de conduction des deux courants.
Tous les deux se propagent par juxtaposition de leur conducteur,
et ce n'est pas le moindre intérêt des récentes découvertes histologiques que d'avoir jeté une lumière inattendue sur l'étude comparée
de l'énergie nerveuse avec sa sœur l'énergie électrique.

La clinique elle-même vient au secours de notre théorie. Il est
prouvé qu'un nerf coupé laisse passer le courant nerveux si on rapproche immédiatement ses deux extrémités. — Dans toute cette
question si difficile, si complexe, de l'électrogénèse animale, elle nous
prête un appui considérable que le moment est venu d'exposer.

Les preuves cliniques de l'électrogénèse animale sont disséminées
un peu partout dans la science médicale. Elles se rattachent principalement aux sensations morbides perçues par certaines catégories
de malades. J'ai déjà dit que le galvanomètre adaptable au courant
nerveux fait défaut : notre sensibilité en tient lieu. Elle nous indique
manifestement, dans l'état normal, d'une manière fort précise, les
variations du potentiel nerveux dans ses accumulateurs naturels :
les centres encéphalo-médullaires. Elle nous renseigne complètement
sur les modifications imprimées à la dispensation de ce potentiel, à
son utilisation. Elle nous avertit, d'une manière remarquable, chaque
fois que ce potentiel, au lieu d'être utilisé suivant les lois établies,
est dévié de son but et s'épuise sans objet.

Conséquences pathologiques. — Telles sont les diverses origines des sensations morbides perçues par une vaste catégorie de malades, en première ligne desquels il convient de placer ceux qui présentent les plus graves désordres de la sensibilité : les aliénés. Après eux viennent les urémiques, les éclamptiques, les épileptiques, les hystériques, les névropathes en général, les ataxiques, les choréiques, les malades atteints de paralysie agitante, d'intoxications diverses. Mais avant d'entrer dans le vif de mon sujet, je désire exposer une sorte de loi que j'ai, le premier, désignée sous le nom de : loi de balance, et qui nous aidera à interpréter la plupart des phénomènes dont il est question ici et dire quelques mots de la théorie qui m'est propre et que je crois la plus rationnelle, de la douleur.

Par loi de balance, j'entends la loi générale qui préside à la répartition, dans l'économie, de l'énergie nerveuse. L'état d'équilibre qui constitue la santé est en rapport direct avec l'égale répartition de l'énergie nerveuse dans tous les territoires de l'économie. Pour ne nous occuper que du potentiel nerveux des centres : encéphale et moelle, il est parfaitement avéré que lorsque l'un des deux est en état d'hyposthénie, l'autre se trouve exalté, en hypersthénie.

Si l'on sectionne un cordon nerveux renfermant, accolés mais non confondus, les filets nerveux centripètes et les filets nerveux centrifuges qui mettent en communication l'encéphale ou la moelle avec tel point de l'organisme, on abolit définitivement en ce point toute sensibilité et toute motricité. Or, la communication entre les nerfs d'apport de l'excitation (centripètes) et les nerfs d'utilisation de l'excitation transformée en courant nerveux (nerfs centrifuges) se fait en deux points de l'axe nerveux central : point spinal, point encéphalique. Si nous supposons une lésion cérébrale, le diagnostic est facile : la faradisation démontre que la contractilité est intacte ou même *exaltée* : les réflexes sont exagérés; il se produit du côté des centres rachidiens comme une sorte de poussée de force neuro-motrice, une tension nerveuse exagérée. Dans les paralysies spinales, au contraire, c'est vers l'encéphale que se produit cette élévation de tension. On voit survenir, en même temps que la diminution des réflexes et l'apparition de troubles graves de la sensibilité, des symptômes d'hyperkinésie cérébrale : insomnie, excitation intellectuelle, hypermnésie, etc... Nous constatons chaque jour ce que j'avance ici au cours de la paralysie spinale infantile.

On peut donc soutenir qu'il existe dans tout cas de lésion de l'un ou l'autre point une dépense exagérée d'énergie dans le point resté sain. Tripier a énoncé ce fait d'une manière frappante : « Quand deux organes sont fonctionnellement solidaires, si l'un d'eux reste assez sain pour conserver ses aptitudes fonctionnelles tandis que l'autre les a perdues ou est supprimé, l'autonomie du survivant les exagère au point de les montrer excessives à l'observateur qui les interroge avec des réactifs convenables. »

D'autre part, la question de résistance du nerf, c'est-à-dire de sa perméabilité plus ou moins grande au courant nerveux, doit fixer notre attention. Elle entre vraisemblablement comme facteur principal dans la production des sensations morbides qui se rattachent directement à la fonction de l'électrogénèse animale. J'en fais l'élément fondamental de cette modalité sensitive qu'on désigne sous le nom de *Douleur* ; je reviendrai sur cette importante question dans un prochain travail. Car, bien qu'elle soit inséparable de l'étude de l'électrogénèse animale, ses développements nécessaires dépasseraient les limites de ce travail.

Les sensations morbides représentent, en quelque sorte, le choc de l'aiguille du galvanomètre balistique. Elles se retrouvent dans tous les organes. Envisagées dans la généralité des tissus, elles se manifestent sous formes d'impressions de fourmillement, d'élancements, douloureux ou non, de chocs subits, le plus souvent indolores, de décharges absolument analogues à l'effet de la décharge disruptive d'une machine à frottement appliquée sur un point quelconque de la périphérie. On les retrouve du côté du système musculaire avec l'apparence de crampes transitoires, rapides, contractures brusques de la fibre en dehors de la volonté, échappant au contrôle cérébral. Appliquées aux organes sensoriels spéciaux, elles revêtent le caractère de sensations anormales : du côté de l'œil, elles produisent des phosphènes ; du côté des oreilles, des bruits anormaux ; tout cela avec un caractère de soudaineté, de spontanéité remarquables, sans causes extérieures provocatrices. Leur caractère d'instantanéité est le plus frappant : pour s'en faire une idée juste, il est nécessaire d'emprunter un terme de comparaison à un phénomène d'ordre banal qui se produit dans toute conduite d'eau sous pression lorsque cette pression vient à augmenter subitement : je veux parler du coup de bélier. Il semble véritablement que les sensations dont je parle représentent un coup de bélier déterminé par un excès subit de tension nerveuse en un point donné. Au lieu d'eau, c'est d'énergie nerveuse accumulée en excès dans les centres cérébro-spinaux qu'il s'agit. La similitude des deux phénomènes est frappante.

La sensation morbide d'ordre électrique me paraît suffisamment définie par ce que je viens d'exposer. Elle ne peut prendre son origine que dans les centres nerveux eux-mêmes : elle naît du courant nerveux dont elle représente une modalité partielle, une transformation. Cette transformation s'opère au niveau du circuit périphérique, selon toute vraisemblance. Il est cependant permis de supposer que, sous l'influence de troubles nutritifs, d'actions chimiques viciées ou trop intenses, la production de courant nerveux s'élève, dépasse subitement ses limites normales, que le potentiel accru dans de trop grandes proportions ne se distribue plus uniformément en dehors de l'appréciation de notre sensibilité, mais fait irruption, sous forme de décharge, dans ses conducteurs naturels, et est perçu à titre de sensation morbide. On peut encore admettre que, la production centrale d'énergie neuro-motrice demeurant physiologique, quelque résistance, subitement introduite dans le circuit périphérique, vient mettre obstacle au passage du courant.

Dans le domaine de l'idéation, cette théorie reçoit de multiples applications : nous appelons choc des idées la décharge intercentrale qui frappe telle cellule plutôt que telle autre, suivant la loi préétablie de la moindre résistance. C'est en effet, grâce à ce processus, commun aux phénomènes nerveux et aux déterminations électriques, que se produit l'impulsion soudaine qui associe mystérieusement telle conception à telle autre ou bien qui *crée*, de toutes pièces, par un effort de génie. Nous ne sommes, en effet, pas maîtres de nos pensées, les associations d'idées naissent en dehors de notre contrôle ; aucune hypothèse n'est capable de satisfaire l'esprit en ce qui concerne cette genèse, en apparence spontanée, si ce n'est celle qui l'attribue à une véritable décharge électrique.

Ce processus revêt son caractère le plus frappant à l'occasion du rêve : il explique à lui seul tout ce que nous révèle le domaine si étendu de l'automatisme, la série des réflexes inconscients, grâce auxquels nous accomplissons à chaque moment une foule d'actes plus ou moins compliqués auxquels notre volonté directrice ne participe en aucune manière. Il nous fournit la clef des manifestations objec-

tives de la folie. Que celle-ci affecte principalement le domaine intellectuel proprement dit (vésanie), qu'elle atteigne la sensibilité (folie
morale), qu'elle frappe le système musculaire (chorée), sa caractéristique demeure constante. Il s'agit, dans l'un et l'autre cas, d'associations morbides, de décharges anormales soit entre neurones non
conjugués, soit des centres à un organe sans but et sans objet. Et
si l'on étudie plus loin le phénomène d'électrogénèse ou de neurogénèse, comme on voudra, on ne tarde pas à se convaincre que les
états de mélancolie, de dépression, reconnaissent pour cause une
production insuffisante du pouvoir électro-moteur, tandis que l'excès
de potentiel amène l'état d'excitation (accès de manie aiguë).

C'est ainsi que se manifeste objectivement l'état du potentiel nerveux dans les centres encéphalo-médullaires, et qu'en dehors de toute
sensation subjective, l'aspect extérieur, l'allure de la personne ou de
l'animal, du sujet vivant, nous révèlent suffisamment le niveau individuel de l'électrogénèse, que ce niveau soit normal, qu'il soit abaissé
au-dessous de l'état physiologique, ou qu'il s'élève à une tonalité
excessive. C'est, bien entendu, du côté du système moteur que se
traduit principalement, au dehors, l'état intime du potentiel nerveux.

La chorée, l'athétose, l'épilepsie, les tics, le nystagmus ne peuvent
s'expliquer autrement que comme une projection vicieuse habituelle
d'énergie nerveuse dans les muscles frappés. Or la sollicitation de tels
faisceaux musculaires plutôt que de tels autres ne peut reconnaître
pour cause qu'un fait de résistance moindre, ou celui d'une production
insolite, brutale souvent, d'énergie nerveuse dans ses accumulateurs
naturels. Peut-être les deux causes réunies viennent-elles s'ajouter
et se prêter un mutuel appui dans la production de ces grands désordres pathologiques.

Psychopathies. — J'ai dit qu'on retrouve principalement les sensations de nature électrique au cours de l'évolution des maladies men-
tales. L'aliéné est, dit-on, un homme qui se trompe ; rien n'est plus
vrai. Mais son erreur porte sur l'interprétation qu'il donne à ses
sensations, et non pas sur ses sensations elles-mêmes. Je ne puis
aborder ici ce chapitre de pathologie spéciale, il me suffit de retenir
que la sensation perçue par le vésanique l'est en réalité, et l'est tellement bien qu'elle représente le substratum nécessaire de son délire,
la raison d'être et la base de toutes ses conceptions maladives.

Ainsi envisagés, les troubles souvent graves de la sensibilité que nous rencontrons chez lui peuvent servir de preuve clinique à la thèse que je défends, et corroborer la démonstration physiologique qui identifie le courant nerveux et le courant électrique.

Tous ceux qui soignent ou qui approchent les aliénés savent combien est fréquente, chez ces infortunés malades, la sensation de décharges électriques, dans l'intimité de leurs tissus, et dans toutes les régions de l'économie. Il est un grand nombre d'hallucinés persécutés pour qui c'est monnaie courante de dire qu'on les électrise, qu'on leur envoie des étincelles, qu'ils sont poursuivis par les piles, qu'ils dégagent du fluide..., etc.

S'il faut se garder d'ajouter crédulement foi à toutes les divagations plaintives de ces malades, il est encore plus imprudent de les repousser sans examen, *a priori*, de parti pris, de les envisager comme des propos sans valeur et sans fondement, tout au plus utiles à permettre de ranger le malade dans telle ou telle grande classification nosographique. C'est là que semble trop souvent se limiter la science psychopathique : son rôle d'observation est autrement étendu. Les moindres paroles des aliénés, de ces paroles qu'ils nous ménagent parfois avec tant de parcimonie, l'acte le plus insignifiant en apparence, la plus légère manifestation de ce cerveau troublé, de cette sensibilité affolée présentent un intérêt considérable à la condition que notre raison sache les interpréter. C'est là le triomphe de la méthode expérimentale de rattacher à une idée pathogénique hypothèse d'abord, réalité confirmée plus tard, les moindres expressions vésaniques des aliénés. Il y a quelque humilité à avouer que le rôle de l'aliéniste ne s'élève souvent pas au-dessus de celui du gardien.

Sensations électriques. — J'ai pu réunir, autrefois, près de cent observations personnelles de malades accusant des sensations de nature électrique. Ces sensations étaient localisées, nettement perçues, pour la plupart intelligemment expliquées par ceux qui les ressentaient. Je me suis convaincu qu'elles ont pour siège le tissu musculaire. Les muscles des membres sont le plus souvent frappés; dans plusieurs cas, cependant, et non des moins intéressants, le myocarde était le siège de décharges électriques (1). Le phénomène

(1) On ne peut s'empêcher de rapporter à ce même processus toute palpitation, quelle que soit son origine immédiate.

se produit souvent dans les muscles du cou : son siège le plus ordinaire est représenté par les muscles lombaires, les gros muscles des
bras et des jambes, les droits de l'abdomen, l'orbiculaire des paupières et l'orbiculaire des lèvres.

Une moitié environ des malades auxquels se rapportent mes observations appartenaient à un milieu social inférieur, et étaient dépourvus
de toute instruction. L'autre moitié était instruite, de culture intellectuelle plus ou moins avancée et capable de fournir des renseignements
plus précis sur les sensations perçues. De l'étude minutieuse des uns
et des autres, il ressort, clairement, que lorsqu'un aliéné persécuté
nous dit qu'on l'électrise, qu'on lui envoie des étincelles il exprime,
en la rapportant à ses idées de persécution, une série de sensations intérieures, réelles, brusquement perçues, distinctes de toute souffrance,
de toute douleur, essentiellement intermittentes, rapides comme
l'éclair, dont le siège, ainsi que je l'ai déjà dit, est le muscle lui-même.
L'interprétation de ces sensations est seule en défaut : leur réalité ne
fait aucun doute. On ne peut logiquement les comparer qu'à une
décharge disruptive électrique.

En général, les malades que j'ai observés présentaient ce phénomène plutôt la nuit que le jour, dans la position horizontale plus
fréquemment que dans la station verticale. Le plus grand nombre
ressentaient leurs décharges du côté gauche : elles étaient plus intenses
pendant les jours froids et humides que par les temps secs et chauds.

Deux hypothèses tendent à expliquer les conditions suivant lesquelles se produit la décharge électrique. La première se rapporte à
la rupture ou à la fermeture du circuit formé par la chaîne des neurones. Elle serait en tout comparable au choc similaire produit à l'aide
d'une pile ou d'un courant d'induction. Or, les conditions qui permettent de concevoir la nature de ce choc intra-organique ne sont
autres que celles qui se présentent dans nos laboratoires : rapprochement brusque des extrémités cylindre-axiles des neurones ou rétraction
subite de ces prolongements. Dans le premier cas, nous avons un
choc de fermeture; dans le second un choc de rupture. Ces phénomènes ne peuvent d'ailleurs se produire qu'au moment où la chaîne
neuronique est chargée à un haut potentiel. Ces anomalies sont particulièrement fréquentes chez les aliénés, en vertu, probablement,
d'associations vicieuses, pathologiques, des neurones entre eux,
telles qu'en a constatées le docteur Azoulay dans la paralysie générale.

Ces associations sont constantes chez eux dans le domaine intellectuel ou sensitif : elles constituent l'incohérence, le délire, l'absurdité du raisonnement. On peut logiquement les attribuer à la résistance exagérée de certaines chaînes de neurones comparée à celle des chaînes voisines, dans lesquelles le courant trouve un écoulement plus facile, mais de direction anormale, en raison de l'adventicité anti-physiologique des prolongements cylindre-axiles. Les recherches de M. Azoulay donnent à cette hypothèse des associations vicieuses des neurones un fondement anatomo-pathologique indiscutable. Dans tous les cas, la sensation est rapportée, suivant une loi générale d'irradiation nerveuse, à la périphérie, à l'extrémité organique centrifuge, au muscle.

Il n'est pas non plus irrationnel d'admettre que l'axe encéphalomédullaire, qui représente un véritable accumulateur naturel, au sens propre du mot, chargé à haut potentiel, se décharge, brusquement, dans un nerf centrifuge et que l'énergie, ainsi projetée, énergie radiante détournée de sa destination physiologique, sert non plus à produire une contraction musculaire, mais s'éteint et s'épuise sur place, sous forme de contraction unique, brutale, de secousse, comme s'il s'agissait d'une décharge électrique. Il est logique de rapprocher de cette hypothèse ce fait acquis à la science que, chez les hallucinés, les centres moteurs sont toujours atteints de troubles histologiques; on les trouve généralement hypertrophiés.

Décharge musculaire. — La contraction musculaire est un acte discontinu, vibratoire, de la nature même du tétanos. Elle paraît nettement répondre, de même que la décharge électrique, à une excitation née de la forme variable du courant. Le rapprochement de l'appareil électrique des poissons dits électriques, avec le muscle, est frappant. Seulement, tandis que l'énergie volontaire se dépense et s'épuise dans le muscle contractile, en produisant du mouvement, tandis qu'elle se *transforme* en énergie motrice, elle se transforme chez la torpille en énergie électrique. La structure même des transformateurs, l'un à parois rigides (cellules polygonales), l'autre à parois élastiques (cellules musculaires), explique la différence de fonction des deux appareils. En effet, chacun d'eux est également soumis à la double excitation volontaire et réflexe. L'excitation du nerf électrique provoque la décharge comme celle du nerf moteur déter-

mine la secousse du muscle. Le curare paralyse le nerf électrique
comme le nerf moteur ; la section du nerf électrique, comme celle du
nerf moteur, produit la paralysie. Le tétanos électrique est amené
par l'effet d'excitations électriques successives et très rapprochées,
ou par suite d'intoxication de l'animal par la strychnine exactement
comme lorsqu'il s'agit d'un muscle.

Matteucci a montré qu'un lobe volumineux du cerveau de la torpille est le point d'émergence des nerfs de son appareil électrique.
« Sur un animal mourant qui ne donnait plus de décharges spontanées, il suffisait, dit Matteucci, de toucher le lobe électrique pour
obtenir des décharges plus violentes que celles que l'animal donnait
volontairement pendant son état d'activité parfaite. »

Le pouvoir électro-moteur ne se crée pas dans le cerveau ; il est la
résultante de la transformation des excitations périphériques en énergie
nerveuse et de la condensation de celle-ci. Les nerfs du mouvement ne
font que transmettre au muscle l'incitation, l'ordre donné par le cerveau (contraction volontaire) ou par la moelle (contractilité réflexe).
De même l'appareil électrique de la torpille produit, par transformation, l'électricité spéciale à ces animaux, lorsque le nerf électrique
lui transmet l'incitation partie du lobe électrique.

« L'embryogénie elle-même a montré que l'appareil électrique des
poissons n'est qu'un muscle dont la fonction s'est déviée ; tout concourt
donc à justifier l'analogie physiologique des fonctions électrique et
musculaire chez les animaux (1). »

Voilà, sans doute, plus de preuves qu'il en est nécessaire pour
établir d'une manière irréfutable le fait de transformation variable,
mais d'unité d'énergie nerveuse et électrique. Les sensations électriques perçues par les aliénés doivent donc se rapporter à des secousses
neuro-musculaires. Le muscle remplit mal, dans ce cas, son rôle de
transformateur. Il devient assimilable à l'appareil électrique de la torpille et transforme l'énergie qu'il reçoit en potentiel électrique au lieu
de l'assimiler sur forme de mouvement.

Hystérie. — Le vésanique n'est pas seul à nous fournir des preuves
cliniques de l'unité des deux énergies nerveuse et électrique. Au cours
de l'hystérie on observe, souvent, des phénomènes de paralysie transi-

(1) Marey, *La Machine Animale*, 4ᵉ édition, 1886.

toire : la conductibilité des nerfs centripètes (troubles de la sensibilité), celle des nerfs centrifuges (désordres moteurs, paralysies motrices), peut se supprimer brusquement pour se rétablir non moins soudainement. Question de circuit nerveux, identifiable avec le circuit électrique, qu'explique suffisamment la théorie du neurone : la rétraction des prolongements cellulaires mettant obstacle au passage normal du courant, leur rapprochement continu donnant la clef des hyperesthésies. Les paralysies motrices sont dues à la rétraction des prolongements des cellules centrifuges, de même que les amnésies reconnaissent pour cause la rétraction prolongée des cellules psychiques. Tout ceci constitue autant de présomptions manifestes en faveur de l'identification des deux formes d'énergie, puisque les choses se passent, dans l'un et l'autre domaine, de pareille manière.

Mais ce n'est pas seulement dans ces phénomènes de translation du courant nerveux que les hystériques nous offrent un rapprochement physiologique frappant entre les deux énergies. Ils présentent, comme les vésaniques, des sensations électriques remarquables. La soudaineté d'une foule de manifestations symptomatiques est indéniable chez les hystériques et ne peut s'expliquer que par ce rapprochement justifié. En outre, on constate chez un assez grand nombre d'hystériques la présence d'électricité de tension à la surface des téguments. Il n'est pas douteux que chaque être, vivant ou inorganisé, possède une charge normale à peu près adéquate au potentiel terrestre au point avec lequel il se trouve en contact, mais cette charge se trouve notablement augmentée dans certains cas de névrose indéterminée ou d'hystérie classique, de même qu'elle l'est normalement dans la série zoologique, chez certains animaux. Le chat est un condensateur autrement parfait que la grenouille, bien que la tension électrique de celle-ci ait pu être mesurée par M. Dastre.

L'accumulation du potentiel électrique à la surface du corps n'est donc pas absolument placée sous la dépendance de l'état de sécheresse de la peau. Il paraît néanmoins certain que le frottement répété des vêtements ou les accumulations dues à la présence du poil ou des plumes contribuent pour une large part à augmenter la charge naturelle. Soumis aux lois générales qui régissent la nature, le corps humain, en relations incessantes avec le milieu où se déroule son existence, subit l'influence combinée de la tension électrique du sol et de celle de l'atmosphère, entre lesquelles il sert, pour une faible partie, de conducteur plus ou moins perméable. Cette dernière est considérable si on réfléchit à la production énorme d'énergie de frottement produite par le vent frappant les nuages, les couches d'air immobiles, les obstacles de toutes sortes qu'il rencontre sur sa route et avec lesquels il est en contact plus ou moins violent, plus ou moins prolongé. Enfin le corps humain n'échappe pas à l'action, mystérieuse encore, du magnétisme terrestre.

De telles influences ne laissent pas indifférent l'organisme envisagé comme électro-moteur. Il est hors de doute que le courant nerveux propre réagit sur la tension électrique de la peau. Les expériences de M. Tarchanoff le prouvent : l'observation de M. Féré vient ajouter une nouvelle démonstration à cet étroit rapprochement entre la variation de tension intérieure et celle de la tension superficielle. Il demeure, en effet, définitivement acquis à la science que dans certains cas pathologiques cette tension superficielle s'élève ou diminue suivant l'état de repos ou d'activité des centres nerveux. Une émotion l'exagère, le travail cérébral la diminue, les excitations physiques extérieures l'accroissent. Les rapports les plus intimes unissent donc la tension intérieure à la tension superficielle : l'une est solidaire de l'autre.

L'un des signes les plus manifestes de cette solidarité consiste dans le hérissement des poils ou des plumes dans la série animale. Le lion, le tigre, le chat, le chien, les oiseaux, en général, présentent ce phénomène remarquable d'éréthisme chaque fois qu'une excitation intérieure ou extérieure sollicite un accroissement de la tension nerveuse dans les centres encéphalo-médullaires. Il faut se garder de voir dans ce hérissement le résultat de contraction des fibres musculaires lisses du derme : il est provoqué par le contact entre eux de poils ou de plumes chargés d'électricité de même source et tendant par ce fait même, à se repousser mutuellement.

C'est ce que nous constatons chez les personnes ou les animaux placés sur le tabouret isolé en rapport avec une source d'électricité statique. Cette preuve du rapport étroit qui unit le potentiel nerveux des centres avec le potentiel superficiel n'est pas la moindre dont nous disposons. Elle affirme, à elle seule, l'unité des deux énergies, par leur pénétration mutuelle, par leur affinité, par leur équivalence.

J'observe, en ce moment, une jeune hystéro-épileptique, chez laquelle j'ai pu à diverses reprises constater ce phénomène, d'une manière frappante. Les cheveux, coupés à une longueur de cinq centimètres environ, entrent en éréthisme à chaque crise, à chaque cause d'irritation psychique ou extrinsèque. Leur direction, habituellement oblique, presque horizontale par rapport au plan du crâne, devient complètement perpendiculaire à ce plan, atteint la verticalité, chaque cheveu se séparant de son voisin avec le maximum d'amplitude possible. Les mimes qui nous représentent, dans les jeux de scène, à l'occasion d'une grande frayeur, le hérissement subit des cheveux se sont donc emparés, pour exciter notre rire, d'un fait d'observation réel, vérifié par l'expérience : le retentissement soudain, d'ordre émotif, de l'excès de tension nerveuse intérieure sur le potentiel périphérique.

Ainsi s'expliquent, par une action inverse, les effets de la production d'une charge électrique superficielle, obtenue à l'aide de frictions sèches, et de la plupart des agents physiques sur la tension nerveuse centrale. En augmentant l'une, on augmente l'autre. Le port habituel d'une peau de chat, l'application ordinaire, au contact de la peau, de vêtements de flanelle suffisent à provoquer une élévation de la tension électrique cutanée. Chez un grand nombre d'hystériques, dont la peau fonctionne mal, chez lesquels les sécrétions sont insuffisantes, on observe, si on les fait monter sur le tabouret isolé, la pièce étant très chauffée et la pression barométrique élevée, que le moindre frottement détermine une différence de potentiel suffisante à attirer les corps légers, à faire entendre un petit crépitement lorsqu'on approche le doigt, etc.

Il ne me paraît pas douteux que, dans ce cas, l'application des agents physiques au corps humain, au lieu de se transformer dans les réseaux nerveux profonds en courant nerveux propre, se transforme sur place en électricité de frottement à haute tension. L'excitation produite par le mouvement et le développement de calories au niveau des téguments, au lieu d'être portée par les nerfs centripètes jusqu'aux centres nerveux, se transforme localement, extérieurement, ensuite, en énergie électrique. Question de résistance du sujet. On sait que l'hystérique est de tous les malades celui dont la résistance est la plus élevée, ce qui revient à dire que chez lui la conduction de l'excitation produite par les agents physiques jusqu'aux centres nerveux et la transformation de cette excitation en énergie nerveuse est des plus difficiles. On le voit, tout se corrobore en électro-physiologie. Tandis que nous avons aisément accès, par un moyen physique, dans certains états pathologiques où cette transformation est facile — tels que le goitre exophtalmique — d'autre part, au cours de certaines maladies, telles que l'hystérie, cette transformation devenue impossible par défaut de conduction des nerfs centripètes, s'arrête à la périphérie et retourne au sol. Je ne puis m'empêcher de considérer ce fait comme une des preuves cliniques les plus démonstratives de l'unité des deux énergies nerveuse et électrique. J'y vois la confirmation de cette hypothèse d'après laquelle le corps animal n'est qu'un transformateur d'énergie à rendement variable, à production de quantité ou de tension, suivant la réceptivité des organes présidant à cette fonction biologique primordiale, suivant leur état d'intégrité ou de maladie.

Condensation superficielle. — A ce sujet, le cas de la malade cité par M. Féré à la Société de Biologie, il y a environ huit ans, est du plus haut intérêt. Cette malade présentait manifestement une charge statique appréciable par les moyens habituels. Or, cette charge était en relation étroite avec la tension électrique profonde des centres nerveux, et se modifiait suivant la courbe même de cette tension. On ne saurait recueillir de démonstration plus frappante de l'identité des deux formes d'énergie.

Il s'agissait d'une femme de 27 ans, de souche neuropathique, neuropathe elle-même; elle présentait, en résumé, les phénomènes suivants : crépitation des cheveux qui dégageaient des étincelles très visibles quand on les peignait, quand on les frottait, surtout par les temps secs, et lorsque des émotions morales ou des impressions sensorielles un peu vives agitaient la malade. Un des premiers faits qui frappa l'attention de son entourage fut l'exagération de ce phénomène qui se manifesta à la suite de l'audition de certains morceaux de musique. La tension électrique était plus considérable à gauche qu'à droite ; or, il existait depuis longtemps et, par intervalles, de l'hyperesthésie ovarienne et de l'anesthésie sensitivo-sensorielle, à gauche. La malade se trouvait en état d'excitation générale : on constatait chez elle, outre une sécheresse extrême de la peau, des troubles vaso-moteurs divers et en particulier de l'œdème des membres inférieurs. L'électricité en excès était de nature positive.

Un fils de cette dame, âgé de onze ans, présentait des phénomènes hystériques et les mêmes aptitudes électrogéniques que sa mère. Si on plaçait les deux sujets sur un tabouret isolé et si on les mettait en contact avec l'électromètre, un simple frottement répété des cheveux produisait une déviation tellement considérable que l'aiguille de l'instrument dépassait les limites de l'échelle.

Bien que caractérisé seulement par l'exagération des phénomènes souvent constatés dans l'état de santé, le cas de M. Féré n'a pas reçu jusqu'ici d'interprétation rationnelle. Les savants qui ont tenté de l'expliquer, M. d'Arsonval entre autres, l'ont rapporté à une condensation superficielle de tension électrique. Ils se sont refusés à y voir un fait en rapport avec l'électro-génèse animale. Et pourtant tout l'intérêt de ce cas, bien observé, minutieusement contrôlé, réside non pas dans l'élévation de la tension superficielle, mais bien dans la subordination de celle-ci au processus neuro-moteur développé dans les centres nerveux du sujet, à l'élévation ou à l'abaissement parallèle des deux manifestations de l'énergie, étroitement liées l'une à l'autre, disons identiques et de même nature.

On se fait difficilement idée qu'une charge statique résultant de l'application sur la peau de modificateurs extérieurs en particulier de frottements répétés ne s'écoule pas dans le sol. On ne comprend pas le maintien de cette charge alors que le sujet ne se trouve pas isolé, que ses rapports avec le milieu ambiant : sol, atmosphère, objets de toute sorte avec lesquels il entre en contact, sont incessants. Ce phénomène ne cadre pas avec nos connaissances sur l'électricité de tension. Quelle peine n'éprouvons-nous pas à maintenir le sujet sous un potentiel constant, même lorsqu'il se trouve relié à une source puissante et constante d'électricité statique ! Aucune précaution n'est superflue et la moindre faute d'isolement suffit à diffuser le courant et à annihiler la charge.

Nous sommes forcés d'admettre que la charge superficielle est maintenue par une production constante. Or cette production constante ne peut reconnaître comme source une origine extérieure dont on ne trouve pas les éléments puisque à l'état de repos complet le sujet présentait la même tension. Il faut donc la chercher dans un processus intérieur : il faut admettre qu'elle dérive directement de l'électro-moteur interne et, d'induction en induction, qu'elle représente le dernier terme d'une transformation électrique, d'origine neuro-motrice. Il faut faire intervenir, ici, la théorie du condensateur, supposer l'ensemble d'un corps comme un conducteur soumis à un potentiel électrique constant : c'est le collecteur, tandis que l'épiderme ou condenseur représente l'armature extérieure. On a ainsi une véritable bouteille de Leyde, dont le diélectrique serait représenté par les couches cellulaires sous-épidermiques.

Les lois qui régissent ce condensateur naturel et vivant ne diffèrent vraisemblablement pas de celles qui concernent tout condensateur métallique. Outre les conditions d'armature externe et de pression atmosphérique, l'énergie du condensateur animal est proportionnelle à la surface de l'armature : elle est proportionnelle au carré du potentiel du collecteur, et en raison inverse de la résistance du diélectrique. Cette dernière condition doit être, pour la production d'électricité de surface, d'une importance considérable chez les sujets qui présentent ce phénomène. On démontre en physique, que, quel que soit le milieu interposé entre les armatures, les lois de l'influence restent les mêmes; que la charge dans l'armature extérieure reste toujours égale en valeur à celle de l'armature intérieure, mais la capacité du condenseur varie suivant la nature du milieu interposé. Les différences de charge et, par suite, de potentiel, s'accusent considérables, suivant que le diélectrique est constitué par du verre, du soufre, de l'air, etc. Or la composition du diélectrique animal est essentiellement variable ; elle change suivant les conditions de froid ou de chaleur, de sécheresse ou d'humidité, suivant l'état de la circulation en rapport avec les fonctions vaso-motrices, etc... Son pouvoir inducteur spécifique est essentiellement variable.

Enfin sous l'influence du champ on peut admettre que le diélectrique se polarise : tel est son état habituel chez l'homme et les animaux à l'état physiologique. A l'état pathologique cette polarisation cesse, et la charge extérieure devient manifeste.

Ainsi, en dehors des sensations électriques perçues par les hystériques, nous trouvons, dans le fait de condensation superficielle, qu'ils présentent parfois une preuve objective de l'unité des deux énergies. Il est, en effet, démontré, par l'observation directe, que cette charge est de nature électrique. Or, elle est intimement solidaire du potentiel propre aux centres nerveux. Quand celui-ci s'accroît nous la voyons s'accroître également et, vraisemblablement, dans d'égales proportions. Elle diminue avec lui et suit toutes ses oscillations. Peut-on supposer que ces deux manifestations de l'énergie soient de nature différente ? Aucun exemple ne nous est offert, dans la série des phénomènes physiques, de forces hétérogènes juxtaposées capables de s'identifier ainsi et de suivre, dans leur développement, une progression ou une décroissance parallèles. Quelle énergie appliquée à l'armature interne de notre bouteille de Leyde est capable de faire apparaître, sur l'armature externe, une masse électrique en concordance de potentiel avec celui de l'armature interne ? Nous sommes forcés de supposer une force électrique, génératrice, intrinsèque, inductrice.

Telle est la conclusion qui s'impose.

Urémie et intoxications. — Non moins probantes qu'au cours des psychoses et de l'hystérie, les sensations électriques se retrouvent, portées à leur maximum, chez les urémiques. Ces malades présentent, au plus haut point, les sensations subjectives les plus variées, échappant totalement au contrôle de la volonté et tout à fait distinctes de la douleur. Il convient de rappeler ici ce fait physiologique de haute importance que tous les poissons du genre Raie : *Raja torpedo*, *Gymnotus electricus*, *Silurus electricus*, etc., emmagasinent dans leurs muscles une grande quantité d'urée. Ce phénomène est à rapprocher des secousses électriques ressenties par les urémiques. Nous avons tous constaté le goût et l'odeur ammoniacale des raies, lorsqu'elles sont pêchées depuis quelques jours.

« J'ai décrit, dit M. Dieulafoy (1), au nombre des petits accidents du brightisme, un symptôme auquel j'ai donné le nom de *secousse électrique*. Voici en quoi consiste ce symptôme : au moment où l'individu va s'endormir ou même pendant son sommeil, il est brusquement réveillé en sursaut par une secousse unique violente, comparable à une décharge électrique, véritable convulsion clonique qui n'est en somme que l'ébauche des grandes convulsions qui surviennent dans l'urémie convulsive. »

M. Dieulafoy n'hésite pas à assimiler le phénomène de contraction musculaire soudaine, parfois brutale, à une décharge électrique. Son caractère d'instantanéité, brusque et violent, en dehors de toute sensation pénible, n'a d'analogue que l'excitation extérieure du muscle

---

(1) Dieulafoy, *Manuel de pathologie interne*.

par un fort courant de rupture ou de fermeture. Il ressemble de tous points au choc qu'on obtient avec un électro-moteur, représenté par un grand nombre d'éléments de très petite surface réunis en tension, au moment où on interrompt ce courant.

Ici, l'électro-moteur est intérieur : vraisemblablement il est également constitué par un très grand nombre d'éléments ou sources distinctes d'énergie neuro-motrice. Sa tension est considérable par rapport à sa quantité.

Je ne pourrais, sans me répéter, étudier toutes les maladies dans lesquelles on rencontre ce phénomène que j'ai appelé la sensation électrique. Je dois, cependant, énumérer les principales. La neurasthénie; les intoxications diverses : morphine, alcool, chloral, saturnisme; le paludisme; l'ataxie locomotrice; la paralysie agitante; l'épilepsie; la chorée, le présentent manifestement. Au cours de toutes ces affections, deux faits sont prédominants à propos des décharges électriformes : le premier consiste en la transformation automorphe, en dehors de la volonté, de l'énergie neuro-motrice en contraction musculaire, par suite d'un réflexe dont le point de départ épithélial reste inconnu. Le second se rapporte à la Loi de Balance, d'après laquelle, lorsque la distribution de l'énergie électro-vitale se fait irrégulièrement, la prédominance d'une région sur l'autre est fatale.

Origine de la sensation électrique. — Les considérations qui précèdent nous amènent à penser que deux processus pathogéniques différents concourent à la production de la sensation électrique. Le premier en date est représenté par l'inégale distribution du potentiel nerveux; le second, par un réflexe dont le point de départ est mystérieux, mais qui atteint tel ou tel centre médullaire et en particulier le noyau d'origine du nerf centrifuge se rendant au muscle où se localise la décharge électrique.

Le rôle de l'inégale distribution du potentiel neuro-moteur dans les centres nerveux a été mis en lumière dans ce travail même, à propos des paralysies, soit d'origine spinale, soit d'origine encéphalique. Nous savons que lorsqu'une affection aiguë ou dégénératrice a frappé l'un des deux grands territoires nerveux, l'autre territoire, resté sain, réagit avec une activité portée au double de ce qu'il est normalement. Les centres médullaires sont-ils seuls atteints, les régions de l'idéation, de la volonté, de la sensibilité psychique deviennent plus facilement excitables. Leur sollicitation est mise en œuvre par les moindres sensations : il me suffira de citer pour exemple l'acuité des processus cérébraux au cours des paralysies spinales, l'émotivité si remarquable qui les caractérise, l'exacerbation des phénomènes de mémoire et d'imagination (association des idées). Sans même parler de paralysie, il est de connaissance vulgaire que la compression de la moelle chez les scoliotiques ou dans la cyphose est souvent en rapport avec un développement considérable des processus nerveux supérieurs.

D'autre part, chez les cérébraux, au cours des affections qui atteignent l'encéphale, l'activité des divers segments médullaires acquiert une énergie inconnue auparavant. Les réflexes de toute sorte dominent la physionomie nerveuse du malade et arrivent à constituer une symptomatologie tout à fait spéciale et pathognomonique.

Ce sont là autant de preuves de la Loi de Balance ou de l'inégale répartition du pouvoir neuro-moteur. Le courant nerveux ne se comporte pas autrement que le courant électrique. La Loi d'Ohm s'applique à l'un comme à l'autre : pour une résistance donnée du circuit, l'intensité du courant varie proportionnellement à la force électro-motrice et pour une même force électro-motrice, en raison inverse de la résistance totale du circuit (centre et conducteur nerveux). Le segment nerveux malade frappé de congestion, d'inflammation actuelle et de dégénération secondaire devient résistant. La force électro-motrice diminue à ce point et se manifeste dans les autres territoires sous un potentiel plus élevé, fournissant par ce phénomène de balance une preuve nouvelle de l'identité des deux formes d'énergie.

Ainsi s'explique, normalement, la décharge électriforme, intra-musculaire, qui doit être uniquement rapportée à l'élévation subite, dans le segment médullaire y afférent, du potentiel neuro-moteur.

Toutefois, cette élévation subite du potentiel peut reconnaître une autre cause que celle à laquelle j'ai donné le nom d'inégale distribution de l'énergie nerveuse et qui est dominée par la Loi de Balance.

L'origine du réflexe moteur qui donne lieu à la sensation électrique doit être rapportée à une excitation subite du centre médullaire. Or, celle-ci peut être provoquée par une modification soudaine du milieu plasmatique inter-cellulaire. La composition de ce milieu est éminemment variable, suivant l'état de la nutrition. Dès lors, il n'est nullement antiscientifique d'admettre qu'une variation subite se produisant dans cette composition amènera par son seul contact avec la cellule une excitation violente dont la sensation sera perçue à l'extrémité la plus éloignée de l'axe nerveux.

Cette interprétation trouve une base solide dans cette constatation que, aussi bien dans la série zoologique et à l'état normal que chez l'homme dans l'état pathologique, on trouve, chez les sujets porteurs de déterminations électriques, une composition particulière des milieux plasmatiques. Les poissons électriques sont riches en urée ; les malades qui présentent les sensations qui font l'objet de cette étude sont tous atteints de désordres nutritifs provoquant la viciation de ces mêmes milieux sous forme d'auto-intoxication. On ne saurait nier les dystrophies si manifestes présentées par les vésaniques, les urémiques, les intoxiqués en général. C'est parmi ces malades que nous trouvons portées à leur maximum les sensations électriques. Le rapport est tellement manifeste qu'on ne peut le révoquer en doute. Il semble donc établi que la sensation électrique peut reconnaître pour cause le contact, avec l'origine médullaire du neurone centrifuge, d'éléments toxiques de nature convulsive contenus dans le plasma inter-cellulaire. Ce contact dégage, par le fait d'une excitation brutale et soudaine, une force électro-motrice qui se manifeste dans le muscle sous forme de contraction transformée, tout à fait analogue à ce qui se passe dans l'appareil électrique de la torpille.

Conclusions. — On pourrait résumer ce chapitre d'électro-physiologie sous forme d'aphorismes ou de propositions, dont les principales seraient les suivantes :

I. — L'organisme animal, non seulement participe au potentiel électrique du sol et du milieu dans lequel il vit et se développe, mais encore produit de l'électricité. C'est à ce phénomène qu'on a donné le nom d'électrogénèse animale.

II. — Cette production de courant a une double origine : intrinsèque et extrinsèque. La première est représentée par les combinaisons et les décombinaisons chimiques dont le milieu protoplasmique cellulaire est le siège, ainsi que par les déformations de toute espèce dont s'accompagne le fonctionnement de tout organisme vivant.

III. — La seconde qui constitue l'une des sources les plus considérables du courant est, sans contredit, l'excitation physique qui, appliquée au niveau des épithéliums, est transformée en énergie vitale, pour être dépensée, sur-le-champ, sous forme réflexe, ou accumulée dans les centres nerveux pour servir au fur et à mesure des besoins de l'économie.

IV. — L'identité des deux formes d'énergie : nerveuse et électrique semble démontrée par des preuves physiologiques et des preuves cliniques, chez l'animal et chez l'homme. Il convient de faire justice des objections élevées contre la doctrine de l'unité des deux formes d'énergie. La découverte du neurone permet de réfuter victorieusement les prétendues preuves apportées par les adversaires de cette théorie.

V. — L'indication physiologique et thérapeutique qui s'impose comme corollaire à ces conclusions est la suivante : les agents physiques, grâce à l'excitation qu'ils apportent à l'organisme, constituent la principale source d'électro-génèse, celui-ci devant être considéré, désormais, comme un transformateur d'énergie. D'où la nécessité de l'excitation physique pour entretenir la vie elle-même et pour rétablir le niveau du potentiel nerveux toutes les fois qu'il est utile de le relever, c'est-à-dire au cours de tout état pathologique, quelle que soit sa nature.

CHAPITRE V

RECHERCHES NOUVELLES SUR LES
CONDUCTEURS ELECTRIQUES DISCONTINUS

DANS LEURS RAPPORTS
AVEC LA PHYSIOLOGIE, LA PATHOLOGIE
ET LA THÉRAPEUTIQUE

Analogie du neurone avec le tube à limaille.

En 1890, M. Edgard Branly, professeur de physique à l'Institut catholique de Paris, découvrit que si on intercale dans le circuit d'une pile électrique reliée à un galvanomètre un tube rempli de limailles métalliques, le courant ne passe pas. La limaille, formée de particules discontinues, contiguës, ne conduit pas l'électricité. Mais si on place le tube dans une zone d'ondes électriques, telle qu'un champ électrostatique ou le flux d'induction d'un solénoïde parcouru par un courant de haute fréquence, ou encore dans le cône de rayons cathodiques, la limaille devient conductrice et le courant passe. Un simple choc suffit à anéantir cette conductibilité.

C'est peut-être là l'une des découvertes récentes les plus fécondes en applications pratiques. On sait quelle est la base de la télégraphie sans fils dont Marconi est le promoteur. On lui demande déjà l'explosion des torpilles à distance, etc. Elle nous est d'un précieux secours dans l'explication d'une foule de phénomènes biologiques discutés et obscurs, ainsi que l'ont signalé M. Branly et M. le Dr Tison (1). Elle éclaire d'un jour tout nouveau les plus importants chapitres de physiologie, de pathologie et de thérapeutique. Elle nous fournit, en particulier, la clef des processus inconnus par lesquels agit sur notre organisme le courant électrique, envisagé d'une manière générale, comme une forme puissante de l'énergie,

---

(1) Tison, *L'Actualité médicale*, 15 décembre 1898.

ou dans ses modalités particulières, telles que le courant alternatif de haute fréquence.

Tube à limaille et neurone. — Je ne saurais mieux démontrer qu'on l'a fait déjà l'analogie frappante qui existe entre le tube à limaille et le nerf tel que les dernières recherches histologiques de MM. Ramon y Cajal, Golgi, van Gehuchten nous l'ont révélé. L'ancienne théorie de continuité du nerf n'est plus admise ; le système nerveux est considéré désormais comme formé d'éléments distincts en rapport de contiguïté, comme le sont les grains de limaille à l'intérieur du tube, et non de continuité — ayant comme ceux-ci une individualité propre, séparée, comme eux indépendants les uns vis-à-vis des autres, et constituant autant de centres nettement définis.

Comme le tube à limaille, notre système nerveux est donc formé de parties discontinues. Il est, dès lors, aisé de concevoir quelle lumière cette analogie, vraiment rationnelle et scientifique, projette non seulement sur la physiologie, mais plus encore sur le vaste champ des névroses. Nous avons tous assisté au rétablissement de fonctions paralysées chez des hystériques en plaçant simplement les malades dans le champ électro-statique ou en les couchant à l'intérieur du solénoïde parcouru par un courant de haute fréquence. L'analogie entre les deux conducteurs : tube à limaille et tube nerveux se poursuit plus loin, car cette perméabilité au courant nerveux propre, obtenue à l'aide de l'influence électro-statique, le plus léger choc suffit à l'anéantir. N'est-ce pas là, d'ailleurs, le mode pathogénique habituel des paralysies hystériques ? Ne retrouvons-nous pas ici le traumatisme qui les produit ? Traumatisme moral ou physique, choc émotionnel ou accident de chemin de fer, influence psychique ou blessure, application brutale d'agents physiques : chaleur, froid, lumière, etc., en résumé toute excitation violente est capable de produire la perte de conductibilité du courant nerveux propre dans le neurone, comme elle peut la restituer lorsqu'elle est abolie. Certaines hystériques se sont soudainement levées de leur lit, où les clouait une paralysie quelquefois ancienne, elles ont retrouvé l'énergie musculaire volontaire, abolie depuis des mois et des années, quand une violente poussée neuro-motrice a forcé la perméabilité du neurone devenu résistant, sous l'influence, par exemple, d'un incendie subitement allumé qui met leur vie en danger. L'anesthésie hystérique disparaît par l'application du courant électrique, comme elle se manifeste à l'occasion d'un traumatisme. Un choc suffit à la produire, comme, dans le domaine intellectuel, il abolit la mémoire ou fausse le jugement.

Ainsi dans les trois grands domaines de l'activité nerveuse : moteur, sensitif, intellectuel, un traumatisme suffit à rendre le neurone résistant comme on dit en terme d'électrologie, c'est-à-dire imperméable au courant électrique, absolument comme ce même choc enlève à la limaille ses propriétés conductrices. Je ne sais ce que ce rapprochement, si étroit et si imprévu, apportera de contributions à la science, mais je le considère comme la source de découvertes nombreuses et le point de départ de nouvelles conceptions pathogéniques des plus importantes.

Je voudrais exposer ici, le plus brièvement possible, les quelques déductions théoriques ou pratiques, qu'il est permis, dans l'état actuel de nos connaissances, de tirer des phénomènes curieux, découverts par M. Branly.

J'y vois, tout d'abord, ainsi que je le dis plus haut, une interprétation, satisfaisante pour l'esprit, des phénomènes généraux produits dans l'organisme par l'application de l'énergie électrique. Il est parfaitement démontré que toute énergie, sous quelque forme qu'elle se présente, appliquée à un corps quelconque, détermine dans ce corps une modification ou une série de modifications en rapport avec sa nature et son intensité. C'est sur ce principe de conservation et d'enregistrement des forces qu'est échafaudée toute la théorie de l'excitation, thérapeutique ou non, par les Agents physiques. Aucune force ne se perd ; appliquée à l'organisme, elle se retrouve sous une modalité spéciale à l'être organisé. La chaleur, par exemple, lorsqu'elle est appliquée à un morceau de métal, dilate ses molécules constituantes, repousse la gaine d'éther qui entoure chacun d'elles et, concurremment avec ce travail, élève la température propre du métal ; tandis que, lorsqu'elle entre en conflit avec le corps vivant, son énergie s'épuise sous d'autres formes en rapport direct avec la nature organisée de celui-ci. Elle active la circulation, elle provoque des réflexes de défense dont la transsudation cutanée est le type ; elle imprime aux échanges nutritifs, dans les minuscules laboratoires cellulaires, un mouvement exagéré de mutations ; enfin, elle élève la température, mais non pas par le fait d'absorption directe de calories, comme lorsqu'il s'agit d'un métal, mais bien par suite d'une opération secondaire du système nerveux central, par action réflexe et comme conséquence immédiate du travail biologique dont je viens d'énumérer les principales circonstances.

La différence d'action est grande, entre l'application de l'énergie physique au corps inerte ou au corps vivant. On peut la résumer d'un mot en disant qu'elle agit sur le premier directement et sur le second médiatement, c'est-à-dire par l'intermédiaire du système nerveux, régulateur et distributeur de l'énergie dans les divers territoires de l'économie.

Voilà ce qu'on savait, ce que la clinique nous a appris depuis longtemps, depuis que la physico-thérapie a jeté ses premières bases thérapeutiques. Mais, jusqu'ici, aucune démonstration directe n'avait été fournie de cette action immédiate des agents physiques sur le système nerveux. Nous tenions les deux bouts de la chaîne ; d'un côté l'excitation physique, de l'autre la guérison, par elle, d'un grand nombre d'affections diverses. Désormais, le maillon intermédiaire ne nous échappe plus. Les découvertes histologiques récentes, d'un côté, l'expérience de Branly, de l'autre, en forment la substance, en tiennent lieu, et complètent l'intégrité de la chaîne.

L'association ou la dissociation conductrice des particules de limaille nous fournit la clef des associations et des dissociations similaires des neurones entre eux. Que l'énergie neuro-motrice émane primitivement des centres encéphalo-médullaires, ou qu'elle soit le résultat de la transformation de l'énergie physique extérieure en énergie nerveuse réflexe, elle a le pouvoir d'engendrer, dans les conducteurs discontinus que sont les neurones, le pouvoir de conductibilité, comme l'onde électrique extérieure a le même pouvoir sur le tube à limaille.

Il n'est pas indifférent de rechercher quel est le mécanisme suivant lequel se produit le phénomène de conductibilité dans le tube à limaille. Pourquoi, tout d'abord, la limaille, même serrée et condensée, ne conduit-elle pas le courant ? Peut-on, en bonne logique, supposer ainsi qu'on le fait habituellement, qu'il existe entre chacun des grains qui la composent, même lorsqu'on a soin de la tasser, une couche isolante d'air dont l'interposition met obstacle au passage du courant ? Est-il bien possible que dans un tube plein de limaille, au diamètre de trois et quatre centimètres, tels que ceux dont je me sers, il se trouve seulement une couche horizontale complètement isolée? En d'autres termes, peut-on soutenir que sur une ligne plus ou moins tortueuse et dans l'axe du courant, les particules métalliques ne puissent être assez rapprochées pour que le courant se fraye, grâce à leur chaîne, peut-être très sinueuse, mais ininterrompue, un chemin suffisant? En vérité, je ne puis, pour ma part, admettre que l'obstacle au courant soit ainsi constitué. Il faut chercher ailleurs la cause de la résistance. Il faut invoquer, je crois, un défaut d'orientation moléculaire, une sorte de modalité spéciale à la matière, inhérente à elle, mais variable, en rapport avec l'énergie qui lui est appliquée et qui entre en conflit avec elle, essentiellement soumise à l'action du courant électrique, quoique, ainsi que nous le verrons plus loin, modifiable par l'action des autres agents.

Et dans l'état actuel de la science, on ne saurait rapporter cet état variable de la matière qu'à l'action des diverses formes de l'énergie sur l'éther, sur cette sorte de gaîne qui entoure chaque molécule des corps, quels qu'ils soient, les isolant quand bien même leur contact et leur contiguïté nous paraissent évidents, ou les rapprochant jusqu'à établir entre elles les propriétés équivalentes à celles que nous révèle l'état sous lequel elles se manifestent à nous quand nous les disons continues. L'esprit admet, aisément, des vibrations spéciales, un gonflement ou un retrait de cette gaîne déterminant soit la résistance complète ou atténuée, soit la perméabilité, totale ou partielle, au courant.

Mais cette modification, encore mystérieuse, apportée à la constitution de l'éther, est éminemment variable et, par dessus tout, instable. Le moindre choc la détruit, de même que la plus légère influence l'accroît ou la restreint, la retarde ou l'affaiblit. Les expériences que j'ai instituées à cet égard m'ont prouvé que, outre le choc, la chaleur, le froid, les vibrations sonores et même la lumière agissent sur elle.

Quoi qu'il en soit, cette modification de l'éther est la seule hypothèse, satisfaisante pour l'esprit, à laquelle nous permette de nous arrêter notre ignorance au sujet de la constitution de la matière. Nous pouvons, sans trop préjuger, la transporter du monde inanimé dans le milieu vivant, et lui attribuer, vis-à-vis de la conductibilité nerveuse, la part importante, fondamentale, que nous permet désormais de lui assigner l'expérimentation dans la production de la conductibilité du tube à limaille.

Aussi bien, le rôle de cette modification de l'éther encore hypothétique mais nécessaire à appuyer la théorie de la perméabilité variable du conducteur nerveux, ne s'applique-t-il pas seulement à l'interprétation de l'anesthésie ou de la paralysie hystériques. Il s'étend plus loin, et nous pouvons considérer que dans la plupart des cas de ralentissement de la nutrition, reconnaissant pour origine une transmission imparfaite du courant nerveux, toute application d'énergie qui sera capable d'augmenter la conductibilité du rhéophore nerveux, accroîtra parallèlement le mouvement nutritif. Ainsi se trouverait expliqué le retour « ad integrum » de cette fonction, par l'application de l'énergie électrique ou de toute autre forme de l'énergie physique. L'influence réflexe des centres médullaires sur le système vaso-moteur et, de là, sur la circulation capillaire, sur les échanges au sein des tissus et l'élaboration définitive de la matière reçoivent, de ce fait, leur interprétation légitime à laquelle, vraisemblablement, les acquisitions futures de la science ne changeront pas grand'chose.

Expériences nouvelles. — Me basant sur cette théorie, j'ai entrepris une série d'expériences tendant à démontrer directement l'analogie si frappante, qui relie le tube à limaille au neurone. J'ai utilisé, dans ce but, des tubes de diamètre différent, de un millimètre à quatre centimètres ; j'ai varié la substance constituant le tube ; papier, verre, cuivre, plomb ; j'ai varié également la nature de la limaille ; fer, cuivre, zinc, plomb, étain. J'ai recherché : 1° la durée du temps d'établissement du courant, c'est-à-dire le temps perdu entre la production du courant d'influence et la fermeture du circuit dans lequel est compris le tube à limaille ; 2° la durée de perméabilité du tube au courant, c'est-à-dire le temps pendant lequel demeure établie sa conductibilité ; 3° le mode suivant lequel elle s'établit, et celui suivant lequel elle s'anéantit. Je résumerai rapidement ici le résultat de ces recherches, en leur opposant, en regard et successivement, leur homologue dans la matière vivante, et en en tirant les conclusions légitimées par l'observation clinique.

Au cours de ces recherches, j'ai successivement étudié l'action sur le tube à limaille, du courant alternatif de haute fréquence, du courant alternatif sinusoïdal, du courant continu, du courant de pile, du courant franklinien envisagés isolément et dans leurs rapports les uns avec les autres. Enfin j'ai examiné l'influence, sur le rhéo-

phore discontinu, des excitations physiques : du choc, de la vibration à distance, des ondes sonores, des radiations lumineuses, des
rayons cathodiques, des rayons de Rœntgen, de la chaleur et du froid.

J'ai négligé, à dessein, l'étude de la distance à laquelle agit sur
le tube l'onde électrique. Cette question, des plus intéressantes en ce
qui concerne l'application pratique de la découverte de M. Branly,
ne présentait aucun intérêt, au point de vue restreint qui nous occupe :
l'analogie qui existe entre les réactions du tube à limaille et celles
propres au neurone.

Jusqu'ici la démonstration de l'effet des courants de haute fréquence sur l'organisme faisait défaut. On en était réduit à des con-
jectures et si les recherches d'Apostoli, de d'Arsonval, d'autres électriciens et de moi-même nous ont fixés sur les résultats cliniques
favorables obtenus par l'auto-induction dans le solénoïde, nous ne
savions rien du mode définitif d'après lequel agissent les ondes inductrices. Aucun appareil n'avait encore manifestement révélé ces
actions latentes, qui ont pour foyer les masses d'ondes électriques
avoisinant le solénoïde. Désormais, avec le tube à limaille, nous pouvons contrôler ces actions ; nous savons, grâce à ses indications,
quels sont les foyers maximum d'influence au milieu des masses électriques. Nous possédons ainsi un réactif constant et inanimé, à rapprocher du réactif physiologique qu'est le corps d'un animal.

Or, ce réactif nous apprend que sitôt que commence la production
des ondes d'influence, sitôt qu'est établi le courant de haute fréquence, la conductibilité s'établit dans le tube suspendu à l'intérieur
du solénoïde. La situation dans laquelle il se trouve n'a aucune
importance sur la rapidité avec laquelle s'établit la conductibilité ;
qu'il soit longitudinalement ou transversalement placé, celle-ci se
manifeste avec la même instantanéité. Il n'en est pas de même si
l'on envisage les diverses substances qui composent la limaille. Le fer
est le plus rapidement influencé, puis viennent le zinc et le cuivre,
et enfin le plomb.

La substance composant le tube n'a qu'une importance très secondaire sur le temps perdu. Qu'elle soit plus ou moins conductrice du
courant, qu'elle soit même imperméable au courant, isolante, comme
on dit, le temps de réaction demeure le même. Il semble possible
d'induire de cette constatation que la protection plus ou moins complète du cylindre-axe par ses gaines propres et la myéline, de même

que la résistance offerte par la peau, ne sauraient changer les conditions de réceptivité de l'organe conducteur de la force neuro-motrice, vis-à-vis des ondes électriques et probablement vis-à-vis de toute excitation par les agents physiques.

Les renseignements fournis par l'expérimentation sont infiniment plus intéressants en ce qui concerne la durée de perméabilité du tube au courant, c'est-à-dire la durée de la modification apportée par l'onde électrique à la gaine d'éther péri-moléculaire de la limaille. Celle-ci est essentiellement variable suivant la nature de la limaille et la matière qui compose le tube. Le tube conserve sa conductibilité pendant un temps en rapport avec l'état de la pression barométrique, de l'hygrométrie, de la température. Plus la pression barométrique est élevée, plus l'air est sec, plus l'atmosphère est froide, plus est prolongée la conductibilité de la limaille. Elle diminue sensiblement lorsque s'abaisse la pression barométrique, lorsque l'air est saturé d'humidité, et que le thermomètre marque une température élevée.

Déductions thérapeutiques. — Je ne puis m'empêcher de souligner d'un mot seulement le parallèle qui se poursuit entre l'effet différent, accusé par la clinique, des traitements par les agents physiques, suivant l'état de l'atmosphère, et les réactions du tube, variables suivant ces mêmes conditions. Je les ai toujours vu manifester leur maximum d'action lorsque la pression barométrique est au-dessus de la moyenne, lorsque l'air est sec et chaud. L'humidité, les dépressions barométriques, le froid, mais surtout les deux premières considérations sont des plus défavorables aux résultats de ces traitements, et il n'est pas rare de voir les malades demeurer stationnaires ou même l'amélioration obtenue rétrograder lorsqu'elles se trouvent réunies. Il semble que l'onde électrique ou l'excitation physique impressionnent moins profondément l'état nerveux moléculaire dans ce milieu ambiant, mauvais pour sa propagation, ou plus justement, favorable à sa diffusion.

Quoi qu'il en soit, le temps maximum pendant lequel j'ai vu persister la conductibilité de la limaille, soigneusement placée à l'abri des influences contraires, a été de dix-sept heures. La durée minima fut dans mes expériences de deux heures. Elle peut s'anéantir lentement ou brusquement. Un choc, même minime, suffit à l'anéantir subitement. Mais d'autres influences moins violentes la diminuent, l'affaiblissent progressivement. Ce sont évidemment ces influences qui, se trouvant répandues dans l'atmosphère sans qu'il soit possible d'y soustraire le tube, suffisent à la supprimer. On est en droit de supposer que le tube, isolé totalement de ces causes de disruption du courant, conserverait indéfiniment sa conductibilité.

Si l'on vient, en effet, à chauffer le tube, on le voit perdre progressivement mais rapidement sa conductibilité. Il en est ainsi des vibrations, sonores ou silencieuses, produites à sa proximité, des radiations lumineuses émanant d'un arc électrique, des rayons cathodiques, des rayons de Rœntgen. Le froid, au contraire, en retarde notablement la disparition. Me plaçant exactement dans les mêmes conditions, j'ai pu, en maintenant le tube dans un mélange réfrigérant, obtenir une prolongation de sa conductibilité, de une à six heures de durée.

Quelque prolongée que soit celle-ci, on peut constater aisément à l'aide du galvanomètre à miroir, qu'elle s'affaiblit par secousses au lieu de décroître insensiblement. Semblable aux dernières convulsions observées chez l'animal lorsqu'il passe de vie à trépas, elle procède par soubresauts de moins en moins espacés, perd sur l'échelle rhéométrique quelques divisions, pour en regagner chaque fois un nombre moins considérable, en sorte que le terrain perdu n'est jamais complètement reconquis et que le résultat final se traduit par une perte sensible et progressive. Image lointaine, mais peut-être pas si grossière qu'on serait tenté de le supposer, de prime abord, des dernières et suprêmes luttes du système nerveux quand l'influence des ondes neuro-motrices s'épuise au voisinage de l'agonie, et que le corps organisé perd contact avec le milieu ambiant.

Peut-on s'empêcher de remarquer que le froid prolongé est aussi favorable à la conservation de la propriété acquise de conductibilité, que la chaleur lui est contraire. Or, dans la plupart des états pathologiques qui relèvent du traitement par les Agents physiques, l'application du froid n'est rationnelle que lorsque la conductibilité du neurone est exagérée. Tous les médecins hydropathes savent qu'une application froide, quelle qu'elle soit, a pour résultat d'exagérer l'éréthisme nerveux chez un sujet excitable. Or, on ne peut comprendre l'éréthisme nerveux que sous la forme d'une exagération de la conductibilité dans le cylindre-axe, de même que l'apathie est le résultat de la résistance de ce même cylindre-axe. Sous forme d'application très courte, le froid, par le choc subit qu'il détermine sur le système nerveux, peut diminuer ou ralentir la conductibilité exagérée du neurone. Son application prolongée l'abolit ou l'abaisse dans de notables proportions.

Et la chaleur ? Elle nous offre tout juste le phénomène contraire. Sous l'influence des applications chaudes prolongées, nous assistons à la chute de l'état d'éréthisme nerveux, tandis que les applications très rapides et très chaudes sont capables de relever l'état d'asthénie, de dépression du système nerveux et de produire dans une certaine mesure l'état de tonus physiologique en rapport étroit avec la conductibilité normale du neurone.

Voilà ce que nous enseigne la clinique : elle se trouve complètement d'accord avec l'expérimentation pratiquée sur le tube à limaille. Quel curieux rapprochement, et n'était-il pas, pour le moins, intéressant de le signaler !

Mais là ne s'arrête pas l'analogie si frappante du tube à limaille avec le neurone, des effets de conductibilité dans les conducteurs discontinus et dans les nerfs. J'arrive au point qui m'a semblé le plus curieux au milieu des expériences que j'ai entreprises.

On sait que le nerf réagit d'une manière différente au courant électrique suivant la modalité sous laquelle celui-ci entre en conflit avec lui. Il y a en effet autant de différences entre les formes diverses sous lesquelles l'énergie électrique peut être appliquée au corps humain, qu'il s'en présente à l'œil entre les diverses couleurs fondamentales du prisme. Le courant continu réagit d'une manière vis-à-vis des conducteurs nerveux, le courant alternatif réagit d'une autre. Celui-ci se présente-t-il sous la modalité spéciale à laquelle on a donné le nom de haute fréquence, il n'éveille aucune sensation et, quoique administré à un potentiel énorme, il demeure imperçu par l'organisme, soit dans ses applications inductrices, soit dans ses localisations directes, si bien qu'on peut, le corps humain étant intercalé dans le circuit, comme un tube à limaille, allumer au travers de lui une série de lampes électriques dépensant de 1 à 4 ampères, sans qu'aucune perception n'arrive à notre sensorium. Le courant alternatif sinusoïdal offre une autre caractéristique d'excitation qui lui est propre. Enfin, le courant franklinien avec sa haute tension sous une faible quantité, présente des propriétés de réaction sur l'élément moteur, qui lui sont tout à fait spéciales.

Retrouvons-nous, à propos du tube à limaille, ces différences fondamentales de perméabilité aux diverses modalités de l'énergie électrique et sommes-nous en droit de poursuivre, entre le neurone et lui, l'analogie étroite qui les rapproche et permet de les comparer, jusque dans leurs variations de conductibilité homologue, suivant les diverses formes sous lesquelles le courant les traverse ?

Je n'hésite pas à répondre affirmativement. La conductibilité d'un tube à limaille varie dans d'énormes proportions, suivant la modalité du courant qui le traverse.

On peut établir, tout d'abord, que la conductibilité du tube au courant alternatif s'établit plus rapidement, dure plus longtemps et se suspend plus difficilement qu'avec le courant continu. Alors que le moindre choc suffit à l'anéantir quand le tube est traversé par cette dernière modalité du courant électrique, il faut une secousse plus considérable pour la supprimer quand il s'agit du mode alternatif. Les applications du froid, de la chaleur, les vibrations sonores, les radiations lumineuses ou cathodiques l'impressionnent à peine dans ce cas, à moins qu'elles soient portées à leur maximum d'intensité. Donc, pénétration beaucoup plus profonde et plus complète du courant alternatif que du courant continu ; caractéristique d'excitation notamment plus élevée avec le premier qu'avec le second. N'est-ce pas là ce que nous enseigne la clinique ? M. d'Arsonval l'a prouvé. Après lui, MM. Gautier et Larat l'ont mis en évidence. Tous les médecins qui pratiquent l'électricité médicale le constatent : non seulement la conductibilité du neurone est infiniment mieux adaptée au courant alternatif, puisqu'un courant moindre suffit à produire des effets identiques, mais les effets en sont différents, plus soutenus, plus durables. Ils s'appliquent, particulièrement, avec succès, aux troubles nutritifs désignés sous le nom de ralentissement de la nutrition ou à la diathèse arthritique ou rhumatismale. L'analogie se poursuit donc encore, ici, entre le neurone et le tube à limaille.

Quand, sous l'influence des décharges oscillantes, le courant alternatif a acquis les propriétés toutes particulières de haute fréquence, ses réactions sur la conductibilité du tube à limaille sont complètement bouleversées. Celui-ci est perméable au courant dans toute condition : ni le choc, ni les applications soudaines et violentes de la chaleur, du froid, de la lumière, du rayon de Rœntgen, n'ont d'influence sur sa conductibilité. Qu'il soit ou non placé dans le champ d'induction du solénoïde, sa conductibilité ne s'affaiblit, ni n'augmente. Aucune influence physique n'est capable d'agir sur elle, si violente qu'on la suppose. La modification de l'éther produite de proche en proche dans la limaille par le passage même du courant est tellement instantanée et durable qu'elle lutte victorieusement contre toute cause de destruction provenant du milieu ambiant, entrant en conflit avec le tube.

Il est raisonnable, étant donné cette constatation, de préjuger des effets des courants de haute fréquence sur le conducteur discontinu nerveux. Quelles que soient les conditions ambiantes, et même lorsque le conducteur paraît résistant à toute autre modalité de l'énergie électrique, le courant alternatif de haute fréquence se fraye une voie à travers le neurone. En raison même de cette facilité de pénétration et de conductibilité du neurone, la sensibilité est peu éveillée et le neurone donne passage, sans réaction apparente, à un courant d'un voltage considérable sous une assez haute intensité. J'administre fréquemment à mes malades un courant de haute fréquence allant jusqu'à 200 milli-ampères sous 30 volts. Il est aisé de voir combien l'analogie se poursuit entre le neurone et le tube à limaille vis-à-vis du passage du courant de haute fréquence, et c'est là un des points les plus intéressants de cette étude.

L'expérience suivante est encore plus féconde en résultats thérapeutiques.

Si l'on prend un tube à limaille parcouru par un courant continu ayant reçu le choc disrupteur de la conductibilité au courant, c'est-à-dire, ayant cessé d'être perméable à celui-ci, et qu'on le fasse traverser par un courant alternatif, on le voit reprendre ses propriétés et conduire ce courant. Alors qu'il avait perdu sa conductibilité pour le courant continu, il la retrouve vis-à-vis du courant alternatif. Or, après ce passage, si éphémère, soit-il, d'alternatif, le tube redevient conducteur du courant continu. Cette expérience m'a vivement frappé en raison des constatations cliniques que j'ai maintes fois pu faire sur mes paralytiques. Un nerf moteur inexcitable par le courant continu était excité par le courant alternatif : premier point. Deuxième point, autrement important : après quelques séances d'électrisation par le courant alternatif, et parfois dès la première, le nerf moteur répondait au courant continu. Ainsi, tout comme dans un tube à limaille, le nerf primitivement résistant au courant continu, devenait perméable à cette modalité électrique, après qu'il eut été traversé par un alternatif, même de faible intensité.

Je ne crains pas de répéter qu'il y a dans ce phénomène une source précieuse d'applications thérapeutiques. Les conducteurs discontinus, métalliques ou nerveux, inertes ou vivants, répondent mieux au courant variable, qu'au courant constant, au courant alternatif qu'au courant continu. On le savait déjà d'une manière générale. Je n'apprends rien, ici, aux électriciens, mais la démonstration expérimentale, on ne peut s'empêcher d'en convenir, est vraiment digne d'intérêt.

Mes recherches m'ont également appris que lorsque le tube à limaille, retiré de la zone d'influence des ondes électriques ambiantes, et ayant reçu le choc disrupteur du courant, a cessé de conduire l'énergie électrique continue sous un certain potentiel, il est possible de lui rendre sa conductibilité en élevant subitement le potentiel du courant qui le traverse. Cette propriété du tube dure de une à plusieurs heures, lorsqu'elle a été éveillée de cette manière. Je l'ai retrouvée au bout de cinq heures, sensible même à un plus faible courant que celui qui avait servi à la manifester. Cette réapparition de la conductibilité éteinte se montre également, mais plus faiblement, avec le courant continu, lorsqu'on renverse le sens du courant. Toutefois, le phénomène ne se produit pas d'une manière constante. Il manque en certains cas, sans qu'on puisse déceler la raison de cette capricieuse anomalie, que nous retrouvons encore dans le domaine physiologique.

En effet, dans un grand nombre d'affections nerveuses, le neurone est résistant à de faibles excitations électriques ; tandis que celles-ci, sous un potentiel plus élevé, y déterminent des réactions utiles. Dans un grand nombre de paralysies avec dégénérescence du conducteur ou du neurone central, la conductibilité n'est plus ouverte qu'à un potentiel élevé. Tel nerf moteur qui ne répond plus à l'excitation ni du courant constant ni du courant variable, continu ou alternatif, donne de magnifiques contractions musculaires avec le courant franklinien. Et lorsque quelques séances d'électrisation statique ont rendu au nerf moteur sa perméabilité, il est habituel que celle-ci se maintienne, même vis-à-vis de faibles courants continus ou alternatifs. Les choses se passent donc dans le neurone exactement comme dans le tube à limaille.

Enfin, nous voyons souvent le renversement du sens du courant faire réapparaître la conductibilité dans un neurone jusque-là résistant. Ce phénomène est rendu manifeste surtout quand il s'agit d'exciter les nerfs moteurs des grand plexus viscéraux et de mettre en œuvre la contractilité des fibres lisses. Dans le procédé électrothérapique connu sous le nom de lavement électrique, l'excitation des nerf moteurs ne se fait que par l'intermédiaire de fréquents renversements de courant. Hors de cette manœuvre pratique, la méthode, si féconde en résultats quand elle est normalement appliquée, demeure stérile et sans effets.

Et, pour résumer, ces recherches expérimentales sur lesquelles il me restera l'honneur d'avoir appelé, le premier, l'attention des savants, je rappellerai au lecteur que la découverte des propriétés des conducteurs discontinus métalliques, qu'on ne saurait vraisemblablement rapporter qu'à une modification encore mystérieuse de l'éther, nous permet de jeter quelque lumière sur la physiologie du neurone, sur ses fonctions, et en particulier, ainsi que l'ont fait remarquer avant moi M. Branly et M. le docteur Tison, sur le sommeil.

Cette découverte éclaire d'un jour tout nouveau, dont l'intérêt est considérable, la pathogénie propre au traumatisme, au choc nerveux ou physique, produisant dans le neurone les mêmes effets de discontinuité du courant nerveux que ceux que nous observons dans le tube à limaille.

Elle nous fournit la clef des anesthésies, des paralysies, hystériques ou organiques, et celle de leur guérison par les agents physiques.

Au point de vue thérapeutique, elle nous explique les effets de l'excitation électrique et de l'excitation physique en général;

le rétablissement des fonctions de conductibilité du neurone grâce à cette excitation;

le mode d'action de l'auto-induction dans le solénoïde;

les différences de perméabilité au courant du tube à limaille et du neurone;

la réapparition de la conductibilité suspendue après le passage d'un courant de modalité différente.

Enfin elle nous fournit la démonstration, expérimentale et directe, de la supériorité d'action du courant variable sur le courant constant, de l'alternatif sur le continu.

De plus, elle nous révèle que le tube à limaille et le nerf réagissent encore de façon identique lorsque, la conductibilité se trouvant suspendue par quelque cause que ce soit, le passage d'un courant similaire, à un potentiel plus élevé ou s'il s'agit du courant continu, le renversement du sens du courant, suffisent à la rétablir.

Conclusion : l'analogie entre les conducteurs discontinus et le neurone est frappante, et se poursuit dans tous les phénomènes dont l'un et l'autre sont le siège.

CHAPITRE VI

L'ÉLECTROESTHÉSIE

A quelques mois d'intervalle j'ai observé deux malades présentant, du côté de la sensibilité électrique, une exagération manifeste. Il s'agit de deux cas-types d'hyperesthésie électrique chez lesquels les réactions sensibles à cette forme d'énergie sont tellement excessives qu'un courant inappréciable à tout instrument de mesure, même le plus délicat, est perçu par eux dans des limites plus ou moins faibles, et que ce même courant, porté à l'intensité de un milli-ampère, devient alors douloureux, puis insupportable.

Ce sont là des phénomènes nouveaux, encore inconnus, dont on trouve cependant l'analogue en ce qui concerne les autres formes d'énergie physique, mais qui n'ont jusqu'ici attiré l'attention d'aucun auteur. A ce titre ils m'ont paru présenter un intérêt considérable. Je vais relater brièvement l'observation de chacun de ces malades :

Mme X''', 32 ans, de constitution délicate, née de parents âgés — de nombreux ascendants et collatéraux goutteux — fièvre typhoïde à l'âge de 16 ans. A la suite, phénomènes de neuropathie très légère, étrangers à l'hystérie, disparaissant avec la fin de la convalescence qui les avait produits. Deux grossesses anormales. Bonne santé habituelle jusqu'à l'âge de 27 ans, où un chagrin subit et violent détermina l'apparition de nouveaux désordres nerveux contre lesquels Mme X''' s'habitua à la morphine. Elle se confia aux soins d'un médecin expérimenté dans une maison d'hydrothérapie, et guérit en cinq mois d'une habitude de 2 ans à dose maxima de 2 grammes par jour. L'état de faiblesse neuropathique qui avait porté la malade à user de morphine étant réapparu au bout de cinq mois, elle en reprit de nouveau, et je la soignai à ce moment. Après cinq mois de traitement et convalescence, la suppression du toxique étant complète depuis déjà six semaines, Mme X'''' fut prise de manifestations rhumatismales dans les grosses jointures et particulièrement dans l'épaule, la hanche et le genou droits. Je songeai alors à lui appliquer un traitement qui m'avait, dans un cas identique, admirablement réussi, je veux parler de la voltaïsation ascendante de la moelle.

Dès le début de la première application l'ampèremètre notant seulement un milli-ampère, la malade, habituellement très docile et très confiante, se releva brusquement et déclara énergiquement que *le courant était trop fort*. En vain essayai-je de la persuader du contraire ; elle persista dans son affirmation et les sensations pénibles s'accentuant, elle enleva délibérément une des électrodes et, prise d'effroi devant les sensations inexplicables et non encore perçues qu'elle éprouvait, elle me déclara qu'elle ne recommencerait jamais l'expérience.

A force de persuasion et d'encouragement elle consentit au bout de cinq jours à tenter une nouvelle séance. Cette fois je me servis, au lieu du rhéostat, d'un collecteur à double manette, et j'admis, dans le circuit, un élément seulement, puis j'attendis. Au bout de 30 secondes la malade me déclarait qu'elle commençait à sentir le passage du courant, très doucement mais *suffisamment*. Elle accusa, elle tout à fait ignorante des propriétés du courant continu, une sensation de chaleur particulièrement manifeste au cou (*pôle négatif*) puis aux séances suivantes, une légère trémulation.

Mme X'''' ne présentait à ce moment et n'avait jamais présenté, au dire des médecins qui la soignaient, depuis longtemps, aucun symptôme d'hystérie. D'ailleurs, la sensibilité électrique chez les hystériques est manifestement obtuse, ainsi que l'ont signalé Vigouroux et un grand nombre d'auteurs. Je pensai néanmoins à la simulation et, manipulant *à l'insu de la malade* l'interrupteur, je supprimai et rétablis successivement, en ordre différent, le courant. Chaque fois, tous les jours pendant trois semaines, et sans jamais se tromper, Mme X''' accusa manifestement la rupture et la fermeture d'un circuit, parcouru, évidemment, par un courant inappréciable à tout appareil de mesure. Mon contrôle a été vérifié par plusieurs personnes et je puis affirmer que toute supercherie — qui, dans l'espèce, demeurerait inexplicable — tout désir de stimulation eussent été déjoués par la multiplicité et la variété de mes expériences et contre-expériences.

Il est donc permis d'affirmer que la malade dont il est question ici percevait une quantité infinitésimale de courant, que son réactif sensible, infiniment plus délicat que tout réactif instrumental, était sollicité, mis en œuvre par une source d'énergie tellement réduite que l'esprit même se refuse à l'admettre.

J'ajouterai, en terminant, que le traitement électrique, même à cette dose homœopathique, parut agir favorablement sur l'hémi-rhumatisme.

La deuxième observation est non moins intéressante.

Un homme de 28 ans, atteint de neuropathie indéterminée, avec état général de légère excitation, indemne de toute manifestation hystérique, homme d'intelligence très développée, d'allures fines et délicates, n'ayant jamais été malade en dehors de l'état actuel se plaint de légère faiblesse générale (neurasthénie) et surtout de dyspepsie survenant par crises et coïncidant avec des sortes d'attaques de rhumatisme généralisé articulaire et musculaire.

Je le soumis aux bains hydro-électriques à courant alternatif sinusoïdal. Mon étonnement fut considérable quand, dès le premier milliampère, mon malade se plaignit fortement, me déclara que c'était trop fort, qu'un médecin avait déjà tenté de l'électriser, qu'il avait failli le tuer ? qu'à la deuxième séance de cinq minutes de courant continu, il avait perdu connaissance, et qu'une fois revenu à lui, il avait gardé, pendant plus d'une semaine à la suite, des sensations inexplicables mais troublant profondément sa santé, déterminant de l'insomnie, de l'agitation, un état de malaise avec nausées, etc.

Malgré mes objurgations, il refusa de continuer le traitement si je ne diminuais pas le courant dans de grandes proportions. Je persistai : son pouls devint rapide et sa tension s'affaiblit : le visage pâlit, le nez se pinça, au front perlèrent quelques gouttes de sueur froide. Le malaise s'accentua, je dus suspendre le courant.

Le lendemain, M. X*** se prêta non volontiers, mais à la suite de prières réitérées, à une seconde épreuve. J'avais pris la précaution de disjoindre complètement les deux enroulements de mon réducteur de potentiel : j'avais placé à vingt centimètres l'un de l'autre les deux circuits : primaire et secondaire. L'interrupteur était dissimulé sous mon pied, en dehors du regard du malade, que je fis placer dans le bain.

Quelques secondes après que j'eus lancé le courant dans l'enroulement primaire, mon malade accusa les sensations habituelles dont nous entretiennent les patients soumis au bain hydro-électrique. Je variai cent fois mes expériences, je fis autant de contre-épreuves. Le résultat fut toujours le même : rupture et fermeture du circuit déterminaient nettement et chaque fois la sensation d'absence ou de présence du courant. Il est évident que ce malade, placé dans un circuit électrique, perçoit des quantités d'énergie dont la valeur est parfaitement incompréhensible pour l'esprit humain.

Telles sont, très résumées, ces deux observations qui nous prouvent qu'à côté de l'hyperesthésie à la chaleur, au froid, à la lumière, au mouvement, à la pression, il existe, également, ainsi qu'il était permis de le supposer à priori, une hyperesthésie à l'électricité. Dans l'un et dans les autres cas, il s'agit d'une diminution de résistance du neurone périphérique, aux diverses formes d'excitation physique.

J'ai déjà signalé, dans différentes monographies, combien est différent de la sensation le phénomène d'assimilation de l'énergie par le neurone, qu'on est convenu de désigner sous le nom d'excitation. Celle-ci est parfaitement distincte de celle-là : elles existent indépendamment, sans se confondre. C'est ainsi qu'agissent l'excitation lumineuse, électrique, sous forme de haute fréquence, par exemple. Bien qu'aucune notion de conscience n'accompagne leur application à l'organisme, elles n'y suscitent pas moins, ainsi que le prouve l'expérience clinique quotidienne, des réactions profondes que nous apprécions encore par le fait de leur privation. Les végétaux, dépourvus des fonctions sensibles, sont tributaires du processus d'excitation. Les animaux placés dans les régions inférieures de la gradation zoologique peuvent être excités et réagissent à l'excitation sans que nous puissions leur attribuer des fonctions sensibles. Chez les animaux supérieurs il est mainte fonction capable d'être excitée sans qu'aucune réaction sensible avertisse le sensorium du contact de l'énergie. Les cils vibratiles, l'iris et tous les muscles lisses peuvent être excités sans que nous en soyons avertis.

La résistance électrique — L'indépendance des deux phénomènes physiologiques : excitation et sensation, constitue l'une des premières bases d'appréciation dans l'évaluation de la *résistance*, question éminemment complexe sur laquelle les électropathes sont loin d'avoir fait l'accord, mais à laquelle je me hâte de le dire, on donne, généralement, une importance fort exagérée.

L'étude de la résistance au cours de nos applications électriques est excessivement compliquée. Le conducteur vivant sur lequel nous fermons nos courants ne ressemble en rien au circuit à capacité et résistance connues ou facilement calculables, habituel au physicien.

Ici, la règle fixe et invariable, là la mobilité et l'imprécision des réactions vitales, des activités cellulaires, parfois incohérentes, dans l'état de maladie, indéterminées dans l'état de santé, enfin cette condition primordiale que, outre l'action du courant sur la matière, nous devons envisager également l'action du courant sur le courant neuro-moteur propre à l'organisme : influence des courants sur un courant, rivalité ou juxtaposition d'énergie, réactions encore mystérieuses.

D'ailleurs si on ne veut s'occuper que de l'action du courant sur la matière organisée, on se trouve encore en face de complications inattendues. Le conducteur humain qui ferme nos circuits électriques est hétérogène et polymorphe, composé d'unités fort dissemblables, en mouvement ou au repos, d'une complexité infinie. En sorte que d'insurmontables difficultés s'élèvent pour l'apprécier d'une manière exacte et définitive. Variable comme le sont les processus biologiques eux-mêmes, la résistance du corps humain s'oppose aux méthodes fixes et oblige le médecin à considérer chaque cas en particulier. Les surprises cliniques atteignent parfois sur ce point un haut degré, témoin les deux cas que je cite plus haut.

En rapport avec les variations circulatoires et nerveuses la perméabilité des régions vivantes à l'énergie électrique est différente non seulement suivant les sujets, mais chez un même sujet à des périodes rapprochées, et aux divers moments de l'application électrique. Les plus légères oscillations de la circulation sanguine, les modifications, même faibles, dans la production et la distribution de l'énergie nerveuse suffisent à la modifier.

Les variations nutritives l'influencent manifestement. Il suffit d'ingérer du sel en plus grande quantité pour voir tomber la résistance. Un excès momentané de thé, de café, de kola la diminue manifestement. Ainsi, non seulement les oscillations de pression et de quantité propres à la masse sanguine, mais ses variations qualitatives agissent sur le degré de perméabilité de l'organisme au courant électrique.

Enfin les actions de cataphorèse et d'électrolyse, inséparables de l'agent électrique dans ses rapports avec la matière organisée, variant à chaque instant, diminuent la résistance sur certains points, l'accroissent sur d'autres, déterminant ainsi, sur les lignes de flux, des oscillations parfois considérables.

L'épiderme est très résistant ; sur le cadavre il est infranchissable à l'électricité. Erb affirme que tous les tissus mous, vivants, en dehors de l'épiderme, ne constituent qu'un obstacle peu important au passage du courant et que, sous ce rapport, ils sont tous égaux entre eux. Il convient, d'ailleurs, de nous féliciter de la résistance de la couche épidermique : sans elle le courant se fermerait à la surface du corps au lieu de pénétrer dans l'intimité des tissus.

On sait que les tissus les plus riches en liquides sont les moins résistants. Les vaisseaux, les muscles, les nerfs, le tissu osseux, la peau, tel est l'ordre croissant dans lequel il convient de placer les diverses parties constituantes de l'organisme au point de vue de leur perméabilité au courant. Dans la galvano-caustie intra-utérine la résistance tombe à 200 - 600 ohms. Dans l'électrolyse double les électrodes-aiguilles étant enfoncées dans les tissus, elle s'abaisse à 200-250 ohms.

La résistance du corps humain tombe considérablement dans l'eau, pour la plupart des sujets, à ce point que le courant passe à travers le corps au lieu de suivre l'eau qui ne lui offre, cependant, qu'une résistance de 250 à 400 ohms, si l'on compte que le bain renferme environ 300 litres, et que l'eau est à 35 degrés centigrades. Il faut attribuer ce fait à l'imbibition de l'épiderme et aussi à l'énorme diffusion du courant apporté, par chaque molécule d'eau, au contact de la surface totale du corps.

La résistance varie avec les causes d'irritation apportées à la périphérie soit avant, soit pendant l'application électrique. C'est ainsi que je l'ai vue diminuer dans les proportions de vingt pour cent chez plusieurs personnes à qui je faisais au cours de la séance d'électrisation une application de teinture d'iode. Elle diminue, quel que soit le point où est appliqué le révulsif. Il s'agit donc de l'ébranlement du système nerveux par le fait de l'irritation locale. Les émotions, les traumatismes légers, agissent dans le même sens. Dans un cas de goitre exophtalmique j'ai pu, en pratiquant au niveau du bras droit une révulsion à l'aide du capsicum, obtenir un abaissement subit et considérable : 25 0/0 de la résistance précédente. Il m'arrive tous les jours d'obtenir un accroissement notable de la perméabilité électrique en administrant immédiatement avant la séance d'électrisation soit un bain chaud très court, soit une douche générale chaude. Le massage préalable diminue également la résistance : une simple lotion au vinaigre sur le lieu d'application des électrodes suffit, parfois.

J'ai constaté, avec le docteur Weiss, que le corps n'est pas absolument symétrique au point de vue de la résistance : celle-ci est souvent plus élevée du côté gauche que du côté droit chez l'homme ; le contraire existe chez la femme.

On pourrait croire, à priori, que la quantité de sang affluant à la peau favorise la pénétration de l'énergie électrique, à travers les téguments. Il n'en est rien : l'application de la bande d'Esmarch à un membre n'augmente pas sensiblement (de 5 à 42 ohms) la résistance, si l'on applique le courant au moment où le refroidissement du membre n'a pas encore commencé. Car le froid oppose au passage de l'électricité une énorme difficulté : jusqu'à 700 ohms. Les questions d'électro et de thermo-génèse se trouvent donc intimement liées dans l'organisme. Elles représentent, sans aucun doute, les causes fondamentales des variations de la résistance.

Certains auteurs, parmi lesquels M. Séglas, ont constaté chez les aliénés mélancoliques une augmentation notable de la résistance. L'interprétation de ce phénomène n'a pas encore, que je sache, été fournie. On l'attribue généralement à l'état de la peau. A mon avis, on doit la rapporter à peu près exclusivement aux conditions pathologiques, syndiquées, de thermo et d'électro-génèse, habituelles à ces malades. La température centrale des mélancoliques est souvent abaissée : lorsqu'elle est sensiblement normale, il se produit ce phénomène des plus intéressants et que, le premier, j'ai signalé en 1880, à savoir que la thermo-génèse est chez eux lente, ce que l'on constate aisément en les soumettant à une cause brusque de refroidissement. Si leur température s'abaisse subitement de quelques dixièmes, au lieu de se relever au taux précédent après quelques secondes, elle met à y revenir plusieurs minutes, plus d'un quart d'heure, et parfois une demi-journée lorsqu'on a affaire à d'anciens mélancoliques ou à des patients plongés dans l'état de stupeur.

Il est évident que les fonctions électrogéniques sont parallèlement ralenties chez les mélancoliques. C'est de ce côté qu'il convient de s'orienter pour apprécier les causes d'élévation, souvent considérable, de la résistance constatée chez ces malades. Il en est de même, d'ailleurs, chez les neurasthéniques à forme psychopathique, chez les déprimés de tout ordre, où la production simultanée d'énergie calorifique et nerveuse se trouve ralentie par le fait de l'abaissement de la tension artérielle, du ralentissement circulatoire, de la diminution des échanges nutritifs.

Nous savons, d'autre part, que les agents chimiques dont la propriété est d'abaisser la température sont en même temps des analgésiques. Ils augmentent la résistance du neurone centripète et, partant, s'opposent à l'irritation corticale ayant pour origine les altérations nerveuses au niveau de la région malade. Ils forment écran entre celle-ci et le cerveau, mais pour atteindre ce but, ils ont dû, préalablement, abaisser la thermo-génèse. Il est de notion commune, d'ailleurs, que la réfrigération déprime considérablement les fonctions de sensibilité.

Il existe donc un rapport étroit entre le coefficient thermogène et le degré de la résistance électrique ; le raisonnement nous oblige à induire du même rapport entre celle-ci et la valeur de l'électrogénèse humaine. Tous les moyens chimico ou physico-dynamiques susceptibles de mettre en œuvre ces deux modalités de l'énergie biologique, diminueront ou augmenteront la résistance. Une application d'électricité statique l'abaisse notablement, parce que la charge d'électricité sur le tabouret isolant agit, ainsi que je l'ai prouvé, sur l'électro-génèse organique. N'est-ce pas ainsi qu'on voit un tube à limaille, résistant au passage du courant, devenir perméable à celui-ci, aussitôt qu'il se trouve frappé par les ondes hertziennes ? ou, encore, lorsque préalablement il a été soumis à l'action d'une autre modalité de l'énergie électrique, calorifique, frigorifique (1), lorsque le sens du courant est renversé... etc. Dans ce dernier cas, le courant inverse de polarisation vient, évidemment, s'ajouter au courant provenant de l'électro-moteur.

Les organes malades offrent habituellement une résistance exagérée au courant. De là ce fait caractéristique que l'énergie électrique appliquée à l'ensemble de l'organisme détermine précisément au niveau de la région atteinte des réactions sensibles ou douloureuses. Ces réactions sont la preuve de l'exagération du travail au lieu où elles se produisent, exagération ordinairement favorable au but que se propose le médecin. Une expérience d'Erb tend à

(1) Voir mes recherches sur les conducteurs électriques discontinus.

démontrer la vérité de ce que j'avance. Le savant électricien amène les deux avant-bras au contact l'un de l'autre par leur face interne et applique, au niveau de leur face externe, les rhéophores d'une batterie électrique. Il constate une rougeur et un travail électrique considérable au niveau des points de contact des avant-bras entre eux. La peau à ce niveau a rougi, indiquant la dépense localisée d'une somme d'énergie, plus considérable qu'ailleurs. C'était le point le plus résistant du circuit, comme l'est, habituellement, l'organe malade que nous cherchons à atteindre.

Dans l'étude de la résistance des tissus organiques au courant, il faut conserver présentes à l'esprit les lois qui régissent celui-ci dans son conflit avec la matière inorganique. Nous voyons, dans le domaine industriel, l'énergie électrique, lorsqu'elle se heurte à une partie résistante, se transformer soit en chaleur, soit en lumière, soit en mouvement. Or, nous retrouvons les analogues de ces trois modes de transformation quand il s'agit de l'organisme : le courant y détermine des actions calorifiques ; il y suscite le mouvement ; l'effet lumineux est l'homologue de l'effet douloureux. Excitons un muscle à l'aide d'un courant d'induction dit volta-faradique ; nous obtenons le mouvement. Si ce muscle paralysé ne répond pas à l'excitation du courant, l'énergie électrique se dépensera en chaleur, puis en douleur. Tels sont, indépendamment des actions de cataphorèse et d'électrolyse proprement dite, les processus habituels inséparables de l'application de l'énergie électrique à la matière organisée. Ils nous permettent d'interpréter les cas exceptionnels de résistance dont il est question au début de ce travail.

TROISIÈME PARTIE

THÉRAPEUTIQUE CLINIQUE

CHAPITRE Ier

LE TRAITEMENT DE LA NEURASTHÉNIE

PAR LES AGENTS PHYSIQUES

Thérapeutique pathogénique. — Les connaissances pathogéniques récemment acquises nous démontrent que l'état de maladie est toujours constitué, en définitive, ainsi que l'avait jadis formulé Ch. Robin et que l'a démontré, depuis, le professeur Bouchard, par un trouble de la nutrition. J'ai exposé, dans la deuxième partie de cet ouvrage (1), la modalité générale suivant laquelle cet état se produit. J'ai prouvé que la déviation nutritive, dont nous n'apprécions que les symptômes extérieurs, évidents, a pour siège le milieu protoplasmique lui-même et pour objet le trouble, constitutionnel ou acquis, des phénomènes de digestion intra-cellulaire. Poussant plus loin mes investigations, j'ai remonté jusqu'à la source même de cette digestion, jusqu'à la *vis excelsa*, jusqu'à la tension nerveuse propre à la cellule, jusqu'à son potentiel, comme on dit en électrologie, de la valeur duquel dépend son énergie assimilatrice. Or, ce potentiel se trouve, à chaque instant, soumis, et rigoureusement équivalent, au potentiel même de l'axe nerveux, ou, plus justement, du segment de l'axe nerveux auquel affère la région organique envisagée. Si celui-ci

____

(1) *Le processus intime de la nutrition.*

est abaissé, l'autre décroît proportionnellement : il n'y a pas moyen de comprendre autrement la physiologie cellulaire. Cette explication nous fournit la clef de tous les phénomènes observés en pathologie et, pour restreindre mon sujet, elle me permet l'interprétation de cet état général d'épuisement auquel Beard a donné le nom de *Neurasthénie*, que cet affaiblissement se manifeste dans l'ensemble des fonctions ou qu'il se localise plus spécialement à tel organe en particulier, d'où la subdivision de la neurasthénie en générale et partielle.

Aucune médication n'est aussi propre que celle qui utilise les agents physiques à solliciter cet effort d'énergie cinétique dans les centres nerveux, à stimuler le neurone central condensateur et répartiteur tout à la fois du potentiel nerveux et à favoriser, dans le cas de rupture d'équilibre de cette répartition, l'égale distribution de ce potentiel dans l'ensemble des réseaux nerveux dont l'aboutissant périphérique extrême est la cellule.

Le traitement de la neurasthénie ou, plus justement, des neurasthénies tient tout entier dans ces quelques lignes qui résument d'ailleurs la thérapeutique d'une foule d'affections d'apparence diverse relevant de désordres nutritifs. Ceci est pour nous une vérité démontrée; elle n'est pas encore acceptée par tous les médecins, habitués à réserver leurs faveurs à la thérapeutique palliative, celle qui s'attaque au symptôme et en a momentanément raison; la démonstration de ses effets fugitifs mais rapides est tellement frappante, que médecin et public s'en déclarent d'ordinaire satisfaits.

Moins favorisée est celle qui s'adresse exclusivement aux conditions mêmes de la genèse des maladies : la *thérapeutique pathogénique*. Elle est certes infiniment plus compliquée; autant il est aisé de prescrire un gramme de sulfate de quinine contre un accès de fièvre paludéenne, autant il est difficile d'admettre que grâce à certaines applications externes il est possible d'atteindre l'hématozoaire jusque dans le sang et les milieux humoraux, d'atténuer sa virulence, de la détruire même « in situ » dans une poussée phagocytaire. J'ajoute : autant il est difficile de faire admettre cette conception médicatrice par le malade lui-même. Ce sont là des données nouvelles, le renversement d'habitudes médicales anciennes, héréditaires; l'enseignement officiel est muet à leur sujet : une telle innovation constitue une révolution. Les esprits routiniers y sont rebelles.

S'agit-il de neurasthénie, le malade est tout disposé à absorber l'interminable liste des médicaments dits toniques : sirops reconstituants, pilules fortifiantes, vins souverains, etc. Le médecin doit au contraire user de son autorité pour faire entrer dans son esprit la conviction fondée que son état morbide est lié soit à une déviation, soit à un ralentissement de la nutrition cellulaire, viciant l'élaboration de la matière ; que ce trouble lui-même est subordonné à l'affaiblissement de l'excitation provenant des centres nerveux et que les agents physiques s'imposent pour ramener celle-ci à son taux normal : je dis plus, qu'ils représentent l'*unique* procédé curatif, efficace contre la neurasthénie.

Cette conception si simple et de la pathogénie et de son corollaire direct, le traitement, suffit à l'explication de tous les cas, de toutes les formes de l'affection et il n'est plus besoin d'invoquer pour base de leur classification soit l'étiologie, soit la cause immédiate, l'influence de celle-ci étant bien plus souvent soupçonnée que définitivement établie.

Il existe, d'ailleurs, une profonde divergence entre les auteurs qui ont cherché à établir la pathogénie de la neurasthénie. Les uns, parmi lesquels mon éminent maître et ami le professeur Hayem, y voient un vice de nutrition d'origine dyspeptique ; pour M. Glénard, il s'agit d'entéroptose ; pour M. Dumas, de troubles vaso-moteurs. M. Féré rapporte la neurasthénie à un excès de vibration nerveuse, Beard à un défaut d'équilibre entre l'usure et la réparation de la cellule cérébrale. Erb lui assigne comme origine un trouble intime de la nutrition des éléments nerveux.

Physiologie ou pathologie. — Aucune de ces interprétations pathogéniques ne satisfait pleinement l'esprit : aucune ne permet l'explication raisonnée de tous les symptômes. Il faut, pour l'obtenir, remonter plus haut dans le cycle des opérations vitales : jusqu'à la cellule elle-même.

Dans notre vie moderne, ont écrit, je ne sais plus où, les frères de Goncourt, tout le monde meurt par accident : la vie ne s'use plus, elle se casse. C'est un suicide plus ou moins lent. Lorsqu'il arrive, pour quelques cas de plus en plus rares, qu'elle s'use chez un sujet parvenu à un âge avancé, on voit apparaître la neurasthénie avec un type si net et si accusé, qu'on pourrait établir d'après lui toute la nosographie de la maladie de Beard. Dans la vieillesse, la neurasthénie est la règle et le vieillard en meurt, comme le disait Constantin Paul. On peut donc à ce moment la considérer comme physiologique. Elle devient la fin naturelle, malheureusement trop rare, et représente alors, comme chez le sujet jeune, accidentellement frappé par elle, l'impossibilité où se trouve l'axe nerveux, par suite de désordres nutritifs protoplasmiques, de se recharger de forces nouvelles suffisantes aux dépenses journalières de la vie.

M. A. Bloch a fait part à la Société d'anthropologie de Paris de ses recherches sur la terminaison des vieillards à Paris. L'épuisement nerveux, la sénilité, constitue chez ceux-ci la cause de mort de beaucoup la plus fréquente : le maximum de fréquence des décès par épuisement sénile a lieu vers 80 ou 85 ans. Deux symptômes caractérisent, d'après l'auteur, l'apparition de la sénilité : l'affaiblissement général, l'anorexie, le ralentissement extrême de la nutrition. Telle est la formule par laquelle il convient de fixer l'état de neurasthénie du vieillard, qui ne diffère en rien, d'ailleurs, de celui du sujet jeune ou adulte.

La neurasthénie peut donc être normale et physiologique ; elle reconnaît, dans ce cas, pour cause unique, la vieillesse. Elle est le plus souvent pathologique, héréditaire ou acquise. Héréditaire lorsque, ainsi que le dit Bouchard, le ralentissement nutritif des ascendants atteignant l'ovule et le spermatozoïde, se perpétue dans toutes les cellules qui dérivent de ces deux éléments générateurs et, par conséquent, dans chaque élément de l'organisme engendré. Acquise lorsque par le fait d'usure de la cellule, disproportionnée avec la somme d'excitation qu'elle reçoit, ou de viciation des milieux plasmatiques par des matières excrémentitielles, sa régénération et sa nutrition sont rendues difficiles ou impossibles. D'où deux origines distinctes : privation d'excitation par les agents physiques, intoxication endo ou exogène.

Je ne m'attarderai pas à décrire ses symptômes qu'on trouvera énumérés, avec un luxe excessif, dans maints traités devenus classiques. Aussi bien mon but est-il de démontrer l'utilité des agents physiques au cours de la grande maladie. Il me faut néanmoins, afin d'éviter le reproche d'affirmations, à priori, établir sa pathogénie, son étiologie la plus fréquente, la valeur de quelques phénomènes morbides concomitants — dont l'étude servira de base fixe et inattaquable à mes conclusions thérapeutiques.

La conception de Beard au sujet de la neurasthénie était erronée. Fouillant dans le chaos de l'ancien nervosisme il a cru devoir en dégager une entité morbide qu'il appela neurasthénie ; en réalité rien n'est moins exact. Il n'y a pas une neurasthénie mais bien des neurasthénies, des états neurasthéniques car, les grands stigmates de l'affection, loin d'être aussi catégoriques et aussi permanents que ceux de l'hystérie, par exemple, se montrent essentiellement fugitifs, transitoires, mobiles. Ils revêtent, suivant les individus atteints, des caractères variables et quelquefois opposés. La symptomatologie de la neurasthénie est vague, protéiforme, indécise ; le mot seul a fait fortune parce qu'il satisfait notre besoin de classification et aussi, disons-le, parce qu'il dissimule admirablement notre ignorance en pathogénie neuropathique.

Maladie des classes privilégiées comme des artisans, très exceptionnelle chez le marin et le cultivateur qui vivent habituellement exposés à l'action des agents physiques, elle naît, lorsqu'elle est acquise, de causes multiples : privation ou insuffisance d'air, de lumière, de mouvement physiologique, excès de dépense des forces nerveuses, que cet excès soit provoqué par l'abus de plaisirs ou de travaux intellectuels, surmenage physique, schock produit par un accident, intoxication professionnelle ou autre. Elle représente un complexus symptomatique et rien de plus et je suis d'avis de dire : les neurasthénies et non la neurasthénie. Elle ne doit quelque apparence d'individualité qu'au phénomène commun d'épuisement nerveux. Or ce phénomène se retrouve, en dehors de la période sénile physiologique, dans un grand nombre d'états morbides auxquels nous ne donnons pas le nom de neurasthénie et est loin de suffire à leur garantir l'immuabilité nécessaire à une description nosographique.

Jusqu'à plus ample informé, il convient donc d'envisager la neurasthénie pathologique, par opposition à celle du vieillard qui est physiologique, comme un état vulgaire et symptomatique compliquant les intoxications, le schock nerveux, les convalescences, le surmenage musculaire, sensitif, intellectuel, physique. Il faut la considérer comme l'indice d'une soustraction exagérée de force nerveuse, banale dans sa pathogénie, vulgaire dans son expression, et s'attacher bien autrement à rechercher les altérations cellulaires générales ou la modification pathologique des plasmas sanguin et lymphatique qui en constituent l'origine, qu'à décrire une entité morbide.

Les considérations de localisation principale sur un appareil ou un organe ne sont pas cependant négligeables quand il s'agit du traitement des neurasthénies. Indépendamment du traitement général, il est indiqué d'instituer des médications locales qu'on fixera d'après le système ou l'organe unique le plus directement atteint. En agissant sur lui on atteindra par les voies centripètes le segment médullaire. L'excitation qu'on y porte y fera naître des énergies dont une partie reviendra à l'organe lui-même par d'autres voies sous forme réflexe, tandis que l'autre partie, non utilisée, se transformera dans les centres nerveux en potentiel disponible. C'est ainsi que j'ai été amené à introduire la pratique des courants polyphasés contre les dyspepsies neurasthéniques avec un succès qui ne se dément pas depuis plus de six ans. C'est encore en raison de cette idée théorique que s'impose la recherche des zones cutanées dont les conducteurs nerveux centripètes sont en rapport de contiguïté, dans un même segment médullaire, avec les fibres centrifuges des organes. La connaissance de ces rapports m'a permis souvent d'atteindre des organes avec une précision quasi absolue. C'est encore à cette idée qu'il convient de rattacher les résultats curatifs obtenus à l'aide de la révulsion et ceux, non moins extraordinaires, qui dérivent de l'excitation propre aux agents physiques portée au niveau des grands plexus nerveux de l'économie. Tels le plexus solaire dont l'excitation rationnelle manifeste des effets si puissants du côté de l'impulsion systolique et du relèvement de la tension artérielle.

Les trois stades cliniques. — Je prétends plus haut que le type clinique de la neurasthénie est vraiment difficile à fixer et que tout est mobile et insaisissable dans cette affection protéique, comme dans sa voisine l'hystérie. Cependant si l'on veut bien chercher dans le passé morbide du neurasthénique, on y trouvera neuf fois sur dix un premier stade de surexcitation physique, psychique, sensitive, stade de dépense nerveuse excessive, faite avec bonne humeur et entrain ou avec nécessité reconnue et résignation douloureuse.

C'est le stade de surmenage auquel succède, plus ou moins vite, sans limites bien accusées, la période d'insuffisance de vitalité de la cellule, période d'auto ou d'exo-intoxication. Auto-intoxication par production exagérée de matériaux excrémentitiels ou par rétention de ces produits, exo-intoxication par ce fait que le surmené, obligé de faire face à des obligations au-dessus de ses ressources physiologiques, a dû puiser dans des excitants factices : thé, alcool, excès de viandes, morphine, café, etc., les forces nécessaires à exalter son énergie défaillante. Ce deuxième stade est bientôt suivi de conséquences plus sérieuses. Le surmené entre, alors, dans la période la plus grave. Jusqu'ici il a pu se soutenir soit par un effort primitif de la volonté, soit même par le seul fait de l'excitation morbide apportée à la cellule nerveuse par les toxines dérivées du surmenage, soit par l'absorption des excitants factices qu'il a appelés à son secours. Mais cette surexcitation de toutes ses énergies, il l'a due au spasme généralisé de son système artériel. Spasme physiologique d'abord, intermittent, qui peu à peu s'est installé d'une manière permanente et est devenu l'habitude, sorte de compensation artérielle comme il existe une compensation cardiaque devant l'obstacle à vaincre, compensation providentielle, car la cellule ayant besoin d'être plus largement irriguée pour accomplir un travail nutritif exagéré, ne peut l'être qu'à cette condition. Peu à peu à ce spasme fonctionnel succède une altération organique : c'est le stade de l'artério-sclérose avec ses dégénérescence multiples et le long cortège des désordres qu'elle produit dans tous les parenchymes.

Je ne crois pas qu'on puisse envisager autrement le type clinique le plus accusé de la neurasthénie, fixé dans ses grandes lignes, seulement.

Le succès incontesté des agents physiques dans la neurasthénie grave m'a permis à maintes reprises de constater que l'artério-sclérose, au début, est, plus que tout autre affection, justiciable de la même médication. Des neurasthéniques chez qui la maladie était seulement symptomatique de l'artério-sclérose en évolution, ayant été améliorés d'une façon durable, quelques-uns même guéris par la seule application de ces agents, j'en ai conclu que nous avions prise, par eux, sur la plus dangereuse localisation artérielle, à l'époque où les grandes lésions viscérales qu'elle provoque n'ont pas encore fait leur apparition, c'est-à-dire pendant un long espace de temps où le spasme vaso-constricteur, seul, est en cause, époque préorganique ou parascléreuse, car de même qu'il existe une neurasthénie parasyphilitique magistralement décrite par le professeur Fournier à laquelle, d'ailleurs, le traitement spécifique n'apporte aucune amélioration et qui n'est justiciable que des agents physiques, de même il existe une neurasthénie parascléreuse.

Neurasthénie génitale. — Le spasme vasculaire dont je parle n'est pas uniquement provoqué par les excitants factices tels que l'opium, l'alcool, ou les excitants organiques, sécrétions internes ou toxines; il est souvent attribuable à un réflexe émané de la sphère génitale. Qu'il s'agisse d'excès ou de défaut de rapprochements sexuels ou, encore de coït incomplet, la neurasthénie d'origine sexuelle est fréquente. Le professeur Tschije, de Dorpart, a lu au Congrès de Kiew, 1896, un travail dans lequel il a réuni « dix-sept observations où le coït incomplet était la cause principale, sinon unique, de la neurasthénie et trente-six autres observations où des anomalies de l'acte génital étaient une des causes principales de la neurasthénie.

« Dans le premier groupe rentrent onze hommes et six femmes âgés de trente à quarante ans appartenant à la classe intellectuelle riche de la société, sans tares psychopathiques héréditaires ou acquises et, en général, sans affections antérieures pouvant jouer un rôle quelconque dans l'étiologie de la neurasthénie.

« Le coït incomplet, ou plutôt interrompu, était pratiqué par ces malades afin d'éviter la fécondation. Dans un cas, où le coït incomplet était pratiqué depuis dix ans, la femme est devenue enceinte « par mégarde » et pendant toute la durée de la grossesse et de l'allaitement, les époux sont restés en parfait état de santé.

La neurasthénie de ces malades était surtout caractérisée par deux symptômes : la frayeur et le mépris pour la vie.

Le traitement consista dans l'abstention complète des rapports conjugaux pendant deux mois, et, au bout de ce temps, dans l'emploi de certains artifices pour éviter la fécondation, sans recourir au coït incomplet.

« Entre deux maux, ajoute-t-il, il faut choisir le moindre. » L'abstention amène rapidement la guérison, mais il est rare que les malades ne récidivent pas.

« On sait que les anomalies et les perversions dans l'accomplissement de l'acte génital ont un retentissement profond sur la sphère psychique. Rien d'étonnant que le coït incomplet soit une des nom breuses causes de la neurasthénie. Cette anomalie a une influence plus nuisible sur l'homme que sur la femme et cela s'explique aisément par la part plus active de l'homme dans le coït. »

Telles sont également nos conclusions.

Tout puissants dans les neurasthénies ou les dyskinésies cérébrales d'origine génitale, les agents physiques combattent avec succès les désordres généraux et locaux qui en résultent, bien qu'ils évoluent souvent sur un terrain frappé de tares neuro ou psychopathiques héréditaires ou acquises. Souvent, outre le coït incomplet, ou interrompu, les manœuvres de masturbation à deux les provoquent et les entretiennent. Malgré la continuation de la cause provocatrice, la guérison de ces désordres se maintient, tant dans la sphère nerveuse que dans l'ordre psychique. Il n'est pas rare de constater même la cessation de tout désir de fraude chez les intéressés, ou la disparition du goût trop répandu des anomalies ou des perversions dans l'accomplissement du coït, lorsque le traitement est convenablement dirigé.

Petite urémie. — Le désordre nutritif cellulaire, provocateur de la neurasthénie, ne se traduit pas uniquement par des phénomènes d'ordre dépressif ou convulsif inhérents à la zone nerveuse proprement dite : il se manifeste, plus souvent qu'on ne pense, sous une forme dystrophique à laquelle M. Dieulafoy a donné le nom de petite urémie. Cette affection représente un syndrôme facile désormais à dépister, grâce aux travaux du célèbre professeur. Je l'ai souvent reconnu, en dehors de toute indication urinaire, chez des neurasthéniques venant réclamer mes soins pour toute autre chose. Ils présentaient une céphalée habituelle, souvent en forme de casque, de la cryesthésie ou sensibilité extrême au refroidissement, des secousses électriques au moment précis où se fait le passage de l'état de veille au sommeil, quelques troubles des organes des sens, bourdonnements d'oreilles, vertiges rebelles à la quinine, phénomène du doigt mort, prurit, quelquefois de la pollakiurie, des crampes douloureuses des mollets et de légères épistaxis. La neurasthénie est entretenue, en réalité, chez eux par un défaut d'excrétion urinaire. Leur tension artérielle est au-dessous de la normale et leurs sécrétions en général très insuffisantes. Quelques semaines de traitement par les agents physiques combinés suffisent à faire disparaître tous ces symptômes et le malade se considère comme guéri. S'il ne s'expose plus aux conditions fâcheuses qui ont provoqué le mal, il l'est, de fait, radicalement et à la fois, de sa neurasthénie et de la cause qui l'entretenait.

Arthritisme. — Au nombre des troubles nutritifs, caractérisant la neurasthénie, qui se traduisent par des phénomènes tant objectifs que subjectifs, les plus importants peut-être sont ceux dont l'ensemble représente le tableau de la diathèse arthritique. Telle est l'opinion de Grasset, de Montpellier, pour qui la neurasthénie repose toujours sur un fond d'arthritisme. Glénard, confondant arthritisme et hépatisme, fait dériver la neurasthénie de troubles hépatiques. Pour Huchard, la neurasthénie est une névrose arthritique ; Vigouroux, surenchérissant, affirme que tout neurasthénique est un arthritique. Il s'appuie, pour étayer sa doctrine, sur l'hyperacidité de l'urine trouvée chez plus de cent cinquante neurasthéniques.

Au cours de la plupart des neurasthénies, l'urine présente les caractères principaux suivants : son volume et ses éléments fixes sont inférieurs à la normale, son degré d'acidité est de beaucoup supérieur à la normale : de 2 et demi à 5 ou 6 pour 1. L'urée, l'acide urique, l'acide phosphorique, l'urobiline, n'atteignent ou ne dépassent qu'exceptionnellement la normale. Les leucomaïnes sont presque toujours augmentées ainsi que les sulfocyanures ; l'acide lactique est presque constamment rencontré, en quantité parfois considérable.

En résumé, ainsi que l'a constaté Vigouroux, l'urine des neurasthéniques est hyperacide avec diminution des produits excrémentitiels normaux et augmentation ou présence anormale de produits d'oxydation incomplète. Comme l'urine représente le reflet de la composition du sang, il y a donc chez les neurasthéniques dyscrasie acide. De là à conclure que tous les neurasthéniques sont des arthritiques, il n'y avait qu'un pas ; M. Vigouroux l'a franchi et a posé ce fait en principe.

Je ne trouve pas que cette constatation revête un intérêt considérable. Nous ne savons pas ce qu'est l'arthritisme. C'est un mot qui couvre notre ignorance. Dès lors pourquoi tenter d'expliquer, par une inconnue, une autre inconnue. La thérapeutique ne gagne rien à ce rapprochement. Disons donc que neurasthénie et arthritisme sont deux expressions, parallèles et souvent conjuguées, de déviation ou de ralentissement de la nutrition. C'est là que se borne notre science en la matière.

Pour moi, je retiens, cependant, de ces constatations diverses, la conclusion qui s'en dégage nettement, que ces auteurs n'ont vu qu'une partie des relations pathogéniques de l'état neurasthénique avec les défaillances du processus nutritif et qu'il faut remonter au delà des signes appréciables, jusqu'à la dystrophie cellulaire générale elle-même, pour déceler sa véritable origine.

Neurasthénie digestive. — Les phénomènes dyspeptiques qui forment à tout état neurasthénique un cortège presque inséparable ont frappé la plupart des observateurs, qui les déclarent primitifs : langue blanche, saburrale, poids à l'estomac, ballonnement, sensation de brûlure, pyrosis, etc. Les troubles digestifs tiennent presque la première place dans le grand syndrome ; souvent ils dominent la scène et s'imposent à l'attention. Mais gardons-nous d'y attacher la plus grande importance, de peur de négliger le principal. Rappelons-nous que chaque organe participe à sa manière, à l'épuisement central : la tête par son « casque », son vide, les vertiges, l'état de mélancolie ; le cœur par la faiblesse de sa systole ; l'intestin par sa paresse ; l'estomac par ses réactions douloureuses, ses digestions lentes, son chimisme faussé. Rendons à notre malade l'énergie nerveuse qui lui fait défaut et ne nous attachons pas exclusivement à tel ou tel organe ; nous ferions fausse route.

De toutes les variétés de dyspepsie neurasthénique la plus fréquente, de beaucoup, on le comprend d'après ce que je viens d'exposer, est la dyspepsie neuro-motrice, la dyspepsie par inertie du muscle. Alors les gaz s'accumulent, le ventre se distend, l'épigastre devient douloureux, pesant ; par un réflexe habituel, la tête se fatigue, des sensations de vertige accompagnent cette pression gazeuse qui emplit l'abdomen et gêne la circulation. Il peut y avoir, dans ce cas, hypo-chlorhydrie ou chimisme normal. Mais le malade s'amaigrit et se cachectise. Au bout d'un certain temps des selles glaireuses, pseudo-membraneuses apparaissent avec alternatives de diarrhée et de constipation, plus souvent avec constipation seule. Le malade peut arriver à l'état de consomption ; il se plaint d'une manière incessante et exagérée.

Dans ces états d'inertie neurasthénique, indépendants du chimisme stomacal, il s'agit, c'est la seule hypothèse satisfaisante pour l'esprit, d'une auto-intoxication par viciation de la nutrition cellulaire. C'est elle le point de départ de l'épuisement nerveux, c'est elle qui trouble le fonctionnement de tous les organes, y compris l'estomac et l'étude des effets physiologiques des agents physiques nous renseigne très explicitement sur leurs multiples indications, en face des dyspepsies neurasthéniques.

Il est rationnel d'admettre que la neurasthénie s'accompagne toujours de désordres dans la digestion gastro-intestinale. Celle-ci représente, en effet, le premier stade d'une série de réactions trophiques destinées à rendre assimilables par la cellule les principes récrémentitiels : matières organiques quaternaires, matières minérales, matières organiques ternaires, oxygène. Les deux autres termes sont représentés par la digestion intra-hématique et la digestion intra-cellulaire. Ces trois phénomènes d'un même cycle sont solidaires l'un de l'autre, si bien que l'un ne saurait être influencé sans que les autres en subissent le contre-coup. Mais la part la plus considérable et la plus fréquente dans la production des désordres digestifs dans les trois stades revient sans contredit à celui qui est à la fois le premier en date et le plus important de fait : la digestion intra-cellulaire. C'est elle qui réagit le plus énergiquement sur les autres et les commande de haut. Quand elle est atteinte, le choc en retour se produit immédiatement sur les autres. Or, les phénomènes gastro-intestinaux sont aisément appréciables à nos moyens d'investigation, tandis que les désordres dans la digestion intra-cellulaire ne s'accusent que par un sentiment vague, indéfini, général, de malaise et d'affaiblissement, d'irritabilité et de prostration qui caractérise subjectivement l'état neurasthénique.

Neurasthénie traumatique. — Le traumatisme doit désormais compter au nombre des plus fréquentes causes de neurasthénie. L'hystérie traumatique a été prouvée par Charcot et d'autres auteurs ; la neurasthénie traumatique n'est pas moins démontrée que l'est sa grande voisine. Bien mieux, la trépidation prolongée du chemin de fer, comme mouvement subi et répété, peut provoquer à elle seule la neurasthénie.

Dans ces derniers temps, Riegler a émis l'opinion que des voyages prolongés et très fréquents en chemin de fer peuvent, aussi bien que les accidents ou déraillements, amener des troubles nerveux rap-

pelant par leurs caractères les névroses par traumatisme et auxquels il
a donné le nom de *névroses de chemin de fer*. M. Hubergritz publia (1)
l'observation d'un malade du service du professeur Vassilieff, de
Dorpat-Youriew, atteint de cette névrose. Il s'agissait d'un homme
de 32 ans, employé de chemin de fer, entré à l'hôpital pour des
céphalées violentes, térébrantes, des vertiges, des douleurs à la
nuque, dans la région vertébrale et surtout aux lombes et des douleurs sourdes dans le membre inférieur droit. Les céphalées per-
sistaient pendant toute la journée et même parfois la nuit et aug-
mentaient lorsque le malade travaillait, avait la tête inclinée et surtout
lorsqu'il voyageait en chemin de fer. Ces céphalées, de même que les
douleurs dans la jambe, existaient déjà depuis quatre ans, mais depuis
quelque temps, les céphalées et les vertiges, étaient tellement fréquents
et violents que le malade ne pouvait presque pas quitter le lit. En même
temps, le malade se plaignait d'affaiblissement de l'acuité visuelle, de
perte de la mémoire, de faiblesse de l'ouïe en même temps que de dyspnée et de bourdonnements d'oreilles. Dans les antécédents on ne
releva ni syphilis, ni alcoolisme. Quelque temps avant son entrée, le
malade eut de la diplopie horizontale qui n'existe plus aujourd'hui.

A l'examen du malade, on constate qu'il y a des troubles de la
sensibilité cutanée, irrégulièrement disséminés; les réflexes sont un
peu exagérés. Les pupilles sont dilatées et réagissent ; il y a du
tremblement de la langue et des paupières. Les douleurs le long de
la colonne vertébrale se propagent surtout du côté du nerf sciatique droit. Le traitement, d'abord par une saignée locale (sangsues
au niveau du coccyx), ensuite par le repos et le bromure de potassium, calma peu à peu les accidents et, au bout de trois semaines,
le malade put quitter l'hôpital.

Il y avait chez ce malade des troubles nerveux rappelant absolument la névrose traumatique. En raison de l'étiologie (depuis onze
ans le malade, qui est employé de chemin de fer, fait des voyages
presque continuellement) on a pu reconnaître la nature exacte de
cette névrose. En dehors de ce cas, l'auteur a eu l'occasion de voir à
sa consultation un autre malade, appartenant à la même catégorie.
Un homme de 45 ans, mécanicien, et ayant passé pendant quatre
ans tout son temps en chemin de fer, sans aucun antécédent et par-

(1) Hubergritz, *Meditzina*.

faitement bien portant jusque-là, se plaignit, au bout de trois ans d'exercice de la profession de mécanicien, d'hallucinations, de sentiment irraisonné de peur, de diarrhée, d'affaiblissement de la vue, de frissonnements, de vertiges, d'humeur maussade. Le malade changea de profession, mais, malgré cela, les troubles persistèrent.

Ainsi dans le premier cas les voyages continuels en chemin de fer provoquèrent par eux-mêmes les troubles nerveux, dans le second cas ces voyages en furent la cause occasionnelle ; les symptômes sont loin d'être identiques chez ces deux malades.

Il en est de même dans les trois observations rapportées par Rœmer ; trois personnes se trouvaient en chemin de fer au moment d'un accident ; peu de temps après elles tombent malades ; mais chez l'une d'elles on constate surtout des troubles nerveux, chez l'autre des troubles psychiques.

Voilà pourquoi les descriptions que donnent les auteurs de cette névrose sont tellement variables et pourquoi les uns insistent sur les symptômes de neurasthénie, les autres sur les troubles psychiques, etc.

Le pronostic de cette névrose est variable et dépend de l'étendue des lésions cérébro-médullaires, ce qui est très difficile à prévoir.

L'importance médico-légale de cette affection n'échappera pas ; ainsi, si l'on n'est pas prévenu, on peut soupçonner la simulation dans le but de se soustraire au service militaire ou bien d'intenter un procès à la Compagnie (1).

Ce qui est certain, c'est que, ainsi que le fait remarquer Hall de Fair-Haven, la névrose traumatique ne diffère pas de la neurasthénie idiopathique. Il y a en général perte de tonus nerveux ; le malade souffre de dépression et d'irritation physique. L'état mental est anxieux et irritable ; l'attention, la force de la volonté et la concentration des idées sont affaiblies et il y a dégoût et incapacité pour tout travail régulier. La force musculaire est diminuée, les réflexes sont exagérés et par moments il peut se produire aussi de la parésie ou de la paralysie. Les troubles visuels, tels que photophobie, asthénopie, dilatation des pupilles, manquent rarement. L'insomnie, les

---

(1) Voyez Vibert, *La Névrose traumatique. Etude médico-légale sur les blessures produites par les accidents de chemins de fer et de voitures.* Paris, 1893.

maux de tête, les vertiges, la perte de l'appétit, les douleurs spinales complètent le tableau morbide.

La majorité des cas se produisent entre 20 et 50 ans et se rencontrent plus souvent chez les hommes que chez les femmes.

La plupart des cas observés aux Etats-Unis offrent tous les caractères de la neurasthénie. Au dire des auteurs étrangers la manifestation de la maladie revêt une sorte de caractère national : en France ce sont les types hystériques qui prédominent, en Allemagne les hypocondriaques et en Angleterre les neurasthéniques. Mais cette assertion ne saurait être accueillie qu'avec une certaine réserve.

Jusqu'ici on n'a émis que des hypothèses vagues sur la pathogénie de la névrose traumatique. Tant que nos connaissances sur ce sujet n'auront pas fait de nouveaux progrès on n'aura, dans l'expertise, qu'à employer les procédés pratiques. Le chirurgien doit avoir la même autorité que le neurologiste pour juger des conséquences du trauma sur le système nerveux.

Il faut connaître l'état du malade avant l'accident afin de pouvoir justement apprécier les dommages-intérêts auxquels il pourrait prétendre.

Les symptômes de la névrose soit neurasthénique, soit hystérique, sont parfois d'une grande importance. La névrose traumatique se produit le plus souvent dans les grands centres, mais elle n'est nullement rare à la campagne.

Il est probable qu'elle dépend d'une altération dans la disposition et la structure des éléments cellulaires du système nerveux, altération qui donne lieu à des symptômes stables. Or un syndrome stable indique une lésion du système nerveux, tandis que la variabilité des symptômes et leur désordre indiquent la simulation, s'ils sont longtemps continués (1).

La commotion du cerveau constitue une affection bien connue quant à ses symptômes cliniques ; il n'en est pas de même pour l'affection correspondante de la moelle épinière et l'étude exacte de ce syndrome se trouve encore compliquée par ce fait, entre autres, que les auteurs anglais ont créé une catégorie à part, « le railway-spine », pour toutes les affections de ce genre observées à la suite des accidents de chemins de fer. Actuellement encore, certains auteurs rangent

(1) *Medical Record*, 26 sept. 1896.

ces cas dans l'hystérie et les névroses traumatiques, tandis que d'autres admettent l'existence d'une lésion moléculaire des éléments nerveux de la moelle.

M. Wagner rapporte un fait qui représente le type de la commotion de la moelle épinière. Ce cas concerne un homme âgé de quarante-huit ans qui avait toujours joui d'une parfaite santé jusqu'au jour où il fit une chute de bicyclette, après avoir ressenti deux violentes secousses au moment où sa machine franchissait à toute vitesse un fossé de 50 centimètres de profondeur. Cet homme, qui avait perdu connaissance pendant quelques secondes, se rendit immédiatement compte de la situation. Il fut transporté dans une maison voisine, paralysé de toutes les extrémités. Il ressentait des douleurs violentes dans les deux mains. Le lendemain les mouvements des bras et des pieds revinrent un peu tandis que les mains restaient paralysées. La sensibilité était diminuée aux extrémités inférieures et il y avait rétention urinaire. Objectivement on ne constata aucune lésion de l'épine dorsale.

Tous ces symptômes s'amendèrent au bout de quelques semaines, pour disparaître entièrement après une durée de sept à huit mois.

L'auteur estime que les symptômes qui ne persistèrent que quelques jours doivent être attribués à une simple commotion de la moelle épinière, tandis que ceux dont la disparition exigea un délai de plusieurs mois peuvent s'expliquer par la formation de petites hémorragies intramédullaires. Toutefois, M. Wagner pense que cette hypothèse n'est nullement nécessaire et que l'étude des cas observés jusqu'à présent autorise à mettre sur le compte d'une commotion de la moelle tout le processus pathologique présenté par son malade.

L'analyse des faits de commotion médullaire publiés jusqu'à ce jour donne les résultats suivants :

Dans plusieurs cas où la mort survint immédiatement après l'accident, l'examen de la moelle épinière fut négatif ; il en fut de même pour deux malades qui succombèrent au bout de trois ou quatre jours. Dans dix cas où la mort survint de douze jours à quatre ans après le traumatisme, on constata à l'autopsie des foyers de dégénérescence plus ou moins étendus dans l'axe nerveux rachidien.

Des expériences instituées sur des lapins par M. Schmaus fournirent des résultats tout à fait analogues : l'examen microscopique était négatif chez les animaux tués immédiatement après la commotion;

tandis que l'on constatait des signes de dégénérescence sur les lapins qu'on laissait survivre un certain temps.

M. Wagner conclut de ces faits que la commotion de la moelle épinière provoque des lésions des cellules nerveuses qui échappent aux procédés d'investigation histologique actuels, mais dont l'existence est mise hors de doute par les symptômes de dégénérescence dont elles peuvent être suivies dans certains cas, chez l'homme comme chez l'animal (1).

Ces lésions manquent souvent et nous sommes obligés de mettre l'altération de la vitalité de la cellule sur le compte de l'excitation violente, instantanée, brutale, produite par le traumatisme qui l'inhibe subitement, la vide de son potentiel, soustrait son énergie propre sans laquelle elle ne peut ni se mouvoir ni se régénérer. Telle est la seule explication possible de la neurasthénie traumatique. Elle cadre admirablement avec notre théorie pathogénique et la corrobore.

Neurasthénie par privation ou insuffisance des agents physiques. — Enfin la privation de l'excitation normale par les agents physiques dans le milieu même où évolue notre existence devient une cause de neurasthénie : le monde des arts, des lettres, de la finance en est particulièrement atteint. Les habitants des grands centres en sont plus spécialement frappés, parce que, de plus en plus, nous nous éloignons de la vie naturelle ; l'air pur et la lumière sont trop parcimonieusement ménagés à notre société actuelle. Les moyens de locomotion multipliés nous éloignent trop de tout mouvement et je connais nombre de mes contemporains qui ne marchent pas quinze minutes par jour. C'est bien plutôt par la privation ou l'insuffisance des agents physiques que par le surmenage dont on parle trop, que la neurasthénie étreint notre monde actuel. Je répéterai que le marin, le laboureur, se surmènent aussi, sans devenir neurasthéniques. Supprimez subitement les excitants artificiels dont abusent les habitants des villes ; excitants chimiques : café, vin, alcool, amers, liqueurs, absinthe, vermouth ; excitants sensitifs ou intellectuels : vie mondaine, théâtres, jeu, courses, flirt, etc. ; excitants d'ordre psychique : ambition, rivalités, travaux littéraires d'imagination ; les quatre cinquièmes de la population des grands centres deviendront instantanément

(1) *Beitrage z. klin. Chir.*, XVI, 2 ; — *Sem. Méd.* du 30 sept. 1896.

neurasthéniques. Demandez à un ouvrier des villes de se mettre au travail le matin sans s'être donné le coup de fouet obligé de l'alcool, le tue-ver comme il dit, et vous trouverez un homme veule, sans ressort, fatigué, en état de neurasthénie. Tous les excitants artificiels, tous les médicaments dits toniques sont, relativement, de date récente. Leur consommation répond pour moi à une déplorable constatation. Quand les bateaux qui font le service des grands fleuves américains veulent rivaliser de vitesse entre eux, ils ajoutent au charbon, qui constitue leur combustible normal et habituel, des matières aisément inflammables que leur nature même semble fortement éloigner d'un foyer de chaudière : du pétrole, du lard, des huiles, de l'alcool, combustibles artificiels dont l'inflammation, extrêmement rapide, dégageant subitement un énorme développement de calories, permet d'imprimer au steam-boat une allure désordonnée, au détriment de sa chaudière et de ses organes, d'ailleurs. Tels les excitants artificiels dont nous usons permettent à nos organes de faire face aux dépenses exagérées de force nerveuse que nécessitent les rivalités et les luttes de l'existence artificielle que nous menons, pour laquelle l'homme n'est pas créé.

Dans notre Société actuelle l'énergie nerveuse s'épuise surtout en raison de l'excessive proportion d'égoïsme qui caractérise notre époque de civilisation outrée, de besoins factices, de recherches fébriles de sensations agréables. Comment s'étonner que la neurasthénie porte principalement ses effets apparents dans le domaine des centres nerveux supérieurs ? Les vertiges, les phobies de toute espèce, depuis la peur de l'obscurité jusqu'à celle des espaces, la sensation tenace de pesanteur céphalique, le défaut habituel de clarté dans les idées, la difficulté d'attention, le défaut de réflexion qui nous porte à des déterminations subites, au caractère impulsif, la diminution des facultés de mémoire, l'invincible mélancolie, la fatigue cérébrale rendant impossible toute lecture prolongée, tout travail intellectuel suivi, l'indécision morbide poussée parfois jusqu'à la folie du doute, enfin le symptôme d'incertitude générale, le défaut de confiance en soi se traduisant dans tous les actes, dans toutes les déterminations, tel est le tableau rapidement esquissé des principaux méfaits de la neurasthénie, dans le domaine cérébral, de ce qu'on a appelé la cérébrasthénie.

La perception nette des réalités manque au neurasthénique et nous voyons s'éteindre dans notre génération une qualité maîtresse du

cerveau humain, le bon sens, l'appréciation exacte des choses, la rec-
titude du jugement. La plupart des déterminations humaines sont
marquées aujourd'hui du sceau de l'irréflexion : notre cerveau, las,
ne peut plus se fixer sur une idée et aussi bien dans le domaine
politique, dans le domaine social, que si l'on considère la famille ou
l'individu, les résolutions promptes, les traits d'esprit brillants et
fugitifs font place aux formules pondérées et aux sages délibérations.
Dans l'expression intellectuelle de notre époque tout apparaît déformé
et il est permis d'établir une comparaison assez juste entre les perceptions psychiques de nos contemporains et les perceptions sensorielles oculaires que donnent les miroirs sphériques. Il semble qu'ils
voient l'image des réalités comme si elles étaient projetées sur des
miroirs courbes : miroirs concaves ou miroirs convexes, suivant que
ces impressions sont plus ou moins déformées, agrandies ou diminuées.
Cette déformation de l'image cérébrale est pour moi l'un des caractères secondaires de la neurasthénie des centres supérieurs. Enfin les
sentiments dépressifs, l'ennui prolongé, le chagrin, les déceptions, les
regrets amènent dans l'organisme des troubles neurasthéniques qui
se traduisent par des symptômes, fort différents en apparence. Pourtant, si on en fait même une sommaire analyse on trouve aisément
qu'il s'agit d'un ralentissement des actes nutritifs. Chaque organe,
interrogé à part, démontre son impuissance : c'est la vie abaissée au-
dessous de son niveau normal.

Le cerveau est paresseux ; le cœur est ralenti ou accéléré : il
a perdu de son énergie. La respiration est saccadée, l'ampliation
thoracique est amoindrie, l'hématose est diminuée parce que le
champ d'absorption respiratoire est rétréci. Les fonctions digestives
sont altérées, au double point de vue sécrétoire et contractile : le
foie devient insuffisant à sa tâche de toxyphage, la sécrétion rénale
se restreint.

Les acides s'accumulent, la bile cesse d'être alcaline, ses savons
et ses sels, décomposés par la chaux mise en liberté, rendent insoluble la cholestérine.

L'ébranlement persistant produit dans le système nerveux central
aura ainsi amené la viciation de tous les échanges cellulaires de l'organisme. Pas une cellule n'aura résisté à cette double cause d'intoxication intime : l'encombrement par les produits toxiques non
réduits et non éliminés, l'altération des plasmas nutritifs.

Défaut d'équilibration de l'énergie nerveuse. — De l'exposé pathogénique qui précède, il est aisé de conclure au traitement lui-même. Pour mieux fixer les idées du lecteur, je le résumerai en quelques lignes.

L'origine de la neurasthénie tient tout entière dans un trouble de la vitalité propre de la cellule, trouble d'ordre essentiellement dynamique mettant obstacle à l'élaboration de la matière et retentissant dans l'économie tout entière, sous forme d'abaissement de toutes les énergies : motrice, sensitive, intellectuelle, volontaire, trophique.

L'étiologie confirme cette hypothèse : la neurasthénie est imputable dans la grande majorité des cas, sinon toujours, à la privation ou à l'insuffisance de l'excitation propre aux agents physiques. Or, la vitalité de la cellule est étroitement soumise à cette excitation car un corps organisé ne représente pas une entité isolée, indépendante du milieu dans lequel il vit. Au contraire les conditions mêmes de sa naissance, de son développement, de son accroissement, de son entretien, sont intimement solidaires des conditions du milieu ambiant. L'énergie nutritive de la cellule est directement en rapport avec le potentiel lumineux, thermique, électrique, ambiant et si certains faits paraissent contradictoires, il faut les expliquer par les phénomènes d'adaptation par artifice des centres nerveux à certaines conditions extra-naturelles.

Il suffit de jeter un regard autour de soi pour se convaincre de cette vérité ; aucun des neurasthéniques que nous observons ne mène une vie normale ; aucun ne prend soin d'équilibrer le travail mécanique et le travail de réflexion psychique ; aucun ne prélève chaque jour sur ses occupations le temps nécessaire à pratiquer la somme de mouvement physiologique prescrite par l'hygiène. Aucun ne se préoccupe de vivre quelques heures chaque jour en pleine lumière, en plein air. Peu d'entre eux pratiquent les véritables soins de la peau. Enfin la plupart, sentant vaguement faiblir l'énergie nutritive de la cellule, recourent pour la stimuler à des excitants artificiels qui achèvent l'œuvre de dépression inaugurée par l'absence d'excitation naturelle. Un grand nombre se nourrissent bien, trop même ; leur alimentation est trop riche et trop abondante. Mais que vaut l'aliment si l'énergie trophique de la cellule est insuffisante à l'élaborer ? J'ai vu des nègres de la côte orientale d'Amérique, vivre en travaillant sans relâche, avec, pour toute nourriture, un kilog de riz par vingt-quatre

heures. Ces hommes, étaient vigoureux et fournissaient un travail
de reproduction énorme : ils n'étaient pas neurasthéniques mais nuit
et jour ils vivaient en plein air ; du lever du soleil à son coucher ils
demeuraient exposés à ses radiations bienfaisantes. Le taux d'hémoglobine de leur sang était au maximum et la réduction de l'oxyhémoglobine était rapide. Qu'importent donc l'alimentation, sa qualité
et sa quantité ? C'est le potentiel nerveux de la cellule qu'il convient
d'accroître, c'est vers lui que nous devons orienter toute notre thérapeutique et non pas vers des traitements pharmaceutiques le plus
souvent inertes, parfois dangereux par leur « coup de fouet » brutal, toujours fugitifs et instables dans leur action ou vers le régime
seulement, à moins que par régime, on entende l'ensemble des prescriptions, prophylactiques ou curatives, dont les agents physiques
font à eux seuls tous les frais.

Triple indication. — A l'indication de redresser le potentiel nerveux de la cellule, s'ajoute celle de lutter, au cours de la neurasthénie, contre l'envahissement des toxines qui résulte de la défaillance
même de l'énergie trophique et dans certains cas contre l'invasion
microbienne, complication grave et fréquente de cette dépression
comme l'est l'envahissement des cryptogames pour les arbres malades.
Deux moyens thérapeutiques sont à notre disposition pour combattre
cette double cause d'altération morbide : exciter les propriétés phagocytaires normales et favoriser les fonctions d'élimination.

Le moment est venu d'établir que les agents physiques répondent
à la triple indication de relever le taux de l'énergie nerveuse intra-
cellulaire, de solliciter le processus de phagocytose, de provoquer
l'élimination. Si je prouve que ces trois grands problèmes thérapeutiques qui représentent, véritablement, la base pathogénique de tout
état neurasthénique, sont résolus par les agents physiques, j'aurai
établi en même temps leur efficacité incontestable non seulement
contre l'épuisement général, mais dans une foule de maladies à évolution chronique d'origine dystrophique.

Nous ne pouvons tenter de scruter le mystérieux problème de la
digestion intra-cellulaire : son observation directe est, malheureusement, impossible. Le seul moyen d'appréciation qui soit en notre
pouvoir nous est fourni indirectement, par l'observation immédiate
des deux phénomènes qui se trouvent liés à celui dont nous recher-

chons la valeur. Il s'agit d'une sorte d'équation algébrique au premier degré : la valeur de l'inconnue nous sera révélée par celle des connues. Or, dans le cycle nutritif qui commencera à la bouche pour se terminer dans le milieu protoplasmique de l'organite cellulaire, quelles sont les quantités connues ? le premier et le second stade : le stade digestif gastro-intestinal, le stade digestif intra-hématique. De plus la nature des excreta, des déchets, leur analyse en poids et en qualité nous renseignent exactement sur les pertes subies par les aliments durant le cycle de leur élaboration totale : troisième point important qui, s'ajoutant à la connaissance des deux autres, nous fournit d'une manière certainement indirecte et relative, mais très suffisamment approchante, la valeur de la digestion protoplasmique.

Or, c'est presque une redite inutile et une exposition superflue que de chercher à démontrer par de nouvelles preuves, que le traitement, bien combiné, par les agents physiques ramène, souvent en peu de semaines l'appétit perdu, assure la digestion gastrique par le rétablissement des sécrétions et le retour de la contractilité ; qu'il guérit d'anciennes manifestations intestinales : diarrhée ou constipation rebelles, phénomènes de colite ulcéro-membraneuse, etc., qu'il améliore ou fait disparaître totalement l'hypoglobulie, l'anémie, la chlorose, en augmentant le taux de l'hémoglobine et en diminuant le temps de sa réduction dans les tissus ; qu'il provoque, comme toute excitation violente, la production rapide de globules blancs et amène ainsi une hyperphagocytose énorme dont la durée et la proportion sont justement en rapport avec les applications réitérées de l'énergie physique ; qu'enfin il sollicite, dans tous les organes chargés de ce soin, les fonctions d'élimination, soit par action directe sur eux, soit en élevant la tension artérielle.

Il serait trop long d'exposer en détail et le mode d'action de ces agents, et les méthodes particulières suivant lesquelles il convient de les appliquer à chaque cas. Ce n'est d'ailleurs que de leur association dans une médication mixte, complexe, où chacun d'eux viendra apporter à l'organisme son excitation propre, que dépend la guérison. Tout traitement unique, toute prescription d'un seul agent physique, pris en particulier est, d'avance, stérile. Convenons que c'est là l'erreur où tombent la plupart des médecins : ils prescrivent la douche, quelquefois l'électricité et là se borne leur effort. D'où le discrédit immérité dans lequel sont tombés, pour quelques esprits, nos agents.

On leur a demandé individuellement plus qu'ils ne pouvaient donner. A maladie générale multiple, traitements généraux et multiples. On ne saurait se lasser de le répéter. Est-ce que la nature prévoyante se contente d'un seul agent physique pour exciter physiologiquement nos cellules? Elle les utilise tous. En face de cas pathologiques nous montrerons-nous plus présomptueux qu'elle?

Le traitement pharmaceutique de la neurasthénie n'existe pas : il peut se trouver que certains remèdes répondent à quelques indications spéciales et accidentelles en dehors desquelles ils se montreront plutôt nuisibles que favorables. C'est de ce principe qu'est parti Weir-Mitchell pour fixer les règles du traitement qui garde son nom et qui, bien que sa faveur soit un peu déchue, n'en restera pas moins, dans l'histoire de la thérapeutique, la première indication rationnelle formulée contre la neurasthénie.

Ce traitement, qui fut copié jadis par de grands neuropathologistes français, est insuffisant et voilà pourquoi il n'a eu qu'un succès éphémère. Déjà en Amérique même on le délaisse, malgré la haute personnalité de son promoteur. Il consiste, on le sait, à isoler le malade, à le soustraire à la pitié, aux condoléances, aux sympathies de l'entourage, à le soumettre à une discipline seule capable de faire réapparaître le phénomène de volonté souvent très déchu. *L'isolement* est la base de tout repos. Weir Mitchell prescrit le séjour au lit et le silence, l'absence de toute lettre, de toute visite, de tout contact avec l'extérieur et comme ce repos absolu pourrait devenir préjudiciable au malade, on stimule ses muscles, on excite ses nerfs sensitifs par le massage, les mouvements passifs et l'électricité.

Le *massage* favorise la nutrition, active la circulation cutanée et intra-musculaire et apporte à l'axe encéphalo-médullaire une excitation compensatrice à celle dont est privé le malade.

Ce double effet est encore obtenu à l'aide des *courants* variables dits *faradiques*. Beard, Bockwell, Erb, Fischer Mobius imitant la pratique de Weir-Mitchell administrent la faradisation générale. Beard applique également la *voltaïsation* du système nerveux (cerveau et moelle). Erb faradise le crâne, Charcot prescrivait l'électricité statique.

Là se borne le traitement du célèbre médecin de Philadelphie : on le voit, il est loin d'être complet. Il a fait faire un pas énorme aux méthodes de traitement par les agents physiques, mais son insuffisance éclate aux yeux. Son principal mérite, peut-être, a consisté à démontrer les heureux effets que peuvent retirer les malades du repos complet et de l'isolement. Il n'est question dans ce traitement ni d'hydrothérapie, ni de lumière, ni d'air, ni de chaleur, ni de gymnastique. Médecins et malades en ont si bien compris les lacunes graves de l'autre côté de l'Atlantique, qu'ils l'ont à peu près abandonné.

Le docteur Chéron, dont le nom se trouve lié à plusieurs découvertes médicales importantes, a bien mis au point, dans la séance de l'Académie des Sciences du 5 août 1895, l'effet merveilleux des applications rationnelles des agents physiques au cours des neurasthénies.

Il a démontré dans cette communication que toutes les stimulations portées sur une grande surface sensitive : douches, frictions, bain, massage, électricité, etc., déterminent sur les sujets en état d'anémie une hyperglobulie instantanée. Il en est de même de l'ascension des montagnes, de l'air vif des hauts plateaux et des *injections hypodermiques*, qu'elles soient pratiquées à l'aide du sérum artificiel ou à l'aide de n'importe quel liquide pourvu qu'il ne soit pas toxique.

M. Chéron a pu répéter avec le même succès, trente fois en cinq années, l'expérience suivante dont les conséquences en physiologie et en thérapeutique sont considérables parce qu'il s'agit là d'une stimulation qui appartient à tous les excitants physiques et naturels.

Etant donné un malade manifestement anémique chez qui l'on constate l'existence d'un bruit de souffle doux à la base du cœur, M. Chéron mesure sa pression artérielle, le nombre de globules rouges et le taux de l'hémoglobine. La pression artérielle est très basse, soit 11 centim. de mercure. On constate à l'hématimètre une hypoglobulie considérable : exactement je suppose 2,480,000 globules par centim. cube du chromomètre de Nachet et Hayem, teinte très pâle : n° 3.

Ces constatations faites, M. Chéron pratique chez ce malade une injection hypodermique de 5 centim. cubes de sérum artificiel (sol. de chlorure de sod. à 1 0/0 par exemple). Dix minutes après l'injection, on constate les résultats suivants : la pâleur des tissus a diminué, le bruit de souffle a disparu, la pression artérielle est montée de 11 centim. à 19 centim. de mercure ; le nombre des globules est de 4,080,000 par cent. cube, au chromomètre teinte n° 6. En quelques minutes, le nombre des hématies et la teneur en hémoglobine ont augmenté dans des proportions invraisemblables. M. Chéron a voulu par excès de conscience faire contrôler ses observations par plusieurs hématologistes qui ont constaté des résultats absolument identiques. On ne saurait invoquer aucune erreur de technique. Il est hors de toute contestation que les agents physiques sont de puissants hémato poiétiques, et que par cette propriété éminemment tonique et reconstituante, ils sont applicables à une foule d'états morbides.

Quelle interprétation plausible est-il permis de donner de ces phénomènes? Une seule jusqu'ici : c'est que, sous l'influence de la stimulation immédiate imprimée au système nerveux et à l'arbre circulatoire par l'application des agents physiques, l'appareil vasculaire réagit tout entier ainsi qu'en témoigne l'élévation de la tension artérielle. La tunique musculaire des vaisseaux se contracte, la capacité totale du système circulatoire diminue; les parties liquides du sang, fortement comprimées, s'échappent dans les tissus périvasculaires et les globules rouges baignant dans une quantité de liquide beaucoup moindre, apparaissent beaucoup plus nombreux dans un espace donné. Dans cette hypothèse, ce que dénote l'hématimètre est peut-être moins une hyperglobulie subite que le résultat de la concentration du sang sous l'influence de l'élévation de la tension vasculaire.

C'est ainsi que M. Chéron a été conduit à admettre que l'hypoglobulie n'est souvent qu'apparente : qu'un très grand nombre d'anémies (toutes les anémies peut-être) ne sont que des hydrémies consécutives à une sorte de paresse, de neurasthénie vasculaire.

Admettons avec M. Chéron qu'il y ait neurasthénie vasculaire, il n'en est pas moins vrai que hyperglobulie réelle ou hyperglobulie par asthénie vasculaire sont l'une et l'autre également préjudiciables au neurasthénique et que le moyen le plus sûr et le plus court d'y mettre un terme est de leur opposer la seule médication rationnelle, celle des agents physiques. Contre l'hypotension artérielle aussi bien que contre la bradytrophie de Bouchard, les agents physiques sont donc indiqués. Ce sont bien là les deux symptômes dominants de la neurasthénie.

Sous l'influence du traitement les combustions s'accélèrent, les graisses sont rapidement oxydées; l'élimination par la peau s'accroît, l'essoufflement, si souvent produit par une toxhémie générale ou spécialisée, une ptomaïnhémie, comme dit le docteur Huchard, diminue; les déchets de désassimilation sont détruits. Le poumon rejette moins d'acide carbonique à travail égal et n'élimine plus certains gaz mal définis résultant de la combustion de matériaux de réserve. La peau n'exhale plus autant d'acides gras volatiles. Le rein ne filtre plus des quantités d'acide urique, d'urate et autres déchets si abondants dans une foule d'états pathologiques. Le cœur reprend son énergie. Or, un grand nombre de troubles rapportés à la dyspepsie ou à la neurasthénie résultent simplement d'un défaut d'énergie du myocarde. Si on augmente l'amplitude de ses contractions et subséquemment l'amplitude du pouls, si l'on provoque la diurèse et qu'on diminue en même temps le spasme vaso-constricteur généralisé, on voit s'amender tous les signes de débilité circulatoire.

Thérapeutique antitoxique. — L'école Pastorienne a profondément modifié la pathogénie et partant la thérapeutique d'une foule d'affections les plus disparates. A un criterium étiologique nouveau il convient d'opposer une orientation nouvelle dans les médications. Cette orientation s'est faite du côté des agents physiques et naturels; elle s'est faite spontanément par une sorte de révolution subite, presque inconsciente. Les médecins en ont été à peine les instigateurs. C'est à la foule, c'est aux malades que nous la devons, de même qu'une langue qui avant d'être consacrée par les Académies naît de toutes pièces du consensus commun.

Les médecins ont réglé, discipliné ces méthodes empiriques : de spontanées et grossières qu'elles étaient, ils les ont faites raisonnées et scientifiques. Elles ont pour tendance unique de tonifier l'organisme, de le mettre en mesure de lutter contre l'ennemi invisible, contre cette flore microbienne mystérieuse et offensive qui semble se venger sur l'organisme des puissances et des délices de la flore magnifique qui charme nos sens.

En face de cette indication nous devons avoir pour principal objectif de développer les moyens de défense de l'organisme contre l'infection, de quelque source qu'elle provienne, qu'elle reconnaisse pour origine un poison microbien ou ces dérivés d'une nutrition viciée auxquels A. Gautier a donné le nom de *leucomaïnes*. Le moyen d'arriver à ce but est connu ; le leucocyte est le grand dépurateur ; son pouvoir destructeur constitue l'arme la plus précieuse et la plus sûre dont nous disposions. Tout procédé thérapeutique de nature à l'augmenter soit en nombre, soit en énergie destructive, se trouve indiqué en face d'une infection.

C'est ainsi qu'agissait la saignée aujourd'hui délaissée avec juste raison parce que, si elle augmentait d'une manière considérable le nombre des globules blancs, elle diminuait d'une façon inquiétante celui des globules rouges.

M. Maurel, de Toulouse, a démontré (1) qu'à la suite de toute excitation cutanée plus ou moins violente l'hyperleucocytose se produit. Le nombre des globules blancs atteint parfois jusqu'au double ou au triple du chiffre normal. Cette prolifération rapide de leucocytes diminue rapidement, d'où la nécessité d'applications répétées des mêmes excitations.

C'est bien plutôt de ce côté que se doivent tourner nos efforts que vers les préoccupations médicales de l'heure actuelle, trop systématiques. Combattre les maladies provoquées par les microbes ou par leurs toxines, à l'aide du sérum des animaux rendus réfractaires à leur atteinte, est une heureuse trouvaille thérapeutique, mais il serait bon de tenir un peu plus compte, dans l'emploi de ces procédés nouveaux, de la réaction passagère ou persévérante de l'économie. Que la diathèse hémorragique soit combattue par une prise de seigle ergoté, une injection de culture pyocanique ou par l'application des agents physiques sur les surfaces tégumentaires, le résultat final sera le même : la paralysie du centre vaso-dilatateur. Mais, là encore, il convient de tenir non moins compte du récepteur que de l'agent actif qui l'impressionne. L'un est fonction de l'autre.

Si nous restreignons les applications de ce principe au seul point qui nous intéresse : la défense de l'économie contre l'infection bactérienne, nous trouvons que la substance antiseptique vaccinatrice peut être fabriquée par l'animal lui-même comme elle l'est par le chimiste. Qu'il s'agisse d'un procédé ou d'un autre la réaction définitive est identique. Selon l'expression de Bouchard au Congrès de médecine de Bordeaux, le rôle des antitoxines consiste à aider nos cellules nerveuses et peut-être d'autres cellules à résister à l'action des pouvoirs qui ont pour effet de paralyser nos défenses contre l'invasion microbienne. Les agents physiques ont justement la propriété de mettre en jeu les actions organiques qui protègent naturellement l'organisme contre les poisons. S'ils sont impuissants à détruire, à transformer chimiquement les matières toxiques qui en-

(1) Maurel, Acad. de méd., 11 août 1896.

Dr GUIBAL. — La Thérapeutique par les agents physiques.   25

combrent le sang et les humeurs, ils stimulent à distance les territoires nerveux que ces poisons tendent à paralyser, ce qui vaut autant pour la défense de l'organisme, car en matière de tactique guer-
rière, se fortifier soi-même ou affaiblir l'ennemi sont deux termes
adéquats.

Rien n'empêche d'ailleurs de combiner les deux méthodes qui se
prêtent ainsi un mutuel appui. Par les deux procédés réunis se trouvent doublement exaltées les fonctions par lesquelles nous nous défen-
dons contre l'invasion microbienne. Ainsi l'effort de la *vis medicatrix*
est doublement sollicité et la lutte rendue moins périlleuse pour
l'organisme.

Thérapeutique dynamogénique. — Les agents physiques sont indiqués contre les effets du surmenage nerveux et surtout du surmenage intellectuel, car ils portent leur action précisément sur les phénomènes de respiration et de circulation primitivement atteints par
ce genre de fatigue. Le premier résultat d'une fixation de l'attention détermine une diminution d'amplitude et de rapidité de la respiration avec suppression des pauses. L'artère radiale indique une
augmentation considérable de la rapidité des contractions du cœur
vers la fin du travail intellectuel. Cette accélération continue même
après la cessation du travail avec un certain degré de contraction
active des vaisseaux, contraction spasmodique prouvée par l'augmentation de tension artérielle au même moment. Ses désordres
fonctionnels sont justiciables au plus haut degré de l'excitation normale produite par les agents physiques.

L'indication de donner un tonique se présente en thérapeutique à
chaque pas. Le meilleur, je l'ai déjà dit, n'est pas celui qui modifie
plus ou moins profondément la crase chimique du sang, mais celui
qui galvanise le plus sûrement l'innervation et la circulation, qui
apporte la désobstruction aux viscères et qui dégorge le filtre rénal,
permettant ainsi l'élimination rapide des toxines bactériennes, qui
ramène à son niveau normal la tension artérielle et qui surexcite la
fonction phagocitaire.

Aux causes diverses qui concourent à l'établissement de la neurasthénie, les agents physiques opposent donc le traitement le plus
rationnel. Parmi les effets physiologiques qui leur sont propres, le
relèvement du tonus général par stimulation périphérique est indé-

niable : les appareils cliniques l'enregistrent. C'est ainsi que nous voyons s'améliorer rapidement l'asthénopie accommodative, l'amyosthénie générale, la paresse intestinale, la dilatation de l'estomac, les ptoses, la faiblesse de contraction du myocarde, l'hypotension artérielle, etc.

Les sécrétions glandulaires des neurasthéniques sont manifestement exagérées par un traitement rationnel au moyen des agents physiques : la sécheresse de la peau, l'asthénie générale, la digestion gastrique et intestinale, la constipation sont modifiées favorablement.

Les stimulations périphériques constituent donc la méthode de choix dans le traitement de ces symptômes si divers qui constituent la neurasthénie.

Ce sont elles qui triomphent des ralentissements de la nutrition ; elles qui amènent à leurs limites extrêmes les transformations de la matière, qui activent le plus les mutations cellulaires.

Elles agissent par deux procédés égaux en importance : d'un mot on peut résumer leur mode d'action. Elles impriment toutes aux extrémités terminales nerveuses et vasculaires un ébranlement moléculaire qui se transmet de proche en proche jusqu'à l'axe cérébro-spinal et y suscite une stimulation qui s'irradie jusque dans chaque cellule de l'économie et y provoque l'énergie trophique.

Dans toute machine il convient de considérer le travail utile et le travail appliqué à vaincre les résistances. S'il s'agit du système musculaire, la nature de la résistance ne varie guère ; ce sont des frottements, des renvois de mouvements sur des poulies, la raideur des tendons. S'il s'agit du système circulatoire, ce sont le rétrécissement spasmodique ou organique (artério-angio-sclérose) des vaisseaux, le spasme des capillaires, les engorgements parenchymateux exerçant des compressions permanentes sur le calibre des vaisseaux.

Mais au-dessus de ces résistances dont je viens de citer les deux exemples les plus manifestes, il faut considérer l'impulsion nerveuse, la « vis excelsa » née de toutes pièces dans les centres encéphalo-médullaires ou, peut-être, puisant ses sources multiples dans chaque cellule de l'économie et se collectant seulement comme en une sorte d'accumulateur, dans ces centres.

Tels sont à propos de la circulation sanguine les deux buts utiles à remplir par les agents physiques : vaincre les résistances et augmenter la pression, et cela non de façon passagère et transitoire, comme le fait d'une réaction chimique *in vitro*, mais d'une manière durable et définitive, par une série de modifications imprimant à l'organisme une nouvelle manière d'être et l'habitude d'un certain fonctionnement en rapport avec les nécessités auxquelles il doit faire face. Il est superflu d'insister sur l'intérêt que comporte une médication capable de produire de tels effets. A vaincre sans trêve ni répit des résistances inutiles, à travailler sans la pression motrice voulue, une machine quelconque s'épuise, son usure s'en trouve grandement avancée, qu'il s'agisse d'une machine quelconque ou de la machine humaine. Le seul procédé de régularisation, d'équilibration circulatoire dont nous disposons nous est fourni par les agents physiques, et c'est assurément grâce à eux que s'opèrent normalement les facultés d'élimination, si utilement sollicitées au cours de la neurasthénie.

Psychothérapie. — Enfin il existe contre la neurasthénie un traitement moral, destiné à redresser certaines déviations d'ordre intellectuel.

Le traitement moral, la psychothérapie, constitue un chapitre assez important de la médication anti-neurasthénique. Nous avons certainement prise par l'irradiation de notre pensée sous forme de conseils bienveillants, d'encouragements constants et de formules d'espérance, sur la pensée d'autrui. Le pouvoir de persuasion du médecin au malade s'accroît notablement et en proportion parallèle avec la confiance qu'il a su inspirer. Il s'accroît encore avec l'austérité de sa conduite et le degré de respectabilité inhérent à sa personne. Enfin il se manifeste d'autant plus impérieux que le malade sent chez lui une volonté énergique, la foi dans son art, l'ardeur à sa profession, le violent désir de lui être utile. On ne saurait trop le répéter, il peut y avoir une communication intime du malade au médecin qui suffira à l'arracher à ses obsessions, à éloigner ses phobies, à rasséréner son esprit, à fortifier son optimisme; on m'accordera que de tels résultats valent la peine que peut prendre le médecin à s'emparer de l'esprit de son malade.

Tout ceci est indépendant de ce qu'on appelle l'hypnotisme : la suggestion est bannie de notre méthode, de même que toute velléité d'imposer un ordre quelconque à notre malade. C'est de la persuasion, rien de plus.

La nature intime de la force nerveuse nous est inconnue : nous sommes réduits à des hypothèses, qu'il s'agisse de sa production même ou de ses effets. Elle existe néanmoins, ceci est une certitude, bien qu'elle échappe à nos moyens d'investigation directe. Nous savons que ses analogies avec l'énergie électrique sont considérables, qu'elle se trouve accumulée sous un certain potentiel dans le neurone. L'expérience nous apprend qu'elle dérive de deux sources principales : l'excitation physique, les mutations chimiques intra-cellulaires, celles-ci liées à celles-là, et qu'elle préside au travail nutritif, à la préservation de l'économie contre les causes de destruction qui la menacent, à la réparation de ses lésions quand elle est atteinte. Lorsque son potentiel baisse et que sa récupération est rendue impossible soit en raison du défaut d'excitation physique, soit par suite d'affaiblissement des mutations cellulaires, la neurasthénie est constituée.

Or, à côté de l'excitation cellulaire d'ordre physique, il en est une autre dont l'importance est justement mise en cause dans le fait de persuasion dont je parle. Sous l'influence d'une émotion ou d'un effort de volonté né du raisonnement, l'homme possède le pouvoir de dégager les forces latentes accumulées dans leur réservoir naturel : le neurone. C'est cet effort qu'il faut produire chez le neurasthénique : le traitement moral est tout entier dirigé vers ce but.

Appliqué seul, il est un leurre ; au titre d'adjuvant de la cure par les agents physiques, son action est assez importante pour justifier son emploi.

CHAPITRE II

TRAITEMENT DES CARDIOPATHIES

PAR LES AGENTS PHYSIQUES

Il ne fut peut-être jamais de question plus controversée que celle-ci. Au temps où les esprits étaient capables de se passionner pour un sujet d'ordre scientifique, elle suscita l'ardeur de deux camps opposés.

Aujourd'hui, encore, quelques médecins manifestent une terreur irréfléchie pour l'emploi des agents physiques dans le cas d'altération cardiaque.

Ils redoutent le *schock* nerveux, l'accident immédiat ; au malade qui réclame leur avis, ils ne manquent pas de citer tel ou tel fait malheureux, comme en présente chaque méthode thérapeutique, et décident *ex cathedra* que le spécialiste est seul à admettre le bénéfice de ses procédés — que le public médical tout entier le réprouve — que le *primo non nocere* est de règle et que la prudence la plus élémentaire ordonne l'abstention. Dès lors le malade est fixé, la religion de son entourage se trouve, du coup, éclairée, et si la notoriété du médecin consulté est quelque peu retentissante, les agents physiques perdent, une fois de plus, l'occasion propice de révéler leur efficacité.

Fort heureusement, la plupart des médecins, répudiant l'ancien et dangereux préjugé, proclament aujourd'hui qu'entre les mains d'un praticien spécialisé dans l'étude des agents physiques, les bienfaits que peuvent apporter ceux-ci aux cardiopathes, à toutes les périodes de leur affection, sont considérables. Quelques-uns vont jusqu'à déclarer que ces agents constituent, à eux seuls, la véritable, l'unique médication des altérations cardiaques, avant et jusques y compris la période ultime.

Il ne m'appartient pas de prendre fait et cause pour telle ou telle opinion, mon appréciation devant être, en ma qualité de promoteur des agents physiques, récusée d'avance. Mais je considère comme un devoir de mettre en valeur, loin de tout esprit de discussion ou de polémique, les favorables résultats que m'ont permis d'obtenir, au cours d'une pratique déjà longue, les agents physiques dans un nombre assez considérable de cardiopathies dont j'ai soigneusement recueilli les observations. C'est le résumé clinique de ces observations et les considérations thérapeutiques qui en découlent que je présente aujourd'hui à mes confrères.

Quelques mots de pathogénie. — Il est presque inutile de poser tout d'abord en principe que certains malades deviennent asystoliques sans être porteurs de lésions cardiaques, de même qu'un assez grand nombre sont atteints d'altérations valvulaires : rétrécissements ou insuffisances d'orifices — ou cavitaires : dilatation ou hypertrophie, sans en être aucunement incommodés — sans que ces graves dislocations organiques se traduisent extérieurement par aucun symptôme morbide.

Dans la première catégorie rentrent les coureurs de profession qui, à la suite d'efforts trop longtemps soutenus, atteignent le but, le myocarde forcé en véritable situation critique d'asystolie. Ceux-là représentent le triomphe des agents physiques : leur administrer la digitale constitue une grosse faute. Au bout de quelques applications d'hydro ou d'électrothérapie combinées on voit leur cœur reprendre en quelques jours son énergie antérieure, et s'ils se soumettent à un certain degré de réentraînement, ils redeviennent rapidement assez forts pour soutenir une nouvelle lutte.

Il est un nouvel ordre de malades qu'on voit frappés d'asystolie à répétition, sans que l'auscultation ni la nécropsie, quand elle a pu avoir lieu, aient jamais révélé aucune lésion. Ce sont habituellement des travailleurs intellectuels, ou des intoxiqués, ou des convalescents de pyrexies graves à forme également paroxystique. Voici plus de quinze ans que mon éminent maître et ami M. Huchard a décrit cette forme d'asystolie qu'il appelle *nerveuse*. On la retrouve au cours du goitre exophtalmique, à la suite de l'influenza, de la diphtérie, dans la tuberculose pulmonaire, les polynévrites infectieuses et une foule d'états disparates, ce qui la rend fort commune. On ne saurait vraiment admettre dans ces différents cas la dégénération du muscle. Comme le fait observer souvent dans son cours le professeur Huchard, il y a ici autre chose qu'une altération musculaire, car, dans un muscle, à côté de la fonction contractile, il faut considérer encore la force élastique, ce que Vieussens appelait, autrefois, la force de ressort du muscle en général et du myocarde en particulier. Or, les agents physiques, personne ne songe à le nier, sont seuls indiqués pour restaurer cette énergie. C'est une vérité démontrée qu'il leur appartient, sans conteste, de produire dans le domaine thérapeutique ce qu'ils produisent dans le domaine physiologique : le ravivement du principe intérieur de résistance dont parle Vieussens, sans lequel le cœur, une fois dilaté par l'afflux du sang, ne se contracterait pas sur la masse qui le dilate.

A la deuxième catégorie appartiennent les malades atteints de graves altérations des orifices, chez lesquels la lésion au cœur n'entraîne pas la maladie de cœur. Stoke dit avec juste raison que les altérations des valvules ont peu d'influence sur la santé générale tant que le tissu du cœur est resté sain. C'est dans les conditions vitales et anatomiques de la fibre musculaire, ajoute le grand clinicien, que se trouve la clef de la pathologie cardiaque. Si la compensation est suffisante, si l'énergie du myocarde supplée au désordre circulatoire créé par l'insuffisance ou le rétrécissement, la santé se maintient parfaite. On dit alors que le malade est eusystolique. Il peut même se produire que l'impulsion cardiaque soit exagérée, que le malade soit hypersystolique. Il est bien entendu qu'à cette période d'équilibre circulatoire par suractivité du myocarde, on ne constate ni œdème, ni dyspnée, ni congestions viscérales. Mais le médecin qui a constaté le souffle orificiel, qui sait la gravité de l'altération valvulaire, n'a pas le droit d'abandonner le myocarde à ses propres forces réactionnelles. Il doit aider son énergie, la seconder directement, en fortifiant l'organisme d'une manière générale, en excitant sa tonicité au sens physiologique du mot, en la soutenant si elle se montre un jour défaillante, de manière à permettre à son malade la vie commune, dangereuse sinon fatale pour lui, à défaut du soutien artificiel dont je parle. Nous savons tous que, dans ce cas, la moindre imprudence, le plus léger effort, les fatigues de tout ordre, un excès, une faute d'hygiène, un simple écart de régime, toute cause capable d'affaiblir l'innervation générale suffisent à faire faiblir le myocarde, à détruire la compensation, et, avec elle, l'équilibre hydraulique circulatoire. Trop souvent, le médecin prudent, mais non familiarisé avec nos études spéciales, soutient le cœur à l'aide de drogues. Il apporte ainsi à ses ganglions nerveux une excitation chimique, fugace, transitoire, dangereuse, difficile à doser, car en raison même du haut degré de toxicité des substances efficaces, l'insuffisance de poids arrête tout effet, et son exagération, même infinitésimale, les rend toxiques, mortelles peut-être. Et pourtant, c'est la limite de toxicité dangereuse qu'il faut atteindre, sans quoi leur administration reste neutre et inactive. Essaiera-t-on à provoquer le choc d'excitation par des doses massives administrées d'emblée, on risque de tuer son malade. Au contraire, la drogue est-elle mise lentement, par doses successivement croissantes, au contact des éléments nerveux, l'accoutumance se produit rapidement et avec elle la neutralisation de l'effet utile.

A la période de compensation, on observe fréquemment, avec l'hypersystolie, un paradoxe frappant, consistant dans le fait d'une systole plutôt exagérée de force coïncidant avec un pouls radial faible et dépressible. Il se produit, dans ce cas, un excès de tension vasculaire, facilement régularisable par les agents physiques. La thérapeutique physique possède dans certaines applications d'hydro et d'électrothérapie des moyens assurés, presque mathématiques et rigoureux, d'abaisser ou d'élever cette tension, qu'elle soit périphérique, cutanée (la vaste nappe sanguine intra-dermique constitue un puissant appoint à cette vaso-constriction), ou viscérale, et qu'elle ait son siège dans le foie, les reins, les poumons, etc.

Le plus souvent, à cette période de compensation, l'embarras du médecin est extrême. Comme elle peut durer fort longtemps, il s'abstient de tout traitement actif, il temporise, il surveille son malade, tout en le soumettant à certaines règles d'hygiène. Un jour celui-ci est pris subitement ou non d'accidents de non-compensation : il entre dans la période d'hyposystolie. Le myocarde a faibli après avoir tenu bon pendant plusieurs mois, plusieurs années peut-être. Une émotion vive, un état habituel de dépression nerveuse entretenu par un chagrin permanent, un effort musculaire, un coït malencontreux, une ascension de montagne, un accès de rhumatisme, une maladie infectieuse, une convalescence de pyrexie ou tout autre cause ont suffi à le faire passer progressivement, par étapes ménagées, ou rapidement, d'un jour à l'autre, dans la deuxième période des cardiopathies.

Direction thérapeutique générale. — C'est un véritable devoir de conscience de faire entendre la voix de l'expérience acquise. Je l'affirme hautement : ce malade aurait pu demeurer toute sa vie dans le premier stade, sans atteindre jamais la période d'hyposystolie, de surmenage cardiaque. Vous avez craint de l'effrayer en l'avertissant de son état réel ; vous le lui avez dissimulé au point qu'il s'est cru en parfait état de santé alors qu'il était un grand malade ou plus justement un candidat aux plus graves accidents. Vous auriez pu l'informer de sa situation en lui assurant que notre science possède, dans le maniement des agents physiques, des armes suffisantes à combattre, avec certitude, les dangers de la lésion dont il est porteur, qu'à ces armes défensives il convient de joindre une hygiène stricte et sévère, mais que, grâce à la combinaison de ces deux procédés curatifs, la lésion demeurerait, la vie durant, sans retentissement sur l'organisme.

Dans l'arsenal, si complet désormais, où nous accumulons les merveilleuses ressources thérapeutiques de l'air, de l'électricité, de l'eau, du mouve... ent... tr, nous pouvons choisir, au gré des indications spéciales à chaque cas particulier, les traitements généraux variés, grâce auxquels le myocarde se trouvera soulagé dans sa tâche devenue énorme. En favorisant la circulation veineuse et capillaire, en diminuant la tension artérielle, ces précieux agents enlèveront au muscle une large partie de son épuisante besogne. En agissant localement sur plusieurs organes à la fois, ils susciteront dans leur parenchyme un mouvement qui ouvrira largement leur réseau sanguin et lèvera un important obstacle : nouveau soulagement au travail myocardique. Enfin, en suscitant, dans toute l'étendue du système nerveux, une série de réflexes organiques, ils étendront jusqu'au système moteur propre du cœur, l'irradiation vibratoire de leur excitation propre, alimentant les ganglions automoteurs en énergie nerveuse plus abondante et mieux distribuée.

Tous ces effets, produits par les agents physiques, sont authentiques et manifestement prouvés : il serait puéril de chercher à le nier. Ce serait nier, outre la valeur des recherches entreprises dans ce but par maints auteurs, ce serait nier, dis-je, l'évidence elle-même, l'évidence des résultats cliniques que nous constatons chaque jour.

Certaines formes de balnéation, d'enveloppements mouillés, de douches, le bain hydro-électrique, le bain statique, les applications de hautes fréquences, le massage, la kinésithérapie (cure de terrain d'Œrtel) sont autant de procédés généraux dont l'action, portant sur l'ensemble de l'économie, produira, quelquefois rapidement, l'énergie nécessaire au surcroît de fonctionnement du myocarde, d'une part, et d'autre part, diminuera dans des proportions variables, mais toujours considérables, l'effort à produire, en levant les obstacles périphériques.

Il faudra poursuivre ce traitement par périodes dont la durée ne saurait être fixée d'avance, car le médecin, seul, peut l'apprécier. Bien que l'altération valvulaire n'ait aucune tendance à rétrocéder, une fois établie, il faudrait se garder de penser que les traitements par les agents physiques doivent, pour produire l'état de défense de l'organisme contre la lésion, être continués sans interruption. Je démontrerai plus tard que ces agents, convenablement appliqués, déterminent une habitude organique, une orientation générale dont l'empreinte sur l'organisme est durable et l'effet permanent, alors même qu'ils sont suspendus plus ou moins longtemps. Un grand nombre de cardiaques, soignés par moi dans le but de mettre leur organisme dans cette position de défense dont je parle plus haut, suivent l'un des traitements généraux ou plusieurs à la fois, pendant six semaines ou deux mois de suite, les suspendent pendant plusieurs mois pour les recommencer. En tout deux cures par an, au printemps et à l'automne suffisent habituellement à entretenir l'état de santé apparent, et l'équilibre circulatoire. N'est-ce pas là le summum de ce que ces grands malades sont en droit de nous demander ? — Cette application, par tranches réglées, des agents physiques n'est pas nouvelle et je suis loin d'en revendiquer la paternité. Elle est presque aussi vieille que la médecine elle-même et que le monde, c'est-à-dire, l'organisation des hommes en société. Cure d'air, cure d'eau, cure d'altitude, cure marine, tout ceci existait dès la plus lointaine antiquité : il en fut prescrit au roi Saül. Les Romains et les Grecs en firent grand usage, et les cures thermales, fort en honneur chez nous, constituent, à n'en pas douter, si on considère l' code des malades qui se dirigent régulièrement chaque année vers nos stations européennes les plus fréquentées, une des principales ressources de la thérapeutique. Je prouverai sans peine qu'à part quelques très rares eaux thermo-minérales dont l'effet bio-chimique sur nos humeurs est soutenable, les stations les plus renommées ne doivent leur notoriété qu'à l'application tant spontanée qu'artificielle, tant obligatoire que consentie, des agents physiques. Bien plus, si vous supprimez ces mêmes traitements dans les stations aux eaux véritablement actives, vous n'obtiendrez que des effets insuffisants, sinon nuls.

Hyposystolie. — Les agents physiques ne bornent pas leurs effets à soutenir, à tonifier le muscle cardiaque à la période d'eu ou d'hypersystolie. Lorsqu'a sonné l'heure fatale de la non-compensation, lorsque la cellule musculaire usée, forcée, se dérobe partiellement à sa tâche écrasante ; lorsque les ganglions auto-moteurs intra-musculaires, surmenés, deviennent impuissants à produire, en quantité suffisante, l'énergie nerveuse requise pour le surcroît d'activité motrice imposé à l'organe, que la systole devient molle, inégale, irrégulière, plus étendue, diffuse, avec déplacement de la pointe en dehors et en bas, les agents physiques, rationnellement appliqués, sont encore capables de pallier l'insuffisance organique et protègent efficacement la retraite des forces en déroute.

Il me faut entrer ici un peu plus avant dans mon sujet, pour arriver à prouver que le médecin qui se contente, une fois déclarée la période d'hypo ou d'asystolie, de recourir aux agents chimiques, d'administrer les iodures, la digitale, les diurétiques et les laxatifs, ne remplit pas complètement son devoir ; qu'il a à sa disposition d'autres armes non moins précieuses qu'il est criminel de négliger, pour s'attarder dans une lamentable routine.

Prenons le cas d'un valvulaire dont l'indélébile cicatrice a conduit le muscle au surmenage, au forçage, à la non-compensation, au déséquilibre circulatoire réagissant à la fois sur les deux cœurs dont la réciprocité synergique est désormais indiscutée. Pas plus à cette période qu'à la précédente, le thérapeute n'a la prétention d'agir sur la lésion : son action se bornera encore à redresser l'énergie générale défaillante, à favoriser la circulation et, par voie réflexe, à agir sur l'irrigation locale du myocarde, à lever les obstacles, à dégager les viscères, à désobstruer les voies circulatoires embarrassées, à relever le taux de la nutrition, par la suractivité imposée aux mutations moléculaires, enfin à stimuler les processus nerveux. Mieux encore, il étendra cette bienfaisante action à des limites plus reculées : s'autorisant de découvertes récentes et de faits cliniques relativement anciens que j'ai signalés un des premiers, il modifiera le champ de culture, le terrain microbiologique représenté par les milieux liquides de l'organisme, et atteindra, jusque dans les extrêmes limites de l'économie, le bacille et ses toxines. Cette dernière condition est des plus importantes dans l'espèce, car l'hyposystolie dérive le plus souvent, comme cause occasionnelle et prochaine, d'une intoxication exo ou endogène. Beaucoup de valvulaires sont devenus cardiopathes à la suite d'une infection généralisée bénigne (influenza) ou grave (scarlatine).

Gendrin recommandait, déjà, l'application de glace sur la région précordiale dans le traitement de l'endocardite infectieuse. Pour le docteur Plicque (1) l'emploi de la vessie de glace sur le cœur constitue l'un des moyens les plus efficaces contre la dyspnée, l'angoisse, l'oppression et les phénomènes douloureux qui résultent de cet état infectieux.

Les bains froids très courts, les affusions froides 8-10 degrés, se montrent extrêmement utiles dans cette affection, au même titre que dans divers états infectieux généralisés, la fièvre typhoïde, les fièvres éruptives, etc.

C'est habituellement sous l'influence d'une intoxication endogène que surviennent ces accès paroxystiques d'incoordination myocardique ou arythmie, de dyspnée, de tachycardie, de bradycardie, qui résistent à toutes les médications internes, cédant seulement à la déplétion du système circulatoire par le régime, la diète lactée exclusive surtout. Or, il est exceptionnel que les agents physiques appliqués à temps et suffisamment prolongés n'aient pas raison de ces états d'aspect si différent, mais se réduisant tous, au point de vue pathogénique, à une formule unique : l'épuisement de l'élément musculaire du cœur. Souvent, lorsque les malades nous arrivent, ils ont été longtemps soignés à l'aide de drogues dangereuses, au premier rang desquelles il convient de placer la digitale, le quinquina du cœur, comme on s'est plu à l'appeler. Ils sont sous le coup d'une dyspnée plus ou moins intense, de palpitations, d'angoisse précordiale permanente avec des paroxysmes aigus, allant jusqu'à faire craindre, par asystolie secondaire ou thrombose cardiaque, une issue fatale à bref délai. Parfois, même, ils présentent un peu de délire, des idées bizarres :

(1) Dr Plicque, *Presse médicale*, mai 1896.

ils sont fantasques, mélancoliques. On constate l'injection de tout le système veineux, des œdèmes périmalléolaires ou prétibiaux, de l'infiltration générale des tissus, de la congestion des bases pulmonaires, de l'albumine dans l'urine. Jusqu'à ce moment, où le malade entre résolument dans la période d'asystolie, les applications générales ou locales des agents physiques sont toutes puissantes. J'ajouterai qu'elles constituent l'unique médication de ces états critiques, la digitale se montrant absolument inutile à leur guérison quand elle ne les aggrave pas. On applique, suivant les indications diverses présentées par le malade, l'hydrothérapie chaude ou froide, générale ou localisée, l'électrisation statique, le courant alternatif sinusoïdal à alternances moyennes ou à haute fréquence sous forme de bain hydro-électrique ou d'induction généralisée dans le solénoïde, les courants polyphasés en localisations médullaire ou ganglionnaire sympathique, la gymnastique pulmonaire avec inhalations d'oxygène sous pression modérable, le massage, le mouvement, les transfusions... Rien n'est plus vague que de telles indications, et le lecteur s'étonnera de la latitude laissée au tact et à l'appréciation du médecin qui les utilise pour son malade. Il en est ainsi dans toute la gamme thérapeutique des agents physiques : ils se diversifient surtout par le fait de symptômes adventices dont la seule nomenclature par séries occuperait le texte d'un ouvrage de longue haleine. Appliqués avec le discernement que confère, seule, la longue pratique de leur détermination, ils se montrent tous utiles à des degrés variables, mais de même que tout chemin conduit à Rome, il en est cependant un qui y conduit plus directement que les autres. C'est dans la rapide détermination de celui-ci que consiste, justement, ce tact d'appréciation dont on aurait mauvaise grâce à nous reprocher l'imprécision, car il en va de même avec toute autre thérapeutique, et le tâtonnement du polypharmaque est bien autrement incertain et obligé que l'est celui qui nous est imposé.

Asystolie. — Notre cardiaque, en dépit des efforts combinés de la thérapeutique, du régime, des préceptes de l'hygiène qui lui est spéciale, de la médication interne, a franchi les deux premières périodes de toute cardiopathie : période d'eusystolie, période d'hyposystolie. Le voilà entré dans la phase ultime de son affection, phase cardioplégique ou d'asystolie : le ventricule gauche affaibli définitivement, insuffisant à son labeur, s'est d'abord hypertrophié par proliération cellulaire compensatrice, providentielle, puis un jour, épuisé par le déploiement de suractivité qui lui est imposé sans relâche si une thérapeutique intelligente n'est pas venue à son secours, il s'avoue vaincu, se laisse distendre outre mesure, se transforme en un réservoir toujours plein, émettant moins de sang qu'il n'en reçoit. Les battements sont faibles, en ailes d'oiseaux, *flutterings* des Anglais. Dès ce moment la plénitude des troncs veineux dont le sang manque de la « vis à tergo », la petitesse du pouls radial, l'injection de la face, le sentiment de plénitude de la région précordiale, les palpitations, les congestions des gros organes splanchniques, l'œdème prétibial ou malléolaire disparaissant le matin après le repos de la nuit, l'urine moins abondante, des hémorrhagies, quelquefois l'œdème pulmonaire des bases avec râles sous-crépitants, l'hydropisie, viennent corroborer la preuve, fournie par l'auscultation, de l'insuffisance systolique. Le cœur droit participe, lui-même, d'une manière synergique à la défaillance du ventricule gauche. Son action étant manifestement concomitante dans le temps et comme intensité à celle du cœur gauche, ainsi que nous le démontrent les connaissances anatomiques et physiologiques sur le muscle cardiaque, l'œdème pulmonaire et la congestion habituelle des bases commencent à se manifester, augmentent en retour, par la compression vasculaire qui en résulte, la gêne circulatoire.

Je ne me dissimule pas qu'obligé de rompre avec tout précédent, j'aurai quelque peine à faire admettre qu'à cette phase ultime où la fibre cardiaque dilatée, atteinte peut-être de lésion dégénérative granulo-graisseuse, dont l'élasticité est perdue, en même temps que sont effacés les traits scalariformes d'Eberth, atteinte de dégénérescence segmentaire à la suite de poussées multiples d'inflammation, — les agents physiques puissent être de quelque utilité. Je souhaite que mes confrères veuillent bien les essayer, qu'au lieu de confiner leur thérapeutique dans l'emploi de la digitale et de la spartéine, des purgatifs et du régime, ils veuillent bien soumettre leurs malades, sous la direction d'un praticien expérimenté, aux traitements par l'air, la douche chaude progressive, les courants polyphasés, la gymnastique pulmonaire, sans négliger les traitements adjuvants et le régime.

Ici les indications thérapeutiques se simplifient et se réduisent : elles deviennent plus uniformes parce que les syptômes sont ceux d'un désordre fonctionnel univoque : l'asthénie cardiaque. Il s'y mêle moins de complications pathogéniques. Les lésions rencontrées dans l'asystolie définitive peuvent être plus ou moins graves, plus ou moins définitives, mais elles ne constituent l'obligation d'aucune thérapeutique spéciale. Celle-ci ne vise que le relèvement de l'énergie cardiaque et, encore, ici, la diminution de son travail forcé.

A la phase ultime des cardiopathies, cette dernière indication se pose avec un caractère de nécessité plus impérieux qu'en aucune des deux autres périodes. Or, je me plais à le répéter, aucune médication n'est capable de modérer ce travail, de l'alléger, par action élective sur les vaso-moteurs, que celle qui utilise les agents physiques. J'ai vu soigner en Allemagne des valvulaires asystoliques avancés, par le procédé des « bains de soleil ». Les résultats obtenus par cette simple médication m'ont énormément frappé : le directeur de l'Institut y joignait le régime lacté, un peu de massage-effleurage, de la macération de digitale en très faible quantité et l'air pur, toute la journée et toute la nuit. Cette simple médication présente une efficacité dont les médecins peuvent mal se rendre compte s'ils n'ont pas été témoins de ses résultats. Or, il faut le proclamer bien haut : le bain de soleil constitue, dans l'espèce, le *minimum* d'utilisation des agents physiques. Bien au-dessus de l'excitation curative qu'il apporte à l'organisme doit être placée celle que sont aptes à lui fournir les applications d'eau, d'électricité, d'oxygène, d'ozone, de chaleur, de mouvement, etc...... Et s'il m'était permis d'invoquer mon expérience personnelle, je n'hésiterais pas à proclamer qu'il n'est pas un cardiaque, si avancé soit-il, même aurait-il atteint le stade de cachexie ultime, qui ne puisse, dans une plus ou moins large mesure, bénéficier des agents physiques appliqués rationnellement. Je dirais que j'ai assisté à de véritables résurrections se traduisant, chez des asystoliques presque abandonnés, par un relèvement de l'énergie du myocarde, une élévation notable de la pression artérielle, la régularisation de la circulation, surtout dans le domaine veineux, la résolution des œdèmes, la résorption définitive ou partielle des hydropisies peu avancées, la disparition totale des congestions viscérales. Je dirais que j'ai vu les agents physiques répondre nettement à ces deux indications primordiales dans l'asystolie : diminuer le travail du cœur et fortifier en même temps sa fibre musculaire.

Pour obtenir de tels résultats, la première condition, qui constitue comme la base de toute médication, c'est, sans contredit, le *repos :* repos général et complet, repos musculaire, sensitif, intellectuel, sensoriel. Dans le but de hâter la cure, je ne néglige pas les traitements qui, dans les habitudes médicales actuelles, font à eux seuls tous les frais de la médication de l'asystolie, mais dont j'use au titre d'adjuvants seulement, car leur action n'est pas nécessaire au rétablissement du malade : je veux parler de l'administration des iodures, des purgatifs, des diurétiques, de la théobromine, de la digitale.

S'il m'était possible d'entrer ici dans l'étude des agents physiques, envisagés au point de vue physiologique, je prouverais aisément que l'action sur l'économie de l'*excitation* si variée qu'ils lui apportent suffit à remplir les indications multiples recherchées quand on prescrit un diurétique, un stimulant général de l'innervation, un vaso-constricteur, un vaso-dilatateur. Il n'est pas jusqu'à la déplétion du système circulatoire, recherchée à l'aide de la saignée, qui ne puisse même être réalisée, grâce aux agents physiques, par des procédés convenablement adaptés, propres à lutter contre les symptômes résultant de la cardiectasie. Dans la gamme si étendue de leurs localisations, je trouve, au premier rang, des moyens faciles de relever le niveau de la tonicité des organes considérés individuellement, d'y susciter l'énergie circulatoire ou sécrétoire, d'y exciter le mouvement vital propre à la fonction, tout ceci au plus grand bénéfice de la circulation générale et de son équilibre. Certains essais dirigés dans cette voie nous permettent même d'espérer qu'un jour viendra où l'action directe sur le cœur sera possible.

Dans plusieurs cas de tachycardie précédant la terminaison des fièvres infectieuses, ou survenant comme complication au cours de la fièvre typhoïde, des médecins, au nombre desquels le regretté Juhel-Renoy et le docteur Julien, ont appliqué, systématiquement et avec un incontestable résultat, le *froid*, maintenu pendant plusieurs jours de suite, sur la région précordiale. J'ai eu l'occasion d'imiter la pratique de ces distingués confrères dans deux cas de tachycardie, l'un compliquant une fièvre typhoïde chez une jeune fille, l'autre concomitant à un goître exophtalmique fruste avec accès paroxystiques. Chez les deux malades, j'ai obtenu le calme relatif, mais *toujours* marqué à la suite des applications.

Mes recherches sur l'action des *courants polyphasés* comme stimulants directs des ganglions spinaux et des centres médullaires m'ont amené à constater que ces courants possèdent une action manifeste sur les mouvements du cœur et sur leur amplitude, action synergique du relèvement temporaire très manifeste de la tension artérielle. Ces essais, encore à l'étude, permettent d'affirmer que le cœur peut être directement influencé par les agents physiques. De nouvelles recherches s'imposent. Je ne doute pas qu'elles soient favorables à la théorie que je soutiens.

J'ai maintes fois constaté que les agents physiques peuvent désobstruer le foie hyperhémié, devenu lourd pour le malade et sensible à la pression, exciter ses sécrétions, sa circulation et soulager ainsi le cœur droit. Ils remédient à l'insuffisance du myocarde chez les angio-scléreux alors que toute médication reste impuissante dans ce cas. Ils modifient favorablement l'arythmie et calment la dyspnée : ils améliorent, rapidement, l'innervation cardiaque lorsque celle-ci est troublée par le fait de l'insuffisance du myocarde.

Ils sont suffisants à dégager le cœur lorsqu'il constitue lui-même l'obstacle circulatoire dans le cas de dilatation par exemple. Ils jouent alors, comme il est dit plus haut, le rôle de la saignée. Contre les œdèmes périphériques ou viscéraux, gênant la circulation par compression mécanique, les agents physiques sont encore plus utiles.

Dans les cardiopathies artérielles où suivant l'aphorisme, si précis et si juste, du professeur Huchard, la lésion est dans tout le système artériel, la maladie au cœur, le danger au rein, le médecin jugera de l'agent à employer d'après l'état de la tension artérielle, modifiant sa thérapeutique suivant que cette tension est plus ou moins exagérée. Cette forme pathogénique des cardiopathies est certainement le plus directement et le plus vite influencée par les agents physiques. Il faudrait se garder de croire à la possibilité d'accidents relevant de l'emploi de certains agents susceptibles d'exagérer encore la tension artérielle. Le praticien expérimenté se sera assuré, avant de les appliquer, de l'intégrité ou, du moins, de la suffisante perméabilité des reins. La diurèse devenant plus abondante, la pression artérielle s'abaissera.

Dans les cardiopathies viscérales, où les désordres du système digestif entrent pour un important facteur, l'application directe des agents physiques produit, souvent, par la soudaineté de ses effets, des sortes de miracles. Ils suffisent, au bout de peu de temps, à rendre la tonicité aux muscles lassés, qui l'avaient perdue, et facilitent ainsi le travail de la digestion.

Comme *conclusion* que l'asystolie soit le résultat d'un obstacle à la circulation venant du cœur, lui-même, de la périphérie ou des viscères, les agents physiques, prudemment maniés et appliqués avec la certitude que donne une expérience prolongée, constituent le traitement de choix de la redoutable altération fonctionnelle. Il en est de même si l'asystolie est le résultat de désordres nerveux transitoires ou de lésion du myocarde, quelque étendus que soient les troubles fonctionnels qui en sont la conséquence. Ces agents, à l'encontre de toutes les médications proposées jusqu'ici, se montreront d'autant plus efficaces que la maladie sera de date plus récente, et que la période d'asystolie sera moins confirmée. Leur utilisation s'impose dès la période dite d'eusystolie ; le médecin n'a plus aujourd'hui le droit d'atermoyer ; il doit les mettre en œuvre aussitôt que la lésion (valvulaire ou cavitaire) est reconnue ou soupçonnée, sous peine de manquer gravement à son devoir. Appuyer son expectation sur la constatation présente de compensation suffisante, serait commettre une grave faute. Le médecin doit se garder de perdre en hésitations dangereuses un temps précieux pour le malade. Aussitôt que l'un des trois signes d'hypo-systolie s'est manifesté : affaiblissement de la systole, abaissement de la tension artérielle, œdème périmalléolaire ou prétibial, il recourra aux agents physiques dans leurs applications générales : douches, électrisations, massage, air, lumière, mouvement, etc.

Et maintenant existe-t-il un *formulaire*, défini et rigoureux, prescrivant, dans telle ou telle forme de cardiopathie, telle médication, tel agent, telle application ? — Encore ici nous devons déclarer que ce Codex est irréalisable et que l'opportunité seule peut guider le praticien qui doit tenir compte non pas tant de la lésion que des circonstances pathologiques et des conditions pathogéniques qui l'accompagnent.

Tour à tour ou quelquefois simultanément on prescrira le mouvement (traitement d'Œrtel) le massage général, dont l'action, puissamment efficace dans les cardiopathies, a été bien mise en relief par M. le docteur Zabloudovski (1), le bain, la douche chaude, les appli-

____

(1) Zabloudovski, *Wrasch.*

cations locales ou générales, froides ou chaudes, la lumière, le bain hydro-électrique à courant alternatif, le courant de haute fréquence, soit dans le but de produire l'auto-induction, soit appliqué directement, la gymnastique pulmonaire avec inhalations d'oxygène, les transfusions, les applications de chaleur sèche ou humide, simple ou médicamenteuse, etc. Chaque cas clinique trouvera son procédé curatif dans cet arsenal compliqué, où rien ne manque pour juguler, améliorer et quelquefois guérir les cardiopathies. Comme une telle déclaration nous éloigne de l'époque, si rapprochée pourtant, où la terreur s'emparait du cardiopathe et de son médecin, lorsque nous nous risquions à leur conseiller les agents physiques !!

CHAPITRE III

LE TRAITEMENT DES DYSPEPSIES

PAR LES AGENTS PHYSIQUES

Classification. — De toutes les maladies qui atteignent notre organisme les plus favorablement influencées par l'application des Agents physiques sont peut-être celles qui frappent l'estomac et l'intestin, déterminant l'apparition du symptôme général auquel on a donné le nom de Dyspepsies.

Tout le monde est d'accord sur le sens du mot : il indique d'une manière vague et qui ne préjuge rien, tout désordre survenu dans la fonction digestive. Mais sa classification est encore à faire. Les uns le divisent en deux catégories, suivant que le trouble digestif porte sur l'estomac ou sur l'intestin, d'où la dyspepsie gastrique et la dyspepsie intestinale. Pour M. Albert Robin, les dyspepsies sont idiopathiques ou primitives — secondaires ou symptomatiques. Les premières reconnaîtraient six grandes causes : vices d'alimentation, troubles de l'innervation gastrique, actions mécaniques exercées sur l'estomac, actions médicamenteuses, professions, conditions climatériques.

Les secondes seraient symptomatiques soit d'une affection générale, diathésique ou infectieuse, soit d'une maladie de l'estomac ou d'un organe en rapport avec lui.

Pour moi, la classification des dyspepsies doit être rétablie sur une base physiologique. Je les divise en deux grandes catégories :

A — Dyspepsies primitives gastro-intestinales;

B — Dyspepsies secondaires, par ralentissement de la nutrition.

Les premières sont inséparables d'un trouble direct des organes préposés à la digestion; les secondes sont provoquées par le défaut d'appel de la cellule en général pour les matériaux nutritifs apportés à notre économie par les fonctions digestives.

Les dyspepsies primitives peuvent être classées elles-mêmes sous trois titres différents : on peut envisager, au point de vue pathogénique, les dyspepsies buccale, gastrique, intestinale.

Or, les deux actes fondamentaux qu'on retrouve dans chacun de ces trois stades et sans lesquels la digestion est impossible, sont l'élément moteur et l'élément sécrétoire ; mastication et insalivation pour la bouche ; contraction et imprégnation pour l'estomac et l'intestin. L'insuffisance de motricité, les troubles dans la qualité ou la quantité des sucs sécrétés constituent, pour l'une ou l'autre des trois périodes digestives, les causes les plus ordinaires des dyspepsies.

La dyspepsie buccale est plus fréquente qu'on ne croit : la carie dentaire, le défaut d'attention ou la paresse à bien mâcher les aliments, les morceaux trop volumineux introduits sans soin dans la bouche, les repas pris trop précipitamment, telles sont les causes habituelles des troubles dans la mastication. Ils sont corrélatifs du défaut d'imprégnation du bol alimentaire par les sucs salivaires. Ici le remède est facile : les agents physiques n'ont rien à faire.

Il en est tout autrement en ce qui concerne la motricité de l'estomac et de l'intestin : la volonté ne préside qu'au premier acte de la digestion, les autres échappent à son contrôle. Ils sont placés sous la dépendance de réflexes vis-à-vis desquels les agents physiques sont tout-puissants. Leur action sur les sécrétions n'est pas moins certaine et c'est ainsi que nous avons prise, par leur intermédiaire, sur les deux grands actes digestifs de l'estomac et de l'intestin.

La cause initiale des dyspepsies secondaires doit être cherchée dans le défaut d'appel vers le sang et vers les éléments cellulaires primordiaux, constitutifs des divers tissus, des principes nutritifs que les fonctions digestives ont pour but de leur fournir. L'élaboration de l'aliment par les organes de la digestion constitue, on le sait, le premier des trois stades que celui-ci doit franchir avant d'arriver à son ultime transformation. Introduite par les voies digestives qui lui font déjà subir une série de métamorphoses préliminaires variables et diverses suivant sa nature, la matière est soumise, une fois absorbée par le sang, à une nouvelle élaboration (digestion intra-hématique) puis est de là, transportée jusqu'au protoplasma cellulaire qui lui impose une troisième et définitive digestion. Au cours de ces trois opérations elle s'est dissociée, oxydée, réduite à ses éléments fondamentaux ; elle est apte, seulement alors, à s'incorporer à notre propre matière par un phénomène de transsubstantiation qui est l'une des expressions les plus élevées de la vie elle-même.

Tout retard, tout désordre apportés à l'une ou l'autre de ces deux digestions : intra-hématique et cellulaire se représentent sous forme de retard ou de désordre parallèle dans la zone d'opération des précédentes. Or l'observation attentive des malades nous avertit que c'est de ce côté qu'il convient le plus souvent de s'orienter et d'agir en face de la plupart des dyspepsies. Le pouvoir des agents physiques apparaît ici, comme nous le verrons au cours de ce travail, dans sa plus utile indication. Favorisant au plus haut degré les phénomènes de la nutrition, ils provoquent, au sens propre du mot, le mouvement de la matière, son élaboration complète et en même temps que l'appel réitéré de la cellule pour son aliment, l'appel des aliments vers les organes digestifs, l'appétit autrement dit, premier gage d'une digestion normale. Ils dissipent les stases veineuses qui s'opposent à l'absorption : ils régularisent la circulation lymphatique. Enfin leur action élective sur les phénomènes réflexes en fait un procédé de choix pour combattre les dyspepsies provenant de désordres dans les fonctions de réflectivité médullaire.

Toutes ces actions particulières aux agents physiques sur les processus nutritifs, sur la circulation, sur les réflexes, sont connues de tous les médecins. Devant les milliers de faits accumulés pour leur démonstration, les nier serait puéril.

Aucune des formes nosographiques dans le cadre desquelles on a coutume, aujourd'hui, de cataloguer les multiples variétés de dyspepsie ne se rencontre à l'état isolé. L'hypo ou l'hyperpepsie, l'hypo ou l'hyperchlorhydrie, les troubles neuro-moteurs ne représentent jamais, pris séparément, une entité morbide définitive, mais bien un symptôme dominant, soit le cri particulier de l'organe en détresse, soit le terme ultime d'une lutte prolongée, dans laquelle l'avantage est demeuré à la maladie sur l'organe épuisé.

Une loi, sans exception, domine en effet un des plus importants chapitres de la pathologie générale : toutes les fois qu'un viscère creux est lésé soit dans sa vitalité fonctionnelle, soit dans sa substance, l'état d'intégrité des deux plans superposés, muqueux et musculaire, sécrétoire et moteur, subit des variations parallèles.

Autrement dit, lorsque l'un des deux plans devient malades, l'autre le devient également, et dans des proportions adéquates ; les deux fonctions, motrice et sécrétoire, se trouvent donc, de ce fait, non seulement juxtaposées, mais étroitement liées et solidaires.

L'estomac n'échappe pas à cette loi générale : l'esprit admettrait, d'ailleurs, difficilement l'hypothèse contraire. Ce qui reste à déterminer, c'est la part qui revient à chaque processus pathogénique ; dans un grand nombre de cas cliniques, cette proportion ou, plus justement, ce rapport d'antériorité est assez facile à affirmer. Il est des signes de début auxquels le médecin ne peut guère se tromper. Leur simple exposé m'entraînerait à aborder un chapitre de séméiologie au lieu d'écrire un chapitre de thérapeutique.

En France, mais surtout à l'étranger, on tend de plus en plus à expliquer la plupart des formes de dyspepsie à l'aide des désordres neuro-moteurs. Ainsi se trouve élevée au premier rang l'atonie gastrique, et son corollaire obligé la dilatation. Celle-ci, une fois établie, les modifications de chimisme s'installent et la dyspepsie se trouve confirmée. Elle entraîne, à sa suite, le long cortège des troubles digestifs et nutritifs et, plus tard, donne naissance à l'interminable défilé des accidents nerveux.

C'est ainsi que pense une importante école de Paris dont les affirmations, il faut le reconnaître, sont terriblement battues en brèche par une école opposée, non moins puissante. Pour nous, qui n'avons à prendre du service ni dans un camp ni dans l'autre, et qui désirons nous maintenir sur le terrain purement clinique, cette question d'antériorité du processus moteur ou du processus chimique importe peu : Les mêmes agents thérapeutiques s'adressent indifféremment aux deux troubles pathogéniques ; la seule indication requise est l'analyse du liquide stomacal, nécessaire à déterminer le type chimique de la dyspepsie à traiter. Elle nous oblige à modifier les applications locales, qui seules peuvent varier : les applications générales demeureront à peu près les mêmes, quel que soit le processus initial, que l'épuisement de la musculature soit l'effet ou la cause, qu'il soit primitif ou secondaire. Il est démontré que les trois grandes opérations digestives forment un ensemble nutritif, un cycle défini dont chaque terme n'est pas seulement juxtaposé, mais étroitement lié et solidaire de celui qui précède et de celui qui suit. Le désordre digestif peut aussi bien débuter par le sang que par la cellule ou l'estomac.

Son point de départ le plus fréquent est la cellule. Seulement, autant les symptômes gastro-intestinaux sont aisément appréciables, autant les désordres de la digestion cellulaire sont silencieux et méconnus. Pourtant si l'on veut prendre conseil des anamnésiques, on reconnaîtra aisément que les troubles généraux de nutrition ont précédé la dyspepsie, que le malade est, depuis longtemps, anémique et neurasthénique ; on découvrira, s'il est jeune, quelque tare nutritive héréditaire. Chronologiquement enfin, la dyspepsie a suivi l'apparition du ralentissement ou des déviations de la nutrition, et cette proposition est vérifiée non seulement par l'évolution même de la dyspepsie, mais encore par l'apparition, dans l'estomac du dyspeptique, de produits normaux ou anormaux, dérivés d'une dystrophie nutritive. Je propose de définir cette cause de dyspepsie sous le nom de *dyspepsie récurrente*.

Troubles de la motricité. — Il est incontestable qu'à une certaine période de la vie, pendant la première enfance, au cours de la lactation et par son fait, l'ectasie du ventricule doit ouvrir la scène. L'hygiène de l'estomac n'est à ce moment l'objet d'aucun égard, du côté des nourrices aussi bien que des familles. Qu'il s'agisse de l'allaitement au sein ou au biberon, l'estomac du jeune enfant est surmené à une époque où ses fibres musculaires n'offrent aucune résistance. L'on s'ingénie, habituellement, à fournir à son estomac le maximum d'aliment : une quantité considérable de lait y est introduite, et la myasthénie survient mécaniquement par excès de distension. J'incline volontiers à penser qu'un bon nombre de dilatations subséquentes trouvent, dans ce fait de gloutonnerie satisfaite du jeune enfant, leur origine naturelle.

Le remède à apporter est simple : on régularisera les heures des tétées qui se composeront toujours exactement d'un même volume de lait, en rapport avec l'âge du nourrisson et avec son poids. MM. les accoucheurs ont fait œuvre utile en nous fixant, à l'aide de tables, la capacité normale de l'estomac de l'enfant aux divers âges. Une fois ce chiffre connu, des pesées bien faites fournissent la notion exacte de ce que peut absorber le bébé sans dommage pour la délicate musculature de son estomac. Des biberons gradués permettent à toute nourrice de mesurer rigoureusement cette quantité, ainsi déterminée pour chaque période de la lactation.

Il faudrait se garder de croire, d'ailleurs, que les symptômes témoignant de désordres graves dans la motilité, au cours des dyspepsies, se manifestent uniquement par la distension, l'ectopie ou l'abaissement de l'estomac. Au cours du massage de l'abdomen, il n'est pas rare de rencontrer l'estomac et l'intestin distendus, en état de contracture spasmodique, plutôt douloureuse à la pression que spontanément. Ce spasme est, en tout, analogue à celui qui affecte particulièrement le pharynx ou l'œsophage. Il ne s'accompagne que rarement de vomissements et de gastrodynie, mais il entraîne, néanmoins, par une sorte d'arrêt de la digestion, des désordres généraux qui ressemblent à ceux de la dilatation et qu'on confond, fréquemment, avec eux.

Paralysie ou contracture, quoi qu'il en soit, on ne peut s'empêcher de reconnaître que l'étude du chimisme stomacal a trop détourné l'attention de cette propriété maîtresse de la grande poche alimentaire; la motilité. Les hystériques, les hypochondriaques, les sédentaires digèrent mal parce que leur estomac est dilaté, non moins que parce que leurs sécrétions sont altérées. Certains médicaments, et tous les agents physiques rationnellement appliqués, ramènent, à la fois, par l'excitation propre qu'ils suscitent dans les centres nerveux, les deux grandes fonctions ; le retour de la contractilité paraît toujours être le premier en date. Cette constatation n'est pas sans importance au milieu du débat entre les partisans de l'ectasie primitive et ceux de l'altération du chimisme.

Si l'on voulait bien examiner chaque cas en particulier et qu'on poussât, au delà de la constatation même des troubles dyspeptiques, son investigation, on s'attarderait moins à des discussions byzantines qu'à la raison même de la dyspepsie constatée. On apprendrait, sans grand effort de recherches, que toute dyspepsie est précédée d'un état neurasthénique ou neuro-arthritique. Or le propre de ces états neuropathiques est précisément d'affaiblir, parallèlement, l'élément musculaire et l'élément sécrétoire.

Loin de faire entrer l'étude des gastropathies dans une voie inféconde, cette conception pathogénique univoque est la seule qui nous autorise à diriger une thérapeutique rationnelle contre les dyspepsies. L'examen sérieux des faits, je ne saurais trop le répéter, ne laisse place à aucun doute dans l'esprit : la dyspepsie qui entrera, plus tard, elle-même et en retour, comme facteur important dans la production des neurasthénies, n'est jamais primitive, à moins qu'elle reconnaisse une origine toxique directe ou une lésion organique. *L'épuisement nerveux est le terme intermédiaire obligatoire* entre la cause initiale : schock moral, surmenages, déception, chagrins prolongés, affections générales, traumatisme physique…, etc. et la dyspepsie. Le grand livre de la clinique nous est ouvert à tous, iatro-chimistes ou iatro-mécaniciens ; feuilletons les commémoratifs. Ils nous démontreront, sans réplique, la vérité de ce que j'avance. Cette période d'épuisement nerveux répond à celle des *désordres de nutrition cellulaire* que j'ai soigneusement exposée ici même, et vient en fournir la démonstration clinique.

On peut donc assigner trois stades, fixer trois étapes à toute dyspepsie qui n'est la conséquence ni d'une intoxication aiguë, ni d'une dégénérescence grave des tissus ; période causale subjective ou objective, endo ou exogène, période d'épuisement nerveux consécutif, période de dyspepsie, dans laquelle se développent, au maximum, les désordres neuro-moteurs et sécrétoires.

Ce n'est pas le moment de décrire les résultats presque merveilleux que donnent les agents physiques dans le traitement des neurasthénies. Contre cette affection ils se montrent directement actifs. Mis en œuvre aussitôt que se montrent les premiers symptômes avertisseurs de la dyspepsie, consécutifs au schok moral ou physique, ils enrayent, définitivement, le processus morbide, dans un espace de temps souvent des plus restreints.

Traitement physique. — Une fois la dyspepsie confirmée, ils représentent encore la seule médication efficace : il suffit d'ouvrir les traités où les diverses écoles condensent leur opinion respective sur les médications tentées contre les dyspepsies pour se rendre compte de la multiplicité et de la variété de ces médications, souvent intempestives, habituellement indifférentes, les unes dangereuses, les autres capables de soulager momentanément, mais non de guérir.

L'antisepsie médicale a fait son temps : les alcalins et les acides sont rejetés, les amers déclarés inutiles ou funestes. Seul le képhyr domine, aujourd'hui, toute la médication des dyspeptiques, le képhyr et le régime. Je démontre sans peine qu'il ne faut pas s'en tenir là : que nous pouvons plus et mieux et que c'est encourir une grosse responsabilité que de borner à cette méthode le traitement des dyspeptiques. Certes, le régime est indispensable, le képhyr est utile, mais les grands toniques généraux : la douche, l'excitation électrique, les bains d'air surchauffé, d'acide carbonique, le massage, sont des agents bien autrement efficaces que le régime et le képhyr. Quand nous soignons un dyspeptique, il est le plus souvent malade depuis longtemps : son affection a évolué plusieurs mois, plusieurs années, et nos traitements doivent s'adresser non pas à la dyspepsie seulement, mais aussi, et bien davantage, au ralentissement de la nutrition qui la provoque et qui l'entretient, aux grands symptômes nerveux qui l'accompagnent, les uns l'ayant précédée à la période de neurasthénie prémonitoire, les autres dérivant d'elle.

Traitement général de la neuro-dyspepsie. — Les phénomènes d'épuisement nerveux dont la genèse est attribuable à la dyspepsie ou aux désordres gastro-intestinaux pour être plus précis, représentent une sorte de choc en retour de nature réflexe, qu'on arrive, facilement, en étudiant de près la maladie, à séparer de ceux qui ont précédé et provoqué la dyspepsie elle-même, ceux qui constituent le terme intermédiaire obligatoire, le signe subjectif de la dénutrition cellulaire. Il est hors de doute que même en dehors des réflexes morbides émanés des organes digestifs lésés, fort dangereux par eux-mêmes, le désordre des fonctions digestives entraînant l'insuffisance nutritive et la résorption de substances toxiques doit impressionner pathologiquement l'axe nerveux, en compromettant l'intégrité et le fonctionnement des neurones centraux. Bientôt ces désordres neuro-moteurs ou neuro-sensitifs arrivent à dominer la scène, préoccupent particulièrement le malade et son entourage et l'amènent, seuls, à nous demander des soins. La céphalée, les vertiges, la mélancolie paroxystique, les désordres de la sensibilité, les variations d'humeur et de caractère habituels, la courbature, des phénomènes d'ordre spasmodique, un état d'instabilité permanente concomitant avec une tendance à l'apathie, à la stupeur, sont autant de symptômes secondaires à la dyspepsie gastro-intestinale, ainsi que je l'ai prouvé dans une étude déjà lointaine. Il s'y ajoute, souvent, de la dilatation du cœur droit, de l'arythmie cardiaque, des troubles respiratoires, de la dyspnée, de l'insomnie, des tremblements...

Parmi ces symptômes, il en est qui se manifestent avec non moins d'intensité, qu'il s'agisse d'hyper ou d'hypo-chlorhydrie, d'hyper ou d'hypopepsie, quelle que soit en un mot la valeur du chimisme stomacal. Le vertige en est un : je l'ai vu accompagner l'une et l'autre des deux formes de déviation sécrétoire. Sa pathogénie devient alors si embarrassante pour les partisans exclusifs du chimisme stomacal, qu'ils se voient obligés d'invoquer, pour l'expliquer, l'intervention de l'hystérie. En réalité, peu importe la nature des perturbations nerveuses générales qui accompagnent les dyspepsies ; peu importe qu'elles se traduisent par un réflexe se localisant au cerveau pour y déterminer un état pseudo-hallucinatoire avec tournoiement des objets ou du malade ou par un réflexe différent, provoquant la déplétion immédiate de l'estomac à l'aide d'efforts de vomissement. Il n'en appert pas avec moins d'évidence qu'un état neuropathique général domine la situation et que c'est à lui que la dyspepsie doit son aspect clinique autant qu'à l'état gastro-intestinal lui-même.

Ce qui est non moins vrai, c'est que si nous examinons au sphygmomètre la tension artérielle de notre dyspeptique vertigineux, nous la trouvons sensiblement inférieure à la normale. Ses réflexes sont exagérés ; ses réactions sensibles sont, en général, surexcitées ; son assimilation est défectueuse, ses sécrétions sont insuffisantes, son urine est hyperacide, elle renferme une quantité d'urée inférieure à la normale et l'acide urique y est surabondant. Le malade manque du tonus vital ; il est faible, et, en même temps, irritable. Son état neuropathique domine, de bien haut, la dyspepsie qui n'en est qu'une expression morbide, au même titre que le vertige, les vomissements, l'état nauséeux fréquent, les névralgies et l'épuisement général.

Hydrothérapie. — En face du complexus symptomatique qui accompagne les dyspepsies graves et qui en démontre suffisamment la pathogénie, c'est perdre délibérément un temps précieux que de s'attarder à soigner exclusivement l'estomac. On s'adressera aux applications toniques générales ; l'excitation propre à la douche aux températures extrêmes : 8 degrés pour la douche froide, 48 degrés pour la douche chaude, servira de base au traitement. On a voulu spécialiser la douche chaude à la dyspepsie hyperchlorhydrique et la douche froide à l'hypochlorhydrie. Je me suis suffisamment expliqué, ici même, sur l'action propre à l'excitation, qu'elle vienne de l'application des basses ou des hautes températures, pour n'y pas revenir aujourd'hui. Cette excitation absolument identique sera demandée à l'un ou à l'autre procédé hydrothérapique, suivant l'état des réflexes et le niveau de la tension artérielle, la douche chaude étant réservée aux dyspeptiques hypertendus présentant des réflexes exagérés, la douche froide étant appliquée aux dyspeptiques hypotendus, à la réflectivité abaissée.

Électricité. — On dirigera toujours contre l'état neuro-dyspeptique en question l'excitation électrique générale et locale. Chez le dyspeptique hypertendu, on administrera le bain statique avec effluvation ou transfixion dorso-épigastrique. L'hypotendu se trouvera mieux du courant de haute fréquence général ou local, de la faradisation générale et de l'application générale ou locale des courants polyphasés.

Il m'arrive d'utiliser dans l'un et l'autre cas ces courants que j'ai, le premier, introduits dans le domaine thérapeutique. Courants de pénétration, ils sont, sans contredit, de tous ceux utilisés en médecine, les plus complètement indiqués, toutes les fois qu'il s'agit d'atteindre un organe profondément situé. Le malade les sent et les suit à travers toute la portion du circuit formée par son corps. Outre leurs qualités propres d'excitation qu'ils empruntent au courant alternatif ordinaire ils déterminent sur les parois des viscères creux des phénomènes tout particuliers du côté de la contractilité, que nulle autre forme d'onde électrique n'est susceptible de produire.

J'ai réussi, à l'aide de mes *courants polyphasés*, à mettre en marche des estomacs dont la contractilité semblait anéantie depuis plusieurs années, véritables poches sans réaction, en état de ptose, ne revenant jamais sur elles-mêmes, recevant les aliments et les liquides comme un sac inerte et les transmettant à l'intestin par le fait seul de la pesanteur aidée de quelques contractions rares et insuffisantes des muscles extrinsèques qui, au cours de la séance d'électrisation, participent également à l'excitation propre aux courants polyphasés et apportent leur aide à la contraction des parois de l'estomac. Comme je me sers de courants triphasés, deux électrodes sont appliquées à la région dorsale, la troisième est placée au milieu de l'épigastre : les premières doivent recouvrir une surface de 40 c. q. ; la seconde une surface de 30 c. q. seulement. La densité du courant est donc sensiblement supérieure en avant. Les électrodes dont je me sers sont formées d'un alliage en feuilles épaisses et souples, recouvertes de toile d'amiante ; le tout est habituellement plongé dans une solution antiseptique.

Pendant la durée de l'application, des bruits de gargouillement stomacal, des borborygmes ne cessent de se faire entendre. L'estomac a évacué son contenu, habituellement en moins de cinq minutes : on le sent sous la main, appliquée dans le voisinage de l'électrode et déprimant la paroi abdominale, se contracter, se durcir, et le malade éprouve rapidement le soulagement si net accusé par les dyspeptiques au moment où le ventricule se vide.

En raison même de la facilité de conduction des champs tournants et, partant de leur pénétration complète, on surveillera attentivement la circulation centrale, en se souvenant que l'innervation du cœur et de l'estomac est commune, et les réflexes vaso-moteurs provenant de l'excitation qu'ils apportent au système ganglionnaire sympathique. J'ai déjà exposé (1) cette action en quelque sorte élective et j'ai démontré à quelles déductions thérapeutiques elle conduit. Qu'il me suffise d'ajouter, aujourd'hui, que, sous l'influence de ces courants nouveaux, les sécrétions sont manifestement influencées, au même titre et en même temps que la motilité, ce qui est une preuve nouvelle de la concomitance permanente des deux sortes de désordres, de leur genèse commune et de leur juxtaposition pathogénique.

Massage. —A l'hydrothérapie et à l'électricité, il convient de joindre le massage général et le massage local. Je ne puis m'étendre ni sur l'un ni sur l'autre : ils réclament, chacun, séparément, une étude prolongée que je traiterai quelque jour. Le massage général, pratiqué soit suivant la méthode française, soit d'après les règles de l'école de Stockholm, avec accompagnement de gymnastique de l'opposant, rend de signalés services justement contre l'état neuropathique général et aussi en assouplissant et en développant les muscles accessoires de la digestion, les muscles extérieurs, abdominaux. Le massage local, habilement pratiqué, est synergique des autres procédés d'excitation. Les manipulations de l'estomac auxquelles il donne lieu développent une excitation spéciale qui retentit directement sur le segment médullaire auquel se rendent les neurones centripètes de l'organe, et de là, par un réflexe normal, est renvoyée à l'organe

(1) Voyez le chapitre II de la 1re partie de cet ouvrage.

lui-même sous forme d'énergie disponible, utilisable comme contraction musculaire ou comme activité sécrétoire. C'est un des massages les plus difficiles, les plus délicats en même temps que l'un des plus importants; en dehors des difficultés de l'opération manuelle elle-même, il convient en effet de déterminer d'une manière précise l'opportunité du moment en rapport avec chaque forme dyspeptique. Son emploi est justifié aussi bien contre l'hypopepsie, ou amoindrissement des phénomènes digestifs, que contre l'hyperpepsie, ou exagération de ces mêmes phénomènes.

Dans le cas d'hypopepsie, il soulage notablement les principaux symptômes : inappétence, gonflement, clapotement, douleur épigastrique, engourdissement général. Il améliore rapidement les réflexes extra-abdominaux et, surtout, les palpitations et les céphalées. Il est encore indiqué au cours de l'hypopepsie symptomatique d'une affection grave : tuberculose, cancer, intoxication aiguë ou chronique. La guérison ici n'est guère probable, mais l'atonie du muscle sera amendée, et si l'on y joint l'application des autres agents, on peut assister à de véritables résurrections. De tels exemples ne manquent pas dans les Sanatoria spéciaux aux tuberculeux. Même dans les cas rebelles où les glandes ont disparu, le chimisme peut encore s'améliorer, si l'excitation générale et multiple, propre aux agents physiques, est normalement fournie au malade. Mais c'est ici le cas de répéter que le traitement doit être complexe, qu'il faut appeler à soi tous les agents physiques réunis, combiner leur emploi, de même, dit le docteur Cautru, « que pour consolider une maison qui s'écroule, il faut avoir recours aux différents corps d'état du bâtiment ». Je ne saurais trop répéter que la vie dans les plantes ou dans les animaux, n'est entretenue que par le concentus de tous les agents physiques réunis, et que si l'un d'eux vient à manquer, l'organisme s'étiole et meurt. Dans l'état pathologique, alors que la vie est à son niveau subnormal, il n'est pas superflu d'appeler au secours de l'organisme malade tous ces mêmes agents réunis, à des doses et dans des conditions extra-normales, en les disciplinant à une formule thérapeutique.

Or, le symptôme général dominant chez les dyspeptiques, c'est bien l'abaissement du niveau de l'énergie vitale, l'atonie; ils sont, ainsi que l'écrit Cautru, aussi bien des hypo-cérébraux et des hypogénitaux que des hypopeptiques. Voilà pourquoi tout traitement local employé exclusivement n'a aucune chance d'amener la guérison. On comprend aisément son utilité, s'il est employé concurremment avec la gymnastique, l'hydrothérapie, l'électricité, l'aérothérapie, la cure d'altitude, etc. On peut le pratiquer soit avant le repas (massage apéritif), soit après (massage digestif) soit superficiel et léger, soit profond et violent.

L'indication du massage apéritif se trouve, principalement, chez les hypopeptiques aux digestions très lentes et qui conservent encore au moment du repas des résidus alimentaires provenant du repas précédent. Il sera violent et profond : on le pratiquera sous forme de malaxation, de pétrissage, avec toute la main, mais surtout avec les doigts solidement réunis, dans le même sens, de gauche à droite et lentement. On s'abstiendra de le pratiquer chez les malades atteints de phlegmasie aiguë.

Dans la grande majorité des cas d'hypopepsie, l'indication du massage digestif se pose, si nette, que le doute n'est pas permis. Suivant les réactions présentées par le sujet, suivant l'état de ses réflexes, on le pratiquera léger, superficiel, moyen, ou profond et vigoureux. C'est là une appréciation personnelle qui indique à la fois et la nécessité de faire pratiquer ce massage par un médecin, et le danger qui peut résulter de l'inexpérience du masseur. Certains estomacs paresseux se réveillent sous l'influence seule du massage superficiel, de l'effleurement léger de la région gastrique. On a appelé ce massage le jeu de piano : il est calmant. On y joint de légères passes avec la paume de la main, toujours dans le même sens et très superficielles, puis avec les deux mains et les doigts réunis.

Le massage n'est pas moins indiqué au cours de l'hyperpepsie, qu'il s'agisse d'hyperpepsie générale et chlorhydrique (production exagérée d'acide chlorhydrique libre seul ou d'acide chlorhydrique et de chlore combiné organique) ou d'hyperpepsie chloro-organique (celle où le chlore combiné organique seul est en excès). Dans ce dernier cas, qui s'accompagne toujours de crises gastriques douloureuses et de paresse plus ou moins considérable de la musculature de l'estomac, M. Cautru préconise surtout le massage à jeun. Dans l'une et l'autre forme d'hyperpepsie, le masseur sera très prudent. Il commencera toujours par des procédés de douceur : il tâtera la susceptibilité de son malade pour agir plus énergiquement s'il en trouve, plus tard, l'indication.

Douche locale. — Qu'il s'agisse de dyspepsie douloureuse ou indolore, flatulente ou sans gaz, acide, nidoreuse ou gazeuse simple, qu'il y ait hypo ou hyperchlorhydrie, hyper ou hypopepsie, le massage s'impose au même titre que l'hydro et l'électrothérapie.

J'emploie volontiers un autre procédé physique qui n'est pas sans importance : il apporte à l'estomac l'excitation double de la température et du mouvement. Je veux parler de la douche locale épigastrique. Je ne la donne jamais exclusivement comme tendent à le faire quelques médecins. Elle ne peut servir que d'adjuvant, mais son utilité, à ce titre, n'est pas douteuse. Au cours d'une application générale chaude, j'insiste sur la région épigastrique avec le plein jet et toute la pression, non sans avoir tâté, auparavant, la susceptibilité locale du sujet. Il y a, dans ce procédé thérapeutique, un moyen puissant d'atteindre les grands plexus nerveux abdominaux, moyen qu'on peut rapprocher soit de la compression abdominale si utile chez certains malades neuropathes, soit même des coups sur l'estomac qu'aiment à se donner, dans le but de se soulager, certains dyspeptiques.

La douche épigastrique produit une excitation, suffisante, dans un assez grand nombre de cas, à calmer la gastralgie, et les réflexes exagérés des hyperpeptiques ou les douleurs térébrantes qui compliquent les fermentations vicieuses nées au milieu des résidus alimentaires chez les hypopeptiques. Lorsqu'elle est bien tolérée, cette douche puissante modifie avantageusement la sensation de pesanteur, le ballonnement, les douleurs, l'oppression habituelle aux hypochlorhydriques. Enfin, en favorisant l'excitation neuro-motrice locale, elle se montre utile contre le symptôme dilatation.

Les procédés hydrothérapiques sont tellement favorables aux dyspeptiques que Strassmann, de Vienne, n'hésite pas à professer que toute dyspepsie, qu'elle soit fonctionnelle, d'origine neuropathique essentielle ou consécutive à une lésion, doit guérir à l'aide de ces procédés exclusivement employés. Il y a là, sans aucun doute, une exagération préjudiciable à la bonne réputation des agents physiques. Il faut se garder de demander à l'un d'eux, à l'exclusion des autres, la guérison de n'importe quelle maladie. Mais il est hors de doute qu'un dyspeptique, quelle que soit la pathogénie de son affection, est améliorable dans de grandes proportions ou guérissable par nos procédés thérapeutiques qui constituent pour lui la seule médication vraiment efficace et définitive.

Traitement antitoxique. — Pour être complet, j'ajouterai que si l'on s'est beaucoup occupé des variations dans le chimisme stomacal, on a laissé dans l'ombre la bactériologie propre aux fermentations gastriques. Quelques travaux français ont paru sur ce sujet dont l'intérêt pratique n'est pas à dédaigner. Mais le plus complet est dû au docteur Kellog, de Michigan, qui a examiné, à ce seul point de vue, le suc gastrique de 377 personnes. Chez 191 il l'a trouvé stérile, ce qui donne la proportion de 50,8 0/0 des cas observés. Sur ces 191 sujets 83 étaient hyperpeptiques, 80 hypopeptiques. Il semble résulter de ces recherches qui malheureusement sont incomplètes, l'acidité n'ayant pas été interrogée, que le liquide stomacal détruit, dans un grand nombre de cas, les micro-organismes introduits dans l'estomac.

Il n'en demeure pas moins avéré que les fermentations secondaires vicieuses sont la règle, aussi bien chez les hyper que chez les hypochlorhydriques, et que ces fermentations d'origine figurée attestent la présence de microbes pathogènes ou saprophytes difficiles à atteindre puisqu'ils résistent à toutes les médications et que le régime lacté exclusif est seul apte, ainsi que nous le prouvent les observations cliniques, à antiseptiser l'estomac. A ce propos j'ai eu occasion de démontrer l'efficacité particulière des applications directes du *courant de haute tension et de haute fréquence* sur le développement de ces fermentations.

Les observations recueillies, depuis lors, ont apporté une nouvelle démonstration à mes premières expériences ; je suis arrivé à formuler l'adaptation électrothérapique du courant à champ tournant ou polyphasé toutes les fois que s'impose la nécessité de stimuler la paresse des plans musculaires et l'emploi du courant de haute fréquence quand les fermentations anormales paraissent dominer la scène pathologique. Je puis affirmer que, grâce à ce procédé, nous arrivons à obtenir un notable degré d'antisepsie et l'atténuation, presque à coup sûr, des fermentations vicieuses. A la suite d'applications prolongées pendant un temps progressivement accru de 5 à 25 minutes, les gaz intestinaux deviennent inodores, les éructations cessent d'être nauséabondes, les gardes-robes ne sont plus infectes, l'haleine même se purifie. Ces résultats qu'on ne peut s'empêcher de rapprocher des belles expériences réalisées par MM. d'Arsonval et Charrin, sur l'atténuation des produits microbiens à l'aide de ce même courant de haute fréquence, sont aisés à vérifier. Je possède sur ce sujet vingt-deux observations toutes très démonstratives. Neuf portent sur des sujets reconnus, à l'analyse du suc stomacal, hyperchlorhydriques et hyperpeptiques, trois sur d'anciens hyperpeptiques devenus hypo-chlorhydriques et hypopeptiques. Chez les dix autres malades, l'analyse n'avait pu être pratiquée. Tous ont été traités par l'emploi concomitant de la douche générale, du massage et de l'électricité sous forme de courants de haute fréquence localisé à l'abdomen. Tous présentaient soit d'une manière permanente, soit par intermittence et, suivant la nature de leur alimentation, des phénomènes putrides qui disparurent entièrement, sans rien changer à leur régime habituel, sous l'influence du courant de haute tension.

Conclusion. — En résumé, la dyspepsie, à quelque forme qu'elle se rattache, est justiciable, toujours, de la thérapeutique par les agents physiques. Mon opinion, établie sur de nombreuses observations cliniques, est que à la base de toute dyspepsie se trouve un état neurasthénique provenant de désordres dans la digestion cellulaire, qui en est l'origine et la cause. L'estomac souffre au même titre que beaucoup d'autres organes frappés, comme lui et simultanément, d'atonie et de dépression nerveuse. A cet état général, une médication générale s'impose : la douche chaude, le massage général et local, le courant polyphasé, dans le but de rétablir la contractilité et de produire l'excitation locale à conduire jusqu'au segment médullaire, correspondant — le courant de haute fréquence, si la putridité et les phénomènes de fermentation vicieuse s'imposent avant toute autre manifestation.

CHAPITRE IV

LE TRAITEMENT DES MALADIES DE L'INTESTIN

PAR LES AGENTS PHYSIQUES

J'aborde l'un des plus importants chapitres de la thérapeutique par les agents physiques, non pas seulement en raison des succès, parfois surprenants, que nous donnent ces agents, méthodiquement dirigés, contre les maladies qui atteignent la portion intestinale du système digestif, mais surtout parce que ces maladies ont un énorme retentissement sur le reste de l'économie, quand elles ne sont pas la source et l'origine des plus graves déterminations morbides.

Une telle proposition n'a rien d'exagéré quand on réfléchit que l'intestin représente la porte d'entrée, pour l'économie, des matières destinées à son entretien, à son accroissement, à sa réparation, qu'on doit l'assimiler à la racine du végétal, et que si sa résistance aux causes multiples de détérioration est considérable, en retour, la plus légère de ses lésions devient, pour peu qu'elle soit étendue, une cause de dénutrition générale.

L'intestin peut devenir malade suivant deux grands processus généraux : il peut être atteint de troubles neuro-musculaires ou de désordres inflammatoires.

Fidèle aux traditions de la thérapeutique rationnelle, appuyée sur la pathogénie, j'exposerai les origines de chacune des déterminations morbides qui frappent l'intestin, mettant en parallèle les moyens physico-thérapiques à leur opposer.

J'envisagerai, successivement, dans la première partie de ce travail, les désordres de l'élément neuro-musculaire proprement dit : constipation, occlusion intestinale, névroses propres à l'intestin, et particulièrement la dyspepsie intestinale d'origine émotive, l'hypersthénie en général, la sténose de l'intestin, les crises neurasthéniques, hystériques, tabétiques, l'entéralgie des chloro-anémiques, les neuropathies intestinales toxiques, enfin les troubles des sécrétions intestinales de nature réflexe, non phlegmasiques.

La deuxième partie sera consacrée aux désordres inflammatoires, aux phlegmasies proprement dites : entérite aiguë et chronique, entérite des nourrissons et des enfants, entérite cancéreuse et tuberculeuse, entéro-colite muco-membraneuse ; appendicite ; dysenterie. J'essayerai à traiter de leur prophylaxie et de leur traitement par les agents physiques.

Je terminerai par quelques considérations sur l'helminthiase dans ses rapports avec les agents physiques.

I

PROCESSUS NEURO-MUSCULAIRES

Constipation. — Parmi les désordres pathologiques qui appartiennent à cette première catégorie, le plus fréquent et le plus rebelle est sans contredit celui qui se traduit par le symptôme constipation, c'est-à-dire par la rareté des évacuations alvines et le durcissement des matières fécales. La limite est difficile à tracer entre l'état de constipation maladive et l'habitude physiologique. On ne peut l'établir autrement que par comparaison. Tel sujet va régulièrement deux fois par jour à la selle, tandis que d'autres ne s'y présentent que trois fois par semaine, tout en demeurant en bonne santé.

Les causes de la constipation habituelle sont de deux ordres différents. Tantôt les sécrétions sont insuffisantes, tantôt l'élément neuro-moteur est inférieur à sa tâche. Je laisse de côté, ici, à dessein pour y revenir plus tard, les causes d'occlusion.

On sait quelle est l'étroite dépendance des sécrétions en général, et particulièrement des sécrétions intestinales avec le système nerveux cortical. D'autre part, la résorption plus active des liquides intestinaux peut amener la sécheresse et l'induration du bol fécal.

Quelle que soit celle des deux causes qui agisse ou qu'elles soient toutes les deux réunies, tendant à un résultat commun, les agents physiques se montreront efficaces contre elles. Pour activer la sécrétion lubréfiante de la muqueuse, nous nous souviendrons que les rapports de la sécrétion sudorale avec la sécrétion intestinale sont des plus étroits et que nous avons accès sur le système nerveux splanchnique par la vaste surface cutanée. En appliquant au niveau des téguments l'excitation spéciale aux agents physiques sous forme de douches générales, d'électrisation statique, etc., il nous est possible de modifier soit en l'augmentant, soit en la restreignant, la sécrétion intestinale. D'autre part, la tonification du système nerveux, due à l'action élective de ces agents sur l'axe cérébro-spinal, leurs propriétés, bien établies, sur les centres réflexes et, en particulier, sur ceux qui président aux fonctions glandulaires, font de la thérapeutique qui les utilise au traitement des troubles de sécrétion intestinale, le moyen de choix à leur opposer.

L'intégrité des mouvements péristaltiques est nécessaire à l'expulsion normale du bol fécal. L'atonie intestinale reconnaît des causes multiples au premier rang desquelles il convient de placer la dépression générale neurasthénique, la vie sédentaire, le relâchement des muscles abdominaux, l'entéroptose, la prédisposition héréditaire qui constitue l'arthritisme, la torpidité du foie (*torpid liver*, des Anglais), une sorte de paresse à se présenter à la garde robe, etc. L'hygiène peut souvent, à elle seule, réaliser la prophylaxie de l'atonie intestinale. Mais une fois qu'elle est confirmée, quand la distension prolongée du réservoir a déterminé la parésie des fibres lisses, ou lorsque l'inflammation de la muqueuse ou de la séreuse a paralysé les extrémités nerveuses et les ganglions nerveux sous-jacents, point de départ des réflexes contractiles, ainsi qu'on l'observe au cours des péritonites ou des entérites graves, la thérapeutique par les agents physiques s'impose. On a recours, dans ce cas, à la stimulation directe du système nerveux splanchnique. J'ai introduit le premier, dans le domaine électropathique, une modalité de *courant alternatif polyphase* dont l'effet, en pareil cas, se montre, habituellement, merveilleux. Des applications réitérées de ce courant, par transfixion, une plaque appuyée sur la région abdominale antérieure, les deux autres d'égale dimension sur les gouttières intervertébrales, au niveau de la région dorso-lombaire, amènent souvent en quelques séances la mise en marche d'intestins demeurés torpides depuis plusieurs années. On sent sous la main, au cours de cette électrisation, l'intestin se contracter, et le bol alimentaire cheminer de proche en proche au milieu de borborygmes et au prix de quelques très légères sensations douloureuses.

Avant d'entreprendre l'électrisation par les courants polyphasés, il conviendra de déterminer, à l'aide de la palpation, le siège habituel de la constipation chez le malade à soigner. On sait, en effet, que l'innervation de chaque portion de l'intestin reconnaît une origine différente. L'intestin grêle, le colon ascendant, la moitié droite du colon transverse et le cœcum sont soumis au plexus mésentérique supérieur, lequel dérive du plexus solaire. La constipation se montre-t-elle à leur niveau, les plaques postérieures seront appliquées au niveau de la portion dorsale du grand sympathique (origine des splanchniques). Si l'obstacle à la défécation siège, au contraire à gauche, dans la seconde moitié du colon transverse, le colon descendant, l'S iliaque et le rectum, les plaques seront appliquées au niveau de la région lombaire du grand sympathique, à l'origine du plexus lombo-aortique, ou au niveau de la région sacrée si la constipation est d'origine rectale.

L'ancien alternatif de même sens désigné sous le nom de *courant faradique* doit être totalement délaissé. Son action est presque nulle en face de celle des courants que je propose. Les muscles extrinsèques de la paroi abdominale participent aux contractions intestinales, et aident à l'action électrique.

Le *massage* agit dans le même sens : pratiqué par une main expérimentée, il constitue un puissant adjuvant à l'application du courant polyphasé, mais ne saurait, sauf dans quelques cas très légers, se substituer complètement à lui. Tout le monde connaît les effets directs de l'excitation produite par le *froid*, sur les fibres lisses de l'intestin. Enfin l'*exercice* et la *gymnastique*, en imprimant à la masse intestinale des mouvements passifs de compression et de translation, favorisent également le cheminement du bol fécal, et doivent être conseillés. La bicyclette me semble bien indiquée dans cet ordre d'idées, et mes observations personnelles corroborent pleinement ce que j'avance.

On devra s'assurer, avant de commencer tout traitement, que la constipation n'est pas due à des altérations de la paroi, par suite d'infiltration cancéreuse, tuberculeuse, ou qu'elle ne relève pas de causes extra-pariétales : tumeurs, phlegmons, etc., comprimant l'intestin. Enfin par l'examen des matières on saura si l'afflux de bile dans l'intestin est suffisant. La constipation appartient parfois à la symptomatologie des affections hépatiques. Dans ce cas on agira directement sur le foie.

Avant d'en terminer avec les désordres neuro-moteurs qui sont susceptibles de provoquer la constipation, il est important de signaler, comme cause fréquente de ce trouble fonctionnel, l'anesthésie ou, tout au moins, l'hypoesthésie de la muqueuse intestinale. L'énergie musculaire de l'organe ne peut être mise en œuvre que grâce à l'excitation normale de la neurilité intestinale par le bol fécal. Si cette excitation ne se produit pas ou est insuffisante, le réflexe ne peut avoir lieu. C'est ce que nous constatons au cours d'un certain nombre de maladies nerveuses : l'ataxie locomotrice, l'hystérie, l'épuisement neurasthénique, etc. Les agents physiques dans leurs applications générales, aussi bien que dans leur localisation sur la moelle et l'intestin, représentant encore ici la seule indication efficace. La *douche spinale* très chaude (45°) sur le rachis, les compresses et enveloppements chauds de l'abdomen, les applications des courants de *haute fréquence* que nous verrons reparaître au paragraphe concernant l'antisepsie intestinale, sont les moyens de choix à diriger contre les troubles de sensibilité se rapportant à la muqueuse intestinale.

Dans les diverses applications locales utilisées contre la constipation, on se souviendra que, normalement, le contenu de l'estomac, poussé par ondées, parcourt très vite la partie de l'intestin qui a reçu, de ce fait, le nom de jéjunum, et que le bol alimentaire va rapidement s'accumuler dans la dernière portion de l'organe : l'iléon. Mais le siège de ces stases fécales, qui constituent la constipation à proprement parler, est particulièrement le cœcum, l'S iliaque et le rectum.

Le traitement de la constipation chronique peut être réalisé à l'aide du procédé électrothérapique, habituellement employé contre l'occlusion intestinale et connu sous le nom de *lavement électrique*. Je le décrirai plus loin, lorsque je serai amené, par la division de mon sujet, à parler de cette grave détermination pathologique se rapportant aux troubles neuro-moteurs. Employé contre la constipation, le lavement électrique doit faire l'objet d'une méthode fixe et quotidienne : il doit être prolongé environ trois semaines.

Outre ces divers procédés thérapeutiques qui constituent, sans contredit, isolés ou séparément, le seul traitement rationnel de la constipation chronique, et dont chacun répond à une indication pathogénique spéciale, certains médecins font usage d'une pratique hydrothérapique interne à laquelle on a donné le nom d'*entéroclyse*. L'entéroclyse consiste à faire pénétrer dans l'intestin une grande quantité de liquide, et réalise un double but qui est, d'abord, d'apporter à l'organe irrigué l'excitation propre à la chaleur ou au froid, et ensuite d'en pratiquer le lavage et d'en assurer, momentanément, l'asepsie. Il est démontré que l'entéroclyse bien pratiquée permet au liquide injecté de franchir la valvule de Bauhin, l'ancien rempart des apothicaires, et même de pénétrer « a tergo » dans l'estomac en forçant le pertuis pylorique. Ce lavage complet du tube digestif, pratiqué de bas en haut, n'est possible que chez un sujet dont l'anesthésie intestinale est presque complète. Les mouvements péristaltiques de l'organe s'opposent à sa réalisation chez un individu dont les réactions neuro-musculaires sont physiologiques. Pour moi, cette pratique, telle que permet de la pratiquer l'instrumentation habituelle, est souvent imprudente, chez les uns comme chez les autres. Elle produit, en effet, une dilatation souvent considérable de l'intestin et, particulièrement, du cœcum dont une énorme distension, seule, peut permettre l'ouverture de la valvule iléo-cœcale. Un tel traumatisme exercé sur l'organe est dangereux, en raison de la paralysie dont il peut devenir l'origine.

L'entéroclyse nécessite, comme instrumentation, un bock en verre ou en tôle émaillée, muni d'un tube en caoutchouc de 1^m50 de longueur à l'extrémité inférieure duquel on adapte, au moyen d'un ajutage, une sonde molle œsophagienne ou une sonde uréthrale n° 25 de la filière Charrière. Dans le but d'éviter le danger qui résulte de la distension de l'intestin sous l'effort de la poussée d'une grande quantité de liquide, j'ai fait construire une sonde molle à double courant, c'est-à-dire séparée sur toute sa longueur en deux loges et bifurquée à son extrémité libre. A l'une des branches de bifurcation s'adapte le tube venant du bock ; l'autre branche est munie d'un robinet qui donne issue, en en réglant la sortie à volonté, au liquide revenant de l'intestin. Grâce à l'emploi de cette sonde, je puis faire pénétrer jusque dans le colon transverse le liquide sous la pression et à la dose voulues, sans risquer de traumatiser l'intestin ou de provoquer de trop vives douleurs. Le but est mieux et plus complètement atteint. La circulation d'eau, sans cesse renouvelée, apporte à l'organe le bienfait de sa température, et l'action mécanique du lavage est infiniment mieux assurée. Chez l'adulte, on peut arriver à faire passer jusqu'à dix litres de liquide. Je me sers d'eau récemment bouillie et, suivant les réactions individuelles de mes malades en face de la température, je l'introduis chaude à 39° ou froide à 15°. L'expérience m'a appris que lorsqu'on dépasse ces températures dans un sens ou dans l'autre, on expose le malade à des troubles vaso-moteurs qu'il importe d'éviter. Je fais dissoudre dans l'eau à injecter, par litre, un mélange de deux grammes de carbonate de soude et deux grammes de bi-borate de soude. L'opération est renouvelée tous les deux jours seulement lorsqu'il s'agit de combattre une constipation chronique entretenue soit par anesthésie de la muqueuse, soit par atonie musculaire. S'il est question de réaliser l'antisepsie du tube intestinal, comme dans les cas graves d'infection aiguë, l'entéroclyse sera pratiquée jusqu'à deux et trois fois par jour.

Le malade doit être couché sur un plan horizontal dans le décubitus latéral droit, les cuisses fléchies, la hanche gauche légèrement soulevée par un coussin. Le bock doit être élevé de 50 centimètres au-dessus du lit : la pression est faible, le liquide doit pénétrer lentement.

L'effet de l'entéroclyse ne se limite pas à une double action, mécanique et aseptique. On remarque chez tous les sujets, à la suite de cette opération et surtout lorsque les températures fraîches sont bien tolérées, une notable augmentation de la fonction urinaire. La diurèse est manifestement accrue sous l'influence de ce traitement, en sorte qu'une double asepsie se trouve réalisée grâce à son emploi : asepsie de l'intestin par entraînement mécanique des déchets intestinaux et des produits secondaires de fermentation et de putréfaction ; asepsie du sang par élimination des substances toxiques à travers le filtre rénal.

Occlusion. — Au second rang des troubles neuro-musculaires propres à l'intestin, il convient de placer l'occlusion en tant qu'elle dérive d'un spasme prolongé (iléus nerveux) étranglant une partie de l'organe, formant un coude infranchissable au bol fécal, ou par le fait d'une contracture des fibres longitudinales, invaginant une portion de l'intestin dans une autre portion supérieure ou inférieure, soit encore qu'elle soit produite par une obstruction mécanique (fèces, calcul, sable intestinal, helminthes), ou qu'il s'agisse d'un pseudo-étranglement par paralysie complète des fibres lisses.

Contre l'occlusion reconnaissant l'une ou l'autre de ces diverses causes, les agents physiques se montrent si efficaces qu'on ne connaît aucune autre médication à lui opposer avant de faire appel à la laparotomie. La raison en est simple. Quelle que soit la pathogénie de l'affection, en dehors des lésions qui provoquent non plus l'occlusion soudaine, brusque dont il est question ici, mais bien des phénomènes progressifs de fermeture intestinale, l'indication principale se pose d'agir sur l'élément neuro-contractile de l'organe. Or il n'est pas de moyen connu dans l'état actuel de la science, qui soit susceptible de modifier cet élément d'une manière plus sûre et plus rapide, tout en se localisant au gré de l'intervention. Qu'il faille combattre un spasme ou détruire une paralysie, nous savons que des agents physiques semblables peuvent, suivant la loi d'interférence exposée et discutée dans cet ouvrage au chapitre thérapeutique physiologique, loi qui domine toute notre thérapeutique, produire, suivant l'état présent du système nerveux auquel ils s'adressent, tantôt l'inhibition, tantôt la mise en marche.

Il en est tout autrement des agents chimiques ; leur action, contre l'occlusion, est toujours à l'étude, parce que les difficultés d'exploration de l'abdomen entourent encore de mystère cet état pathologique. En face d'une occlusion, nous sommes incapables d'affirmer quelle en est la pathogénie. S'agit-il d'un spasme ou d'une paralysie ? La cellule musculaire est-elle en état d'hyper ou d'hypo excitabilité ? Les purgatifs drastiques ceux qui localisent leur effet sur la fibre lisse sont-ils indiqués ? Est-ce, au contraire, l'opium qu'il convient d'administrer ? Peut-on, sans danger, provoquer à l'aide d'un purgatif salin, une hypersécrétion glandulaire ou faut-il au contraire la restreindre ? Le danger de telles médications laissées au gré de l'empirisme éclate aux yeux puisqu'elles viennent, chacune pour sa part, exagérer le phénomène morbide initial. Or, il n'est pas téméraire d'affirmer que cinq fois sur six, les choses se passent ainsi jusqu'à ce que s'impose l'intervention chirurgicale.

Bien que le diagnostic d'une occlusion par trouble neuro-musculaire ne présente pas de sérieuses difficultés avec celle qui résulte d'une lésion (cancer ou tuberculose), la première survenant brusquement au cours de la santé, tandis que l'autre est consécutive à un état cachectique plus ou moins avancé, il convient, dans les cas douteux, de savoir si la thérapeutique par les agents physiques peut entraîner quelque danger au cas où elle serait appliquée contre une occlusion de cette nature.

Ma réponse, basée sur un assez grand nombre d'observations, est formelle : non seulement au cours des graves dégénérescences intestinales nos agents n'offrent aucun danger, mais bien mieux, leur utilité est hors de contestation. Seule l'inflammation actuelle doit opposer un obstacle radical à leur application.

Quels sont, parmi les agents physiques, ceux qu'il convient d'opposer à l'occlusion intestinale ?

Le *massage*, habilement pratiqué, au début même de l'affection, peut être d'un puissant secours. Il peut amener la réduction d'une anse intestinale serrée par une bride ; il peut, mécaniquement, réduire le coude dans le cas de flexion ou ramener l'élongation droite dans l'hypothèse de torsion. Enfin il étend plus loin son action. L'excitation qu'il apporte tant aux extrémités nerveuses périphériques centripètes, qu'au système nerveux splanchnique, est de nature à modifier l'innervation de l'organe, et à amener, secondairement, sous l'effort réflexe, la perméabilité du tube digestif. Le massage constitue donc un procédé dont il convient d'user, tout au moins au début (1).

Les *applications chaudes et froides* sont d'une extrême importance dans le cas qui nous occupe. Tout le monde sait combien elles rendent journellement de services dans la thérapeutique usuelle. La chaleur onctueuse du cataplasme, celle de la poche en caoutchouc remplie d'eau bouillante sont trop connues pour que j'insiste. J'ai vu un cas d'occlusion très net chez un jeune homme de 17 ans guérir à la campagne, par la présence d'esprit de son père qui en attendant la visite du médecin, appelé en toute hâte, le plongea, dès le premier vomissement fécaloïde, dans un bain, qu'il réchauffa jusqu'à 42 de-

---

(1) Je rappelle seulement ici que dans un cas d'occlusion j'ai vu agir le massage d'une manière inespérée, par la position du malade sur un plan incliné la tête déclive, les pieds sensiblement plus haut que la tête.

grés. Certaines déterminations douloureuses intestinales sont merveilleusement calmées par des applications locales très froides. On a beaucoup vanté, dans cet ordre d'idées, l'entéroclyse pratiquée avec de l'eau très froide et de l'eau très chaude. Le moyen est utile et on doit le conseiller. Malheureusement, lorsque le siège de l'occlusion est trop élevé, l'excitation propre au froid ou à la chaleur ne peut se transmettre jusqu'à lui et l'effet reste nul.

Toute autre se présente l'action propre à l'énergie électrique, qu'elle s'adresse à une forme spasmodique ou à une détermination paralytique, qu'il s'agisse de modifier l'état des fibres lisses (invagination) ou celui des fibres circulaires (rétrécissement, étranglement volvulus).

L'électricité peut s'administrer, dans le cas d'occlusion, sous plusieurs modalités différentes. Dès 1826, Leroy d'Etiolles dirigeait sur l'intestin le courant de pile. Plus tard, la faradisation donne à Duchenne, (de Boulogne), plusieurs succès. Bucquoy en a signalé un qu'il dut au même courant. J'estime qu'il ne nous est guère permis aujourd'hui d'utiliser la faradisation au traitement de l'occlusion. Toutefois, les auteurs se plaisent à écrire que les courants induits ne produisent sur les fibres lisses qu'une action nulle ou insuffisante. Rien n'est plus faux : j'ai parlé ici même de l'effet contractile manifeste des courants polyphasés sur la musculature des organes creux. On sent, très nettement, chez les sujets maigres surtout, les contractions intestinales comme on perçoit les mouvements de l'estomac, au cours des applications à cet organe de ce même courant. Il est donc indiqué de tenter cette modalité électrique contre l'occlusion ; l'occasion ne m'en a pas encore été fournie, mais je ne doute pas que nous possédions dans le *courant polyphasé* une arme thérapeutique de grande valeur, dans tous les cas de parésie de l'organe. Il est prouvé en effet, que pour mettre en état de contracture les fibres lisses, le courant doit présenter une certaine quantité sous une tension prévue. Or, avec la faradisation l'intensité est presque négligeable. Il en est tout autrement avec l'alternatif, qu'il soit mono ou polyphasé. Avec le courant polyphasé il est possible d'administrer, en applications dorso-abdominales, si les plaques sont de faible densité, jusqu'à 30 et 40 milli ampères avec une force électro-motrice répondant à 25 volts. Ce courant réunit donc merveilleusement les qualités de masse et de tension propices à exciter le système musculaire viscéral. Telle est la conclusion qui m'a déterminé à l'appliquer systématiquement, et à l'exclusion de tout autre, au cours d'une foule de maladies des organes splanchniques, maladies disparates en apparence, mais présentant toutes ce caractère fondamental commun, d'être produites par des désordres connexes de la neutilité et de la musculature.

Lavement électrique. — La méthode électrique généralement dirigée contre l'occlusion intestinale est appelée *lavement électrique*. La technique de cette opération a été fixée par Boudet de Paris. On y a ajouté peu de chose, depuis. Elle est basée sur l'effet d'un courant de quantité interrompu fréquemment et souvent renversé, produisant des contractions péristaltiques plus ou moins énergiques. Le courant est fourni par une pile de 25 à 40 éléments : un pôle est représenté par une large plaque mouillée appliquée sur l'abdomen, l'autre pôle par une sonde en gomme portant un mandrin creux métallique flexible, moins long que la sonde, à travers lequel on fera passer de l'eau salée comme s'il s'agissait d'administrer un lavement ordinaire. Un bock placé à un mètre au-dessus du patient fournit l'eau salée qu'on doit avoir fait tiédir, au préalable. Le pôle intestinal est donc représenté par une masse d'eau salée dont le but est plus compliqué qu'on n'est disposé à l'admettre tout d'abord.

Non seulement, en effet, l'action du courant se fait directement sentir, à travers l'eau, sur les extrémités nerveuses pariétales et sur les ganglions nerveux intra-pariétaux, mais encore, par un phénomène d'électrolyse nécessaire, la décomposition de l'eau salée se produit. Il se forme des oxychlorures à l'état naissant, et comme ces corps représentent de puissants antiseptiques, l'antisepsie du gros intestin se trouve ainsi réalisée. Des mouvements antipéristaltiques portent au loin ce liquide vraiment thérapeutique, et j'ai pu obtenir, dans beaucoup de cas de putréfaction intestinale, de fermentations vicieuses productrices de colite et de selles muco-membraneuses, de véritables résurrections, grâce à ce traitement longtemps prolongé.

L'eau salée n'a pas seulement pour but de conduire le courant en l'étalant sur une large surface, et de déterminer en même temps l'antisepsie de l'intestin. Elle permet d'éviter le plus redoutable accident : l'ulcération, par électrolyse, des tissus. L'électrode intérieure à la sonde est moins longue que celle-ci, et ne peut, en aucun cas, entrer directement en contact avec les tissus.

Quant au mode opératoire il réclame une grande habitude des appareils électrothérapiques et beaucoup de prudence. La plaque et la sonde étant reliées chacune à un pôle de la pile, on ouvre doucement le robinet qui permet l'écoulement de l'eau salée contenue dans le bok afin de purger le conduit intermédiaire de l'air qu'il renferme. Puis la sonde enduite de vaseline antiseptique ayant été introduite dans le rectum aussi loin que possible, on injecte dans celui-ci l'eau jusqu'à concurrence d'un demi-litre. A ce moment on essaye à faire passer le courant en fermant le circuit. Souvent il arrive que, la quantité d'eau injectée n'étant pas suffisante, le milliampèremètre n'accuse aucune déviation. On ouvre alors doucement l'arrivée de l'eau en conservant quatre éléments seulement dans le circuit. Sitôt que l'appareil de mesure accuse une déviation, on suspend l'injection et on fait successivement entrer dans le circuit un nombre croissant d'éléments jusqu'à atteindre, suivant la résistance du sujet, 30 à 40 milli-ampères. On laisse passer le courant cinq minutes avec cette intensité, puis on revient, en diminuant progressivement le nombre d'éléments, jusqu'à 6 m. a. A ce moment on renverse le sens du courant, environ vingt fois de suite et, toutes les vingt secondes. Le malade, dès ce moment, ne peut résister qu'à l'aide de grands efforts, au besoin de défécation. Il convient alors de retirer la sonde et de laisser le patient libérer son intestin.

La débâcle prévue ne se produit pas toujours dans un délai aussi rapproché. Il arrive souvent au contraire que l'irrésistible besoin auquel est en proie le malade ne se traduit que par l'expulsion de quelques gaz et d'une petite quantité de matières. Il faut, dans ce cas, qui est le plus fréquent, laisser reposer le patient pendant quelques heures, et recommencer une nouvelle application aussitôt qu'on jugera dissipée la fatigue occasionnée par la précédente séance. Ce qu'on observe toujours dans l'intervalle, c'est une série de contractions intestinales nettement perçues par le malade qui traduit, ainsi, que l'action neuro-motrice initiale, développée par le traitement, se poursuit lorsque celui-ci cesse d'être appliqué. Dans quelques observations favorables, la débâcle est même survenue plusieurs heures après l'application électrique, témoignant ainsi à quel point la mise en marche de l'intestin avait été primitivement réalisée pour que son action ait pu se poursuivre seule et amener, en se prolongeant, l'effet recherché. C'est là la démonstration que cet effet est vraiment physiologique puisque loin de s'épuiser *in situ*, l'énergie neuro-motrice développée par action réflexe dans les territoires nerveux propres de l'intestin se propage et se poursuit jusqu'à la production du résultat final auquel elle est destinée.

L'éloge de l'électrisation contre l'occlusion intestinale n'est plus à faire. Pratiquée dès les premiers symptômes, elle donne une proportion de guérisons de 95 pour 100. Appliquée tardivement, elle guérit encore 60 malades sur 100. Quelle est la méthode médicale ou chirurgicale qui puisse se vanter de pareilles statistiques ? Offre-t-elle des dangers ? Les ignorants le prétendent. En réalité, elle est parfaitement inoffensive si le médecin qui l'applique en a une suffisante expérience. Sur plusieurs centaines de lavements électriques qu'il m'a été permis d'administrer, je n'ai jamais eu le plus léger accident. Il est cependant admissible que si l'on opère sur un intestin ulcéré, la perforation est possible et la péritonite fatale. C'est là un accident qu'on a observé même avec l'administration des purgatifs : en accuser la méthode électrique serait faire preuve de partialité. D'ailleurs, il arrive souvent qu'au moment où l'on commence trop tard quelque médication que ce soit, contre l'occlusion, la péritonite est déjà déclarée, quand elle n'est pas, elle-même, la cause directe de l'obstruction. Peut-on, dans ce cas, l'imputer au traitement ? Évidemment non, pas plus qu'on ne pourrait prétendre que le passage du courant peut être l'origine d'ulcérations de la paroi intestinale. Le pôle interne est en effet représenté par une large surface, en sorte que la densité du courant n'atteint par centimètre carré qu'une valeur insignifiante, insuffisante à produire l'électrolyse et partant la destruction chimique d'une partie de la paroi.

Comme conclusion, la méthode électrique s'impose en face de tout cas d'occlusion. Il y aurait, pour le moins, imprudence médicale à priver le malade d'un moyen dont l'efficacité est désormais prouvée. Il y aurait presque crime à limiter, de parti pris, la thérapeutique de l'occlusion à l'intervention chirurgicale. Outre que la statistique de celle-ci est déplorable (35 cas de guérison sur 100 opérations) dans l'affection qui nous occupe, le diagnostic de la cause n'étant jamais fait d'une manière certaine, nous avons le devoir de tenter l'électrisation. Récemment encore, M. Aug. Broca lisait à la Société de chirurgie deux observations d'occlusions livrées à l'intervention sanglante dans lesquelles il s'agissait du pseudo-étranglement par paralysie. Heidenhaim en a publié d'autres plus nombreuses dans un travail paru en juin dernier. Il est presque plaisant de voir les chirurgiens éliminer au préalable, sans même la discuter, l'intervention électrique, lutter entre eux d'éloquence pour justifier leur audace, lorsque le ventre ouvert leur fournit la preuve évidente que leur intervention n'était nullement nécessaire. Ce serait plaisant si le tribut de ces audaces n'était pas trop souvent la vie elle-même du malade.

Névroses intestinales. — A la suite de la constipation et de l'occlusion, il convient de placer, dans le cadre des désordres neuro-moteurs atteignant l'intestin, les névroses qui lui sont propres. Un grand nombre de troubles nerveux protopathiques, souffrances ou spasmes, sans lésion anatomique, peuvent l'atteindre. Ces troubles nerveux naissent tantôt sous l'influence directe de substances irritantes, par le fait de leur contact répété avec la muqueuse, tantôt par le fait d'actions réflexes consécutives à des excitations périphériques ou centrales.

Le cadre de ces névroses est vaste : il embrasse à la fois la simple colique passagère et la crise tabétique, la parésie vulgaire et le spasme prolongé qui donne naissance à l'occlusion et à ses terribles conséquences. Eichhorst, de Zurich, et, après lui, André, de Toulouse, les ont étudiées. Kussmaul décrit, sous le nom d'*inquiétude intestinale*, une névrose fréquente, due à un péristaltisme exagéré.

Les accidents neuropathiques de l'intestin sont aisés à comprendre : ils sont pour la plupart d'origine réflexe. Or, aucun organe n'est plus sensible que celui-ci aux influences médiates que lui apporte le système nerveux central ou périphérique. Les influences psychiques ont sur son innervation une action trop connue pour que je m'attarde à la décrire. Les grands plexus splanchniques et particulièrement le plexus solaire réagissent fortement à toute excitation née des régions psycho-sensorielles. Toute impression nerveuse violente est suivie, chez la plupart des sujets, d'une réaction intestinale à double effet. Il se produit sur-le-champ une sorte de shock localisé qui n'est ni une douleur, ni une crampe, qui pourrait se comparer à un fourmillement d'une intensité excessive répandu dans toute la cavité abdominale. C'est là, au degré le plus léger, la seule réaction toute subjective du schock nerveux. Je n'ai pour ainsi dire pas soigné un seul neurasthénique qui ne présentât, à la moindre émotion, ce symptôme de décharge nerveuse sur l'intestin. A un degré plus accentué, les fibres lisses participent au traumatisme nerveux, et alors se produit soit un violent et subit besoin de défécation, soit même une production anormale de sérosité entérique déterminant une diarrhée irrésistible plus ou moins abondante. Tels sont les phénomènes habituels immédiats du réflexe intestinal consécutif à une émotion. Il en est de plus lointaines et de plus graves qui reconnaissent la même cause.

Le professeur Rosenbach, de Berlin, a décrit (1), sous le nom de *dyspepsie d'origine émotionnelle*, une série de troubles graves de nature à compromettre la nutrition, et donnant lieu aux plus sérieux accidents du côté des voies digestives : anorexie, pesanteur, gonflement, borborygmes, oppression, troubles circulatoires, dyspnée. Ici, la constipation alterne avec la diarrhée ; l'hyperesthésie gastro-intestinale devient tellement excessive que la moindre ingestion d'aliments, même légers, est douloureuse. En même temps, l'état nerveux général devient mauvais : le malade souffre de vertiges, d'anxiété, de palpitations ; il se laisse envahir par la mélancolie et la tristesse résultant de l'ischémie cérébrale et de l'hyposthénie générale où le place la dénutrition.

Tel est, souvent, le début des états neurasthéniques. J'ai déjà signalé cette origine pathogénique, souvent méconnue, et si importante cependant, puisqu'elle nous oblige à diriger toute notre attention et tous nos soins vers le traitement de l'intestin qui prend, d'après cette donnée étiologique, une importance considérable dans la thérapeutique générale de la neurasthénie.

La guérison de la dyspepsie intestinale émotionnelle est souvent difficile. Outre le régime qui consistera surtout en potages épais, purées mélangées de viande finement râpée et cuite, riz et pâtes, on utilisera l'eau chaude à l'intérieur sous forme de grogs très légers additionnés de citron. On appliquera, en permanence, une poche d'eau chaude sur l'abdomen. L'entéroclyse donne souvent de rapides améliorations, car la dyspepsie intestinale émotionnelle est fréquemment compliquée de colique glaireuse ou muco-membraneuse.

A l'aide de ces moyens employés concurremment, il n'est pas rare

(1) Rosenbach, *Sem. méd.*, 3 fév. 1897.

de voir l'hyperesthésie et l'hypersthénie intestinale céder en quelques jours, si elles sont de date récente, en quelques semaines s'il s'agit d'un état ancien tendant à la chronicité. A ce moment on doit instituer un régime plus substantiel, afin de réhabituer l'intestin à une alimentation de plus en plus copieuse. Il n'est pas nécessaire d'ajouter que les causes qui déterminèrent l'apparition de la dyspepsie intestinale doivent être avec grand soin écartées du malade. Le plus souvent le milieu familial les a fait éclore : c'est pourquoi se pose si souvent l'indication, préalable à tout traitement, de séparer le patient de sa famille, de l'éloigner de son milieu habituel, de le confier aux soins d'un médecin habile et expérimenté, de l'isoler à demi du monde, dans un de ces cloîtres modernes où l'on pratique des retraites de santé. Outre l'influence morale précieuse dont il disposera, si le médecin appelé à le soigner comprend son rôle, il pourra être soumis aux grands traitements toniques généraux : l'hydrothérapie, l'aérothérapie, l'électrothérapie, etc. Il bénéficiera de la cure par les agents physiques qu'on ne peut réaliser pleinement que dans ces établissements, et en même temps que les déterminations locales de son intestin seront soignées, l'état nerveux général sera l'objet de médications appropriées.

A côté de la névrose émotionnelle et, souvent, comme résultat d'un chagrin prolongé ayant retenti sur le système nerveux splanchnique, je dois placer le phénomène *d'hyposthénie intestinale* décrit par Glénard sous le nom *d'entéroptose*. Il s'agit là d'un complexus anatomo-pathologique troublant la statique abdominale dans lequel le rôle principal appartient à la faiblesse de l'innervation motrice et glandulaire de l'intestin. Le relâchement de la paroi, la diminution de la tension abdominable viennent en second lieu comme causes provocatrices de la chute de l'intestin. C'est principalement à l'atonie intestinale qu'on doit attribuer la flaccidité du ventre, le prolapsus général des organes qu'il renferme.

Le traitement de l'hyposthénie intestinale est le même que celui de la dyspepsie intestinale émotionnelle. La chaleur, le massage, l'hydrothérapie générale chaude, les courants polyphasés en applications dorso-abdominales, et l'exercice en constituent les éléments.

Hypersthénie intestinale. — Un assez grand nombre de névroses de l'intestin se rapportent au phénomène qu'on a désigné sous le nom d'hypersthénie. Il s'agit là d'une modalité réflexe, souvent douloureuse, dont l'origine doit être cherchée tantôt dans la viciation, par fermentation putride, des matières circulant à travers l'intestin, tantôt dans une excitation pathologique soit des centres médullaires qui fournissent les *rami-communicantes* au sympathique, soit des ganglions intra-pariétaux.

L'hypersthénie essentielle est habituellement causée par l'insuffisance des sécrétions ou par leur altération. Soit que la bile et le suc pancréatique ne soient pas déversés dans l'intestin à dose normale, soit que les glandes propres de la muqueuse ne suffisent pas à leur fonction, l'irritation des nerfs superficiels de la muqueuse, et particulièrement des vaso-moteurs, ne tarde pas à amener de graves désordres dans la musculature de l'organe. Ces désordres se traduisent par des contractures répétées, habituellement douloureuses.

Bien que nous ayons peu de données sur le mécanisme réflexe par lequel le système nerveux influence les mouvements de l'intestin, nous savons que tout choc, produit sur l'axe cérébro-spinal, retentit fortement sur les grands plexus abdominaux. Vraisemblablement, le plexus solaire sert de centre à ces réflexes, par l'intermédiaire des pneumogastriques et des splanchniques, les deux grandes commissures nerveuses qui le relient à la moelle. Or, il semble démontré que l'excitation des premiers détermine l'arrêt en relâchement, la paralysie des fibres lisses, phénomène analogue à la diastole cardiaque produite par l'excitation du même nerf, tandis que l'excitation des nerfs splanchniques provoque ou exagère les mouvements de l'organe et amène ainsi l'hypersthénie. On comprend, par ce rapide exposé physiologique, l'action, sur l'intestin, des excitations nées de l'écorce cérébrale et se transmettant, par les pneumogastriques, au système neuro-moteur intestinal, aussi bien que les réflexes ayant pour point de départ les extrémités nerveuses pariétales o . les ganglions intra-pariétaux. Ces réflexes sont à rapprocher de ceux, mieux étudiés, qu'on observe dans les affections stomacales. Ici, nous savons que l'hypersthénie est toujours amenée par des troubles dans la sécrétion. L'hyperchlorhydrie en est, généralement, l'origine. Alors s'établit une lutte entre la musculature de l'estomac et la résistance du sphincter pylorique, ainsi que l'a nettement démontré M. Soupault (1). Or, le

(1) Soupault, *Soc. de thér.*, 10 février 1897.

rapprochement est frappant avec ce qui se passe pour l'intestin. Les
troubles de sécrétion existent également ; l'obstacle, au lieu d'être
un sphincter, est représenté par l'obstacle mécanique que crée la
constipation.

Quand l'hypersthénie siège dans la première partie de l'intestin,
elle amène, entre autres phénomènes permettant le diagnostic de
sténose, le reflux de la bile dans la cavité gastrique. Quelques médecins ont cru voir dans ce phénomène de sténose, origine de la gas-
trosuccorrhée de Reichmann, le résultat constant d'une altération
anatomique, et ils ont livré au couteau du chirurgien des organes
absolument sains, mais frappés d'un état spasmodique consécutif à
l'hypersthénie. Sous le nom de *sténose sous-pylorique*, on a décrit le
symptôme qui représente l'aboutissant du désordre neuro-moteur que
j'étudie, et la statistique des interventions chirurgicales, décidées
d'une manière hâtive, sans avoir essayé le traitement rationnel par
les agents physiques, nous apprend que cette sténose soit pylorique,
soit intestinale, est représentée, sur cent cas opérés, par vingt sténoses
anatomiques contre quatre-vingts contractures spasmodiques simples.

La diarrhée chronique n'est qu'une des étapes terminales de l'hypersthénie intestinale. Dans plusieurs cas qu'il m'a été donné d'observer ou de soigner, cette hypersthénie d'abord paroxystique, souvent
émotionnelle ou consécutive à des travaux excessifs ou à des chagrins
prolongés, était devenue, peu à peu, permanente. Puis s'étaient montrés
du catarrhe intestinal (hypersécrétion des glandes de Lieberkunn)
et plus tard de l'entérite chronique et plus souvent de l'entéro-colite
muco-membraneuse. En même temps les garde-robes présentaient le
caractère nettement acide, témoigné par leur odeur et par la sensation de brûlure coïncidant avec leur passage.

L'hypersthénie intestinale est essentiellement curable. Le devoir
du médecin, avant de confier son malade au chirurgien, est d'user de
toutes les médications qui lui sont offertes ; nous devons même les
avoir épuisées, avant de recourir à une telle extrémité. Or, j'ai entendu
non sans quelque douloureuse émotion, un de nos plus éminents
maîtres, versé plus qu'aucun autre dans l'étude des affections du tube
digestif, venir déclarer à la tribune de l'Académie de médecine
(mai 1897) que toute sténose pylorique ou sous-pylorique est justiciable de l'intervention opératoire. Les chirurgiens eux-mêmes con-
damnent une telle opinion en nous révélant qu'un cinquième seule-

ment de leurs opérés est porteur d'un rétrécissement mécanique, tandis qu'il s'agit, dans les quatre cinquièmes des cas, d'un spasme permanent qui n'est autre chose que le symptôme-témoin de l'hypersthénie.

Quels sont donc les moyens médicaux à opposer à l'hyperexcitabilité intestinale ?

Je me hâte de déclarer que tous les moyens médicamenteux usités contre cette douloureuse affection ont lamentablement échoué. Un seul agent chimique paraît soulager le malade et vaincre le spasme, c'est l'opium. Or, l'opium constipe le malade et accroît encore l'obstacle, point de départ primitif de l'hypersthénie et du spasme permanent. Il convient donc de le rejeter. Sans doute, toute médication favorisant les fonctions sécrétoires du foie et du pancréas, tout procédé de nature à assurer l'asepsie du tube digestif représentent autant de contributions au traitement de l'hypersthénie. Nous savons en effet que celle-ci reconnaît souvent pour cause initiale l'irritation réflexe provoquée par le contact de la muqueuse avec des matières septiques en état de fermentation vicieuse ou de putréfaction.

Mais nous possédons des moyens d'action directs sur l'organe spasmodié. Le massage, la chaleur, l'effet de la douche locale, de la douche interne (entéroclyse chaude), de l'hydrothérapie générale chaude, de l'électricité sous forme de courant polyphasé dans l'hypersthénie simple, de courant de haute fréquence dans l'hypersthénie compliquée de fermentation vicieuse, constituent autant de moyens dont l'efficacité est aujourd'hui appuyée sur des preuves cliniques si solides que c'est commettre une faute grave que de ne pas les tenter. J'ai pu, à l'aide du simple massage vibratoire, pratiqué chez des hypersthéniques intestinaux maigres, vaincre la contracture au bout de quelques séances, et quand le patient a le courage de prolonger son traitement, sans avoir encore connu de récidives depuis plusieurs années.

C'est seulement lorsque tous ces traitements, successivement appliqués, auront échoué qu'il sera permis de s'adresser au chirurgien. Car leur échec même constituera la meilleure preuve diagnostique qu'il s'agit d'une altération anatomique.

L'un des types les plus accusés d'hypersthénie douloureuse est représenté par ce qu'on est convenu d'appeler la *crise intestinale tabétique*. M. Fournier en a donné le premier une description magistrale. Moins étudiée que la crise gastrique, décrite par Charcot en 1868, elle fait partie au même titre que celle-ci de la symptomatologie viscérale de l'ataxie locomotrice.

Le parallèle entre la crise gastrique et la crise intestinale, telle qu'il m'a été plusieurs fois permis de l'observer, est frappant. Le phénomène d'hypersthénie se traduit, d'un côté, par des vomissements répétés parfois incoercibles, de l'autre, par le besoin réitéré de défécation, revêtant un caractère si impérieux que si le tabétique n'y cède pas sur-le-champ, le réflexe chasse rapidement le bol fécal de l'intestin. Cette expulsion brutale s'accompagne d'hypersécrétion et d'hyperacidité, comme la crise gastrique d'hyperchlorhydrie et de gastro-succorrhée.

Enfin, cette hypersthénie est douloureuse, moins peut-être que celle qui affecte l'estomac, dont on a pu dire qu'elle semble dépasser ce qu'un être humain peut endurer de souffrance (Marie). La douleur est souvent plus violente dans un des côtés que dans l'autre, suivant que le plexus le plus atteint est le mésentérique supérieur (côté droit) ou le mésentérique inférieur (côté gauche). Elle peut être localisée au rectum si le plexus hémorrhoïdal moyen est seul atteint. Elle s'irradie, généralement, dans des directions diverses, et les malades la localisent le plus souvent fort mal, bien qu'ils accusent parfois nettement son point de départ. Elle se manifeste sous la forme de coliques, de ténesme.

La crise d'hypersthénie intestinale apparaît brusquement et disparaît de même : elle tend à revenir et à se répéter. Elle affecte parfois une certaine périodicité en se montrant à des intervalles presque réguliers. Sa fréquence est tellement variable qu'on ne saurait rien préjuger à cet égard. Elle laisse à sa suite un état de dépression nerveuse souvent considérable. Le malade conserve pendant plusieurs heures, à sa suite, la face grippée, les yeux excavés, le teint blême. Sa température s'abaisse. Dans deux cas où elle était habituellement de 36,5, je l'ai trouvée, à la suite de chaque crise, même très bénigne, abaissée d'un degré.

Enfin, la caractéristique de la crise tabétique d'hypersthénie intestinale, c'est l'absence de toute cause provocatrice. Elle survient sans qu'aucune des raisons habituelles de nature à provoquer chez les individus en bonne santé les accidents qui l'accompagnent : douleur, diarrhée, puisse être invoquée. Aucun refroidissement, aucun écart de régime, ne peut être incriminé : il s'agit là d'une sorte de décharge neuro-motrice tout à fait comparable aux décharges que présentent ces malades dans les nerfs de la jambe, sous le nom de douleur fulgurante. L'explication de ces phénomènes complexes ne saurait être donnée dans l'état actuel de nos connaissances : nous en sommes réduit à des hypothèses qui ont été exposées sous le titre d'*Electro-physiologie* (1).

On a signalé au cours de l'hystérie et de la neurasthénie des crises d'hypersthénie intestinale dont la symptomatologie se rapproche, sensiblement, de celle qu'on observe dans la crise tabétique. Il s'agit, dans certains cas, au moins, soit de malades à la période préataxique, soit de la combinaison des deux formes de neuropathie : tabès et hystérie, tabès et neurasthénie.

Quelques auteurs ont cependant signalé, au cours de l'hystérie et de la neurasthénie, des crises d'hypersthénie se traduisant par un spasme, une sorte de crampe prolongée d'une anse intestinale, donnant lieu aux phénomènes habituels d'étranglement : ballonnement, douleurs, nausées, ralentissement du pouls, refroidissement. Tous ces symptômes ne revêtent pas le caractère, soudainement grave, qu'on observe au cours de l'occlusion. Toutefois, ils peuvent en imposer pour une affection d'urgence, et plusieurs laparotomies ont été pratiquées sur des hystériques atteintes d'hypersthénie intestinale, de même que d'autres hystériques ont été trachéotomisées pour un spasme laryngé persistant.

J'ai déjà décrit le traitement à opposer à l'hypersthénie, quelle que soit son étiologie. Je n'y reviendrai pas ici, sous peine de me livrer à une redite. Je dois pourtant signaler que dans l'hypersthénie de l'ataxie locomotrice, la chaleur constitue pour ainsi dire la base de toute médication par les agents physiques : chaleur générale sous forme de grands bains chauds, chaleur locale entretenue en tout temps à l'aide de ceintures de flanelle croisée, épaisse et douce, et sous forme de traitement par un sac de caoutchouc rempli d'eau chaude ou mieux de sable très chaud, et appliqué trois fois par jour. Les courants de haute fréquence en application dorso-abdominale m'ont donné des résultats très encourageants, dans cinq cas d'hypersthénie intestinale paroxystique d'origine tabétique. Je les crois merveilleusement adaptés à ce douloureux symptôme. Ils apportent

---

(1) Voyez le chapitre IV de la IIe partie de cet ouvrage.

par leur excitation propre, le calme et un certain degré d'anesthésie à l'intestin en état d'hyperexcitabilité sensitive et motrice. En renouvelant les séances et en les rapprochant aux périodes présumées de crise, j'ai pu diminuer considérablement leur intensité et leur durée dans les cinq cas dont je parle.

En Allemagne, on conseille volontiers contre ces crises le massage et l'eau froide. Je n'ai obtenu du massage aucun bienfait à signaler et l'eau froide a produit, chez deux malades auxquels j'ai dû l'appliquer sur leur demande formelle, à titre d'essai, des accidents vaso-moteurs et nerveux, tout en prolongeant la crise et en favorisant les récidives fréquentes. Je la considère, ici, comme dangereuse.

Enfin l'hypersthénie intestinale reconnaît d'autres causes que des troubles sécrétoires, la constipation ou un état neuropathique antérieur, tel que le tabes. D'autres agents d'une importance presque égale à ceux-ci peuvent la provoquer. Ils sont ou locaux ou généraux. Parmi les premiers je dois ranger les traumatismes directs sur la région abdominale, l'ingestion de substance toxique, l'infection bacillaire localisée : bacille de Koch au cours de la phtisie, coli-bacille à virulence exaltée sous l'empire de causes inconnues, l'helminthiase. Les seconds sont représentés surtout par les auto-intoxications : chloro-anémie, arthritisme, vices de nutrition et par les intoxications générales : plomb, morphine, tabac, alcool.

En dehors des médications spéciales qu'il convient d'opposer à chacune de ces causes provocatrices, l'hypersthénie qu'elles déterminent relève de la thérapeutique par les agents physiques. Est-elle consécutive, par exemple, à un traumatisme de l'abdomen, on ne peut s'appliquer qu'à combattre le symptôme dominant qui constitue la réaction propre de l'organe blessé. Il en est de même dans le cas d'empoisonnement, et j'ai surtout en vue celui qui est produit par les acides énergiques. Quant à l'infection bacillaire, elle relève de médications compliquées : elle détermine, en effet, de l'inflammation et son étude appartient, dans ce travail, au deuxième paragraphe.

L'helminthiase ne paraît guère, de prime abord, relever de la thérapeutique par les agents physiques. Nous verrons, plus loin, qu'il en est tout autrement.

Contre l'hypersthénie ou la parésie intestinale dérivant de la rétention dans l'économie de produits excrémentitiels, notre arsenal de thérapeutique spéciale nous fournit des armes sur la valeur desquelles, je crois, tous les médecins sont d'accord.

Les déviations nutritives auxquelles donnent lieu certaines diathèses, telles que l'arthritisme, quelques affections générales, la chloro-anémie par exemple, ou les intoxications soit accidentelles, soit volontaires (plomb, morphine, tabac, alcool), sont justiciables de l'hydrothérapie, de l'exercice, de l'aérothérapie, du climat d'altitude, de l'électrothérapie, etc...

Je n'ai trouvé nulle part décrite une forme d'hypersthénie intestinale que j'ai eu plusieurs fois l'occasion d'observer chez des *chloroanémiques*. Elle se manifeste avec les apparences d'une douleur à déterminations paroxystiques siégeant à la région abdominale moyenne et s'irradiant des deux côtés et jusque dans le dos. Cette douleur survient par accès d'intensité et de durée variables, se renouvelle d'habitude plusieurs jours de suite pour laisser un intervalle plus ou moins long de calme relatif ou complet. Elle présente toujours un caractère angoissant. Elle ne paraît pas en rapport direct avec les fonctions digestives : qu'elle survienne ou non à la suite du repas, elle ne semble liée ni à la nature des ingesta, ni à des troubles digestifs. Elle est, au contraire, intimement dépendante de la menstruation ; l'accès précède ou suit les règles, et dans le cas d'aménorrhée, le moment où devaient paraître celles-ci. Elle s'accompagne souvent de diarrhée, mais ce symptôme n'est pas indispensable pour caractériser l'hypersthénie intestinale des chloro-anémiques.

Les diverses médications internes que j'ai tentées ou que j'ai vu diriger contre cette détermination spéciale à la chloro-anémie ont lamentablement échoué. Le régime ne saurait suffire à la combattre : il ne constitue pas même un adjuvant à la méthode. La première indication qui se pose, dans le cas dont il s'agit, est de s'adresser à la cause même de l'hypersthénie. On ne saurait douter que l'auto-intoxication, que représente la chloro-anémie, soit l'origine directe des sortes de décharges neuro-motrices dont l'intestin est, ici, le siège. On la soignera par les applications générales d'hydrothérapie, les bains salins chauds, la cure d'air, ou, à défaut de celle-ci pratiquée jour et nuit dans un milieu atmosphérique éminemment salubre, la cure d'oxygène combinée avec la gymnastique respiratoire. On instituera pour la malade une sorte d'entraînement lent et journalier à l'exercice par la marche, le tricycle et plus tard la bicyclette. On se souviendra que la lumière est l'un des principaux éléments du traitement de la chloro-anémie. La malade sera exposée le plus longtemps possible aux rayons du soleil ou tout au moins à la lumière diffuse. Telles sont les grandes lignes du traitement général de la chloro-anémie.

Le traitement local dirigé spécialement contre l'hypersthénie intestinale consistera en applications de courants de haute fréquence renouvelées chaque jour ; en enveloppements chauds de l'abdomen ; en lavages répétés de l'intestin sous forme d'entéroclyse chaude ou mieux froide si la tolérance du malade le permet.

Ce même traitement s'applique à l'hypersthénie intestinale que produisent les intoxications chroniques par le tabac, le plomb, la morphine, l'alcool.

Troubles sécrétoires. — Les sécrétions intestinales sont souvent atteintes dans leur quantité ou dans leur qualité, sans que la cause déterminante de ce trouble puisse être rapportée à une inflammation. On est obligé, dans ce cas, de l'attribuer à une origine réflexe, qu'il s'agisse d'insuffisance sécrétoire ou d'exagération de la fonction.

Par insuffisance sécrétoire, j'ai surtout en vue les troubles de sécrétion des deux glandes annexes les plus importantes de l'appareil digestif : la glande biliaire et la glande pancréatique. Comme les conduits excréteurs de ces deux glandes débouchent dans le duodénum, on a donné à la dyspepsie dont je m'occupe le nom de dyspepsie duodénale. Elle a été magistralement étudiée par M. Albert Mathieu.

Si les altérations du chimisme intestinal nous sont peu connues, les sécrétions biliaire et pancréatique, dans l'état physiologique, ont été l'objet de travaux illustres qui ont définitivement fixé leurs propriétés. Nous savons de même que le suc intestinal proprement dit n'a sur la digestion qu'une influence douteuse et, dans tous les cas, minime. A eux seuls la bile et le suc pancréatique suffisent à assurer le chimisme complet de la digestion vis-à-vis des trois ordres d'aliments : graisses, albuminoïdes, amylacés. Les modifications qualitatives ou de quantité qui atteignent ces deux importantes sécrétions doivent donc avoir un énorme retentissement sur les résultats définitifs de la digestion.

Avons-nous prise, à l'aide des agents physiques, sur ces troubles de sécrétion ? Je n'hésite pas à répondre affirmativement. Bien plus, l'emploi de nos agents constitue vis-à-vis de ces troubles l'unique médication dont dispose la thérapeutique actuelle, celle-ci ne pouvant être raisonnablement établie ni sur les traditions cliniques ni sur des expériences physiologiques souvent contradictoires.

Que l'insuffisance sécrétoire soit liée à un trouble de desquamation épithéliale, de fonte cellulaire, ou qu'elle soit le résultat d'un obstacle spasmodique ou d'une obstruction mécanique des canaux excréteurs, on ne saurait mettre en doute que dans l'une ou l'autre hypothèse le double rôle du système nerveux et de la tension artérielle soit prépondérant dans l'accomplissement normal de la fonction. Or, les agents physiques portent précisément leur action sur ces deux facteurs principaux, générateurs des sécrétions. Ils tonifient l'axe nerveux, augmentent la production d'énergie neuro-motrice, développent les réflexes; ils élèvent ainsi notablement la tension artérielle et, partant, les fonctions vaso-motrices. Ils réunissent donc non seulement les conditions curatives nécessaires à assurer le fonctionnement régulier de la glande hépatique en tant qu'organe sécréteur de la bile et producteur de glycogène, mais encore ils lui permettent d'imprimer au sang qui revient de l'intestin et qui la traverse des modifications essentielles portant sur les matériaux nutritifs absorbés par les radicules de la veine-porte. Ils s'opposent par ce même mécanisme au passage des éléments de la bile dans le sang : l'ictère n'est en effet déterminé que par l'élévation de la pression vasculaire intra-hépatique devenue supérieure à la pression sanguine générale.

C'est ainsi que les agents physiques se montrent si efficaces contre les désordres nutritifs graves résultant des altérations de la circulation intra-hépatique auxquelles on doit attribuer, souvent, l'anorexie, les vomissements, l'abaissement de la sécrétion urinaire, l'état de cachexie due autant à la résorption de la bile qu'à la suppression de son influence sur les fonctions digestives.

L'exagération des sécrétions intestinales est, sans contredit, moins grave que leur insuffisance. Nous connaissons mal les effets de l'hypersécrétion hépatique et pancréatique; ceux de l'hypersécrétion du suc entérique sont mieux étudiés. Ils se traduisent par le symptôme diarrhée.

Il s'en faut que le symptôme diarrhée soit toujours associé à l'inflammation intestinale; on le trouve dans plusieurs états pathologiques ou comme expression d'un écart de régime. Toute perturbation apportée aux fonctions de la peau est susceptible de le provoquer. Il en est de même des émotions vives de toute nature. On le rencontre au cours du tabes et du goitre exophtalmique. Il serait donc anti-scientifique de le rattacher à l'entérite d'une manière absolue comme on est souvent porté à le faire. L'influence du système neuro-musculaire intestinal est seule en jeu en cette circonstance. Elle relève d'un méca-nisme dont le processus est d'une interprétation facile. Sous l'empire d'un réflexe dont le point de départ peut être aussi bien l'écorce céré-brale (émotion) que la surface muqueuse intestinale elle-même (irri-tation toxique) ou la peau (diarrhée, à frigore, des arthritiques), il se produit dans tout le système vasculaire, artériel et veineux, une élévation subite de tension qui amène à la fois une hypersécrétion dans les glandes propres à l'organe et l'obstacle à la résorption des liquides intestinaux. Ces deux causes réunies suffisent à fournir l'explication de toutes les diarrhées inflammatoires ou autres.

Non seulement l'observation quotidienne vient confirmer la réalité de ces vues théoriques, mais la clinique elle-même leur apporte son contingent de preuves. La diarrhée des cardiopathes est justement produite par l'ensemble de ces conditions pathogéniques. L'élévation de la tension artérielle produit, chez ces malades, la stase veineuse dans l'intestin et, consécutivement, le défaut de résorption des liquides du chyle. Il peut se produire, concurremment avec l'hypersécrétion ou le défaut de résorption, de l'hypersthénie, un accroissement de l'activité des mouvements péristaltiques. Mais les deux phénomènes ne sont pas, nécessairement, solidaires l'un de l'autre.

Quant à la diarrhée chronique, celle qui accompagne la plupart des dystrophies nutritives graves, elle est le résultat habituel d'une inversion des phénomènes organiques de diffusion. L'appel de liquides vers la cavité intestinale en est le terme ultime.

Toute diarrhée s'accompagnant d'hypersthénie intestinale le traite-ment à instituer nous est déjà connu. Nous ne devons pas perdre de vue que le moyen le plus énergique qui nous soit offert de modifier l'état neuro-musculaire de l'intestin est de nous adresser à la peau. Tous les agents qui, appliqués au tégument externe, sont de nature à exciter sa vitalité, exercent une action parallèle et symétrique sur la vitalité de l'intestin. A ce titre, l'hydrothérapie, la balnéation, l'élec-trisation statique dont les propriétés spéciales sur l'intestin sont bien connues, mais n'ont reçu aucune explication jusqu'ici, les bains d'air surchauffé, aromatisé avec du pin mugho, des plantes à essence (romarin, lavande, etc.), le massage général — représentent autant d'agents toniques dont les propriétés curatives sur les troubles sécrétoires propres à l'intestin sont hors de doute.

II

MALADIES INFLAMMATOIRES DE L'INTESTIN

J'entends par maladies inflammatoires de l'intestin l'entérite aiguë et chronique, l'entérite des nourrissons et des enfants, l'entérite cancéreuse et tuberculeuse, l'entéro-colite muco-membraneuse, l'appendicite et la dysenterie.

Pathogénie. — Toutes les maladies inflammatoires de l'intestin ont une pathogénie commune. Si nous considérons la plus vulgaire, l'entérite catarrhale, nous la voyons succéder soit à un refroidissement subit, soit à une intoxication, soit à une infection. Il convient d'exposer que la théorie du refroidissement envisagé comme origine d'un grand nombre de maladies est encore à établir. Devant cette lacune de la science, quelques auteurs n'ont pas craint de nier une raison étiologique considérée comme banale et hors de cause avec les théories pathogéniques microbiennes. L'expérience nous enseigne qu'elle n'est pas niable. Une foule d'états inflammatoires succèdent à l'application de cette cause, en effet banale et qui ne préjuge rien : le refroidissement. On ne saurait mettre en doute la relation d'effet à cause. L'interprétation du processus intermédiaire manque, peut-être est-il facile de la mettre en lumière.

Quand ayant très chaud nous sommes brusquement saisis par le froid et que peu d'heures après, parfois instantanément, nous sommes en proie à une diarrhée plus ou moins intense, que s'est-il passé ? L'action brutale du froid étendue à la surface considérable des téguments a déterminé une violente excitation de tout le système nerveux périphérique centripète ; cette excitation s'est résolue, en définitive, en une série de réflexes dont l'un des plus importants est sans contredit celui de la suppression brusque et radicale de la sueur. D'autres se manifestent du côté des organes respiratoires (anxiété, dyspnée), des organes de la circulation (palpitations, pouls précipité), des vasomoteurs (pâleur et sécheresse de la peau), du côté de l'intestin (hypersthénie et hypersécrétion).

Mais ce n'est pas seulement par ce processus réflexe que s'exerce l'action nocive du refroidissement. Dans certaines conditions, dont la connaissance intime nous échappe, le shock produit par la violente excitation périphérique, qui résulte du froid se traduit comme aboutissant ultime par une paralysie du nerf, objet du réflexe. S'agit-il par exemple du pneumogastrique, le malade gagne une pneumonie ; des nerfs splanchniques? il en résulte des accidents gastro-intestinaux souvent graves. Car, le nerf étant placé dans des conditions d'infériorité physiologique, en état de moindre résistance, la diapédèse se fait mal, les fonctions de phagocytose sont ralenties, les sécrétions se tarissent et la porte s'ouvre toute grande à l'infection.

C'est ainsi que certains microbes, tels que le coli-bacille, le bacterium aceti, les amibes, hôtes habituels de l'intestin à l'état normal, deviennent pathogènes ; que d'autres microbes, introduits avec les aliments, mais non détruits par les produits de sécrétion se montrent, soudain, virulents en face de l'atonie résultant de l'inhibition nerveuse produite par le refroidissement.

Tel est le mécanisme habituel suivant lequel se produisent les phlegmasies consécutives au refroidissement. Elles se réduisent donc, en dernière analyse, à une infection et le moment est venu de déterminer si nous avons prise sur celle-ci à l'aide des agents physiques.

Nous devrons examiner en même temps si les agents physiques sont efficaces contre l'entérite déterminée par une intoxication, soit que celle-ci relève de la présence des toxines élaborées par les microbes, soit qu'elle soit causée par l'ingestion de poisons, soit qu'elle doive être attribuée à la présence dans l'intestin de produits qu'y déverse l'inversion des phénomènes de diffusion et l'appel exosmotique des liquides. A cette dernière catégorie de substances toxiques appartiennent l'acide urique dans la goutte, le carbonate d'ammoniaque et l'urée dans l'urémie, et les altérations des sécrétions biliaire et pancréatique.

Contre l'*entérite aiguë des nourrissons*, qu'elle revête la forme fébrile ou la forme algide encore appelée choléra infantile, le méde-

cin ne doit pas se contenter du régime et des médicaments qu'on a
coutume de faire absorber en pareil cas. Outre la diète hydrique
rigoureuse qu'on poursuivra 12, 24, 36 heures, à la suite, on pratiquera le lavage de l'intestin à l'aide de l'entéroclyse. Dès que la
température atteint 39°, dans la forme fébrile, on administrera le
bain froid. Dans la forme algide, il sera donné chaud, additionné ou
non de moutarde. Des frictions énergiques générales seront pratiquées. Si l'entérite revêt la forme chronique produisant les troubles
graves de nutrition étudiés jadis par Parrot sous le nom d'athrepsie,
les agents physiques feront presque à eux seuls tous les frais de la
médication. L'entéroclyse avec ma sonde à double courant, les bains
chauds quotidiens, les bains salins surtout ou le bain d'eau de mer,
si l'on n'a pas à sa disposition les eaux-mères ou leurs sels naturels,
les enveloppements chauds habituels du ventre, la thérapie par l'air,
la lumière, aidée du régime, tels sont les moyens qui viendront à
bout de cet état dont le danger n'a pas même besoin d'être signalé,
puisque les trois quarts des enfants du premier âge qui meurent à
Paris succombent à l'athrepsie.

Entéro-colite. — Après l'entérite des nourrissons vient par ordre
de fréquence l'entérocolite glaireuse ou muco-membraneuse à laquelle
les Allemands ont donné le nom d'entérite folliculaire. On la rencontre aussi fréquemment chez l'adulte que chez l'enfant : la plupart
des états neurasthéniques ne sont que la conséquence de cette affection excessivement répandue. Lorsqu'elle atteint les tout jeunes enfants elle revêt, ainsi que l'a fait remarquer M. Comby, un caractère
souvent grave à type d'infection aiguë. Elle s'accompagne alors de
phénomènes inflammatoires violents, d'une température élevée, de
coliques, de diarrhée abondante et souvent de melœna avec ténesme.
Au contraire, chez les enfants plus âgés elle affecte une forme
torpide subaiguë, comme chez l'adulte. A part quelques sourdes
douleurs intestinales et l'évacuation de selles glaireuses ou muco-
membraneuses l'état de santé générale se maintient avec de sa-
tisfaisantes apparences. L'examen histologique des selles permet
d'y découvrir de nombreux microbes et particulièrement le coli-bacille qui y domine, mais où ces microbes ont perdu de leur nocuité
par contact prolongé avec leurs propres sécrétions, ou la résistance
de l'organe s'est accrue au point de mettre obstacle à la résorption

putride, mais l'état inflammatoire aigu est peu commun chez l'enfant et chez l'adulte. Il n'est pas rare de trouver des sujets porteurs d'entérite muco-membraneuse depuis un grand nombre d'années, chez qui cette affection devenue chronique ne paraît pas compromettre gravement la nutrition.

J'estime qu'elle constitue comme la base et la raison d'être d'un grand nombre d'états morbides tant parce qu'elle met obstacle à l'absorption que parce qu'elle représente un terrain de culture admirablement préparé pour la pullulation des agents infectieux et un foyer de production incessante de toxines dont la résorption fatale provoque et entretient une stercorhémie chronique.

Nous devons donc nous efforcer de la déceler chez les sujets qui en sont porteurs, tout en l'ignorant, et de la soigner sans retard sitôt qu'elle nous est révélée. Quoiqu'elle s'installe assez sourdement, nous pouvons cependant lui assigner deux périodes ; période de début s'accompagnant d'hypersthénie, d'hyperesthésie, et période d'état, sans réactions notables, dont la caractéristique est justement le processus contraire, c'est-à-dire la paresse, l'hyposthénie pouvant aller jusqu'à la paralysie véritable de la musculature de l'intestin, et précédée d'une période d'anesthésie de la muqueuse. Chacune de ces périodes, dont la distinction est facile — ne se ferait-elle que sur le symptôme douleur — est justiciable d'un traitement différent.

Au début, l'entérite muco-membraneuse sera traitée par les applications locales, répétées, de *chaleur* : on y joindra une séance quotidienne, de six à dix minutes, de courants de *haute fréquence* en transfixion dorso-abdominale. Comme l'entérite muco-membraneuse reconnaît pour causes habituelles soit l'inhibition des nerfs et ganglions splanchniques, consécutive à une émotion ou au refroidissement, soit l'inversion du phénomène endosmotique d'absorption, on suscitera, tant dans le domaine vaso-moteur que par des réactions générales appliquées à la peau, le retour de l'énergie neuro-motrice dans les régions viscérales où elle manque. La *douche générale*, l'*électrisation* statique, la faradisation générale seront appliquées, concurremment avec les bains *salins*, le bain de *chaleur sèche* aromatique. L'hygiène sera sévère ; toute émotion sera évitée au malade ; tout refroidissement sera rendu impossible pendant que durera le traitement. Le régime sera surveillé ; on se rappellera toutefois que des idiosyncrasies particulières à chaque malade nous prescrivent d'essayer beaucoup d'aliments avant de fixer leur choix définitif.

Enfin, l'*exercice* et le *massage* seront exécutés non pas par un professionnel, mais par le médecin lui-même. La technique du massage est assez difficile à développer : A cette période, un grand luxe de précautions est nécessaire pour l'exécuter. Je le remplace parfois avec grand succès par la *vibrothérapie* électrique. Il doit être pratiqué modérément, sans déployer de force, en suivant exactement le trajet du gros intestin. Quant à l'exercice, il consiste surtout en une série de mouvements actifs pratiqués par le malade couché horizontalement sur son lit et relevant alternativement les jambes ou le tronc. Il se produit ainsi, quand on ajoute à ces mouvements des renversements sur les côtés, une sorte de pétrissage de la masse intestinale que l'expérience démontre être extrêmement favorable à la guérison de l'entéro-colite muco-membraneuse. — Enfin, on pratiquera quotidiennement l'entéroclyse à l'aide d'eau récemment bouillie, tiède, mélangée de biborate et de carbonate de soude à la dose de deux grammes de chacun.

L'ensemble de ces moyens sera le plus souvent requis pour mener à bien le traitement d'une des affections les plus rebelles et les plus graves, par ses conséquences indirectes sur la nutrition.

Le même traitement s'applique, légèrement modifié, à la seconde période de l'entérite muco-membraneuse. L'entéroclyse se pratiquera avec de l'eau froide au lieu d'eau chaude. Le massage et l'exercice ne varient pas, dans une période ou dans l'autre ; il en est de même pour l'hygiène et le régime. Les grands toniques généraux : douche, électrisation statique, faradisation générale seront également utilisés. Seuls les courants de haute fréquence seront remplacés par les courants polyphasés. Chez quelques malades arrivés à cette période, mais déjà cachectisés, j'ai remplacé, avec grand succès, la douche générale par des lotions rapides pratiquées avec de l'eau froide mélangée d'un tiers de vinaigre de vin pur, à l'aide d'une éponge, sur toute la surface du corps. Je fais recoucher le malade sans l'essuyer. De même, les compresses dites par les Allemands échauffantes m'ont donné quelques succès. Elles sont appliquées très froides, recouvertes d'un tissu caoutchouté ou de taffetas imperméable et le tout est protégé contre la radiation extérieure par un bandage de laine épais.

Il n'est pas rare que l'entérite muco-membraneuse revête chez l'adulte les caractères extrêmement graves qu'elle présente chez l'enfant. Il s'agit, alors, d'une véritable infection produite par résorption de toxines, s'accompagnant d'une température élevée, de violentes douleurs, de diarrhée, d'un état de prostration générale plus ou moins considérable. Les selles renferment un grand nombre de microbes, parmi lesquels le coli-bacille domine : elles sont glaireuses, muco-membraneuses, parfois sanglantes. Elles sont mêlées, dans certains cas, de fragments de muqueuses rubanés. L'autopsie révèle un épaississement et un état congestif considérable de toutes les muqueuses de l'intestin depuis l'iléon jusqu'au rectum, et l'hypertrophie des follicules clos et des plaques de Peyer.

L'aspect clinique de l'infection coli-bacillaire est le plus souvent celui de la fièvre typhoïde ; quand le ténesme et les épreintes dominent, quand les selles sont très fréquentes, cet aspect se rapproche de celui de la dysenterie. Je n'ai pas besoin d'ajouter que dans cette forme grave d'entérite on joindra au traitement par les agents physiques l'antisepsie interne pratiquée à l'aide du calomel, et de l'administration de trois cuillerées à soupe par jour, une le matin, la deuxième l'après-midi, l'autre le soir, d'une solution de trois gouttes de créosote de hêtre très pure dans 100 grammes de véhicule alcoolique.

En cas d'adynamie, on pratiquera des injections sous-cutanées de sérum artificiel ; enfin, on abaissera la fièvre à l'aide de grands bains frais, qui contribueront, pour leur part, par l'excitation tonique qu'ils apporteront au système nerveux central, à susciter l'énergie nerveuse nécessaire à soutenir le malade au cours de cette redoutable infection.

Nous sommes peu instruits sur les conditions nécessaires à établir la perméabilité de l'intestin à l'égard des bactéries. Quelques auteurs, parmi lesquels Arnd, Nepveu, Bounecken, affirment qu'une stase nerveuse, même légère, suffit à rendre l'intestin perméable aux microbes. D'autres, comme Garré, Grawitz, Ritter et Waterhouse prétendent que cette perméabilité n'est possible que lorsque la paroi de l'organe est nécrosée. De récentes expériences, habilement conduites par Makletzoff, paraissent prouver définitivement que la seule hyperhémie veineuse permet le passage des microbes et qu'il en est de même des simples troubles nutritifs de la paroi intestinale, déterminés par la ligature des vaisseaux mésentériques. J'ai tenu à exposer ici ces quelques considérations expérimentales qui suffisent à prouver combien est facile la résorption des bactéries et de leurs toxines. Les conséquences d'une telle constatation sont aisées à formuler : nous devons, par tous les moyens d'hygiène dont nous disposons, préserver notre intestin contre les causes de détérioration ou d'altération qui le menacent, et, d'autre part, quand il est frappé de désordres, même légers, mais durables, l'entourer sans délai de toutes les conditions thérapeutiques dont l'exposé constitue le but de ce travail.

Or, il se trouve que l'intestin est l'un de nos organes le plus délaissé ; les réactions aux désordres trophiques ou fonctionnels qui lui sont propres étant souvent silencieuses et obscures, passent inaperçues ou ne nous préoccupent qu'insuffisamment. D'ailleurs, sa pathologie est encore mal connue ; son chimisme est à faire, malgré quelques études intéressantes de Leven à ce sujet. Nous avons pour son intégrité si peu de ménagements que nous appliquons à sa surface, comme nous le faisons à la peau, les révulsifs destinés à modifier la circulation d'autres organes, considérés comme plus importants, lui faisant ainsi payer, par ce qu'on appelait autrefois une métastase, la rançon du viscère, plus ou moins éloigné, que nous cherchons à guérir. Une telle méthode est, pour le moins, imprudente et en face des preuves manifestes de résorption bactérienne, sous de faibles causes d'irritation de la muqueuse, nous devons nous en abstenir.

Appendicite. — Au cours des récentes discussions qui se sont élevées à l'Académie de médecine au sujet de l'appendicite, il a été prouvé que, dans la grande majorité des cas, celle-ci n'est que la conséquence de troubles gastro-intestinaux. Telle est l'opinion de MM. Reclus, Hayem, Talamon, Du Castel, Legendre, etc. M. A. Robin a démontré que la prophylaxie de l'appendicite peut être réalisée à l'aide du traitement, bien conduit, de la dyspepsie intestinale. Celle-ci peut coïncider, d'ailleurs, avec les apparences d'une bonne santé. Le malade, d'habitude arthritique, conserve son appétit : il présente seulement de la dilatation d'estomac, un peu d'hypertrophie du foie qui est souvent douloureux ou sensible, de la constipation, de l'hyperacidité du suc gastrique. Par suite de fermentations secondaires et de stase des matières fécales anormales, acides, l'intestin irrité, en état d'hypersthénie, s'enflamme. A partir de ce moment, l'entérite ou l'entéro-colite, si le gros intestin est en jeu, se trouve établie. De plus, les analyses ont démontré que les phosphates de chaux et de magnésie se rencontrent dans ces matières à la dose de 7 grammes au lieu de 4 qui est le chiffre normal ; quant à l'azote, alors que l'individu sain en perd par ses garde-robes 8,4 pour 100, le dyspeptique appartenant au type morbide dont il est question ici en rend 12,61. Les causes d'épuisement sont donc, pour lui, multiples, et l'indication d'une médication complète et promptement efficace s'impose, si l'on veut réaliser la prophylaxie de l'appendicite, conséquence assez fréquente de cette dyspepsie. Cette prophylaxie se trouve également réalisée par le traitement de l'entéro-colite muco-membraneuse, source non moins fréquente d'appendicite.

Or, le régime et les agents physiques constituent la seule médication dont cette dyspepsie soit justiciable. Je me suis assez étendu sur le traitement à opposer à l'entéro-colite et à l'hypersthénie intestinale pour n'y pas revenir ici.

Une fois l'appendicite confirmée, son diagnostic différentiel bien établi avec l'indigestion, l'embarras gastrique, la fièvre typhoïde, la péritonite, l'hystérie, la lithiase intestinale, les agents physiques doivent-ils être employés et suivant quel dispositif ? J'ajoute que ce diagnostic est toujours difficile, en raison des modalités multiples de la maladie, de la mobilité de ses symptômes et de leur variabilité. J'ajoute encore que, à part la forme perforante suraiguë avec péritonite purulente et la forme septique d'emblée s'accompagnant de phénomènes généraux d'infection grave, l'intervention chirurgicale hâtive doit être rejetée. A l'aide du régime et des agents physiques nous avons manifestement prise sur l'appendicite. L'action du froid est requise, chez certains sujets, sous forme de poche en caoutchouc remplie de glace, en permanence ; d'autres malades ne supportent que la chaleur. L'un et l'autre doivent être prolongés, sans interruption. Le froid est, sans contredit, préférable. Les applications bi-quotidiennes du courant de haute fréquence lombo-abdominales, la plaque antérieure étant placée au niveau de la région cœcale sont indiquées ici comme traitement de choix. On sait, en effet, que *ce courant a pour propriété, et non des moins remarquables, de provoquer l'antisepsie des milieux qu'il traverse.* J'ai, le premier, signalé cette action microbicide, que nous révèle nettement la désodorisation des garde-robes dans le cas de fermentation intestinale vicieuse et de putridité des déchets digestifs. D'autre part, l'effet analgésiant de ce courant est bien connu.

Si l'on joint à ces deux traitements des conditions d'aérothérapie,

de climat, d'altitude, de paix morale et de repos physique absolu,
on verra l'appendicite rétrocéder, l'empâtement disparaître, la douleur cesser dès les premières applications, les troubles gastro-intestinaux s'atténuer, pour disparaître complètement au bout de quelques jours. Toutefois, dans quelques cas particuliers il est deux modes d'application des agents physiques auxquels j'aurais volontiers
recours : je veux parler de l'entéroclyse et du lavement électrique.
Ces deux procédés sont éminemment propres à amener l'antisepsie
de l'intestin et, d'autre part, ils sont tous les deux producteurs d'énergie, dynamogènes, vis-à-vis des fibres lisses intestinales. Enfin, ils
ont pour principale propriété d'être des évacuants et d'éloigner ainsi
de l'organe la cause même de l'inflammation appendiculaire aiguë, à
récidives, ou chronique.

III

HELMINTHIASE

Ce chapitre se rattache par plus d'un point au traitement par les
agents physiques. A l'aide de ces agents, nous pouvons atteindre le
parasite directement, dans quelque région intestinale qu'il ait fixé
son habitat.

S'agit-il de combattre la présence des oxyures dont le lieu habituel de fixation est le rectum et la dernière partie du colon? Le lavement électrique, suivant la méthode que j'ai eu l'occasion de formuler
en exposant la thérapeutique de l'occlusion, s'adapte merveilleusement à l'indication de détruire le ver *in situ*. J'ai eu souvent l'occasion d'intervenir chez des enfants dont quelques-uns présentaient
certains accidents assez rarement déterminés par les oxyures : phlegmasie de la muqueuse avec sécrétion de muco-pus ; troubles de l'innervation analogues à ceux que produisent les ascarides. Tous étaient
atteints du prurit caractéristique, et deux d'entre eux avaient été
conduits à l'onanisme. Tous les traitements mis en usage : lavements
antiseptiques, santonine, naphtaline, menthol, calomel en supposi-
toires, camphre, etc., avaient produit une amélioration passagère,

Des récidives étaient survenues et l'application du lavement électrique, seule, donna des résultats définitifs. Un seul suffit, généralement; ce procédé a, en effet, la propriété de détruire non seulement le ver, mais ses œufs, qui, protégés par une enveloppe résistante, ainsi que l'a démontré Eichhorst, résistent aux médications habituelles. D'ailleurs, le lavement électrique s'adressant aux moindres replis de l'organe ne laisse aucun point en dehors de son action. Cette condition se trouve doublement remplie par le fait des contractions violentes de l'intestin qui se déplisse successivement sur toute sa longueur et ne permet aucune retraite au minuscule ennemi.

Les ascarides sont plus difficiles à atteindre : logés plus haut dans l'intestin, nous n'avons guère accès sur eux par le lavement électrique. Les moyens médicaux ordinairement usités contre eux suffisent généralement à les expulser. A la rigueur, l'application des agents physiques peut paraître superflue dans ce cas. Il faut se garder, néanmoins, de les rejeter de prime abord : Je possède une observation dans laquelle certains troubles névropathiques protéiformes, bizarres, consistant en sensations anormales, vagues, du côté de l'abdomen, vertiges, illusions sensorielles, troubles d'accommodation, etc., nécessitèrent l'intervention des agents physiques. La douche, des électrisations générales furent employées concurremment : les accidents généraux se calmèrent. Seul l'abdomen demeurait douloureux, et le médecin, croyant à un rhumatisme viscéral, tenta des électrisations locales. Au bout de la troisième séance, le malade, qui avait été soumis à de simples applications de courant faradique énergique, rendit un paquet d'ascarides gros comme le poing d'un enfant. Il m'est arrivé plusieurs fois de rencontrer chez de jeunes enfants et chez des adolescents morts d'une affection inflammatoire ou ayant succombé à des attaques épileptiques pendant l'état de mal, de véritables boules d'ascarides capables d'obstruer la lumière de l'intestin et constituant, en dehors de l'irritation permanente des extrémités nerveuses de l'organe, un obstacle à la circulation des matières. Je suis convaincu que, si l'intestin ainsi embarrassé avait été soumis à un courant électrique adapté à l'excitation physiologique des fibres lisses, tel que l'est au plus haut degré le courant polyphasé, les contractions péristaltiques violentes de l'intestin auraient pu le libérer d'une masse vivante qui pouvait à juste titre être considérée comme une des causes des désordres neuropathiques pour lesquels ces jeunes malades étaient soignés.

Je ne ferai que signaler l'indication d'un semblable traitement contre d'autres parasites intestinaux : l'anchylostome duodénal, fréquent dans l'anémie des pays chauds, et qu'on a retrouvé chez les mineurs employés aux travaux du tunnel du Saint-Gothard — l'anguillule intestinale à laquelle Normand attribue la diarrhée de Cochinchine — le trichocéphale dispar, cause assez rare d'entérite — pour arriver rapidement au traitement du ténia par les agents physiques.

Je n'ai, malheureusement, que deux observations pour appuyer une aussi importante affirmation. Dans les deux cas, il s'agissait de malades présentant, tout entière, la symptomatologie nerveuse concomitante de la présence du ténia. Ces malades, en outre des traitements toniques généraux par la douche, les électrisations générales, la cure d'air, de lumière, de mouvement, etc., reçurent chaque jour des applications dorso-abdominales de courant polyphasé le matin, de haute fréquence le soir.

Non seulement les accidents nerveux généraux cessèrent dans les deux cas, au bout d'un mois de ce traitement, mais l'expulsion du ténia se produisit sans l'administration d'aucun ténifuge. L'un de ces deux malades, un sous-officier d'infanterie de marine, revenant de Madagascar, présentait des attaques épileptiformes, caractéristiques de la présence, dans l'intestin, du ver solitaire.

J'ai eu l'occasion de soigner un troisième cas, chez lequel l'expulsion complète du ver, certifiée par les médecins qui le soignaient, n'avait pas mis un terme aux accidents nerveux graves pour lesquels je fus consulté. Il s'agissait d'un jeune homme de 18 ans qui, à l'âge de 10 ans, rendait dans ses selles des anneaux de ténia. Diverses médications furent tentées à cette époque sans succès en vue de l'expulsion. Six ans plus tard seulement, le redoutable commensal fut rendu, à la suite d'un traitement énergique par l'extrait éthéré de fougère mâle et l'administration de purgatifs violents et répétés. Le ténia conservé est entier. Jamais, depuis lors, n'a paru un seul anneau dans les garde-robes soigneusement observées. Le jeune malade peut donc être considéré comme guéri à ce point de vue. Néanmoins, les graves accidents nerveux, caractéristiques de la présence du ver, se sont maintenus. Ils consistent principalement en dyspepsie nerveuse, vertiges, spasmes divers, prurit nasal, toux spasmodique, inaptitude au travail, moments d'hébétude, amnésie partielle, tristesses, état fréquent d'absorption intellectuelle, et attaques épileptiformes. Le diagnostic d'hystérie doit être rejeté, malgré la présence d'attaques de somnambulisme et d'automatisme ambulatoire ; je n'ai pu constater ni rétrécissement du champ visuel, ni anesthésie sensitivo-sensorielle, ni amyosthénie, ni contractures. Le malade ne présente aucune zone hystérogène.

Ce cas si remarquable de persistance du tableau symptomatique complet de la présence du ténia, alors que celui-ci était depuis long-temps expulsé, présentait une exceptionnelle gravité. Après avoir été soumis à plusieurs traitements, généraux qui n'aboutirent à aucun résultat, qui ne modifièrent ni l'état mental ni l'état convulsif, il me fut confié. J'eus alors l'idée, en me basant sur la pathogénie même des troubles nerveux, de diriger l'excitation électrique sur les plexus abdominaux qui furent primitivement le point de départ de l'irritation des neurones centraux. Je modifiai ainsi, à leur origine, les réflexes morbides qui continuaient, comme sous l'effort d'une habitude acquise, irrésistible, à se traduire par les symptômes initiaux. J'appli-quai à l'intestin les courants polyphasés, chaque jour, pendant un temps progressif de dix à vingt-cinq minutes. Sous l'effort de ce seul traitement, tous les accidents s'amendèrent en l'espace de quelques semaines. Les vertiges disparurent, l'aptitude au travail revint, les spasmes se dissipèrent, la dyspepsie cessa. Les attaques épileptiformes devinrent de plus en plus rares et cessèrent complètement. Dans ce cas comme chez tant d'autres malades, l'application de la thérapeu-tique par les agents physiques, faite rationnellement, suivant la patho-génie même de la maladie, a amené un résultat qu'aucun autre traite-ment n'avait été apte à produire.

Conclusions. — En résumé, les agents physiques appliqués directe-ment à l'intestin constituent une méthode thérapeutique dont la valeur est désormais hors de discussion. Non seulement ils modifient localement les processus morbides si divers qui atteignent le tube digestif, non seulement ils secouent la torpidité musculaire et secré-toire ou l'apaisent lorsqu'elle est exagérée, mais encore ils se mon-trent indirectement des prophylactiques et des antiseptiques de choix parce qu'ils sont vraiment physiologiques. Ils agissent, en effet, par voie de contact sur les sécrétions biliaire et pancréatique, grâce aux

intimes relations nerveuses et vasculaires qui unissent les trois organes solidaires. Ils régularisent l'éjaculation biliaire, et en excitant
la circulation de la grosse glande, vestibule et destructeur des agents
infectieux et toxiques, ils aiguisent la fonction glycogénique et élèvent le taux de l'urée.

Ils font plus encore ; leur action thérapeutique ne se limite pas à
la grande cavité splanchnique. L'excitation physiologique qu'ils portent sur les grands plexus abdominaux ne s'y arrête pas tout entière.
Après y avoir produit son action curatrice (stimulante ou inhibitrice
suivant les cas), elle va se répercuter au loin jusque dans les centres
supérieurs. Par l'intermédiaire du sympathique et du pneumogastrique, elle s'irradie, sous forme de réflexes, sur la circulation et
l'innervation générale. Elle élève le taux de la systole, elle relève la
tension artérielle, ou, au contraire, lutte contre elle, lorsqu'un spasme
permanent ou la dégénérescence scléreuse l'ont exagérée. Par son
action élective sur les vaso-moteurs, elle favorise l'excitation trophique et le redressement des actes assimilateurs de diffusion et
d'endosmose.

La conclusion s'impose ; tant par les résultats thérapeutiques pro-
chains que par leur retentissement éloigné sur les grandes fonctions
de l'économie par l'intermédiaire des plexus nerveux splanchniques,
l'intervention des agents physiques, localement appliqués, s'impose
contre toutes les maladies de l'intestin.

CHAPITRE V

LE TRAITEMENT DE LA CHLOROSE

PAR LES AGENTS PHYSIQUES

La chlorose est, peut-être, de toutes les maladies, celle qui fournit la plus éclatante démonstration de l'efficacité des agents physiques. Avec une harmonie exceptionnelle dans les questions scientifiques, les auteurs nombreux qui ont traité cet important chapitre de la pathologie du sang ne manquent pas de préconiser l'action de l'air, de l'hydrothérapie, de l'électricité, etc. En contradiction flagrante avec eux-mêmes, alors qu'ils accordent à nos agents une prépondérance considérable dans ce chapitre de thérapeutique, ils leur dénient cette prépondérance dans une foule d'affections dont le processus fondamental ne diffère pas, ainsi que nous le verrons au cours de ce travail, de celui qui constitue la raison d'être de la chlorose. J'ai tort de dire qu'ils nient l'efficacité de nos agents dans la plupart des maladies : j'incline à croire qu'ils la négligent, ou plutôt qu'ils l'ignorent.

C'est que pour juger réellement de la valeur de nos procédés thérapeutiques, pour en apprécier l'effet considérable dans la longue série nosologique, il faut acquérir une expérience personnelle. Celui-là seul qui manie chaque jour une arme en connaît les ressources. Et comme une telle étude est longue, difficile, aride, comme elle n'est soumise jusqu'ici à aucun code, et que, à part quelques acquisitions définitives, l'application des agents physiques doit être laissée à l'expérience et au tact du médecin qui les applique, la généralité de nos confrères tend à s'en désintéresser jusqu'à ce que la pression générale du public, née à la fois de l'empirisme et de la constatation des cures uniquement dues à leur application, forcent la main à la masse des praticiens et leur imposent une thérapeutique à laquelle la routine des études médicales ne les ont pas prédisposés.

C'est justement ainsi que les choses se sont passées en ce qui concerne la chlorose. L'empirisme a démontré depuis longtemps que le grand air, la lumière, les modificateurs de la circulation cutanée ont une influence considérable sur la marche de l'affection. Les médecins n'ont fait que réglementer cette tradition. Ouvrez les anciens traités de matière médicale et de thérapeutique ; vous y lirez que la *cachexia virginum* guérit à l'aide de ces agents.

L'accord est cependant loin de se faire entre les tendances thérapeutiques actuelles vis-à-vis de la chlorose et notre opinion. Les médecins qui tiennent la tête du mouvement scientifique contemporain paraissent à peu près d'accord à déclarer que les agents physiques, s'ils constituent une partie importante du traitement de la chlorose, ne doivent cependant être administrés qu'au titre d'adjuvants. Ils consentent, cédant devant l'unanimité des opinions, à accorder quelque valeur anti-chlorotique à la physico-thérapie, mais à la condition qu'elle cède encore le pas à une pharmacopée sur laquelle d'ailleurs tout le monde et nous plus que personne sommes d'accord, mais que je considère comme secondaire tant comme importance que comme moment d'application. En d'autres termes, je chercherai à prouver, dans ce travail, que le premier rang dans le traitement de la chlorose doit être, sans aucun doute, accordé aux agents physiques, tandis que la médication ferrugineuse nécessaire, je ne puis trop le répéter, constitue pour ceux-ci un adjuvant. C'est le renversement des rôles. Cette question présente une importance capitale, non seulement parce qu'elle tend à la réhabilitation si légitime des agents physiques, auxquels elle rend la place qui leur est due, mais encore et surtout parce qu'elle représente la théorie fondamentale du traitement de la chlorose, ainsi que le lecteur pourra en juger.

J'arriverai à cette démonstration en prouvant que la chlorose n'appartient pas, primitivement, à la pathologie du sang ; que l'altération globulaire est, au contraire, consécutive à une déchéance générale de l'organisme, préparée par une tare héréditaire, et éminemment justiciable de la thérapeutique par les agents physiques. J'établirai, d'après mon expérience personnelle basée sur dix-huit observations de malades soignées par moi, que la chlorose présente deux périodes franchement délimitées : l'une de neurasthénie aiguë ou subaiguë, accompagnée, toujours, de phénomènes dyspeptiques ; l'autre d'hypo-globulie ou, plus justement, d'hypo-hémoglobinie, mais que celle-ci est la conséquence directe de la première et que si l'on parvient à enrayer sa marche, la seconde ne se produit pas. Il est inutile de faire ressortir l'importance de cette question nosographique.

Pathogénie. — Le doute n'est guère permis dans le diagnostic de la chlorose. En raison de manifestations identiques de l'épuisement nerveux et surtout de la coïncidence assez fréquente des deux affections, la tuberculose au début et la chlorose ont parfois été confondues. Nous dirons avec M. Huchard qu'une fille est chlorotique lorsqu'elle devient rapidement anémique avec ou sans cause apparente, avec des perturbations menstruelles ou de l'aménorrhée, avec le facies chlorotique si caractéristique, la pâleur, souvent verdâtre de vieille cire, des téguments, une sorte de boursouflement et de flaccidité des tissus, la perversion de l'appétit ou l'anorexie, ou des désordres dyspeptiques douloureux, des troubles divers du système nerveux, l'état d'alanguissement musculaire et d'asthénie générale accompagnée de tristesse, un souffle continu et à double courant des vaisseaux du cou, la petitesse et la fréquence du pouls, des palpitations, une certaine gêne respiratoire et une tendance excessive au refroidissement.

La définition de la chlorose ressort des quelques préliminaires que je viens d'exposer. Je la considère comme une forme, subite ou lente, d'épuisement des fonctions nerveuses de nutrition, portant principalement ses effets nocifs sur les hématies ; comme une dystrophie, d'origine neurasthénique, survenant chez des sujets héréditairement prédisposés, sous l'influence de causes qui servent justement de criterium à ma définition.

Tout d'abord, la question de *terrain* doit nous arrêter. Sur les dix-huit observations de chlorose que j'ai recueillies, je note seize cas où l'hérédité était nettement fâcheuse. Je me trouve ici pleinement d'accord avec M. Saint-Martin, qui a pu démontrer dans une étude clinique des plus intéressantes, que les tares héréditaires de dégénérescence de la nutrition : tuberculose, arthritisme, sénilité, constituent les principaux facteurs pathogéniques de la chlorose. J'y ajouterai l'alcoolisme que j'ai relevé chez les ascendants de deux de mes chlorotiques, et l'épilepsie dont était atteinte la mère de l'une de

mes malades. L'hérédité strumeuse ou tuberculeuse a particulièrement retenu l'attention des auteurs, qui tous la mentionnent comme
une condition prédisposante à la chlorose.

C'est vraisemblablement à cette influence héréditaire qu'il convient
de rattacher les défauts de structure de l'appareil vasculaire auxquels
les Allemands attribuent une importance pathogénique capitale dans
l'évolution de la chlorose. Rokitansky, Bamberger, Virchow ont
décrit comme constante, au cours de cette affection, une sorte d'*hypoplasie artérielle*, véritable arrêt de développement des artères qui se
traduit par un rétrécissement des vaisseaux, un amincissement de
leurs parois qui présentent une pâleur et un état d'élasticité tout
particuliers. Ils ont noté encore des anomalies d'origine des artères,
qui naissent d'une manière asymétrique, bref une malformation
générale de l'appareil circulatoire tout entier, car le cœur est tantôt
exagérément petit, tantôt hypertrophié et dilaté. Il convient, d'ailleurs, de reconnaître que ces malformations héréditaires sont loin
d'être pathognomoniques de la chlorose. Je les ai plusieurs fois rencontrées en dehors de cette maladie, au cours d'autopsies, chez des
sujets des deux sexes, manifestement atteints de tares héréditaires,
mais n'ayant jamais été chlorotiques. L'angustie artérielle ne saurait
donc constituer la base anatomo-pathologique de la chlorose : elle
ne peut servir qu'à établir, par un argument irréfutable, l'importance
pathogénique de la question de dégénérescence au cours de la chlorose et la nature du terrain sur lequel celle-ci évolue.

D'ailleurs, les causes pathogéniques, que je viens d'examiner rapidement, ne suffisent pas à produire la chlorose : elles y constituent
seulement une prédisposition, je dirai presque banale, puisqu'on les
rencontre chez un grand nombre de sujets qui ne deviennent pas
chlorotiques. Il est nécessaire pour que la maladie éclate, qu'une
cause occasionnelle vienne rompre la sorte de compensation établie
par l'organisme à ses propres altérations. Cette cause est très variable,
mais elle est nécessaire à provoquer la maladie : je ne saurais trop
insister sur ce point, qui constitue l'un des arguments décisifs de la
théorie que je soutiens.

Je partage entièrement l'opinion du professeur Dieulafoy qui écrit
que « c'est surtout l'étiologie de l'affection qui donne à la chlorose la
« place distincte qu'elle doit occuper. » G. Sée était également d'avis
que ce qui distingue surtout la chlorose des anémies, c'est son origine.

Or, l'étiologie de la chlorose, c'est l'étiologie banale d'un grand nombre d'affections évoluant habituellement sur un terrain héréditairement déchu.

Nous y trouvons en première ligne l'établissement de la fonction menstruelle. C'est vers ce moment que se manifestent les premiers symptômes de cet état de méiopragie générale, de neurasthénie parfois aiguë que je regarde comme la première période nécessaire de la chlorose. L'organisme débile ne peut, à ce moment, où toutes ses énergies se concentrent vers le travail utérin, faire les frais du surcroît de dépense que lui impose le molimen hémorragique provoqué par le début de la fonction ovarienne. Il succombe dans la lutte qui outrepasse ses forces, et l'état d'épuisement est constitué. Tandis que chez quelques filles cet état d'épuisement, retentissant principalement sur les organes cardio-vasculaires et hématopoïétiques, souvent aigu, entraîne l'apparition de la chlorose, chez un grand nombre il se manifeste par un ensemble de symptômes neurasthéniques, hystériques, anémiques, mais d'où se trouve exclue la dystrophie hématique spéciale à l'affection qui nous occupe. Question de terrain, question d'hygiène générale, question de prédisposition. Il est d'ailleurs fort peu rationnel que les malformations congénitales du système cardio-artériel soient particulièrement influencées par une cause dans laquelle les centres nerveux vasculaires ont une évidente prépondérance, puisque les fonctions menstruelles leur sont directement soumises.

J'ai parlé plus haut d'étiologie banale : c'est bien le lieu de le répéter, car au nombre des causes provocatrices de la chlorose, tous les auteurs rangent avec raison, si on entend par là les causes occasionnelles — le surmenage, les hémorragies, une vive émotion ou un chagrin prolongé, la convalescence, la dyspepsie, le défaut de lumière et d'air, le défaut d'exercice, les intoxications, l'infection, enfin, pour ne rien omettre, le port du corset.

On conçoit facilement que le surmenage, sous quelque forme qu'il se produise, soit une cause provocatrice de chlorose, si on admet avec moi que celle-ci dérive toujours et nécessairement, comme dans les dix-huit cas que j'ai observés, d'un état d'épuisement des forces nerveuses de nutrition. L'origine des forces nerveuses est en effet la même, qu'elles se dépensent en énergie musculaire, intellectuelle ou sensitive. Le surmenage peut revêtir l'une de ces trois formes.

M. Huchard n'a pas manqué de décrire des chloroses d'hiver pour les jeunes filles du monde que l'on astreint dans les villes à un régime intensif de plaisirs et de veilles, et des chloroses d'été pour les jeunes filles de la campagne, obligées de prendre part, pendant la belle saison, aux rudes travaux des champs. On pourrait encore décrire une chlorose sensitive : l'une des malades que j'ai soignées avait contracté sa chlorose à la suite d'un amour contrarié, dont l'obsession la poursuivait jour et nuit sans qu'elle pût s'y dérober.

Le rôle des hémorragies dans la production de la chlorose revêt une importance capitale. Non seulement elles épuisent la jeune fille qui en est atteinte, mais leur action nocive atteint directement les fonctions hématopoïétiques que nous savons participer aux altérations congénitales dans la chlorose. M. Frœlich, de Nancy, a observé que chez un grand nombre de chlorotiques, l'écoulement sanguin des premières règles est peu abondant, mais qu'il est dangereux par sa persistance. Cette ménorrhagie assez caractéristique au cours de la chlorose serait pour l'auteur un épiphénomène de l'affection principale (1). Une vive émotion frappant subitement un système nerveux héréditairement affaibli est capable de le déprimer brusquement et de lui enlever tout ressort, au moins pour un certain temps, dont la durée doit être fort variable, suivant les sujets atteints. C'est bien là le type de la neurasthénie aiguë, ou épuisement soudain de toutes les énergies et particulièrement de celle qui est la première frappée en date et comme importance : l'énergie trophique, la « vis prima » qui imprime aux mutations cellulaires la puissance de la vie, au sens exact du mot. S'agit-il d'un chagrin prolongé, le processus est le même : au lieu de se produire avec soudaineté il est plus ou moins lent, mais son aboutissant, l'état d'épuisement, ne diffère en rien du premier.

C'est encore à l'état de neurasthénie qu'a provoqué une affection fébrile quelconque de longue ou de courte durée qu'il convient de rattacher, comme cause provocatrice de la chlorose, la convalescence.

Quant à l'influence pathogénique de la dyspepsie il importe de l'examiner de plus près, car la plupart des auteurs considèrent comme primitifs les troubles digestifs, alors qu'ils sont manifestement secondaires, ainsi que je l'ai observé chez toutes les chlorotiques que j'ai

(1) Frœlich, *Rev. méd. de l'Est*, 19 nov. 1896.

soignées. J'entends par là non pas qu'ils sont secondaires aux désordres hématopoïétiques qui constituent la base de la chlorose confirmée, mais bien qu'ils sont la conséquence directe de l'état de méiopragie, de faiblesse générale, qu'on trouve au début de toute chlorose et qu'ils évoluent non pas secondairement, mais bien parallèlement à la lésion des hématies. J'ai toujours constaté, en effet, que la dyspepsie avait précédé l'apparition de la teinte caractéristique de la chlorose, de l'essoufflement, et de tous les symptômes cardinaux de l'affection. Je ne nie pas, d'ailleurs, qu'à son tour elle ait un fâcheux retentissement sur la structure du globule et sur la nutrition intra-hématique. Toujours est-il que nous devons la considérer comme une expression simultanée de la neurasthénie pré-chlorotique et non pas comme une cause provocatrice de chlorose.

Quant aux formes de dyspepsies, elles sont les mêmes que celles qu'on signale au cours de la neurasthénie. En effet, d'après le professeur Hayem on rencontre le plus souvent, chez les chlorotiques, de l'hyperpepsie avec augmentation des sécrétions et lenteur des digestions, combinées avec de la dilatation par trouble évolutif. Quelquefois elles présentent, lorsque l'affection remonte à un temps prolongé, de la gastrite chronique à type hypopeptique. Cette forme est beaucoup plus rare.

J'ai décrit, ailleurs, que les troubles de nutrition doivent être suivis dans leurs trois étapes principales : digestion intra-cellulaire, digestion intra-hématique, digestion gastro-intestinale. Il est hors de doute que lorsque l'un des trois grands stades du travail qui doit aboutir à l'assimilation définitive de la matière se trouve altéré, les deux autres doivent nécessairement en subir le contre-coup. En tenant compte de cette vue théorique dont la clinique nous révèle chaque jour la justesse, la dyspepsie doit être envisagée, en face de la chlorose, à la fois comme un agent provocateur et, une fois celle-ci confirmée, comme une conséquence de l'altération des hématies. Ce dernier cas est fort rare comparativement à la fréquence de la dyspepsie neurasthénique de la première période de la chlorose.

Le défaut d'air, de lumière, d'exercice, la privation ou l'insuffisance de l'excitation bienfaisante et nécessaire à l'entretien de la santé qu'apportent à l'organisme les agents physiques ont été à juste titre invoqués comme l'une des causes les plus puissantes de chlorose. Il n'y a pas loin des altérations du sang de la chlorotique à celles de la chlorophylle des chicorées soumises au régime de la privation presque totale des agents physiques. Il n'est pas inutile de rappeler ici que la femme a moins de globules sanguins que l'homme et que ses globules sont moins riches en hémoglobine. Or, la lumière du soleil et l'oxygène de l'air sont nécessaires à la fixation de l'hémoglobine et partant à la vie même de l'hématie, en tant qu'organe d'échanges. Quant à l'exercice, il agit d'une double manière : en favorisant la circulation et partant, le mélange rapide du sang provenant des divers territoires de l'économie, et en suroxygénant le sang. Or, nous ne devons pas oublier que le système cardio-artériel de la chlorotique est par lui-même insuffisant, en raison de l'hypoplasie vasculaire décrite par les Allemands et que je considère comme une forme somatique de dégénérescence héréditaire. Il faut que l'exercice vienne apporter son contingent d'énergie mécanique à cette circulation rendue languissante par l'angustie des vaisseaux, ou bien son cours se ralentit, des stases veineuses se produisent, les parenchymes s'obstruent, la nutrition est ralentie. Cette cause productrice de chlorose : la privation ou l'insuffisance des agents physiques sera mise en valeur lorsque j'en exposerai la thérapeutique

Origine toxique. — Les auteurs ont encore incriminé, comme facteurs importants de la chlorose, les intoxications et l'infection. M. Duclos, de Tours, a appelé l'attention sur les intoxications gastro-intestinales. On a incriminé également les poisons respiratoires qu'on trouve dans l'air confiné, vicié par la présence de substances septiques, de poussières animales en état de fermentation, de produits d'excrétion pulmonaire humaine ou animale, de gaz toxiques provenant d'un éclairage défectueux. A ces diverses causes il convient de joindre l'action hyposthénisante de l'intoxication paludique, de celle qui résulte du fait d'habiter des lieux bas et humides. Dans certaines vallées suisses la chlorose est fréquemment observée. Enfin l'intoxication par l'alcool doit, sans aucun doute, constituer un agent provocateur de la chlorose. Elle est très rare chez les jeunes filles et voilà pourquoi elle n'a pas encore, à ma connaissance, du moins, été signalée. Il en est de même de l'intoxication saturnine, par la morphine, etc.

L'action pathogénique de l'infection ressort plus clairement encore des travaux publiés sur la chlorose. Les cas d'hyperthermie, au cours de la chlorose, ne sont pas rares : H. Mollière décrit même cette forme comme fréquente. Elle répond à la « *febris alba virginum* » des anciens, et atteste clairement que la pathogénie de la chlorose relève, dans ce cas, d'une infection. M. Charrin a démontré, d'ailleurs, que, dans certaines conditions, les produits toxiques que doit normalement éliminer le sang des règles, étant retenus dans l'économie, sont susceptibles de déterminer une toxhémie grave à laquelle l'auteur rapporte uniquement l'origine de la chlorose. Obéissant à une conception pathogénique parallèle de la chlorose, MM. Spillmann et G. Etienne, de Nancy, ont préconisé le traitement de cette affection par des ovaires de brebis. Ils attribuaient à la chlorose une origine toxique génitale. La tentative de M. Blondel, qui administre à ses chlorotiques du ris de veau cru, à raison de dix grammes (1) par jour, répond encore à la théorie de l'infection.

Tous les auteurs sont d'accord pour reconnaître au sérum du sang, devenu toxique, une influence destructive sur l'hématie. Pour M. Hayem, un processus infectieux quelconque, même banal, peut faire éclore la chlorose chez un sujet prédisposé. M. Clément a soutenu au congrès de Lyon, en 1894, que la chlorose relève de l'infection. Il appuyait son opinion sur le fait constant, au cours de cette affection, de l'hypertrophie de la rate. D'autre part, le sang des chlorotiques renferme de nombreux micro-organismes. Enfin, toutes ou presque toutes les chlorotiques sont albuminuriques ou peptonuriques. Non pas que cette albuminurie soit le symptôme certain d'une néphrite : elle n'est que l'indice d'une irritation du rein obligé d'éliminer de nombreuses toxines. Elle représente le type des albuminuries dyscrasiques. Toutefois, lorsque la maladie n'est pas jugulée à temps, ou lorsque les médications qui lui sont propres n'ont pas été assez promptement mises en œuvre, il n'est pas très rare de voir la néphrite s'installer et conduire la malade, ainsi que M. Hanot en a rapporté un cas, à l'urémie (2), urémie qu'on peut appeler chlorotique, résultant du passage d'une urine hypertoxique à travers le filtre rénal. Ces preuves, et d'autres faciles à établir, nous obligent à admettre l'infection comme agent provocateur important de la chlorose. J'incline cependant, à croire que cette infection du sérum sanguin doit être

(1) Spillmann et G. Etienne, *Soc. de thérap.*, 7 avril 1897.
(2) Hanot, *Soc. méd. des hôpitaux.*

singulièrement favorisée, sinon provoquée de toutes pièces, par l'état d'épuisement qui représente le premier stade de toute chlorose. Des expériences récentes ont démontré que l'infection produit particulièrement ses effets dans les domaines organiques où l'influence tonique du système nerveux est affaiblie. C'est ainsi qu'elle se montre surtout dangereuse chez les sujets fatigués, chez les surmenés, où la tension neuro-motrice est déprimée. De même, si on diminue ou si on supprime l'influence d'un nerf chez un animal, l'infection est favorisée dans le territoire soumis à ce nerf. C'est par l'infection qui accompagne chaque maladie fébrile et la toxhémie spécifique qui en résulte, qu'il convient d'interpréter l'action pathogénique, signalée plus haut, de la convalescence vis-à-vis de la chlorose.

Plusieurs autres causes provocatrices de la chlorose peuvent être encore incriminées, en dehors de celles que je viens d'exposer. L'une des chlorotiques soignées par moi était devenue malade à la suite de privation volontaire d'aliments qu'elle s'imposa durant plusieurs mois de suite, dans le but de se faire maigrir. Elle avait joint, il est vrai, à ce régime d'abstinence délibérée, l'ingestion quotidienne de vinaigre à dose progressive et jusqu'à environ 100 grammes par jour. N'est-il pas vrai, d'ailleurs, qu'il s'agissait là d'un cas de dégénérescence tout à fait indiscutable et venant à l'appui de la théorie que je soutiens.

Au même ordre d'idées appartient le fait trop fréquent des jeunes filles qui, échappant au contrôle maternel, se serrent à l'excès dans leur corset. Toute banale et singulière que puisse paraître de prime abord cette cause pathogénique de chlorose, il convient de ne pas la rejeter de parti pris et des cliniciens expérimentés lui accordent une importance qui, pour être de second plan, mérite d'être examinée. O. Rosenbach (1) n'hésite pas à attribuer à la gêne des vêtements, combinée avec l'évolution génitale, le nombre croissant de chloroses qu'il a l'occasion d'observer. Par la compression qu'exerce le corset sur les organes thoraciques et abdominaux, le jeu de la respiration se trouve diminué, l'hématose est mal assurée. D'autre part le foie qui se trouve directement en rapport avec la partie la plus constrictive du corset qui le coupe, dans un plan horizontal, en deux segments visibles à l'autopsie chez certains sujets, le foie, dis-je, se

____

(1) Rosenbach, *Deutsche Med. Zeit.* no 31.

congestionne, s'hypertrophie, devient insuffisant à sa tâche à la fois comme producteur de glycogène et surtout comme destructeur de microbes et agent d'antisepsie. De son côté, E. Meinert (1) attire l'attention sur un symptôme qu'il a toujours observé chez les chlorotiques et qui cependant n'est pas signalé par les auteurs ; ce symptôme est la ptose gastro-intestinale, à laquelle l'auteur attribue un rôle important dans la production de la chlorose ; voici d'ailleurs comment les choses se passeraient. Le corset amène chez les jeunes filles l'abaissement du foie qui à son tour vient presser sur l'estomac et l'abaisser ; cette gasto-entéroptose s'accompagne de troubles de l'hématopoïèse. La prédisposition aux manifestations de la ptose est favorisée par l'exagération de l'excitabilité des centres ganglionnaires qui innervent les organes abaissés. Quant à cette exagération de l'excitabilité, elle est due, à son tour, à la tension et à l'irritation des plexus sympathiques allant des centres ganglionnaires aux organes abaissés, centres placés dans l'adventice des vaisseaux afférents. Cette tension est absolument inévitable pendant la gastroptose en raison de la situation fixe de l'estomac au voisinage des plexus solaires ; de là aussi irritation des rameaux qui innervent la petite courbure. Il en résulte des douleurs à la région xiphoïde dont se plaignent presque toutes les chlorotiques et qu'on prend à tort pour des douleurs gastriques. Ces sensations douloureuses sont généralement localisées aux plexus nerveux préaortiques.

L'excitabilité exagérée de ce centre n'est pas seulement due à la tension des plexus, mais encore à la modification qui en résulte dans la situation topographique de l'estomac et qui est due à la ptose de ce dernier. Les sensations anormales localisées aux régions iliaques, les viscéralgies, les douleurs dans les organes pelviens, tous ces troubles se passent dans la zone de distribution des filets nerveux provenant des plexus sympathiques irrités et surtout du plexus solaire.

L'excitation sympathique des centres respiratoire et phrénateur du cœur, si fréquente chez les chlorotiques, et du centre des vomissements, plus rare, s'explique par le rapport entre le pneumogastrique droit et le plexus solaire. Les troubles nerveux réflexes tels que les migraines, les névralgies intercostales, etc., s'expliqueraient,

____

(1) Meinert, *Sammlung Klin. Vortr.*

grâce aux nombreuses anastomoses entre les systèmes nerveux sympathique et cérébro-spinal.

En se basant sur ces faits, E. Meinert considère la gastroptose comme un trouble local et comme la cause première de la chlorose, puisque cette ptose provoque une irritation du plexus solaire qui régit la fonction hématopoïétique de la rate. La chlorose n'est donc plus qu'une anémie secondaire, au point de vue de l'altération du sang, et *n'est qu'une névrose au point de vue de la pathogénie;* elle ne constitue nullement une entité morbide. C'est un des nombreux complexus symptomatiques par lesquels se traduit le vice de position des organes abdominaux ; la gastroptose n'aboutit à l'entéroptose qu'en cas de manque de place dans la région sous-phrénique, consécutif à des changements temporaires ou permanents (corset) de la forme du thorax.

N'est-ce pas là un nouvel appoint à la théorie de l'épuisement nerveux, générateur de la chlorose? On sait, en effet, que la ptose des organes relève directement de l'état neurasthénique dont elle représente l'un des symptômes les plus habituels.

Pour résumer ce long paragraphe concernant l'étiologie de toutes les causes invoquées, à juste titre, comme provocatrices de la chlorose, aucune n'est pathognomonique à cette affection. Elles sont toutes banales, quelconques, à ce point de vue spécial. Au contraire, nous les voyons toutes, en particulier, capables de produire, de toutes pièces, l'état de neurasthénie, la méiopragie générale qui constitue le premier stade de toute chlorose et qui est nécessaire à la provoquer.

Est-il nécessaire d'étayer ma théorie pathogénique de la chlorose sur la réfutation des diverses hypothèses qui ont été formulées pour tenter d'expliquer son origine? Ces hypothèses ont été réduites à néant dans diverses discussions scientifiques et les auteurs qui traitent la question n'en font pas même mention. C'est ainsi que pour M. Blondel la chlorose éclate dans l'interrègne qui s'étend entre la fin de la fonction thymique et le début de la fonction ovarienne. Suivant l'auteur, certaines substances toxiques produites par la glande thyroïde seraient détruites par le thymus. Outre que l'hypothèse de cette sorte de phagocytose est purement gratuite, il faudrait admettre que bien peu de sujets sont frappés, quoiqu'un grand nombre se trouve dans des conditions parfaitement similaires.

D'autres preuves non moins éclatantes viennent encore apporter à la théorie que je soutiens une importante contribution. L'association si fréquente de la chlorose avec des affections rentrant nettement dans le cadre des dégénérescences héréditaires, en est une. On la trouve souvent coïncidant sur le même sujet — j'ai dit plus haut que les ascendants ou les collatéraux les présentaient fréquemment — avec les névroses, les tics, les diverses formes de chorée, l'hystérie, l'épilepsie. M. Lemoine, de Lille, a écrit sur ce sujet une très instructive monographie.

Trousseau considérait la chlorose comme « une maladie nerveuse causant l'altération du sang », plutôt que comme « une cachexie produisant des désordres nerveux » (1). L'illustre clinicien avait, sans la définir catégoriquement, établi la réalité de cette période neurasthénique, première en date et en importance, qui caractérise le premier stade de la chlorose. Appuyé sur une telle autorité je n'ai pas craint d'exposer mon opinion, basée sur l'unanimité des observations que j'ai recueillies dans ma pratique journalière.

« La chlorotique écrit, d'autre part, mon éminent maître le professeur Dieulafoy, est triste, mélancolique, instable et bizarre; elle se plaint de maux de tête, de vertiges, d'éblouissements, d'insomnie, de rêvasseries, de névralgie faciale et intercostale. Elle est *toujours fatiguée*; souvent elle se sent prête à défaillir; le moindre exercice, la moindre émotion l'essouffle, accélère sa respiration et provoque des battements de cœur. Ces palpitations sont parfois violentes et surviennent sous forme d'accès ». N'est-ce pas là le tableau saisissant de certaines formes de neurasthénie greffée sur un terrain héréditaire, et sur quelles assises plus solides pourrions-nous édifier notre pathogénie de la chlorose? Disons donc que la chlorose est une dystrophie hématique directement engendrée par l'épuisement nerveux; qu'il faut bien se garder de la confondre avec l'anémie et qu'elle participe à la fois de la pathologie du système nerveux par sa première période, de celle du sang par sa seconde. L'élément dyscrasique et l'élément nerveux sont forcément subordonnés l'un à l'autre. La chlorose représente le type morbide né de cette double association.

Traitement. — Le traitement de la chlorose se déduit aisément

<hr>

(1) Trousseau, *Clinique médicale de l'Hôtel-Dieu*, tome III, p. 283.

des considérations qui précèdent, touchant son origine. Nous savons qu'elle présente deux stades distincts ; le premier, ou stade neurasthénique, caractérisé par l'état d'épuisement général de toutes les fonctions, préparé par une influence dégénérative héréditaire, évolue à la suite d'une cause ordinairement banale : hémorrhagie de la puberté, surmenage, privation de l'excitation physiologique propre aux agents physiques : air, lumière, mouvement... Le second stade ou stade d'hypo-hémoglobinie déterminé par des altérations des hématies, pathognomoniques de la chlorose confirmée, ce dernier stade étant d'ailleurs la conséquence des troubles nutritifs directement produits par le premier.

Ainsi envisagée, quelle est la médication de choix à appliquer dans chacune des deux périodes ? Y a-t-il un traitement prophylactique à la chlorose ? C'est ce dernier point qu'il convient d'envisager avant d'aborder le traitement proprement dit.

Prophylaxie. — Je n'hésite pas à dire que le médecin éclairé et prudent peut prévenir l'éclosion de la chlorose chez la plupart des sujets qui en sont menacés, s'il se sert des armes que nous mettons à sa disposition. Nous savons, en effet, que celle-ci n'évolue que sur un terrain prédisposé par des influences héréditaires ; que ces influences, même, ont besoin, pour servir de base à la maladie, de recevoir le schock soudain ou la lente poussée d'une cause occasionnelle. Or, j'ai soutenu, avec maintes preuves cliniques en mains, que l'application rationnelle des agents physiques est capable de modifier favorablement un terrain vicié par des influences héréditaires. J'ai démontré que l'imminence morbide créée de toutes pièces par la dégénérescence constitutionnelle, triste héritage légué par les ascendants, peut être, grâce à cette médication habilement conduite, totalement conjurée. Dans ma pratique spéciale où j'ai observé nombre de sujets marqués du sceau héréditaire, il m'est arrivé de constater les favorables effets des agents physiques dans ce cas et d'assister même à de véritables résurrections dues à leur unique influence.

Le médecin d'une famille ne peut ignorer les tares créées par l'hérédité : son rôle doit consister plus à en prévenir le retentissement sur les descendants qu'à en guérir les manifestations lorsqu'elles ont apparu. Or, le début de la chlorose est le plus souvent insidieux et lent. Piuoux, Trousseau, Botkine, Hayem ont bien décrit des cas de chlorose survenant subitement sous une cause violente et soudaine. Ces exemples sont des plus rares. Le médecin ne craindra pas de soumettre la jeune fille qu'il soupçonnera menacée, à un traitement multiple, préventif, par les agents physiques. Il prendra ainsi les moyens d'éviter l'apparition de la période neurasthénique, génératrice de la chlorose confirmée.

C'est en grande partie à cette conception prophylactique de la chlorose et de beaucoup d'autres affections dégénératives qu'obéit jadis Dujardin-Beaumetz en recommandant, sous le nom d'*hygiène thérapeutique*, l'application méthodique des agents physiques Le mot a fait fortune, bien qu'il ne réponde à rien dans la réalité, et que l'association des deux termes don 4 est composé constitue une véritable antinomie, le premier représe nt l'art de conserver la santé, tandis que le second répond à celui de rendre lorsqu'elle est perdue.

Quoi qu'il en soit et pour ne retenir qu l'idée directrice de son promoteur, il est hors de toute contestation que nous pouvons redresser une défectuosité héréditaire à l'aide de nos agents. Pourrait-on prétendre à réduire les malformations organiques par exemple l'angustie artérielle, dans le cas de chlorose? Évidemment non. Mais le but à atteindre n'est pas tant de redresser l'organe que d'améliorer la fonction. Et si vous rendez à votre chlorotique l'énergie circulatoire compensatrice de la lésion matérielle, vous l'aurez sauvée. C'est justement cette énergie compensatrice que les agents physiques, combinés et méthodiquement appliqués, sont aptes à restituer, lorsqu'elle est abaissée au-dessous de son niveau normal. Or, cet abaissement des énergies vitales, de la force neuro-motrice, représente précisément la manifestation primordiale et constante de l'influence héréditaire. Et c'est ainsi que nous avons prise sur celle-ci. Un tempérament lymphatique, une constitution molle chez une jeune fille aux environs de la puberté, alors qu'on peut relever chez les ascendants la tuberculose, le lymphatisme, l'arthritisme, la sénilité, il n'en faut pas plus pour instituer d'office, à partir de l'âge de douze ans, et par séries de deux mois à raison de trois séries par an, un traitement mixte par l'hydrothérapie, l'oxygène sous pression, l'électricité statique, les bains salins, la cure d'air. En même temps, l'hygiène générale sera minutieusement surveillée; tout surmenage, de quelque côté qu'on le soupçonne, sera évité. Les conditions d'aération, de lumière, d'alimentation seront l'objet de véritables prescriptions médicales. On surveillera particulièrement la chambre à coucher souvent trop petite, avec un cube d'air insuffisant, ou encombrée de meubles, de tentures et de bibelots. Je réponds que chez la jeune fille, soumise à une telle direction et à un traitement aussi actif, il est impossible de voir apparaître la moindre marque du sceau héréditaire, et j'affirme, pour en avoir vu réaliser l'expérience, que la chlorose ne surviendra pas.

Il ne faut malheureusement pas oublier que de tels soins prophylactiques ne sont pas à la portée de tous les sujets en imminence de chlorose, et que d'ailleurs celles à qui ils sont offerts seront souvent loin d'en profiter. Il y aura donc de longtemps encore des chlorotiques. Comment convient-il de les traiter ?

Première période. — Prise tout à fait au début, la première période de la chlorose ou période neurasthénique est facile à combattre ; on enraye ainsi le mal à son origine. J'ai pu arriver à temps chez deux de mes malades : les lésions des hématies n'étaient pas encore installées ou l'étaient à un faible degré, ainsi que l'indiquait la teinte caractéristique des téguments. Dans ces cas légers, bénins par leur peu d'ancienneté, j'ai fait consister le traitement dans les applications suivantes :

Chaque matin et chaque après-midi (10 h. et 5 h.), une douche générale chaude ;

Chaque jour à 4 heures, une séance de quinze minutes d'électrisation statique ;

Repos, coupé par un léger exercice, prescrit comme lieu et comme durée.

Je joins à ce traitement par les agents physiques, du fer sous forme d'oxalate de fer et mêlé à la magnésie (cachets du prof. Hayem), ou de tartrate ferrico-potassique. Je crois, en effet, utile de donner du fer dès la première période : je m'expliquerai à ce sujet.

Première période. — Le premier stade est-il nettement installé et nous trouvons-nous en face d'une neurasthénie franche, caractérisée par un état de dépression de toutes les forces, la pâleur spéciale pré-chlorotique, la tristesse, les accidents dyspeptiques ? Il faut agir sans tarder. Le traitement sera le suivant :

Chaque matin, vers 10 heures, et chaque après-midi, vers 5 heures, une douche générale chaude ;

Chaque matin et chaque après-midi, vers 11 heures et 6 heures, inhalation d'atmosphère artificielle suroxygénée, aromatique, sous pression;

Chaque jour, vers 4 heures, une séance de quinze minutes d'électrisation statique précédée d'un bain de lumière;

Repos coupé par un léger exercice, matin et soir, avant et après les traitements, prescrit comme lieu et comme durée ;

Position horizontale au lit douze heures, à la chaise longue six heures ;

Vie au grand air, en pleine lumière ;

Aération continue, fenêtre entr'ouverte la nuit.

A cette période de la chlorose, le régime doit être institué tel qu'on le continuera plus tard : 500 gr. de lait, 5 jaunes d'œufs, 200 gr. de viande, surtout du mouton et de la volaille, 250 gr. de pommes de terre, 200 gr. de lentilles, 300 gr. de farine d'avoine. Pas de vin. La malade doit boire en mangeant une tisane chaude, de préférence du thé noir très léger, à la dose d'un litre et demi par jour, ou la même quantité d'eau d'Orezza.

Si les phénomènes dyspeptiques sont assez accusés déjà pour nécessiter un traitement particulier, on recourra aux massages abdominaux de l'estomac et de l'intestin qui, joints au traitement prescrit plus haut, aura raison des désordres gastro-entériques qui à cette période sont généralement très bénins.

Par repos, il convient d'entendre souvent, à cette période d'épuisement général des forces de l'économie, la soustraction complète de la malade à toute cause de fatigue, à toute émotion, à toute impression gaie ou pénible, en un mot la vie pour ainsi dire végétative, exempte des mille petits tracas ou soucis de l'existence habituelle. Cette condition ne peut s'obtenir que si la malade consent à se séparer momentanément du monde et des siens, si elle se retire dans un de ces cloîtres de santé qui sont au repos du corps ce qu'est la retraite du cloître religieux au repos de l'âme. Non pas que je sois partisan de l'isolement absolu, plus souvent nuisible qu'utile en ce qui regarde les chlorotiques. La malade peut être autorisée à vivre, dans sa retraite thérapeutique, entourée de l'affection de la personne pour laquelle elle en manifeste, elle-même, le plus : sa mère, son père, un frère, une sœur, une amie. Mais il faut que cet ange gardien consente lui-même à s'isoler, à ne communiquer avec l'extérieur que le minimum possible, et qu'obéissant strictement aux prescriptions du médecin, il se fasse son auxiliaire de toutes les minutes. Là, la jeune chlorotique doit trouver dans le médecin de l'établissement un guide éclairé, dont l'expérience, les conseils médicaux bi-quotidiens, et l'influence morale, dans une fréquentation incessante, constitueront un précieux appoint à sa guérison. Ainsi se trouvera complétée la mission du médecin de la famille, qui, reculant les limites de l'art de guérir, ne bornera pas son rôle, trop effacé désormais, à libeller à chaque visite une prescription plus ou moins fantaisiste, en l'efficacité de laquelle sa foi est le plus souvent nulle. Tissot disait déjà : « On « peut se montrer grand praticien sans ordonner de médicaments; « le meilleur remède est souvent de n'en prescrire aucun. »

Traitement mixte. — Il en est un cependant qu'il faut prescrire, à mon avis, dans toutes les périodes de la chlorose : c'est le fer. Il convient, en effet, de conserver toujours présent à l'esprit, en face du traitement de cette affection, que le trouble dystrophique fondamental produit par l'état d'hyposthénie générale, d'épuisement de l'énergie neuro-motrice, est caractérisé par une fragilité toute spéciale des hématies à toutes les causes de destruction, par l'abaissement du taux de l'hémoglobine et l'altération de celle-ci, amenant comme conséquence immédiate l'insuffisance de saturation du sang par l'oxygène. Cet état de l'hématie privée d'hémoglobine est un peu comparable à l'état fœtal et détermine la pauvreté des échanges respiratoires et des combustions organiques. Or, le fer représente une partie constitutive importante de l'hémoglobine : il entre dans sa composition pour 0,43 pour cent. De plus, il favorise, par sa présence, la formation de celle-ci et contribue, pour une large part, aux échanges d'oxydation dont l'hématie est le siège. Il a justement pour but de remédier à la fragilité du globule sanguin, de le perfectionner dans sa forme, dans ses dimensions, enfin il aide à son évolution. Dans la chlorose, en effet, les globules rouges sont produits en aussi grand nombre qu'à l'état normal, mais leur tendance physiologique à se transformer en globules rouges adultes est diminuée. Ils restent à l'état d'hématoblastes. D'autre part, le propre de cette affection est de déterminer un défaut d'adhérence de l'hémoglobine au stroma globulaire, une fois le globule parvenu à l'état adulte, en sorte que celle-ci, répandue dans le sérum, est transformée par le foie et éliminée ensuite par la sécrétion urinaire.

La masse totale du sang chez l'adulte renferme trois grammes de fer. Or, ce chiffre descend dans la chlorose, d'après le travail du professeur Hayem, jusqu'à un gramme cinquante et, quelquefois, dans les cas graves ou prolongés, jusqu'à 0,75 centigrammes.

Il faut donc, dans le cas de chlorose, fournir du fer au globule. J'en donne dans ma pratique, aux trois périodes de l'affection : pendant la première période ou stade d'épuisement nerveux, pendant la deuxième, ou période de déglobulisation, pendant la troisième, ou stade de réparation. Quand l'état des organes digestifs ne me permet pas de l'administrer par la bouche, je le fais tolérer à ma malade en injection dans le rectum, mélangé avec un jaune d'œuf et quelques gouttes de laudanum, ou je l'administre en injection hypodermique, sous forme de citrate ou d'arséniate de fer.

On ne saurait soutenir cependant que l'unanimité règne dans l'opinion des auteurs au sujet de l'administration du fer contre la chlorose. Pour M. Hayem, qui n'admet dans cette affection que deux périodes : période de déglobulisation, période de réparation, le fer doit être donné dès le début et continué jusqu'à la guérison. M. A. Robin (1) considère le fer comme utile seulement à la deuxième période. Il pense qu'on doit se baser, dans son administration, uniquement sur la chimie des échanges. Le fer, accroissant les oxydations, doit être donné avec succès quand l'oxydation azotée est diminuée, dans les cas où son coefficient tombe, comme dans certains exemples, de 80 ou 82 0/0 à 75 0 0. On doit, au contraire, ne jamais le prescrire aux chlorotiques à la période où le taux des échanges et de l'oxydation azotée est augmenté. M. Huchard n'admet le fer qu'à la deuxième période, également : il le croit nuisible chez les dyspeptiques avec hypo ou hyperchlorhydrie. M. Bardet le préconise aux deux périodes.

En réalité et malgré ces divergences, qui ne concernent d'ailleurs que l'opportunité du temps, le fer doit être prescrit dans la chlorose. Est-il, ainsi que tous les traités le copient et le proclament, le spécifique de la chlorose? Je n'hésite pas à prétendre que non. Car seul il ne peut presque rien : nous devons le considérer comme un supplément aux réserves naturelles contenues dans l'organisme. Celui-ci renferme en effet, ainsi que l'ont prouvé Bunge et Quincke, de vérita-

____

(1) A. Robin, *Soc. de thér.*, 24 mars 1897.

bles provisions de fer dans les os et dans le foie, qui sont aux globules sanguins ce que sont les concrétions calcaires dites yeux d'écrevisse, aux formations tégumentaires de ce crustacé. D'autre part, les aliments renferment assez de fer utilisable pour que Dujardin-Beaumetz ait pu guérir des chlorotiques, sans recourir à l'administration du fer médicamenteux. Il employait, alors, comme unique traitement les agents physiques. Ce qu'il faut admettre, avec de telles preuves cliniques en mains, c'est que le fer, une fois introduit dans l'organisme, ne sera pas utilisé, si la *vis excelsa*, l'énergie neuro-motrice n'est pas assez puissante pour provoquer son assimilation. C'est le propre des agents physiques de la développer et, secondairement, de l'utiliser aux fonctions de nutrition.

Tel est, nettement défini, le rôle réciproque du fer et des agents physiques, *celui-ci ne pouvant être utilisé que grâce à l'intervention de ceux-là.* Nous devons donc le considérer comme un adjuvant et baser la médication principale de la chlorose sur les applications des agents physiques puisque, seuls, ils sont capables de guérir l'état de neurasthénie qui représente la première période de toute chlorose et que leur influence tonifiante est nécessaire à l'absorption intra-hématique du fer.

Seconde période. — Enfin, si la chlorotique, ayant franchi le stade de fatigue pré-neurasthénique, puis le stade neurasthénique ou première période de chlorose, en est arrivée à la deuxième période, celle des graves altérations du sang, il convient d'installer un traitement très actif, compliqué, forcément, en raison de l'urgence de l'intervention, mais dont il est permis de garantir l'efficacité. Nous savons que cette seconde période se subdivise en deux temps : la déglobulisation et la réparation. Notre but doit être l'apparition du second temps, qui est souvent précoce, d'ailleurs, si la malade est soumise au traitement que je vais exposer.

Chaque matin, vers dix heures, une douche chaude générale.

Chaque après-midi, vers cinq heures, une douche chaude générale.

Chaque matin et chaque après-midi, vers onze heures et six heures, inhalation d'atmosphère artificielle suroxygénée, aromatique sous pression. Au bout du dixième jour, on remplace l'oxygène par l'ozone sans pression.

Trois fois par semaine, à la place de la douche du matin, un bain d'eaux-mères à concentration progressive.

Chaque jour vers quatre heures, une séance de 15 minutes d'électrisation statique suivie d'un bain général de lumière.

Repos absolu ; vie en plein air, aération continue nuit et jour, insolation le plus longtemps possible. Une heure de marche par jour, une heure de promenade en voiture. Prescrire le climat de la Riviera pendant l'hiver, y prolonger le séjour jusqu'à entière guérison. Le voyage sera coupé en trois étapes avec une nuit de repos à chaque étape. Isolement relatif, éloignement momentané des personnes peu sympathiques de l'entourage. Maison d'hydrothérapie. Régime alimentaire, le même que précédemment, à modifier cependant en cas de dyspepsie.

Dans le cas de dyspepsie : application de courants locaux de haute fréquence si l'estomac est douloureux, de courants polyphasés si les troubles moteurs dominent.

L'influence de la mer chez les chlorotiques a été diversement appréciée. Tandis que quelques médecins la préconisent chaudement, d'autres lui nient toute action ; quelques-uns la repoussent comme dangereuse. M. Le Gendre a dit très spirituellement qu'il avait vu plus d'une fois les chlorotiques arriver sur une plage au moyen de leurs jambes qui ont été forcées de partir en sleeping. Image suggestive sans doute, mais de beaucoup exagérée. Après tout il convient ici de s'entendre. Les chlorotiques dont parle M. Le Gendre, prirent-elles des bains de mer ? Dans ce cas l'image est rigoureusement exacte. Un des plus savants cliniciens contemporains, le professeur Murri, de Bologne, a signalé le peu de résistance de la chlorotique à l'action du froid. Pour ma part, j'ai noté dans les dix-huit cas que j'ai soignés, chaque fois de la cryesthésie. Le bain de mer, l'hydrothérapie froide, même très courte, sont donc formellement contre-indiqués dans la chlorose (1). D'accord avec le docteur Lemoine, de Lille (2), je n'administre jamais que la douche chaude et la plus chaude possible ; le bain salin est également chaud. En le réchauffant progressivement j'arrive à le faire supporter à mes malades à la température de 41 et parfois 43 degrés. Sous l'influence de cette double application simultanée, thermothérapique et saline, la fonction héma-

----

(1) Excepté toutefois sur les bords de la Méditerranée, pendant les mois très chauds d'été, où je les ai vus se montrer d'une grande utilité contre la chlorose.

(2) D' Lemoine, *Nord Méd.*, 1897, n° 1.

topoïétique reçoit un vigoureux coup de fouet éminemment profitable à la chlorotique.

Mais si la malade se borne à emplir nuit et jour ses poumons de la brise fraîche et tonique venant du large, si elle ne prend de la mer que son voisinage, celle-ci peut lui être conseillée. C'est donc, avec Bardet, le bain de mer que je blâme et non le séjour sur le littoral. On a dit que ce séjour doit être interdit aux femmes nerveuses, impressionnables, excitables, et réservé aux lymphatiques, aux déprimées. Il est certain que quelques natures s'accommodent mal du voisinage de la mer. L'expérience m'a appris qu'il faut en incriminer les mouvements de l'eau, le flux et le reflux. Au lieu de prescrire le bord de l'Océan il convient dans ce cas de conseiller la Méditerranée dont les eaux ne sont pas tourmentées par le double mouvement quotidien de la marée et dont le voisinage, assimilable à celui des grands lacs, est tonique et sédatif, au moins pour certaines stations.

L'altitude convient-elle aux chlorotiques ou leur est-elle nuisible ? M. Huchard est d'avis que les grandes altitudes de 1,000 à 2,000 mètres sont nuisibles, mais qu'il y a avantage à essayer, dans le traitement de la chlorose, les altitudes moyennes de 600 à 800 mètres bien abritées contre les vents, bien exposées, dont le type pour la France serait la station climatérique des Corbières, près d'Aix-les-Bains, sur la ligne de chemin de fer du Mont-Revard. Les grandes hauteurs sont, en effet, dangereuses aux malades nerveux, excitables. D'autre part, pour les atteindre, un long voyage en chemin de fer est nécessaire ; ce voyage qui doit être souvent complété par un pénible trajet en voiture — telle la station de Saint-Moritz dans l'Engadine — a peut-être causé aux grands malades plus de mécomptes que les altitudes n'en ont guéri. Un seul facteur pourrait plaider en faveur de celles-ci, dans l'affection qui nous occupe, c'est l'insolation. Mais cette même intensité de lumière peut être obtenue sur la Riviera, sans que les malades aient à subir les inconvénients de la haute montagne. Le rôle de la lumière est considérable en effet chez la chlorotique. L'hémoglobine, très sensible aux rayons chimiques, est directement atteinte par les rayons violets et ultra-violets, si répandus et si intenses dans l'atmosphère de la côte méditerranéenne que tous les objets paraissent colorés en violet et que les peintres sincères sont obligés d'y charger de cette couleur tous les paysages qu'ils veulent fixer sur la toile. On sait, d'autre part, que l'hémoglobine très diluée

— telle celle qui se trouve répandue dans le sérum par suite de sa dissociation extra-globulaire — laisse passer les rayons verts, d'où peut-être le reflet verdâtre que présente la peau des chlorotiques et d'où, aussi, l'indication possible de soumettre ces malades à des rayons colorés de l'extrémité du spectre.

C'est encore aux chlorotiques que s'adresse, particulièrement, le traitement actinithérapique, à l'aide des bains de soleil, et dans quelques établissements, au moyen de la lumière artificielle. Il est parfaitement établi que la vaste nappe sanguine contenue dans l'épaisseur du derme vient puiser à la lumière ambiante les éléments de sa rénovation et que par ce côté la peau est le vicaire du poumon. Les radiations lumineuses tiennent sous leur dépendance la fonction chlorophylienne chez les végétaux, de même que la réduction de l'acide carbonique dans les parties vertes des plantes. Tous les physiologistes sont d'accord sur ce point que les animaux émettent plus d'acide carbonique à la lumière que dans l'obscurité. Béclard avait même observé que les rayons chimiques du spectre ont une action particulièrement excitante sur les fonctions de nutrition. D'autre part, on sait que le meilleur procédé pour déterminer l'abaissement de cette fonction consiste à priver l'animal de lumière : les volailles destinées à l'engraissement sont parquées dans des endroits obscurs. Chez les animaux soumis à ce régime, la température s'abaisse notablement : Demme avait reconnu déjà qu'elle s'abaissait de 0°1 à 0°3 chez les enfants renfermés dans des chambres non éclairées.

La chaleur est non moins indispensable à la chlorotique que la lumière ; j'ai déjà décrit, comme un des symptômes dominants de la chlorose, la cryesthésie ou sensibilité extrême au froid, étudiée déjà par le professeur Murri. La chlorotique ne fait pas de chaleur ; sa température est toujours — en dehors de tout traitement — inférieure à la normale. Dans un des cas de chlorose que j'ai soignés, elle était abaissée à 35° 6. Dans huit cas, elle ne dépassait pas 36° 3. Nous devons donc réchauffer notre chlorotique à l'aide de l'hydrothérapie ou de la balnéation chaude destinée à susciter dans ses centres nerveux calorigènes le mouvement nutritif thermogénique. Nous devons, durant la saison d'hiver, lui éviter, si sa situation sociale le lui permet, les rigueurs du climat septentrional. Le séjour de la Riviera lui sera prescrit au triple point de vue de la luminosité curative de l'atmosphère, de la chaleur qu'y répandent les rayons solaires et de la possibilité de demeurer toute la journée en plein air.

Il est, cependant, des chlorotiques chez lesquelles la température est élevée au-dessus de la normale : nous avons vu plus haut qu'il s'agit alors d'une infection dont la spécificité n'est pas établie et qui peut, suivant l'avis de M. Hayem, être banale et quelconque. Tel est le type de l'affection à laquelle les anciens donnaient le nom de *febris alba virginum*. Dans cette forme d'hyperthermie chlorotique qui, d'après H. Mollière, serait assez fréquente, je me suis admirablement trouvé des douches tièdes, des bains frais répétés trois fois par jour et des applications générales du courant électrique de haute fréquence. Ordinairement, cette médication, à laquelle je joins de 0,75 à un gramme de bromhydrate de quinine en trois doses quotidiennes et 0,05 centigrammes de permanganate de potasse, en deux doses, suffit à abaisser la température, en supprimant l'infection. Alors la chlorotique rentre dans les conditions habituelles et doit être soumise au traitement exposé plus haut.

L'intégrité des fonctions de la peau présente, dans l'affection qui nous occupe, une importance capitale ; l'application des agents physiques réalise déjà, de ce côté, une indication de premier ordre. Non seulement, en effet, toute excitation thérapeutique s'adressant à la peau influence directement la vaste nappe sanguine qu'elle renferme, mais, en plus, elle tend à exagérer le mouvement sécrétoire des nombreuses glandes qui y sont contenues, et favorise ainsi le processus d'élimination des produits excrémentitiels dont l'organisme doit se débarrasser. Cette suppléance de la peau, vicaire du rein, soulage d'autant l'office trop chargé de cet organe ; nous avons vu combien il importe de le ménager dans la chlorose, l'une des maladies où sa tâche est la plus lourde, en raison du passage permanent à travers ses canalicules d'une urine hypertoxique. Aux procédés déjà formulés on ajoutera les frictions alcooliques ou vinaigrées, le massage général, les bains d'air chaud aromatiques.

Enfin, et pour terminer, la chlorose s'accompagne toujours d'accidents divers, issus comme elle d'un terrain héréditairement vicié, à physionomie variable, mais appartenant, pour la plupart, aux manifestations neuropathiques fixes ou indéterminées. Ce sont habituellement des formes atténuées de psychoses, des désordres musculaires du type spasmodique ou choréique, des tics, etc., ou des manifestations soit hystériformes, soit franchement hystériques, des anesthésies, des parésies, etc. Enfin, l'état neurasthénique qui caractérise la première période de la chlorose se poursuit à la seconde période, et a été pris par les auteurs pour un épiphénomène de la maladie, tandis qu'il en est le substratum et le générateur. Contre tous ces accidents para-chlorotiques, le traitement par les agents physiques est le seul efficace. Le fer les aggrave : la cure d'air, l'hydrothérapie, l'électricité, les inhalations d'oxygène, d'ozone, la cure saline, en ont raison, et simul-tanément se trouvent guéris la maladie principale et les satellites souvent nombreux qui gravitent autour d'elle.

Ces traitements seront poursuivis, même après que les symptômes principaux de l'affection seront, en apparence, dissipés. Il faut, en effet, se souvenir que la fragilité des hématies persiste longtemps après que la maladie semble jugulée. Elles restent, encore, durant quelques semaines, déformées et inégales ; en un mot, la valeur globu-laire est notablement diminuée, même lorsque la santé paraît être revenue à son taux normal. La prudence indique donc de continuer le traitement tonique, combiné, par les agents physiques et le fer, pendant la convalescence de la chlorose.

Pour résumer ce travail, basé sur des observations cliniques régu-lièrement suivies, je dirai que la chlorose est une dystrophie hématique, produite sur un terrain héréditairement préparé, par un état d'épui-sement nerveux consécutif à l'action des causes provocatrices les plus diverses, et dont elle est la conséquence directe ; qu'elle se divise en deux périodes : période neurasthénique, période hypo-hémoglobi-nique, celle-ci se subdivisant elle-même en deux stades distincts : stade de déglobulisation, stade de réparation. Les agents phy-siques constituent l'unique médication pathogénique de la chlo-rose, car seuls ils s'adressent à la cause même qui la produit : seuls ils sont capables de susciter le mouvement nutritif répa-rateur de l'hématie. L'administration du fer représente une médica-tion adjuvante inutile et pouvant devenir nuisible si elle ne s'accom-pagne pas de la tonification générale de l'organisme par les agents physiques, seuls capables de déterminer son assimilation intra-héma-tique.

CHAPITRE VI

LE TRAITEMENT DU RHUMATISME

PAR LES AGENTS PHYSIQUES

I

La Diathèse. — Voici l'un des sujets les plus vastes de la pathologie ; il était naguère encore l'un des plus obscurs et des plus mal
limités. Aujourd'hui, et en dépit de la confusion qui règne sur
quelques points de son étude, forcément soumis à l'hypothèse, on
ne peut nier que la connaissance que nous en avons se soit singulièrement élargie. On applique sans doute le nom de rhumatisme
à un certain nombre de symptômes qui n'en relèvent qu'indirectement, car la plupart d'entre nous font rentrer dans le cadre de ses
déterminations subjectives toute douleur « errant dans le corps »,
toute souffrance, tout malaise provenant d'un refroidissement, et
jusqu'à la tendance qu'ont certaines personnes à souffrir des articulations. C'est de là qu'est née la Diathèse, mot commode pour satisfaire la curiosité des malades et aussi, avouons-le, pour dissimuler
l'ignorance où nous sommes de la pathogénie, en général, dont les
progrès considérables de la médecine n'ont pu encore lever tous les
voiles.

C'est en effet à l'influence de la diathèse qu'on rapporte volontiers
ces mille manifestations polymorphes d'origine arthritique, dit-on :
impressionnabilité au froid, sensations vagues du côté des muscles
et des articulations, névralgies légères, mobiles, périphériques ou viscérales. C'est encore à la diathèse qu'on attribue la sensibilité, certainement pathologique, de quelques sujets aux moindres perturba-

tions atmosphériques, aux changements de saison, à l'humidité, au brouillard, à l'approche de la pluie ou de la neige, à la direction des vents, au simple courant d'air. Ces perturbations, souvent de peu d'importance, du milieu ambiant, suffisent, en effet, chez les prédisposés, chez les diathésiques, à provoquer quelques troubles mal déterminés, du côté des muqueuses (coryza), du côté des nerfs périphériques (névralgies), des centres nerveux (céphalée), des viscères (topoalgies), des organes de la digestion (dyspepsie), des organes cardio-pulmonaires (asthme), des articulations (arthralgies). Il s'agit, évidemment, dans toutes ces déterminations mobiles, mais récidivant sans cesse avec une incroyable ténacité, de désordres dont la pathogénie réflexe ne fait pas de doute. Celle-ci s'appuie, principalement, sur l'alternance remarquable des névralgies, des douleurs musculaires, des sensations viscérales pénibles, avec les localisations articulaires.

M. Nothnagel, le professeur de Vienne bien connu, considère que les *douleurs dites rhumatismales*, entité morbide des plus obscures, et trop souvent le dernier refuge du médecin, en face d'un diagnostic difficile, ne sont autre chose qu'une manifestation subjective de l'artério-sclérose. Pour M. Thomas, qui est d'accord avec Nothnagel, les affections des vaisseaux débutent souvent par des douleurs. Ainsi s'interpréteraient les céphalées qui précèdent les attaques d'apoplexie cérébrale. Dubois-Reymond a signalé une forme de migraine due à l'angio-spasme des vaisseaux du cerveau. Ainsi, bien que la présence de nerfs sensibles n'ait pas été démontrée encore, dans les parois des vaisseaux, il est permis désormais de séparer du groupe, déjà restreint, des localisations rhumatismales, un certain nombre de manifestations douloureuses indéterminées, algies superficielles ou centrales, d'origine tantôt spasmodique, tantôt organique.

Pathogénie. — La pathogénie du *rhumatisme articulaire aigu* ne fait, à l'heure actuelle, de doute pour personne. Son caractère *infectieux* n'est pas même discutable. Que la maladie, revêtant la forme habituelle, débute par les articulations, ou que ses premières manifestations se traduisent du côté de l'endocarde, des séreuses, ce qui est l'exception, il convient de la placer au rang des affections microbiennes. Son agent pathogène est encore insuffisamment étudié; le terrain, souvent héréditaire, sur lequel elle évolue, paraît établir sa relation nécessaire avec des troubles nutritifs, indispensables à son évolution. Mais la notion d'infection n'en est pas moins solidement assise. Depuis quelques années, des recherches microbiologiques ont été dirigées vers le but de lui donner une consécration expérimentale. M. Dagnino, de Gênes, M. Achalme, M. Thiroloix, de Paris, ont trouvé dans le sang et le liquide pleural de rhumatisants aigus un bacille dont les cultures sur bouillon et surtout sur lait sont pathogènes pour le cobaye et plus encore pour le lapin. Ce bacille se montre tantôt isolé, tantôt en diplo-bacille, tantôt, cultivé sur sérum humain, en streptobacille gros et court, anaérobie. Une trace de salycilate de soude suffit à arrêter sa culture dont les milieux doivent être très acides. Son inoculation au cobaye donne naissance à des œdèmes et à des suffusions séro-sanguinolentes ; chez le lapin elle provoque de la péri et de l'endocardite mitrale et tricuspide, de la congestion pulmonaire bilatérale, et de la pleurésie séro-fibrineuse. Ce bacille n'est pas pyogène ; il peut, néanmoins, provoquer des infections secondaires avec suppurations, par streptococcie ou staphylococcie consécutive.

Ces recherches ont été contrôlées dans un cas de rhumatisme compliqué de chorée, par MM. Triboulet, Coyon et Zadoc. Quarante heures après la mort, le bacille, décelé par Thiroloix cinq fois dans le sang de cinq rhumatisants vivants, a pu être isolé sur le cadavre, cultivé, inoculé et a amené la mort d'un cobaye en vingt-neuf heures, avec formation au lieu d'inoculation d'une vaste collection séroœdémateuse.

M. Schuller, de Berlin, a trouvé dans chaque cas d'arthrite grave, avec hyperplasie inflammatoire des tissus articulaires, des micro-organismes (streptocoques, staphylocoques, etc.), dans les masses fongueuses ou végétantes.

Pour M. Chvostek, de Vienne, le rhumatisme articulaire aigu n'est pas une maladie *sui generis*, mais un syndrome qui peut avoir son point de départ dans plusieurs maladies infectieuses. Les désordres articulaires seraient produits par des toxines engendrées sur divers points de l'organisme : la gorge, l'intestin, la vessie, l'endocarde, etc.

Tel est, succinctement résumé, l'état actuel de la science, au point de vue de la pathogénie du rhumatisme articulaire aigu.

Deux portes d'entrée sont principalement incriminées, comme donnant accès au micro-organisme du rhumatisme articulaire aigu :

la gorge et l'intestin. Une angine, dite précisement rhumatismale, précède habituellement l'attaque de rhumatisme, et il n'est pas rare que des désordres gastro-intestinaux plus ou moins graves en soient l'avant-coureur.

Ces quelques préliminaires posés touchant la pathogénie du rhumatisme abarticulaire et celle du rhumatisme articulaire aigu, je dois m'arrêter à l'étude du rhumatisme envisagé d'une manière générale.

Division en quatre groupes. — Les tendances médicales actuelles portent à substituer à l'ancienne dénomination trop vague, celle d'arthropathie. Négligeant, à dessein pour le moment, la question de durée, sur laquelle reposait tout entière l'ancienne nomenclature, nous distinguerons les arthropathies suivant la pathogénie à laquelle il convient de rattacher les différents types d'après lesquels on est accoutumé d'envisager le rhumatisme. Dans un premier groupe nous classerons les *arthropathies infectieuses*. Le rhumatisme articulaire aigu en est le type. En dehors de ses caractères généraux qui le rattachent nettement, comme nous l'avons vu, aux affections microbiennes : hyperthermie, œdèmes, anémie, localisations viscérales, dermatoses, etc., nous trouvons, comme preuve de son origine, l'envahissement symétrique des jointures. Il donne souvent naissance aux arthropathies chroniques qui en représentent la forme atténuée, mais prolongée et la terminaison fréquente, lorsque l'attaque aiguë a été insuffisamment soignée. C'est encore dans ce groupe qu'il faut placer le pseudo-rhumatisme infectieux ou arthropathies secondaires à une infection généralisée ou locale, telle que la grippe, l'érysipèle, la dysenterie, la scarlatine, les oreillons, la blennorrhagie, la pneumonie, la syphilis, la septicémie, la fièvre puerpérale, la diphtérie, la tuberculose, etc.

Au deuxième groupe appartiennent les *arthropathies dyscrasiques*, dont le type est représenté par la goutte, qu'elle affecte la variété trophique ou le type déformant. Ici règne encore en maîtresse la théorie neuro-humérale. Il est nécessaire, dans l'état actuel de nos connaissances, d'admettre, pour l'interpréter, une modification fonctionnelle des centres spinaux et bulbaires qui président à la nutrition. C'est à ce désordre fonctionnel qu'il faut attribuer les dystrophies acquises ou léguées par l'hérédité, les dystrophies pathogènes qui forment la base du terrain d'élection de la goutte. Ce trouble central provoque soit un abaissement, soit une suractivité des fonctions nutritives représentées dans le terme ultime de l'élaboration de la matière par un ralentissement ou une exagération du travail cellulaire. L'hyperacidité des tissus en est une conséquence : l'acide urique et d'autres acides sont produits en quantité exagérée et retenus dans le sang. Il s'en faut, d'ailleurs, qu'ils soient les seules substances dangereuses directement produites par le travail même de la nutrition, que renferme le sang. Un grand nombre de substances excrémentitielles, scories d'un travail cellulaire vicié, contribuent à intoxiquer le sang et à irriter, en retour, la cellule nerveuse déjà atteinte.

Le troisième groupe comprend les *Arthropathies toxiques*. Les causes déterminantes sont ici des plus variées : elles peuvent être extrinsèques et provenir des circumfusa : tel est le fait d'habiter un lieu humide et bas où le produit desséché de moisissures dangereuses pénètre avec l'air inspiré; ainsi se contracte, comme j'ai eu l'occasion de l'observer à Madagascar, le rhumatisme paludéen. Elles peuvent provenir des ingesta, tel est l'empoisonnement par certains aliments, par le plomb, par les moules, par les champignons et d'autres substances renfermant des toxines microbiennes. Elles peuvent être intrinsèques et relever de la fatigue qui, on le sait, a la propriété d'accumuler, dans le sang et les tissus, des toxines qui sont plus ou moins lentement éliminées, suivant l'intégrité des émonctoires, ou encore de l'injection hypodermique de sérums thérapeutiques, de la paresse, de la ménopause. De toutes ces causes morbides si diverses peuvent naître des arthropathies dont l'origine ne fait aucun doute. Quant à leur processus pathogénique, il est nécessaire d'établir quelques réserves, car on peut aussi bien l'interpréter comme la localisation pathologique directe, sur la séreuse, des toxines irritantes que comme le résultat de l'excitation violente des centres nerveux trophiques articulaires par ces mêmes toxines.

Enfin, dans un quatrième et dernier groupe, rentrent les *Arthropathies nerveuses*. Nous ignorons en partie le mode d'innervation des articulations et des os, en sorte que les rapports directs qui unissent les arthropathies aux affections nerveuses nous sont encore inconnus. L'accord est loin de régner entre les neuropathologistes au sujet de la pathogénie exacte de cette forme rhumatismale. Pour

Charcot elle provenait d'un trouble trophique dû à une lésion des cornes antérieures dont on devait chercher le point de départ dans les cordons postérieurs. D'autres admettent que le centre trophique des os et des articulations se trouve dans le bulbe et que c'est lui qui est atteint dans le cas qui nous occupe. Pour Strumpell, il s'agirait d'une détermination syphilitique. En Angleterre on croit volontiers à une arthrite chronique rhumatismale, tandis que quelques auteurs incriminent la névrite périphérique. On rencontre les arthropathies d'origine nerveuse dans une foule d'affections diverses dont les principales sont : les lésions traumatiques de la moelle et le mal de Pott, les diverses formes de myélite, la paralysie spinale et la paralysie cérébrale de l'enfant, l'hémiplégie par apoplexie cérébrale, la sclérose en plaques, la maladie de Parkinson, la paralysie générale, les névrites périphériques, l'atrophie musculaire myélopathique, etc. Mais c'est surtout au tabes et à la syringomyélie qu'elles appartiennent et leur forme la plus typique nous est fournie par le tabes. Le pied tabétique est surtout remarquable. On le trouve chez un tiers des sujets atteints de sclérose des cordons postérieurs. Dans le cas d'origine périphérique par névrite, les arthropathies frappent particulièrement les petites articulations, celles des doigts. Dans le tabes, la lésion arthropathique atteint, de préférence, les membres inférieurs et se montre habituellement bilatérale : au cours de la syringomyélie elle se manifeste surtout aux membres supérieurs et est fréquemment unilatérale. La meilleure explication pathogénique des arthropathies d'origine nerveuse est fournie par la théorie réflexe de Brissaud et de Marinesco. La lésion d'un seul des éléments de l'arc diastaltique formé par les nerfs sensitifs, le centre médullaire réflecteur, les nerfs vaso-moteurs, suffit, en effet, à déterminer le trouble trophique articulaire.

Rhumatisme articulaire chronique. — Devant la pathogénie, mieux étudiée, des syndromes arthritiques, l'individualité du *Rhumatisme articulaire chronique* tend à disparaître, comme entité morbide. Les anciennes divisions en : simple, noueux (poly-arthrite déformante), fibreux, chronique partiel ou sénile, abarticulaire, peuvent néanmoins être conservées pour la commodité de son étude. Elles ne répondent plus à rien au point de vue pathologique devant les notions récemment acquises d'infection, de dystrophie, d'intoxication, d'origine nerveuse. La lésion toujours identique n'est rien ; la pathogénie est tout.

Nous savons qu'il succède souvent au rhumatisme aigu ou au pseudo-rhumatisme infectieux. Mais il peut s'installer aussi d'emblée comme conséquence de l'une des causes provocatrices énumérées plus haut. De ce qu'on ne trouve habituellement aucune bactérie dans les exsudats articulaires, au cours de cette forme chronique, il faut, en effet, se garder de rejeter *a priori* l'origine infectieuse. Car la difficulté de ces recherches est considérable. Dans les cas qui s'accompagnent de déterminations viscérales et d'adénopathies, la nature infectieuse de l'affection est, toutefois, manifeste.

On a remarqué que la douleur modère souvent les progrès de la lésion : plus elle est vive, moins les altérations articulaires sont étendues. Comme le trouble trophique, elle est le résultat de réflexes qui ne sont pas sans présenter entre eux certaines conditions d'alternance et de suppléance qui ont été jusqu'ici assez mal étudiées. Nous ne sommes pas davantage fixé sur cette question dont l'importance est pourtant considérable : le point de départ de l'arthropathie se fait-il dans la substance grise spinale ou dans l'articulation? La première phase du rhumatisme chronique est-elle myélopathique ou arthropathique ? En d'autres termes, le rhumatisme chronique n'est-il autre chose qu'une affection chronique du système nerveux ? Très vraisemblablement, c'est ainsi qu'il convient de l'envisager. Tout nous y invite : les névrites périphériques qui accompagnent ou provoquent les arthropathies; la question de terrain qui joue le rôle principal dans la genèse de la maladie; celle d'hérédité dont l'importance lui est au moins égale et qui en fait presque tout entière les frais, enfin les associations morbides qui forment le cortège des arthropathies chroniques.

C'est, en effet, à propos du rhumatisme chronique que la question de diathèse est le plus ordinairement soulevée. On ne saurait méconnaître qu'il existe chez certains sujets une disposition maladive du système nerveux à engendrer des troubles de nutrition sous des causes peu importantes. Cette disposition est, d'ailleurs, acquise ou congénitale.

Le rhumatisme articulaire chronique ne présente ni fièvre, ni hyperthermie locale de jointures atteintes qui sont, par ordre de fréquence, celles des pieds et des mains, celles de l'épaule et du genou.

Les lésions du péricarde ou de l'endocarde l'accompagnent quelquefois ; ses douleurs sont légères, ses lésions anatomiques considérables. Les réflexes tendineux sont exagérés : les névrites périphériques fréquentes. On y constate des phénomènes spasmodiques : des contractures et particulièrement des contractures en flexion en raison de l'atrophie habituelle des extenseurs. Quelques phénomènes d'ordre général appartiennent en propre au rhumatisme articulaire chronique : l'insuffisance urinaire est la règle, l'urine étant hypotoxique et, dans un grand nombre de cas, chargée d'albumine et de peptones. Les désordres digestifs y sont habituels, tant du côté de l'estomac que du côté de l'intestin. Telles sont les principales sources d'auto-intoxications auxquelles il faut attribuer une action en retour sur l'évolution du rhumatisme chronique.

On a cherché à différencier la goutte du rhumatisme par les articulations frappées et l'étiologie ; les rapports des deux maladies entre elles sont tellement accusés, chez certains sujets, qu'il est permis de les confondre. Pour concilier toutes les opinions, M. Teissier, de Lyon, donne le nom de *rhumatisme goutteux* à un syndrome caractérisé par des arthropathies, des déformations qu'il rattache au rhumatisme, des nodosités d'Heberden, et s'accompagnant fréquemment d'aortite et de néphrite interstitielle. Évoluant sur un terrain héréditairement atteint d'asthme, de gravelle, de diabète, avec insuffisance rénale et urine hypotoxique, il présente le type de la nutrition retardante et de la dyscrasie acide. Les sujets qui en sont atteints ont, souvent, une température hyponormale : 36° le soir ; leur sang renferme de l'urate de soude, la sérosité des vésicatoires contient de l'oxalate de chaux. On trouve, dans le sérum du sang, des cellules éosinophiles, ce qui n'a jamais été observé dans le rhumatisme chronique progressif. D'ailleurs, tandis que l'examen radiographique dénote, au cours du rhumatisme chronique progressif, la disparition des cartilages articulaires, ceux-ci ne présentent, dans le rhumatisme goutteux, aucune lésion. A une période avancée, seulement, cet examen révélera l'usure de ces mêmes cartilages et leur disparition consécutive, quand l'arthrite sèche aura succédé aux tophus. Ceux-ci forment, comme on le sait (l'urate de soude qui les compose étant translucide aux rayons de Rœntgen), des taches blanches éclairées, à l'examen radioscopique, tandis que les nodosités d'Heberden apparaissent avec la même intensité d'ombre que le tissu osseux.

II

Traitement. — De l'exposé pathogénique qui précède, il nous est aisé de déduire le traitement à opposer aux arthropathies classées tant au point de vue de leur marche aiguë ou chronique que de leur origine.

Contre les arthropathies d'origine infectieuse, le médecin devra remplir deux principales indications : combattre directement le micro-organisme et soutenir l'économie dans sa lutte contre l'envahissant ennemi. S'il s'agit du pseudo-rhumatisme infectieux et qu'on puisse atteindre directement l'élément pathogène dans le lieu où il est formé et d'où il se répand dans l'économie, comme au cours de la blennor-rhagie, par exemple, on ne manquera pas d'exercer de ce côté une désinfection rigoureuse. L'angine rhumatismale sera énergiquement soignée ; l'intestin sera particulièrement surveillé et désinfecté, à l'aide de purgatifs légers rapprochés et du régime. Le salophène, à l'intérieur, paraît utile.

On se souviendra que l'organisme se défend surtout contre l'en-vahissement microbien par l'énergie de sa propre vitalité ; que l'an-tisepsie médicale n'existe pas à proprement parler, mais qu'on peut la réaliser merveilleusement par la suractivité imprimée aux mutations cellulaires, par l'amélioration des fonctions circulatoires et de la respiration, par l'exaltation des propriétés phagocytaires du globule blanc. Or, pour rassembler dans une seule formule ces propositions diverses, disons que le seul moyen d'immuniser l'organisme humain c'est de le tonifier. Les agents physiques répondent, sûrement, à cette complexe indication ; l'air, la lumière, l'eau, l'électricité, la chaleur, le froid, le mouvement, toutes ces multiples modalités de l'énergie physique, combinées, juxtaposées, associées en ce travail d'adaptation commun, sont suffisants à modifier un terrain, à le rendre réfractaire à l'infection, comme elles aboutissent, lorsque l'infiltration microbienne est chose accomplie, à armer victorieusement l'économie contre ses dangereuses conséquences. Sous l'empire de la thérapeutique qui les met en œuvre, le taux de la nutrition s'élève, la cellule digère mieux et l'élaboration de la matière est plus complète, dans son cycle qui commence à la bouche pour se terminer dans le minuscule laboratoire cellulaire. Grâce à leur application raisonnée et systématique, les émonctoires s'ouvrent plus larges, et là j'aborde le traitement général des arthropathies toxiques.

L'insuffisance urinaire, les désordres intestinaux, l'hypofonctionnement de la peau forment un cortège habituel au rhumatisme chronique. En sorte que les matières excrémentitielles, les scories de la nutrition encombrent le sang et les humeurs, irritent les tissus nobles, et agissant à la fois sur les séreuses articulaires et sur la substance grise médullaire déterminent par deux voies, directe et réflexe, le rhumatisme des jointures. D'autre part, les fonctions du cœur et des poumons sont, nous l'avons vu plus haut, insuffisamment assurées chez le rhumatisant. L'oxygénation du sang se fait mal : la cellule ne trouvant plus à sa portée la quantité d'oxygène nécessaire aux métamorphoses de la matière, sa fonction digestive est incomplète. Il est prouvé par maintes observations cliniques, corroborées par l'expérimentation physiologique, que le propre des agents physiques est justement d'exalter la fonction éliminatoire des déchets, de calmer les réflexes exagérés, d'assurer le fonctionnement du cœur, des artères, des poumons, et d'exagérer ainsi l'hématose, et l'oxygénation du sang et des tissus.

Mais ce n'est pas seulement contre l'infection et l'intoxication qu'il convient de diriger nos armes au cours des arthropathies. Nous savons, en effet, que certaines altérations pathologiques, dyscrasiques ou nerveuses, peuvent leur donner naissance. Avons-nous prise sur ces puissants provocateurs du rhumatisme chronique? Suivant quelle série de processus les agents physiques sont-ils susceptibles de les modifier?

Les tendances actuelles de la science inclinent à considérer toutes les dystrophies comme résultant d'une altération histologique, d'une malformation préétablie fonctionnelle, congénitale ou acquise, le plus souvent due à ces deux raisons combinées, des cellules grises centrales de certaines régions spino-bulbaires préposées aux fonctions trophiques. Or, le résultat de cette altération est justement de désorganiser la fonction, d'en troubler la continuité, d'en empêcher la régularité, d'en dévier les effets, de la retarder ou de l'accélérer. Or les excitations diverses nées de l'application méthodique et disciplinée des agents physiques tendent à rendre aux centres nerveux l'équilibre de fonctionnement que leur soustraient les influences héréditaires ou acquises, préétablies. L'empirisme a démontré, depuis fort long-temps, que certaines constitutions sont tonifiées, renforcées, grâce à leurs effets ; que leur application suffit la plupart du temps à supprimer cette disposition maladive de certains systèmes nerveux à provoquer des troubles nutritifs sous des causes de minime importance ; qu'elle suffit, souvent, à endurcir la cellule, si la comparaison ne semble pas trop hardie, contre les multiples influences nocives qui l'attaquent incessamment. Tel est le plus sûr moyen de modifier favorablement, à la fois, *le terrain et la fonction*, en tonifiant l'axe nerveux central, en élevant le niveau de l'énergie nerveuse disponible.

D'autre part, quand il s'agit d'arthropathies nerveuses, nous ne devons pas perdre de vue que leur mécanisme est, très vraisemblablement, d'ordre réflexe et que tout moyen d'action sur cette fonction capitale des centres nerveux aura pour but de modifier favorablement les expressions pathologiques qui en dérivent. Or, l'application générale des agents physiques est éminemment propre, par son retentissement sur les centres réflexes, à leur apporter, au gré de l'intervention, soit le calme, soit l'excitabilité thérapeutique. D'autre part, les propriétés trophiques de ces mêmes agents, appliqués localement, sont tellement remarquables qu'elles suffisent, dans une foule de cas, à redresser une nutrition locale viciée. Les exemples abondent de résultats semblables, et je n'aurais que l'embarras du choix si le cadre de ce travail me permettait de citer des exemples.

Ces préliminaires généraux du traitement du rhumatisme par les agents physiques, bien établis, je dois entrer plus avant dans mon sujet et exposer les détails de leurs applications spéciales suivant la forme arthropathique à laquelle il s'agit de porter remède.

Rhumatisme articulaire aigu. — En face d'un cas de rhumatisme articulaire aigu, la première indication qui se pose est de combattre l'élément infectieux à l'aide de tous les moyens dont nous disposons. Saturer le sang d'un antiseptique absorbé par la bouche, par voie hypodermique, par le rectum, me paraît nécessaire. Le choix de l'antiseptique est établi par l'expérience et confirmé par l'épreuve du laboratoire, ainsi que je l'ai dit plus haut. Le salicylate de soude paraît devoir, jusqu'ici, être préféré à tout autre médicament. L'exagération des doses, seule, doit être incriminée dans l'apparition d'accidents consécutifs à son administration, soit qu'on ait donné une dose trop massive d'emblée, soit que l'organisme se soit montré réfractaire à une dose moyenne. Il convient donc de prescrire le salicylate à doses très fractionnées, se suivant de près, toutes les demi-heures par exemple. Dans ce même but d'antisepsie, on administrera un ou plusieurs purgatifs destinés à désinfecter l'intestin et à attirer vers lui un courant exosmotique qui opère, on le sait, un véritable lavage du sang.

La deuxième indication qui se présente au cours du rhumatisme articulaire aigu est de combattre l'hyperthermie, et de créer ainsi un milieu refroidi, défavorable à la culture microbienne. Le *bain frais* ou froid de 15 à 25 degrés réalise ce desideratum : le malade se trouve ainsi placé dans le cas de la cuve à vendanges des vignerons algériens qui l'entourent d'eau fraîche renouvelée pour retarder la fermentation trop active du moût. Mais l'action du bain frais ou froid ne s'arrête pas à ce phénomène thermique propre à toute matière inerte. Entrant en conflit avec la substance vivante, elle y détermine des réactions propres : elle apporte aux centres nerveux, par l'intermédiaire des nerfs centripètes, une excitation tonique, une stimulation cellulaire des centres spinaux et bulbaires, qui, par l'intermédiaire des vaso-moteurs, active le mouvement nutritif, exalte les propriétés trophiques et, tonifiant l'organisme, lui permettent, tant par phagocytose que par l'exagération des sécrétions internes, de lutter contre l'envahissement bactérien. Dans le cas où d'intolérables douleurs, provoquées par le déplacement, mettent obstacle au bain refroidissant, on pratiquera sur tout le corps, et rapidement, des lotions, à l'éponge, d'eau froide à 12° mélangée d'un tiers de vinaigre de vin ou d'alcool camphré.

La troisième indication thérapeutique fournie par la crise de rhumatisme articulaire aigu est le soulagement de la douleur. La désinfection du sang et le bain froid représentent les moyens fondamentaux de la remplir. On y ajoutera les applications locales, au niveau des jointures enflammées, de compresses phéniquées, salicylées, de salicylate de méthyle, de gaïacol. L'injection de morphine devra venir au secours de cette thérapeutique sédative si elle se montrait insuffisante.

Rhumatisme articulaire chronique. — La thérapeutique qui s'adresse au rhumatisme articulaire chronique est infiniment plus compliquée. Je me hâte d'ajouter qu'elle a été, jusqu'ici, tout empirique et exclusivement symptomatique. Les agents physiques en font, à eux seuls, tous les frais. Le massage, l'hydrothérapie, l'électricité, les bains salins et d'eaux-mères, les bains térébenthinés, les bains de boues, de sable, les bains de vapeur et d'air surchauffé, simples ou aromatiques, les inhalations d'oxygène sont tour à tour ou simultanément employés. De plus, une légère compression, sous forme de bandes élastiques, se montre parfois utile contre l'infiltration des tissus péri-articulaires : tendons, bourses séreuses, gaines tendineuses, insertions musculaires, tissu cellulaire.

Avant de soumettre le rhumatisant à ces divers procédés, on examinera soigneusement le cœur et les gros vaisseaux. S'il existe des troubles circulatoires, même graves, mais compensés, les agents physiques seront prescrits avec prudence, mais sans hésitation. Ils ne pourront qu'aider à la compensation. Ni le Brightisme ni l'athérome ne sont une contre-indication formelle : ils exigent, sans doute, l'emploi de méthodes atténuées et imposent des précautions dans leur application, mais ils ne doivent pas priver le rhumatisant chronique des bénéfices de la seule thérapeutique qui lui soit applicable.

Il est facile de démontrer que l'application raisonnée des agents physiques répond à toutes les indications prescrites par les arthropathies chroniques.

Electricité. — Les troubles de nutrition, souvent graves, qui forment le cortège habituel du rhumatisme articulaire chronique sont considérablement améliorés par la *cure d'air, de lumière, d'altitude,* par l'application méthodique de *l'électricité* sous ses modalités générales : franklinisation, courants de haute fréquence, voltaïsation générale. L'application locale du courant de haute fréquence est le traitement de choix d'un grand nombre d'arthropathies chroniques. Il combat efficacement l'élément douleur et l'élément hyponutritif. Je n'ai encore pas rencontré une seule manifestation arthropathique rebelle à cette application. Même dans le cas de dégénérescence ou de désorganisation des surfaces articulaires il se montre utile. C'est ainsi que j'ai pu obtenir des succès inespérés dans plusieurs cas de tumeur blanche. L'hydarthose est justiciable de ce courant.

Je l'administre de la manière suivante : Le pied ou la main, suivant qu'il s'agit du membre supérieur ou du membre inférieur, sont plongés dans un bain en rapport avec un des pôles. L'autre pôle, représenté par un tampon ou un manipule semi-circulaire, est appliqué et promené sur le pourtour de l'application en insistant sur les points spécialement atteints.

Chaque séance dure de 5 à 15 minutes. L'application est un peu douloureuse bien que le double réglage de l'étincelle et du solénoïde en puisse augmenter progressivement et lentement l'intensité.

A l'aide du dispositif qui m'est propre je fais ce réglage en me servant d'un appareil placé près de moi, tenu de la main gauche, de sorte que je puis accroître le potentiel de mon courant pendant l'application de l'électrode.

L'*hydrothérapie*, froide ou chaude, suivant l'état des réflexes et l'excitabilité corollaire des vaso-moteurs, suivant, en un mot, l'irritabilité du malade, son état de calme ou d'éréthisme habituel — le *massage* général avec insistance sur les jointures atteintes, — les *bains généraux* salins, d'eaux-mères, présentent une incontestable action sur le relèvement, de la nutrition, et favorisent ainsi le mouvement d'assimilation cellulaire, habituellement ralenti chez le rhumatisant chronique. C'est dans ce même but que certains médecins croient utile l'administration de bains contenant des sels de potasse, de soufre, de l'arséniate de soude, etc.

Chaleur. — Les applications locales d'agents physiques au niveau des articulations, dans le but de guérir les manifestations articulaires, ne sont pas moins variées. La *chaleur* est employée sous forme de révulsion, les pointes de feu, par exemple ; le bain de vapeur, le bain d'air surchauffé avec ou sans aromates, de bain de sable, de boues, sorte de cataplasme émollient, masse molle, chaude et pesante, mauvaise conductrice de la chaleur, qu'on emploie aux environs de 40° à 42° et dont on prolonge l'application de 2 à 4 heures. Ces diverses médications locales ont toutes pour but de provoquer la décongestion de la jointure, en même temps que de favoriser le travail de réparation et de défense des parties malades. Elles sont le point de départ au niveau de l'articulation, de nombreux réflexes dont l'aboutissant dans l'arc diastaltique, est l'articulation même, où ils suscitent un mouvement trophique salutaire. La répétition patiente de cette même excitation thérapeutique est suffisante à provoquer le retour *ad integrum* de la jointure malade, si, aux applications thermiques diverses, dont on choisira la mieux indiquée au traitement, le médecin joint l'effet d'un courant électrique adapté au but qu'il se propose, et l'emploi d'une gymnastique rationnelle.

Mon expérience m'a appris qu'à la période de début du rhumatisme articulaire chronique toutes les modalités sous lesquelles nous appliquons habituellement le courant électrique paraissent également recommandables. La voltaïsation bi-polaire, la faradisation, l'application du courant alternatif sinusoïdal, celle de haute fréquence produisent, à peu de chose près, le même résultat favorable. Leur mode d'application consiste à promener autour de l'articulation les tampons ou les rouleaux qui représentent les pôles, de manière que chaque diamètre de la jointure serve virtuellement, tour à tour, de conducteur au courant direct.

Cataphorèse. — J'ai tenté, chez plusieurs malades, la cataphorèse électrique, en appliquant au niveau de l'électrode positive une masse de coton imprégnée d'une solution de substance médicamenteuse. En dépit d'affirmations d'auteurs, peut-être trop pressés d'annoncer leur découverte, je n'ai obtenu, par ce procédé, aucune amélioration, sauf dans un cas d'arthropathie déformante où il m'a paru avoir quelque efficacité. Cette heureuse application suivait un bain local d'air surchauffé qui avait amené, au niveau de l'articulation atteinte, une transpiration abondante, et partant un énorme courant exosmotique de dedans en dehors. Au moment où je pratiquai l'électrisation, le refroidissement nécessaire et instantané de la partie soignée amena vraisemblablement un courant endosmotique contraire qui favorisa singulièrement l'absorption électro-cutanée. J'ai souvent remarqué d'ailleurs que le bain de vapeur ou d'air surchauffé, chargé de substances actives médicamenteuses, permet la résorption de ces substances. Or il ne peut la permettre que grâce à ce courant de dehors en dedans. Il serait en effet anti-rationnel d'admettre que cette absorption puisse se produire au moment de la sudation. Au contraire, le médicament, finement divisé par la vapeur ou par l'action de la chaleur, volatilisé pour quelques-uns, se dépose sur la peau et, au moment où cesse l'action calorifique et transsudatrice du milieu hyperthermique artificiel dans lequel se trouve le malade, le refroidissement permet à la fois et le dépôt de la substance active sur la peau, et sa résorption par elle, grâce au courant endosmotique de sens contraire.

A la période moyenne du rhumatisme articulaire chronique, alors que les lésions osseuses ne sont pas arrivées au point de soustraire l'articulation à toute chance de guérison, l'électrisation de choix est sans contredit celle qui utilise le courant alternatif. Je l'administre alors de deux manières, en forme de bain général hydro-électrique et en applications locales sur les jointures. La première forme constitue un appoint considérable et très efficace contre les troubles nutritifs qui, nous le savons, accompagnent tout rhumatisme chronique, et combat avantageusement l'anémie qui en est l'expression extérieure la plus accentuée. Le bain hydro-électrique est vraiment anti-arthritique, au sens propre du mot. Le courant alternatif local sera administré, comme il est dit plus haut, en transfixion péri-articulaire. Dans le cas de douleur on lui substituera le courant de haute fréquence. Quelle que soit la modalité électrique qu'on utilise, on sera frappé de la rapidité avec laquelle se trouvent souvent conjurées l'amyotrophie commençante et les névralgies périphériques liées à l'arthropathie.

Gymnastique. — La Gymnastique représente un des traitements fondamentaux des arthropathies chroniques. Elle doit, de toute nécessité, être pratiquée par le médecin lui-même, qui n'en abandonnera, en aucun cas, et à personne, la direction. Elle se compose de mouvements si variés, suivant la forme rhumatismale et le degré de l'affection, qu'il m'est impossible d'en exposer les règles ou même le *modus agendi*, en général. Un certain courant de mode, susceptible de varier en raison même des bases restreintes sur lesquelles il est établi, pousse, depuis quelques années, les médecins à diriger leurs malades rhumatisants chroniques vers les Instituts où se pratique la gymnastique de Zander, gymnastique mécanique par laquelle le malade, étroitement combiné avec une machine sur laquelle il est fixé, est soumis à une série automatique de mouvements passifs exécutés par cette machine. Bien que certains cas aient paru de favorables exemples aux vertus de cette gymnastique mécanico-passive, il se produit aujourd'hui un retour très remarquable de la plupart des médecins vers la gymnastique vraie, celle où le métal inconscient et raide est remplacé par la main de l'homme de l'art, attentive, souple et intelligente. Le médecin seul, je le répète, est en mesure de faire rendre à ces manœuvres compliquées et patientes tout l'effet thérapeutique qu'on en doit attendre, et cet effet est considérable.

La gymnastique agit en effet de plusieurs manières différentes dont toutes concourent au but final : l'amélioration des mouvements, la suppression de la douleur, la réparation des lésions et l'arrêt des diverses complications pathologiques qui forment le lamentable cortège des arthropathies chroniques : je veux parler des altérations nerveuses (névrites et névralgies) et musculaires (amyotrophies). Elle met progressivement en marche des régions que guette l'ankylose finale qui, par le fait de la maladie elle-même, sont privées de mouvement et sur le point de perdre la fonction pour laquelle elles ont été créées et sans laquelle elles ne présentent aucune raison d'exister. Elle évite l'impotence fonctionnelle : premier point acquis. Puis par son action propre, elle développe d'utiles réflexes, de nature à provoquer un mouvement trophique dont les effets ne tardent guère généralement à se manifester. Elle favorise, enfin, la circulation dans tous les membres et vient ainsi ajouter l'excitation propre, née de ces manœuvres, à celle, multiple et complexe, que le médecin peut obtenir des autres procédés, physiques et naturels, mis en œuvre.

Climat. — Le climat offre au rhumatisant chronique les plus précieuses ressources. Non pas, comme tant de médecins le prétendent encore aujourd'hui, qu'il faille lui confier uniquement le soin de la guérison. Aucune pratique n'est plus imprudente. Mais il constitue, sans aucun doute, un adjuvant de premier ordre à la cure des arthropathies chroniques. Quelles sont les principales qualités qu'on doive lui réclamer ? Il en est deux sur lesquelles, je crois, l'accord entre tous les médecins est unanime. Ce sont la chaleur et la sécheresse. Il faut, en un mot, placer le malade dans les conditions précisément opposées à celles au milieu desquelles s'est produit le rhumatisme. Or, il est de connaissance commune que le froid humide ou la chaleur humide sont de violents provocateurs du rhumatisme. L'expérience a d'ailleurs démontré, depuis longtemps, la réalité de cette prescription fondamentale dans le choix du climat. D'instinct, les rhumatisants et les goutteux recherchent l'air pur, la lumière, la sécheresse. La besogne du médecin est donc facile : le climat de la Riviera réunit toutes les conditions de cette cure. Il le prescrira, toutes les fois que la situation de son malade le permettra, pendant toute la durée de l'hiver. L'été, le rhumatisant fuira les bords de l'Océan, il gagnera la montagne, s'élèvera au-dessus des brouillards. Il est des situations de demi-altitude, telles que celles de Pugny-Corbières, près d'Aix, où ne se montrent jamais, ni brume ni serein, et où, grâce à l'exposition et aux pentes, grâce surtout à une exceptionnelle position, complètement abritée tout en restant ouverte au sud et à l'est, la sécheresse demeure, en tout temps, presque à son maximum.

Eaux minérales. — Enfin, les eaux thermo-minérales sont encore utilisées, avec succès, contre le rhumatisme chronique. Non pas que j'accorde à la composition de l'eau une influence considérable dans le cas qui nous occupe, car les eaux dites indifférentes, c'est-à-dire ne renfermant presque aucun élément minéralisateur, paraissent justement être les plus actives, — mais je considère comme infiniment utiles au malade le changement total d'existence auquel le contraint l'éloignement de sa maison dans le but de gagner la source, l'exercice physique, l'échappement aux soucis et aux affaires, la vie en plein air et la pratique parallèle des agents physiques, inséparable du traitement hydrothermal. C'est de cet ensemble thérapeutique, bien plus que des propriétés spécifiques de l'eau minérale, qu'est fait le succès souvent très réel de la plupart de nos eaux les plus réputées, et à ce titre elles sont si utiles au malade que j'ai vraiment quelque scrupule à écrire aussi catégoriquement mon opinion. Heureusement, elle ne changera rien à l'exode estival des rhumatisants vers les stations thermales, et nous verrons longtemps encore les agents physiques verser leur torrent de bienfaits sur eux, comme sur certains médecins d'eaux qui, dans leur désir inconsidéré d'attribuer à la seule action spécifique de leurs sources la guérison des malades, se sont constitués leurs obscurs blasphémateurs.

C'est surtout aux eaux chlorurées sodiques, sulfureuses et indifférentes, que le médecin confie ses rhumatisants. Ces dernières sont en honneur dans le cas d'articulations sensibles, sujettes à des poussées aiguës ; les premières s'appliquent indistinctement à toutes les autres formes d'arthropathies chroniques. On les administre sous forme de bains, de douches, de boissons et de bains de vapeur.

Leur action relève de la chaleur, de leur contact avec les téguments, lequel favorise le fonctionnement de la peau et détermine, en outre, au loin, une série de réflexes tendant à la régularisation des phénomènes vaso-moteurs et, secondairement, comme conséquence, à l'exagération du mouvement nutritif. Les eaux salines, renfermant de l'acide carbonique, sont irritantes pour la peau : les eaux alcalines sont utiles en boisson, à la condition de ne pas en continuer longtemps l'emploi.

Massage. — Le massage, qu'on joindra ou non à la gymnastique, est souvent indiqué contre le rhumatisme articulaire chronique. Il portera sur l'articulation, sur la région péri-articulaire et surtout sur les muscles qui y prennent leur insertion. On le pratiquera, suivant la sensibilité des régions, avec douceur et superficiellement, ou profondément à l'aide de manœuvres de pétrissage, de tapotements, de malaxations. J'ai employé avec un certain succès le massage vibratoire qui apporte, outre une sensation très nette de soulagement immédiat et assez durable, une certaine diminution de l'impotence fonctionnelle et aide à la restauration des fonctions. En Allemagne, le massage électrique est en honneur dans le cas qui nous intéresse. Je suis loin de lui accorder la valeur curative du massage et de l'électrisation pratiquées isolément. La douche-massage, telle qu'elle est appliquée à Aix contre le rhumatisme chronique, paraît donner d'indiscutables résultats; il serait cependant à souhaiter que, s'inspirant d'une théorie rationnelle, on mît le patient en état de résolution musculaire, au lieu d'obliger ses muscles à un état de contraction généralisée, forcée, étant donnée l'incommode position qu'il est obligé de garder pendant une opération dont la durée est assez longue. J'ai assisté, néanmoins, à Aix, à plusieurs guérisons dues uniquement à ce traitement, suivi pendant les trois ou quatre semaines réglementaires.

Régime. — Les traitements généraux que j'ai exposés plus haut suffiront à modifier favorablement les conditions fâcheuses du terrain dont l'importance pathogénique, dans le cas du rhumatisme, est considérable. Le régime y aidera. On prescrira peu d'aliments hydrocarbonés, mais bien de la viande, des œufs, des légumes verts, du beurre, du fromage, beaucoup de lait et peu de vin. Le rhumatisant évitera, avec grand soin, les refroidissements ; il pratiquera autant que possible l'exercice au grand air, il se soustraira aux causes d'émotion. S'il ne peut se livrer aux exercices en plein air, il se soumettra aux exercices de gymnastique respiratoire avec inhalations d'oxygène. J'ai retiré de ce traitement bien conduit, et patiemment suivi, des effets considérables que je suis heureux de signaler ici. On sait, en effet, que l'hématose est mal assurée chez les malades arthropatiques, en raison de la restriction apportée au fonctionnement du cœur et des poumons. La gymnastique respiratoire et les inhalations d'oxygène suppléent en grande partie à cette insuffisance physiologique. C'est par ce processus nutritif qu'elles agissent favorablement sur les localisations articulaires.

Enfin, c'est dans l'excitation thérapeutique due aux agents physiques que les diverses complications pathologiques, satellites aux arthropathies, trouveront leur guérison. L'atrophie musculaire, inséparable de toute altération articulaire, les paralysies réflexes, les graves affections nerveuses, telles que la chorée, le tic douloureux de la face, les polynévrites, les dermatoses rhumatismales, telles que l'érythème, le purpura, l'urticaire, l'eczéma, l'anémie par déviation nutritive, la neurasthénie, qui accompagne ou précède toute crise de rhumatisme, enfin, comme nous l'avons vu, l'ankylose, les attitudes vicieuses, les raideurs articulaires empruntent aux agents physiques leur unique traitement.

CHAPITRE VII

LE TRAITEMENT DES DERMATOSES

PAR LES AGENTS PHYSIQUES

I

HYGIÈNE — PATHOGÉNIE

La peau envisagée comme récepteur de l'énergie physique. — La peau, — qui, suivant l'expression de Cl. Bernard, continue à appartenir au monde extérieur, — est peut-être, considérée au point de vue physiologique, le plus important de tous nos organes. J'ajoute qu'elle est aussi le mieux connu. Jetée, à la manière d'un voile sensitif, sur les dernières limites du monde organique, elle recouvre toutes les parties du corps, vis-à-vis duquel elle joue le rôle de manteau protecteur. Par la richesse de ses glandes, elle représente l'un des plus vastes émonctoires de l'économie. L'étude de ses maladies a suffi, à elle seule, depuis la plus haute antiquité, à absorber la vie d'un grand nombre de pathologistes.

La peau offre, en ce qui concerne l'application des agents physiques, une importance capitale. C'est à son contact que se développe l'excitation née de leur emploi : les innombrables ramifications périphériques des nerfs centripètes dans l'épaisseur du derme sont chargées de recueillir, en même temps que les impressions tactiles, les excitations non perçues, mais actives néanmoins, si on en juge par leurs effets thérapeutiques, telles que celles provenant de la lumière diffuse, de la chaleur à température égale à celle du corps, de l'électricité, le courant de haute fréquence par exemple. Ces dernières formes d'excitation insensible ne se différencient que par leur degré, des précédentes, comme celles-ci ne se distinguent des excitations douloureuses que par leur intensité. En sorte qu'un même agent physique, la chaleur par exemple, entrant en contact avec la peau, peut exciter physiologiquement l'organisme, à un faible degré, sans qu'il y ait aucune sensation perçue ; — modérément, à un degré plus élevé, avec sensation ; — violemment, au degré le plus élevé, et, dans ce dernier cas, il se produit une désorganisation des tissus.

Mais ce n'est pas seulement comme récepteur des excitations, sensibles ou inconscientes, que la peau nous intéresse. Ses fonctions de sécrétion et d'excrétion tiennent ouvertes ou fermées les portes de la santé; le réseau compliqué de ses vaisseaux soumis à l'innervation vaso-motrice, gorgé ou vide de sang, préside partiellement à la régulation de la chaleur organique. Il suffit d'énumérer ses importantes fonctions pour se convaincre combien leur intégrité est indispensable à l'entretien de la vie et pour s'expliquer le retentissement secondaire de ses altérations sur le reste de l'organisme.

La physiologie pathologique de la peau nous est révélée par l'observation clinique et par l'expérimentation. Becquerel et Breschet ayant eu l'idée d'amener, par le vernissage, la suppression artificielle et totale de ses fonctions, virent les animaux chez lesquels il fut pratiqué languir rapidement et mourir bientôt dans une sorte de collapsus général accompagné d'albuminurie. L'explication de ce fait n'a jamais été suffisamment fournie : on l'attribua surtout à la privation des excitations périphériques nécessaires à l'entretien des fonctions respiratoires. Or, M. Lantanié, reprenant récemment la question (1), déclare que tout animal verni meurt de faim, le vernissage produisant un double effet : 1° un effet physique consistant dans l'accroissement du pouvoir émissif de la peau et ayant par lui-même quelque gravité ; 2° un effet physiologique consistant dans l'interruption des fonctions digestives et mettant l'animal en état d'inanition presque complète. L'excès de la dépense chimique consacrée à la production de la chaleur soustraite par le vernissage dépasse les ressources alimentaires de l'histolyse et le cycle de l'inanition est abrégé. De là, la rapidité de la mort.

Les effets du vernissage montrent qu'entre la peau et l'intestin, entre le tégument externe et le tégument interne, il existe une re-

____

(1) Lantanié, *Soc. de Biol.*, 20 fév. 1897.

lation fonctionnelle, qu'il est, pour le moment, impossible de pénétrer.

Cette explication, toute originale qu'elle soit, ne satisfait pas l'esprit autant que celle de la mort par privation d'excitation des extrémités périphériques des nerfs sensibles. Le corps de l'animal vernissé a perdu tout contact avec le milieu ambiant. Or, la relation de l'un à l'autre, établie par l'intermédiaire de l'excitation physique, est indispensable. L'organisme vivant ne constitue pas un être autonome ; sa vie ne s'entretient que grâce à l'influence, parfois occulte et mystérieuse, mais nécessaire, des agents physiques : lumière, chaleur, électricité. La peau constitue toujours l'intermédiaire sensible ou inconscient entre le milieu ambiant et lui.

On l'appelle le vicaire du rein ; ici encore, la clinique et l'expérimentation se prêtent, pour démontrer cette suppléance, leur mutuel appui. Sappey démontra jadis que la masse des glandes de la peau répondait à environ un tiers du rein, et que c'était un tiers de la besogne de cet organe que l'on pouvait demander à la peau. Tout le monde a remarqué l'odeur urineuse de certaines sueurs. Dès 1850, Harnernik, de Prague, citait une observation de sueur d'urée ou uridrose. L'urée peut se recueillir, dans certains cas, à la surface de la peau, sous forme cristalline. Dans certains cas extrêmes de saturation du sang, au cours de la dernière période du mal de Bright, du choléra typhoïde, de la néphrite suppurée, elle apparaît sous forme de givre, ou sous celle d'un liquide jaunâtre et visqueux.

Enfin, la peau est vicaire du poumon et de l'intestin : je ne prendrai pas la peine de discuter ici cette proposition trop connue de mes lecteurs.

L'état général est étroitement subordonné à l'état fonctionnel de la peau. La glycosurie et l'albuminurie transitoires accompagnent souvent les dermatoses. Il en est de même de l'insuffisance hépatique et rénale, des troubles nerveux généraux, de l'insomnie qui est alors en connexité avec une assimilation défectueuse et avec des troubles dans la fonction circulatoire. Le système génital mérite ici une attention spéciale. Ses rapports avec les affections de la peau sont suffisamment démontrés par l'acné si fréquent à l'âge de la puberté. Un autre exemple nous est fourni par les éruptions de la menstruation. L'anémie, la syphilis, la goutte, le rhumatisme peuvent causer ou aggraver les maladies de la peau. C'est ainsi que le psoriasis arthritique s'accompagne souvent de lésions particulières des articulations. Il se produit d'abord de la rougeur, de la douleur, du gonflement des petites articulations, puis de la déformation et des ankyloses partielles. Si certaines dermatoses sont, comme le prétendent quelques médecins, des névroses vasculaires, les lésions articulaires qui leur sont liées pourraient tenir à une cause trophonévrotique. Ces relations pathologiques ont été peu étudiées. Quand aux troubles du sommeil, si fréquents au cours des affections de la peau, ils y interviennent tantôt comme cause et tantôt comme effet.

Expansions nerveuses et vasculaires. — L'hygiène de la peau doit tenir, pour tant de raisons, la première place dans nos préoccupations. A ne considérer le tégument externe que comme la membrane enregistrante des excitations, sensibles ou non perçues, provenant des agents physiques, l'importance de son intégrité fonctionnelle éclate aux yeux. On a beaucoup discuté le point de savoir si, dans l'épaisseur du derme, les expansions centripètes sont différenciées suivant les impressions à recevoir, si quelques-unes d'entre elles seraient préparées à recevoir les impressions sensibles de température, d'autres celles de contact, d'autres celles de douleur. L'histologie demeurant impuissante à nous renseigner, on peut admettre qu'un même conducteur sert à transmettre différentes impressions, que la vibration, de nature particulière à chacune d'elles, lui arrive déjà différenciée par sa nature même, et qu'il la transmet directement et par conductibilité indifférente aux centres nerveux chargés de la recevoir et de l'interpréter. L'étude plus complète des agents physiques nous permet de considérer cette différenciation comme reposant non seulement sur la forme verticale, transversale, longitudinale des vibrations, mais aussi et bien davantage sur leur longueur d'onde et sur leur nombre proportionnel à la seconde.

D'une étude de M. Motchoukowsky (1), il ressort que chaque terminaison nerveuse centripète est capable, en dehors du rôle physiologique qu'elle est appelée à remplir, de devenir sensible à la douleur. Entre les trois formes d'excitation, non perçue, sensible et douloureuse, il n'y a qu'une différence quantitative. Or, la richesse du réseau, formé par les terminaisons nerveuses est telle qu'une simple piqûre d'é-

(1) Motchoukowsky, *Wratch*, mars 1897.

pingle produit la dilacération et la blessure de plusieurs centaines. La différenciation de la douleur pongitive, lancinante, sourde, gravative… se fait alors, non plus par la forme et la longueur d'onde des vibrations, mais bien selon qu'il se trouve en ce point une quantité plus ou moins considérable de ces terminaisons, selon leurs anastomoses et leurs relations directes avec tel ou tel centre spino-encéphalique.

En dehors des extrémités nerveuses centripètes qui impriment à la peau son caractère si spécial, et lui fournissent la caractéristique de ses fonctions, nous devons envisager le vaste réseau vasculaire qui occupe une bonne partie du derme, et dans lequel circule une masse considérable de sang, véritable nappe superficielle sur laquelle les excitations portées au contact du tégument externe, présentent une action directe et considérable, dont l'excitation lumineuse réalise le type principal. Les influences vaso-motrices représentent, sans contredit, la raison principale des variations considérables qui se produisent du côté de la nappe sanguine intra-dermale. Elles sont trop connues pour que je les développe ici. Il est une cause, moins étudiée, qui porte son action directement sur le calibre des vaisseaux de la peau et sur laquelle je dois m'étendre davantage.

Rôle des fibres élastiques. — La peau renferme, au nombre de ses éléments constitutifs, un grand nombre de fibres élastiques dont le but, commun à tous les corps élastiques, tend à conserver la configuration de la peau, et à ramener cette dernière à sa vraie forme, lorsqu'elle a subi une tension, une torsion ou une pression. Elles ont, d'après Meissner, de Berlin, une autre destination non moins importante, qui consiste à contrebalancer la tendance des autres tissus conjonctifs au rétrécissement. D'après ce même auteur (1), les fibres élastiques prennent, dans beaucoup des parties de la peau, la forme d'une voûte ; elles constituent une membrane solide autour des vaisseaux, réagissent contre le travail des vaso-constricteurs, et secondent les dilatateurs, plus faibles, en même temps qu'elles les protègent contre la pression qu'exercent les tissus qui entourent les vaisseaux. S'il y a rigidité de la paroi vasculaire, on voit d'abord une atrophie de la région élastique sur la paroi même, avant que

(1) Messner, *Soc. méd. de Berlin*, fév. 1896.

l'épaississement athéromateux se manifeste. Ainsi, on peut reconnaître à la section s'il y a des altérations d'âge, ou si l'on se trouve en présence d'alcoolisme. Très remarquable est encore l'action des fibres élastiques dans les muscles lisses de la peau. Là, elles ne se bornent pas à envelopper la portion charnue du muscle, mais elles constituent aussi les fibres terminales qui régularisent la sécrétion des glandes sébacées. On comprend quelle importance clinique on est en droit d'attribuer à l'élasticité, à la souplesse de la peau. Dès qu'elle est diminuée, par défaut de vitalité ou affection pathologique, le rôle des fibres élastiques cessant d'apporter son aide physiologique à la circulation périphérique, celle-ci se ralentit et s'efface, et en même temps se manifestent dans la peau les altérations parallèles soit dans le cheminement ou la stase du sang, soit dans la quantité mise en mouvement.

De ce rapide exposé des principales conditions de nature à assurer le fonctionnement normal du tégument externe, il est permis de conclure que *l'hygiène* de la peau doit, de toute nécessité, tenir une place considérable dans les préoccupations du médecin. Or, par une ironie fréquente dans les choses scientifiques, autant l'antisepsie du tégument interne, de l'intestin, a fait verser d'encre et a soulevé de discussions, autant le souci médical de l'antisepsie cutanée a faiblement sollicité l'attention des médecins. On a songé à instituer maintes médications destinées à neutraliser les poisons qui encombrent les organes digestifs ; peu d'entre nous prescrivent systématiquement les mesures si simples destinées à l'antisepsie de la peau et qui doivent occuper le premier rang parmi les habitudes d'hygiène quotidiennes.

Infection bactérienne et Agents physiques. — Cependant, plusieurs médecins, parmi lesquels le docteur Hulot, le docteur Remlinger, de Paris, M. Lauenstein, de Hambourg, ont publié sur ce sujet des travaux pleins d'intérêt. Il est démontré qu'à l'état normal, la peau est couverte d'une grande variété de micro-organismes saprophytes ou pathogènes. Il n'est pas une région cutanée couverte ou découverte habituellement, qui, frottée avec une spirale de platine, préalablement stérilisée, ne donne, lorsqu'on ensemence sur gélatine ou sur bouillon, des colonies poly-microbiennes, en vingt-quatre heures. Ces microbes sont dissimulés dans des sillons, à l'embouchure des glandes sudoripares et des follicules pileux. A l'état normal, la peau oppose à l'infection une barrière efficace, mais son intégrité devient-elle, sous une cause ou sous une autre, moins complète, quelque point de son territoire si étendu devient-il vulnérable par le fait d'une irritation locale, d'un choc, d'une piqûre d'insecte, etc., elle absorbera en ce point les micro-organismes, ses parasites, et leurs toxines qui pénétreront aisément, par cette porte ouverte, jusque dans les voies sanguines et lymphatiques. Assurément, pour que l'infection s'ensuive, l'organisme devra être de connivence, le terrain propice, les conditions de culture intra-organique réunies.

Nous connaissons un certain nombre de dermatoses engendrées par les microbes pathogènes ; l'impetigo, l'ecthyma, les furoncles, certaines folliculites sont causées par les staphylocoques. Mais nous ne devons pas, pour cela, innocenter les microbes saprophytes. Quinquaud attribuait à leur présence à la surface de la peau, entre les cellules du corps de Malpighi, dans les conduits excréteurs des glandes sudoripares et sébacées, une réduction des fonctions cutanées. Pour le savant et regretté dermatologiste, ils agissent mécaniquement, provoquent une absorption moindre d'oxygène, une exhalation moindre d'acide carbonique et une augmentation, dans le sang et les tissus, des matières extractives, de l'urée en particulier. Une des conséquences de cette diminution des fonctions cutanées est purement subjective. Elle consiste en ce malaise vague qu'on ressent quand on ne s'est pas baigné depuis longtemps. Par contre, leur rétablissement immédiat contribue à provoquer cet état de bien-être que chacun de nous éprouve à la suite d'un « bon bain ».

Les recherches de M. Remlinger l'ont poussé à examiner l'eau d'un bain avant qu'un homme, qui ne s'était pas baigné depuis un nombre de jours donné, y entrât et après qu'il en fut sorti. Plusieurs expériences semblables ayant été réalisées avec des sujets différents, M. Remlinger acquit la certitude que le chiffre des microbes abandonnés à l'eau du bain varie entre 83,000,000 et 1,212,000,000. Le chiffre moyen fourni par cinquante hommes fut de 550,000,000. La friction vigoureuse et le savonnage sont d'ailleurs nécessaires à entraîner mécaniquement les germes; mais la désinfection totale de la peau est extrêmement difficile. Les lotions savonneuses, suivies de frictions à l'éther, à l'alcool, à l'acide phénique et au sublimé sont seules des garanties de l'antisepsie complète de la peau, lorsqu'il s'agit de la préparer en vue d'une opération chirurgicale. Dans la pratique ordinaire, les grands bains tièdes avec lotions savonneuses et frictions suffisent.

Chez les jeunes enfants et chez les fébricitants, l'hygiène de la peau revêt une importance autrement plus considérable que chez les bien portants et les adultes. On est porté à admettre, aujourd'hui, que les abcès multiples des nourrissons atteints de tuberculose, de syphilis, sur la pathogénie desquels les discussions furent si nombreuses, proviennent souvent d'infections secondaires de la peau. Roger, en 1852, a constaté un cas d'abcès froids multiples chez un enfant, dans le pus desquels le bacille tuberculeux était absent et remplacé par un staphylocoque doré très virulent pour le lapin. On ne peut guère attribuer à une autre cause les cas de varicelle gangréneuse contractée d'un petit malade ayant une varicelle normale; ceux d'infection générale à la suite d'une plaie de l'ombilic, d'un intertrigo des cuisses, d'un phimosis; les gangrènes aiguës multiples de la peau, les arthrites survenant à la suite d'une varicelle ulcéreuse. Les chirurgiens admettent comme étiologie de l'ostéomyélite la pénétration des microbes pyogènes de la peau.

Enfin les malades fébricitants ou atteints d'affections dites chroniques, doivent entretenir avec grand soin les fonctions de la peau. Le bain frais ou froid est de règle aujourd'hui au cours des pyrexies : sa double action, tonique et réfrigérante, est incontestable; mais pour obtenir la plénitude de ses effets, il faut que la peau soit débarrassée au préalable des causes d'obstruction ou d'infection dont elle est couverte. Un bain tiède savonneux sera prescrit tous les deux jours, car le bain frais ou froid est incapable d'assurer l'antisepsie même relative de la peau. Les produits gras et adhérents des sécrétions mêlés aux déchets épidermiques, aux poussières atmosphériques, forment au niveau du tégument une sorte d'enduit qui résiste à l'eau. L'usage du savon s'impose pour le rendre soluble et l'entraîner avec l'eau du bain.

Toxicité des sécrétions. — Au cours des affections chroniques, l'application des agents physiques contribue pour une large part à garantir et à stimuler ensuite les fonctions cutanées. Tous les traitements généraux, les bains sous leurs formes diverses, les bains de vapeur ou d'air surchauffé, les douches, les électrisations générales, les frictions remplissent sans contredit ce but. Mais l'usage de la douche

ou du bain savonneux est nécessaire si l'on veut placer la peau du
malade en état de réceptivité complète vis-à-vis de l'excitation curative engendrée par l'application des agents physiques. Cette pratique de simple propreté, en apparence, est en réalité bien autrement
importante puisqu'en diminuant la résistance de la peau aux excitations physiques, elle augmente l'effet de celles-ci, établit un contact
plus intime du corps avec le milieu atmosphérique, stimule la vie
végétative et accroît les fonctions réflexes ; telles sont les diverses
origines de la sensation de bien-être, dont j'ai déjà parlé, que nous
ressentons tous à la suite d'un bain ayant suffisamment « décapé » la
peau.

Ce n'est pas seulement, d'ailleurs, contre l'infection microbienne
que nous devons défendre notre peau : il est non moins important
de la protéger contre la sueur elle-même, contre les produits d'excrétion et de sécrétion qui forment la majeure partie de l'enduit dont
il est mention plus haut. La toxicité de la sueur chez l'homme bien
portant a été mise en doute par la plupart des physiologistes. Cl.
Bernard l'avait niée, comme celle de l'urine d'ailleurs. Pourtant,
les anciens médecins attribuaient à la sécrétion sudorale une action
franchement dépurative ; ils la considéraient comme tellement toxique
qu'on trouve dans un vieux livre intitulé : *Mappæ clavicula*, recueil
de recettes antiques, le moyen suivant d'empoisonner les flèches :
« Prenez la sueur du cheval, à droite entre les côtes, trempez-y une
flèche. » Ce procédé a été essayé avec succès.

M. Arloing a fourni la démonstration expérimentale de la toxicité
de la sueur humaine chez des sujets en bonne santé, ainsi qu'il résulte d'une communication adressée à la Société des Sciences médicales de Lyon, le 10 février 1857. Il ressort de son étude que la
sueur, sollicitée à l'aide de divers procédés purement physiques
(chaleur) et aseptiquement recueillie, présente une couleur opales-
cente, est acide au début de l'expérience pendant 8 à 12 minutes,
puis neutre, et enfin, quelquefois, très faiblement alcaline. La sueur
recueillie pendant les exercices musculaires est extrêmement toxique :
un chien de petite taille a pu être tué par l'injection de la moitié
de la sueur sécrétée par un jeune homme dans une soirée dansante.
Les symptômes constatés dans ce cas sont ceux de l'empoisonnement
par l'urine. La dose mortelle moyenne pour un chien est de 15
centimètres cubes par kilogramme de poids vif ; celle du lapin est

de 25 centimètres cubes. Les principaux caractères de l'empoisonnement chez le chien se manifestent par une vive agitation suivie d'un effet sédatif remarquable ; profonde tristesse, tremblement agitant les groupes musculaires, désordres accentués du côté de l'appareil digestif, en raison probablement de l'impossibilité d'élimination par la peau, troubles des centres excito-cardiaques, hypothermie, respiration petite, accélérée.

Ces diverses considérations générales touchant l'hygiène de la peau et la prophylaxie des dermatoses dans son expression la plus étendue, nous conduisent à envisager l'étiologie des affections de la peau.

II

ETIOLOGIE DES DERMATOSES

Trois facteurs principaux doivent être incriminés dans la production des dermatoses : le *parasitisme*, épiphytes ou microbes; les toxiques; l'influence du *système nerveux*. Ces trois causes se combinent ou agissent chacune pour leur propre compte.

Parasites. — L'acarus de la gale, les champignons des teignes, celui du pityriasis versicolor, celui de l'érythrasma sont connus depuis longtemps. Il en est autrement de parasites plus difficiles à reconnaître : les microbes. Or, tandis que la contagion par les premiers ne peut se faire que par la périphérie, les seconds sont pathogènes autant par infection interne que par inoculation directe : tels sont le bacille de la tuberculose, celui de la lèpre, celui de l'impétigo, de l'actinomycose, etc. D'ailleurs, ainsi que le faisait remarquer M. Gaucher, au dernier Congrès de Moscou, il s'en faut qu'on trouve toujours le microbe dans les affections qui sont, indubitablement, d'origine parasitaire : il a pu, en effet, provoquer des réactions qui évoluent longtemps après qu'il a disparu.

La pathogénie infectieuse d'un certain nombre de dermatoses se traduit par l'appareil fébrile au milieu duquel elles prennent naissance. L'urticaire aiguë, par exemple, survient souvent au cours d'un état d'hyperthermie avec frisson, vomissements, diarrhée.

L'étude du développement histopathologique des micro-organismes et de leur voie d'immigration au travers de la peau a fourni au professeur Unna, de Hambourg, l'occasion d'un de ses plus remarquables travaux. Sur la peau nue, nous rencontrons l'impetigo staphylogène, la folliculite, et parmi les furoncles, les furoncles indolents des individus cachectiques et pauvres en graisse, enfin les abcès cutanés circonscrits et le panaris. Dans une seconde série, sur la peau velue, on rencontre l'impetigo staphylogène du follicule sébacé, les furoncles des régions velues : aisselle, dépression anale, limite des cheveux à la nuque, mais, avant tout, le sycosis stap..ylogène. Ces diverses lésions sont produites tant dans la première série que dans la seconde, par le staphylococcus aureus et le stap. alb. qui trouvent une voie de pénétration aussi facile dans le follicule du poil que dans une gerçure de la couche cornée.

Récemment, M. Sabouraud a prouvé que la séborrhée grasse connue au visage sous le nom d'*acné oleosa* et d'*acné comédon*, au cuir chevelu sous celui de *séborrhée huileuse*, est d'origine microbienne. Son siège est le follicule pilaire, la chute du cheveu en est la conséquence. Ainsi est constituée, par effusion permanente de sébum microbien ensemençant de proche en proche tous les follicules demeurés stériles, la calvitie vulgaire, la calvitie dite arthritique ou spontanée.

Toxiques. — Un grand nombre de toxiques, sinon tous, sont susceptibles de déterminer, chez les sujets prédisposés, du moins, des altérations de la peau. Nous avons tous présents à l'esprit des exemples de poisons végétaux, minéraux, animaux, nous permettant d'invoquer cette pathogénie spéciale. Le suc des solanées, la mylotoxine des moules malades, les préparations mercurielles peuvent être invoqués. Mais parmi ces sources d'intoxications, la plus fréquente et la plus rebelle aux traitements est sans contredit celle par les toxines, produits solubles élaborés par les microbes ou, envisagées dans leur sens le plus général, par toutes les substances morbifiques produites par les êtres vivants. Ainsi entendue, la notion des toxines comprend non seulement tous les venins ou poisons, mais aussi tous les produits de sécrétion et de désassimilation provenant tant du travail d'élaboration cellulaire que des parasites microbiens. Ces produits directs de l'activité cellulaire peuvent rester incorporés à l'élément anatomique, ou s'accumuler dans le tissu ambiant, ou pénétrer dans la circulation sanguine ou lymphatique, et s'éliminer primitivement ou secondairement avec les produits de sécrétion ; d'où l'apparition possible de phénomènes morbides soit dans un territoire limité du tégument externe, soit en diverses parties de sa surface, soit dans sa totalité (Hallopeau).

C'est ainsi qu'il faut attribuer aux poisons que fabrique l'organisme lui-même une part importante au développement des dermatoses, à côté de l'influence pathogénique considérable spéciale aux toxines microbiennes. Cette forme d'auto-intoxication se manifeste, par exemple, lorsque la bile se répand anormalement dans le sang à la suite de l'obstruction de ses voies naturelles d'écoulement, ou lorsque la pression biliaire devient tout à coup supérieure à celle des capillaires sanguins. L'imprégnation de la peau par la sécrétion hépatique provoque un prurit spécial qu'on appelle prurigo hépatique. Les poisons de désassimilation dans l'urémie s'éliminent parfois par les glandes de la peau, engendrant des éruptions cutanées eczématiformes, pytiriasiformes ou érythémateuses. L'acide urique provenant de l'oxydation incomplète de la matière azotée dans l'économie, provoque certaines formes d'eczéma.

Ainsi que l'ont prouvé les expériences de Colombini (de Sienne) (1), la diminution de la toxicité de l'urine est constante au cours de l'eczéma, qui paraît être la conséquence d'une élimination trop considérable de toxiques par la peau. Au contraire, certaines dermatoses amènent la rétention d'une série de corps que la peau devrait normalement éliminer ; dans ce cas l'urine devient hypertoxique.

Que les toxines soient exogènes, endogènes ou d'origine mixte, elles doivent, pour produire leurs effets pathogènes, rencontrer un terrain propice. C'est en effet par l'intermédiaire du système nerveux et des vaso-moteurs que le poison retentit sur le réseau vasculaire cutané. Certaines dermatoses sont, même, directement produites par l'influence nerveuse : le zona, par exemple, qui représente le type des trophonévroses. La plupart des cas de zona, dit primitif ou essentiel, ont une origine spinale. Le désaccord qui existe entre la topographie de l'éruption et la distribution des nerfs cutanés, la concordance de la topographie de cette éruption avec celle des troubles

____

(1) Colombini (de Sienne), *Giornale italiano delle malattie veneree*, fasc. II et III, 1897.

sensitifs d'origine médullaire, la coexistence possible d'anesthésie spinale avec l'éruption, le caractère des douleurs qui sont vagues et diffuses, l'absence habituelle de points névralgiques, l'existence parfois constatée de douleurs symétriques et d'hyperesthésie rachidienne, quelques cas de troubles moteurs associés au zona, constituent des arguments en faveur de la théorie médullaire. La théorie infectieuse de Landouzy se concilie fort bien avec l'origine spinale du zona.

Il en est de même de plusieurs affections cutanées, vésiculeuses ou bulleuses, telle la dyshydrose, sorte d'éruption cutanée palmaire vésiculeuse, indolente à la pression, mais très prurigineuse, qui n'apparaît jamais que chez des sujets débilités, au système nerveux déprimé momentanément ou en état de déchéance organique. Tels encore le pemphigus, sous ses diverses formes, les dermatites bulleuses ou vésiculeuses, fréquentes à la suite des lésions traumatiques des nerfs, au cours des névrites, de l'hystérie. Les troubles trophiques de la peau sont fréquents dans cette dernière maladie : Oulmont et Touchard ont publié l'observation d'une hystérique présentant, parmi d'autres troubles trophiques, des poussées d'eczéma avec altérations des ongles. Raymond a constaté chez un malade une éruption pemphigoïde. Gilles de la Tourette a noté diverses éruptions cutanées (acné, ecthyma, urticaire) coïncidant avec l'hyperesthésie. Franceschi a étudié le pemphigus chez les hystériques. Vulpian a publié un cas de gangrène cutanée ; Kaposi, quatre cas de zona gangréneux hystérique ; Weir-Mitchell, un cas de rupia persistant. Tout le monde connaît les ecchymoses spontanées ou taches purpuriques, le dermographisme, les sueurs et les larmes de sang, l'œdème blanc, l'œdème bleu, toutes déterminations cutanées appartenant à l'hystérie et relevant de cette sorte de diathèse vaso-motrice qu'on a signalée comme congénère des diathèses de contracture et d'amyosthénie.

Neuropathies. — L'influence directe du système nerveux sur les fonctions cutanées se retrouve dans la série zoologique sous son aspect physiologique le plus accentué. C'est ainsi que se produisent les changements de coloration de la peau chez certains poissons, chez quelques batraciens, chez les reptiles. On les attribue à un changement de forme des cellules sous-épidermiques, chargées de pigment (chromoblastes). Le caméléon a une couleur qui lui est propre, mais dont la nuance change sous l'effet de causes accidentelles. Sur un

arbre vert il devient, par suite de reflet, vert comme l'arbre. Il y a
là un phénomène de mimétisme indiscutable. Toutefois, sous l'empire
des émotions, cet animal, craintif à l'excès, peut développer dans sa
peau, sous la seule action de ses centres nerveux mis en état d'irritation soudaine, des nuances rouges, jaunes, noires, vertes, blanches,
que laisse facilement voir l'épiderme très fin et peu protecteur dont
il est revêtu. Est-il permis d'établir quelque rapprochement entre les
modifications cutanées physiologiques survenant chez les animaux
sous une cause émotionnelle et les altérations pathologiques constatées
chez les hommes sous les mêmes influences, l'urticaire, par exemple,
qui est souvent d'origine émotive?

Mais l'influence nerveuse est loin de constituer, à elle seule, toute
la question de terrain. Les affections de la peau font souvent partie
d'un ensemble pathologique qui comprend des manifestations multiples de la même cause générale, du même trouble de nutrition, des
mêmes altérations humorales. L'eczéma, par exemple, n'est qu'un
des éléments de ce groupe morbide qui renferme, à la fois, la migraine,
la dyspepsie, l'asthme, les lithiases biliaire et urinaire, les varices,
l'artério-sclérose sous toutes ses formes (Gaucher). Nous retournons
ainsi à la notion de diathèse, vieille théorie qui persiste, rajeunie, il
est vrai, par les théories nouvelles sur les maladies de la nutrition. Or,
cette condition de terrain autorise ou n'autorise pas la végétation
microbienne. C'est elle qui imprime à la peau certaines qualités
congénitales propres de structure, d'où dépend l'évolution de ses
fonctions physiologiques futures. C'est encore à la question du
terrain qu'il faut rapporter l'immunité de certains âges vis-à-vis de
quelques dermatoses; ainsi l'impetigo est rare chez l'adulte; le *Tricho-
phyton megalosporum endothrix*, le *Microsporon Audouini* ne se développent pas et ne germent que très exceptionnellement sur le cuir
chevelu après la puberté.

Traumatisme physique et chimique. — Enfin, il est à peine besoin
de mentionner l'action provocatrice de l'excitation dérivée des agents
physiques sur la production des dermatoses. Les radiations calorifiques
lumineuses, électriques, sont susceptibles de produire des altérations
superficielles et transitoires ou, quelquefois, fixes et profondes. Le
coup de soleil, les brûlures, le hâle propre à l'exposition prolongée
à certains vents, en sont des manifestations directes. G. Pouchet a

démontré que chez certains poissons et batraciens, les cellules du
tégument externe passent, sous la seule influence de l'excitation lumineuse, de la forme sphérique à la forme étoilée, et même chevelue.
C'est à la même cause qu'il convient de rapporter les dermatites
décalvantes qui accompagnent souvent les applications des rayons X,
et auxquelles on remédie aujourd'hui par l'interposition d'une lame
d'aluminium. Qu'il s'agisse de la lumière solaire ou des radiations
de Rœntgen, c'est toujours, en définitive, à la lumière violette ou
ultra-violette qu'il faut rapporter la rubéfaction de la peau, l'érythème.

Les actions chimiques doivent être également signalées comme
provocatrices des dermatoses : elles sont souvent inappréciables
objectivement. C'est ainsi que Unna a pu constater que l'application
de teinture d'iode sur la peau détermine d'importantes lésions, alors
qu'aucun phénomène extérieur ne les révèle. L'eczéma des laveuses
doit être vraisemblablement rapporté à la même cause. Dans tous
les cas, les causes extrinsèques, tant physiques que chimiques, agissent indubitablement, sous forme de traumatisme, en exaspérant et
en rendant évident le trouble vaso-moteur ou l'envahissement microbien directement pathogène.

Telle est dans sa complexité infinie, puisqu'elle puise ses racines
dans la pathologie tout entière, l'étiologie des dermatoses. Je n'ai
d'autre prétention que celle d'avoir exposé, très succinctement, les
lignes principales. Je n'en ai voulu dire que ce qui est nécessaire à
établir sur une base solide l'action des agents physiques dans une
longue série nosologique où ils tiennent la première place tant par
leurs applications générales que par leurs localisations, et où ils se
montrent aussi utiles en prophylaxie qu'en thérapeutique.

III

TRAITEMENT

Prophylaxie et dynamogénie. — Je ne pense pas qu'il puisse s'élever
un doute dans l'esprit de qui que ce soit, au sujet de l'efficacité
prophylactique des agents physiques contre les dermatoses. Un
simple coup d'œil jeté sur les graves perturbations qui suivent leur

suppression suffit à entraîner une telle conviction. Nous savons tous que la privation de lumière par exemple détermine, du côté de nos téguments, de profondes altérations, que le défaut de soins de balnéation est cause d'inoculation microbienne, enfin que l'entretien normal des fonctions de la peau est nécessaire à mettre celle-ci en état de défense soit contre la végétation microbienne, soit contre l'imprégnation par les toxines, soit, si l'on adopte la théorie centrale, contre les projections pathologiques réflexes.

L'excitation thérapeutique engendrée au niveau de la peau par l'application générale des agents physiques présente une bien plus large portée. J'ai déjà écrit qu'elle réalise, au premier chef, les conditions de l'antisepsie médicale, au sens propre du mot. Ses effets dynamogènes sur l'ensemble de l'économie se manifestent, principalement, dans deux grands territoires physiologiques. Ils impriment à la cellule un surcroît d'activité qui la conduit à l'élaboration plus complète de la matière, et sollicite, par le même processus, la fonction phagocytaire du leucocyte et de tous les tissus en général. De plus, le milieu humoral dont la viciation permanente et, peut-être congénitale, a engendré la théorie de la diathèse, le milieu humoral, tendant à redevenir normal, s'oppose à la pullulation microbienne contre laquelle il se défend par sa propre composition.

Mais le redressement du travail nutritif n'est pas le seul résultat de l'excitation physique thérapeutique. Les fonctions de sécrétion sont parallèlement stimulées. C'est peut-être de ce côté qu'il convient de rechercher la véritable cause de cette résistance toute particulière à l'infection que présentent les individus soumis, dans la vie habituelle, à l'influence prophylactique indéniable des agents physiques. Or, par sécrétions, il convient d'entendre ici non pas seulement les produits de fonte glandulaire déversés par les canaux excréteurs, mais ceux, non moins importants dans le cas spécial qui nous occupe, qui sont repris par le sang, et dont Brown-Séquard a étudié les effets généraux sur l'organisme sous le nom de *sécrétions internes*.

Tels sont les deux grands processus principaux au moyen desquels se trouve réalisée l'antisepsie médicale. Il convient d'y joindre la suractivité circulatoire si remarquable, produite par les agents physiques dans leur application générale, et la reprise par le sang, sous l'influence de cette poussée physiologique, des matériaux stagnants dans les parenchymes des organes et dans les tissus où la circulation

capillaire était ralentie. Il faut y joindre encore l'impulsion vaso-
motrice qui fait partie intégrante de cette modification circulatoire,
et y contribue pour une large part, rétablissant par le retour à la
normale l'équilibre nécessaire entre la vie végétative et les fonctions
psychiques.

Exemple démonstratif. — Et pour fixer les idées à ces divers points
de vue, forcément un peu théoriques ou dogmatiques, je prendrai
l'exemple de ce qui se passe au cours de la syphilis. Je me rappro-
cherai ainsi de mon sujet spécial : les dermatoses, que je serrerai
de plus près.

M. le professeur Fournier a donné, de la syphilis, cette définition
exacte : un état de santé apparente, interrompu par des invasions
morbides plus ou moins durables. Il en est de même d'un grand
nombre d'états pathologiques, au nombre desquels je citerai le paludisme, la goutte, etc. A part, en effet, certaines formes atypiques,
rares, qu'on pourrait appeler : syphilis continue, paludisme continu,
etc., il est aisé de constater que ces diverses entités nosographiques
se traduisent par poussées, par décharges, séparées chez certains
sujets par de longs intervalles de santé. C'est pendant ces périodes
de latence où la maladie est en puissance et non en action, comme
on disait autrefois, où, pour prendre le langage scientifique actuel,
le microbisme est larvé, que les agents physiques servent aux fins
thérapeutiques dont je parle plus haut. C'est pendant les entr'actes
qu'ils combattent victorieusement les troubles généraux ou trophiques, l'état d'hypohémie, de méiopragie dont souffrent les sujets en
question sans se plaindre, car un cortège de sensations subjectives,
douloureuses ou d'insuffisance générale, de faiblesse partielle ou
totale, fait partie de leur habitus commun, et se confond avec leur
propre nature.

Qu'il s'agisse de l'infection par des micro-organismes, par l'hématozoaire de Laveran, ou de l'intoxication par les produits solubles bac-
tériens ou les déchets de l'assimilation cellulaire, peu importe à
la thèse que nous soutenons.

Les résultats cliniques sont là pour attester que nous sommes en
mesure d'épargner à un syphilitique, à un paludique, à un arthritique les troubles morbides généraux qui caractérisent les périodes
larvées : l'anémie, l'affaiblissement général, l'amaigrissement pro-

gressif, l'asthénie fonctionnelle, la perte des cheveux, les dystrophies unguéales, si nous opposons à ces symptômes de dystrophie générale l'application méthodique des agents physiques, dans les intervalles de santé *apparente*. Mais nous faisons plus : il est encore prouvé, par l'observation clinique, que nous sommes en mesure d'éloigner les paroxysmes, de supprimer même ces poussées d'autant plus formidables parfois qu'elles surviennent au bout d'un temps d'accalmie plus prolongé. C'est bien là ce que nous savons de la goutte, de la syphilis, de l'impaludisme. Il n'est pas téméraire d'avancer que l'effort circulatoire que provoquent les agents physiques met obstacle au cantonnement du virus dans certains territoires vasculaires ou parenchymateux (foie, rate, centres nerveux) torpides, d'où il eût rayonné plus tard par poussées successives dans l'économie. Tel est le phénomène mécanique par lequel les agents physiques se montrent efficaces au cours des maladies à longue évolution, en dehors de leur action élective sur les divers processus nutritifs et sur le système nerveux, en général.

Effets généraux antiseptiques. On ne saurait donc nier que l'influence dyamogène générale engendrée dans l'économie par l'application des agents physiques réalise, au sens exact du mot, l'*antisepsie médicale* physiologique. Elle suffit à combattre l'infection ; elle permet à l'organisme de résister à l'envahissement microbien. Se montre-t-elle aussi efficace contre l'intoxication autogène ou exogène ? Disposons-nous d'une thérapeutique qui soit capable de placer l'organisme en état de défense, devant l'imprégnation toxinique ? Je n'hésite pas à répondre que, dans l'état actuel de nos connaissances, la thérapeutique par les agents physiques est la seule qui satisfasse complètement à cette indication. Aucune autre ne réalise au même degré l'ouverture des émonctoires naturels par lesquels les matériaux toxiques sont chassés au dehors, rendus au milieu ambiant, sous forme d'excrétion gazeuze, liquide, ou fixe. Aucune médication interne n'est capable de provoquer d'une manière permanente cet effort de la cellule vivante à se débarrasser des scories inhérentes à son travail propre, ou adventices, apportées à son contact sous forme de sécrétion microbienne. Aucune autre médication n'est plus propre à exalter les fonctions de la peau, diminuées même dans le cas de dermatoses localisées, à combattre l'insuffisance rénale, à favoriser l'exhalaison pulmonaire et l'excrétion urinaire. Elevant notablement la tension du sang, elle détermine l'effort circulatoire nécessaire à l'élimination des toxines à travers tous les émonctoires, et par ce rôle dépuratif se montre victorieuse contre l'intoxication, cause généralement admise comme provocatrice d'un grand nombre de maladies frappant le tégument.

Or, la coïncidence fréquente des altérations du filtre rénal avec les dermopathies démontre l'importance de la dépuration urinaire dans ce domaine nosologique. Elle a été bien mise en lumière par les recherches expérimentales de Colombini, de Sienne (1), qui a prouvé que la toxicité de l'urine des personnes atteintes d'eczéma rubrum est bien moins considérable que celle de l'urine normale. D'autre part, l'urine des personnes atteintes d'eczéma aigu provoque chez les animaux injectés une dépression générale : somnolence, coma, légers phénomènes convulsifs, paralysie des extrémités, myase, diminution d'excrétion urinaire, légère hypothermie.

Dans l'état aigu des dermatoses, la quantité considérable de toxines produites subitement dans l'organisme s'élimine abondamment tant par les reins que par la peau enflammée. Lorsque l'état chronique s'est installé, et c'est à ce moment que l'application des agents physiques est habituellement requise, l'hypo-toxicité urinaire provient le plus souvent soit du défaut de pression artérielle et de l'insuffisance fonctionnelle du rein, soit d'une altération parenchymateuse ou interstitielle de l'organe, qui n'est pas rare au cours des affections étendues ou prolongées du tégument.

Dans le cas de brûlure étendue, les altérations rénales ne manquent jamais. Voici déjà longtemps qu'un auteur italien, Salvioli, a publié (2) un cas d'eczéma impétigineux généralisé qui se compliqua, au 13e jour, d'une néphrite aiguë. Trois semaines plus tard, le malade succombait, et à son autopsie on a trouvé une néphrite glomérulaire. Un auteur allemand, A. Bluhm (3), a relaté un cas d'eczéma impétigineux du cuir chevelu, dans le cours duquel on a noté, mais pendant un septénaire seulement, les signes d'une néphrite aiguë. Un auteur

---

(1) Colombini, de Sienne, *Giorn. ital. delle malattie renerce*, fascicules ii et iii, 1897.

(2) Salvioli, *Archivio per le Science mediche*, vol. III, fasc. I.

(3) A. Bluhm, *Deutsch. Archiv für klin. Medic.*, t. XLVII, fasc. 3 et I, p. 103.

anglais, le docteur Liveing (1), dans une étude sur la glycosurie survenant à titre de complication de l'eczéma chronique, a mentionné l'albuminurie comme n'étant pas absolument rare chez les eczémateux.
Le docteur Muller (2) a publié un cas d'impétigo contagieux qui s'est
compliqué d'une néphrite hémorrhagique ; celle-ci se termina par la
guérison, au bout de sept jours. En août 1895, le docteur C. Bruhns,
assistant de la clinique médicale de l'Université de Leipzig, a publié une
relation concise de sept cas de néphrite aiguë survenue au cours d'un
eczéma sans qu'on pût imputer la complication au traitement institué.

Tels sont, sommairement indiqués dans leurs grandes lignes, les
effets antiseptiques, éliminateurs, mécaniques, que nous sommes en
droit de demander aux agents physiques, et grâce auxquels s'établit
la véritable thérapeutique pathogénique des dermatoses. Leur action
dynamogène, en quelque sorte élective, sur l'axe nerveux, est universellement admise. Je ne m'y arrêterai pas.

Cependant, il est de notion courante, aujourd'hui, en dermatologie, que, en dehors même des affections cutanées directement
engendrées par un shock émotionnel, les centres nerveux ont une
part importante dans le développement des altérations de la peau.
Part directe en tant qu'organes de projection, part réflexe, quelquefois, elle est évidente dans un grand nombre de cas. Or, je ne crois
pas qu'il soit possible de douter de l'action tonique des agents physiques sur l'ensemble du système nerveux. Cette action ne peut s'e-
xercer qu'au travers de la peau qui bénéficie, la première, de l'excitation thérapeutique. Ainsi, les agents physiques réalisent, à la
fois, le traitement pathogénique et le traitement symptomatique.
Quelle est la médication capable de remplir cette double indication,
nécessaire dans la plupart des affections de la peau ?

Questions préliminaires. — Avant d'instituer un *traitement* dirigé
contre une dermatose il est indispensable d'élucider les questions
suivantes :

1° L'affection est-elle aiguë ou chronique ? S'agit-il d'une première
atteinte ou d'une récidive ?

2° Quels sont les caractères de la peau ? A quelle période de son

(1) Liveing, *The Lancet*, 12 mars 1881.
(2) Muller, *Jahrbuch für Kinderheilkunde*, t. XXXI, p. 61.

développement en est-elle? Les réactions particulières soit aux agents pathogènes, soit à l'excitation physique diffèrent essentiellement, de l'enfant à l'adulte, et de celui-ci au vieillard?

3° Le patient a-t-il l'habitude des soins de la peau? A-t-il souci des règles de l'hygiène dans sa manière de vivre? Quelles sont ses occupations?

4° Quel est chez lui l'état du système nerveux ; est-il excitable ou déprimé? des organes digestifs, génitaux, etc.? Existe-t-il quelque trouble grave de la nutrition? Albuminurie, diabète, obésité. Existe-t-il quelque altération grave du cœur, s'accompagnant d'hypotension artérielle, ou des reins, déterminant l'insuffisance urinaire?

Aucun de ces renseignements n'est superflu ; réunis, ils représentent la base de nos appréciations sur le traitement physique à instituer. Ce traitement, on le voit, par le questionnaire, s'adresse bien moins à la lésion qu'à l'organisme qui en est porteur.

Il n'y a pas bien longtemps qu'on eût fait sourire d'incrédulité le médecin versé spécialement dans les maladies de la peau si on lui eût affirmé possible la guérison d'un certain nombre de celles-ci à l'aide des agents physiques. L'eczéma, pour prendre un exemple permettant de fixer les esprits, semblerait la moins indiquée de toutes les dermatoses pour élever une telle prétention. Il est, cependant, hors de doute qu'il guérit ou s'améliore dans de très notables proportions, par l'unique application des agents physiques. Or, on peut soutenir, sans exagération, qu'à lui seul il représente une bonne moitié de la pratique dermatologique. Nos procédés s'adressent bien plus à l'eczémateux qu'à sa lésion, au terrain qu'à l'état local. Or l'anarchie règne en maîtresse au camp des dermatologistes : les uns préconisent l'arsenic, les autres le rejettent ; le cataplasme a la faveur d'un certain nombre, l'huile de cade est le topique préféré de plusieurs. Pour quelques-uns le respect de l'eczéma est une règle, les métastases étant parfois mortelles. L'enveloppement au caoutchouc est encore employé ; l'oxyde de zinc, sous forme de pommade, l'acide salicylique, l'occlusion ouatée sont courants dans la pratique des hôpitaux. Les régimes et les conditions d'hygiène, les traitements divers appropriés aux strumeux, aux arthritiques, aux herpétiques, aux goutteux à tous les états pathologiques sous-jacents sont diversement appréciés par les dermatologistes. On peut difficilement trouver quelque analogie entre ces traitements, souvent fort dissemblables, occupant habituellement de longues pages d'ordonnance et encore une fois les médecins justifient le vieil adage. « *Tot capita, tot sensus.* »

Bain hydro-électrique. — Or, et pour fixer l'esprit du lecteur en prenant un exemple concret, je n'ai encore pas rencontré un eczéma qui ne se soit notablement amélioré ou qui n'ait guéri, sous l'influence d'une série de bains hydro-électriques à courant, soit alternatif sinusoïdal, soit continu et médicamenteux (1). Dans quelques cas, particulièrement rebelles, j'ai dû appeler à l'aide de ce traitement d'autres agents physiques : l'exposition à la lumière, les applications de vapeur médicamenteuse ou simple, le massage, procédé extrèmement délicat exécuté soit au pouce, soit au percuteur, sous une onction grasse antiseptique, et sur lequel je reviendrai plus loin.

Les topiques auxquels je donne la préférence, habituellement, sont pour le bain hydro-électrique : l'acide picrique, le permanganate de potasse, à 0,50 pour 0/00, l'indigo ; pour le massage : la pommade camphrée, vaseline fine et pure et camphre porphyrisé, de chaque parties égales.

J'emploie, avec un succès qui ne s'est jamais démenti, le bain hydro-électrique contre les ulcères de jambe. Dès les premières applications la cicatrisation, jusque-là languissante ou nulle, prend son essor et marche quelquefois rapidement. Je me contente de recouvrir l'ulcère, à la sortie du bain, d'un pansement occlusif à l'ouate imprégnée d'une solution de permanganate de potasse à 2 0/00. Le bain a une durée de une demi-heure ; l'intensité supportée par les malades est peu considérable : je n'ai jamais pu dépasser 10 m. a. Il se produit, au niveau de l'ulcère, des impressions désagréables se traduisant chez quelques patients par une sensation de démangeaison impérieuse, chez d'autres sous forme de cuisson vive, de brûlure qui oblige à diminuer le courant. Même à de faibles intensités celui-ci présente une incontestable supériorité sur toutes les autres médications instituées contre cet « opprobrium artis » qu'est l'ulcère des

(1) Non seulement l'inflammation cutanée superficielle et les lésions épidermiques de l'eczéma vésiculeux et suintant guérissent, mais l'épaississement et l'induration du derme dans l'eczéma chronique lichénoïde se modifient et disparaissent.

jambes. Il n'est pas rare de le voir céder complètement et se fermer au bout du vingtième bain.

J'ai encore retiré du bain hydro-électrique le plus grand bénéfice contre certains cas de *psoriasis* général ou compliqué. Dans un cas de psoriasis aigu avec éruption disséminée sur toute la surface du corps, sous forme de petits foyers miliaires innombrables, chez un jeune homme de 18 ans, j'ai pu obtenir au bout du onzième bain la cessation des accidents. Il avait été déjà soigné par un illustre dermatologue de Paris, qui ne pouvant appliquer à toute l'étendue du tégument les médicaments spécifiques qu'il dirigeait contre l'affection, en raison du danger d'empoisonnement, procédait par fractionnement, sans d'ailleurs obtenir la plus légère amélioration. Les bains sulfureux avec friction au savon naphtolé n'avaient amené qu'une réaction légère et temporaire.

Dans un autre cas, compliqué d'une réaction inflammatoire intense au niveau et au pourtour des placards psoriasiques, production de pustules, exsudation séreuse, foyers de lymphangite, œdème et tuméfaction des parties, représentant la forme la plus grave de l'affection, les bains hydro-électriques amenèrent au bout de deux séries de douze bains, séparées par un intervalle de trois semaines, la guérison complète.

Un cas d'herpès génital, qui était resté rebelle à toute médication, et qui, par sa persistance et l'acuité des symptômes auxquels il donnait lieu, avait fini par conduire le malade qui en était porteur au découragement, à l'hypocondrie, aux folles terreurs et, je crois, aux idées de suicide, céda à onze bains hydro-électriques à courant alternatif sinusoïdal.

J'ai obtenu le même résultat au bout de six bains semblables, chez une jeune fille de 22 ans, manifestement hystérique, atteinte d'érythème polymorphe avec plaques nombreuses disséminées sur la face, les bras, les jambes. Le moindre traumatisme, le plus léger choc suffisait à déterminer sur les divers points du corps l'apparition d'une plaque. Une émotion aggravait l'aspect de celles qui existaient. Au bout du sixième bain, tous les accidents disparurent. J'ai su que l'érythème avait reparu au bout de sept mois : une nouvelle série de bains hydro-électriques, administrés à Londres, suffit à l'en débarrasser définitivement, car, depuis deux ans, il n'a pas reparu.

Je n'hésite pas à dire que contre la plupart des dermatoses, le bain hydro-électrique, simple ou médicamenteux, représente le traitement de choix. Après lui et par ordre d'importance, vient le bain de chaleur, sèche ou humide, simple ou médicamenteux.

Bain de chaleur. -- L'expérience a établi que pendant l'été un certain nombre d'affections chroniques de la peau perdent, en raison des sueurs profuses occasionnées par les chaleurs, leur aspect caractéristique. M. A. Robin désigne sous le nom de *délitescence estivale normale* ce phénomène si remarquable qu'on en peut faire vraiment un élément rationnel de thérapeutique. Mais là ne se borne pas l'action curative des bains de vapeur. On prouve aisément que le corps humain, soumis dans une étuve à l'action de la vapeur chaude mélangée d'une substance nullement absorbable par la peau en toute occasion, devient perméable à cette substance dans les conditions déterminées de chaleur, d'hyperfonctionnement de la peau et de divisibilité de la substance répandue dans le milieu artificiel surchauffé qui baigne le corps. Il faut disposer, pour atteindre ce but, d'un appareil spécial, individuel, permettant la distribution régulière et générale de la vapeur et son mélange graduel avec la substance médicamenteuse solide ou liquide. L'appareil doit enfin réaliser la condition indispensable d'être facilement antiseptisable.

Bains. — Les bains ont occupé jusqu'ici la place d'honneur dans le traitement des affections de la peau. Ils sont souvent utiles, et forment la base de la thérapeutique hydrominérale. Le psoriasis et l'eczéma fluent et symétrique, cette pierre angulaire de la dermatologie, seraient particulièrement justiciables du traitement thermal. Mais les médecins qui exercent dans les stations les plus réputées à ce point de vue sont à peu près d'accord pour attribuer leurs effets, pour une large part du moins, à la régularisation nutritive, à la dynamogénie générale que ne manque jamais de produire l'application simultanée des agents physiques, inséparable d'une cure aux eaux : la vie au grand air, à la lumière, l'exercice, les pratiques hydrothérapiques, etc. C'est ainsi que s'améliorent souvent les diverses dermopathies symptomatiques d'un état diathésique, et qu'on a coutume de désigner, pour cela, sous le nom de scrofulides (eczéma, impetigo), d'arthritides (érythème, pityriasis, psoriasis, lichen, prurigo, acné, etc.), de diabétides (prurit, anthrax), de syphilides. Dans ces diverses modalités, c'est la base, le terrain : la scrofulose, le diabète, l'arthritisme, la syphilis qui ont été primitivement modifiés, et l'amélioration de la localisation irritative à la peau a suivi.

Toutefois, les dermatoses humides : les formes suintantes de l'eczéma, l'impétigo, certaines formes d'acné se trouvent bien des eaux sulfureuses; les affections cutanées sèches sont de préférence adressées aux eaux indéterminées. Les eaux chlorurées sodiques sont appliquées à certaines dermatoses rebelles, aux manifestations de la scrofulo-tuberculose, de la syphilis grave. Certaines formes d'eczéma, le psoriasis, sont améliorées par les eaux chlorurées bicarbonatées : les eaux arsenicales réclament les scrofulides, les formes sèches de l'eczéma, le psoriasis.

Bain permanent. — A la balnéothérapie se rattache le système curatif des bains permanents. On peut voir à Vienne, dans le service du docteur Kaposi, l'illustre dermatologue (*Allgemeine Spital*) une installation destinée à les administrer. La baignoire, en cuivre, est renfermée dans une épaisse caisse de bois de chêne, afin d'éviter le refroidissement de l'eau. Un treillis solide et souple suspend le malade au milieu de l'eau, en sorte qu'il ne touche jamais le fond de la baignoire. Sur ce treillis on dispose des draps imperméables et des oreillers. Grâce à une combinaison de treuils, le malade peut rester assis, se coucher ou être soulevé hors de l'eau pour l'évacuation des urines et des garde-robes. Le malade y reste jour et nuit pendant des semaines, des mois, des années. L'eau n'est pas courante, mais elle est incessamment réchauffée et renouvelée totalement deux fois par jour. Le malade lui-même fixe la température qui lui convient : habituellement 35 ou 36 degrés. On ajoute au bain certaines substances médicamenteuses suivant les indications. Le danger de submersion pendant le sommeil est minime : le malade se réveille toujours quand son menton touche l'eau.

Ni la nutrition, ni les fonctions des organes ne paraissent gênées par cette macération prolongée. Le seul effet désagréable qui en résulte est un boursouflement de la paume des mains et de la plante des pieds, sensation qu'on atténue rapidement par l'onction avec de l'huile d'olives.

Les principales indications du bain permanent sont les caries osseuses anciennes, les gangrènes par décubitus, les vastes brûlures ou plaies, le pityriasis universalis, l'ichtyose, le lichen ruber, le psoriasis, le pemphigus, les tuberculoses cutanées, les syphilides, la dermatite exfoliatrice diffuse ou générale. Dans toutes les grandes pertes d'épiderme, le bain recouvre d'une façon égale les corps papillaires mis à nu, et, par cela, apaise ou empêche la sensation si douloureuse résultant de cette desquamation. Enfin, il remplace les multiples pansements si douloureux et si incomplets qui fatiguent et exacerbent le malade; ce dernier gagne ainsi du temps, et à la période d'exacerbation peut succéder, au bout d'un an, dix-huit mois, une période de calme, d'amélioration et même de guérison.

En vue de l'interprétation pathogénique exposée plus haut, on dirigera contre les brûlures étendues le traitement suivant.

Si elles sont superficielles, l'indication se pose d'instituer tout de suite le traitement le plus apte à soustraire le malade aux excitations diverses du milieu ambiant. Je n'en connais pas de plus complètement adapté à ce but que celui qui utilise le bain permanent. Il est, à mon avis, le plus propre à soustraire les extrémités nerveuses centripètes mises à nu, privées de leur revêtement physiologique, aux causes multiples d'irritation dérivant des mille contacts, incessamment renouvelés, inhérents à la vie même. L'onde douce, moelleuse et tiède, représente comme un manteau protecteur, jamais irritant, en dehors de l'activité réparatrice qu'elle imprime aux cellules du derme. De plus, la continuité d'une température égale et bienfaisante apporte, par l'élément thérapeutique chaleur, une contribution thérapeutique qui est loin d'être négligeable. Il s'oppose aux fermentations dangereuses et évite la production de toxines au niveau des brûlures. Tant d'avantages réunis indiquent formellement l'emploi du bain permanent dans le traitement des brûlures étendues superficielles.

Dans le cas de brûlures étendues profondes, je crois préférable d'attendre quelques jours avant de soumettre le blessé au bain permanent. On se souviendra seulement que la brûlure doit être considérée comme une plaie récente ordinaire et capable d'être contaminée par les différentes espèces microbiennes pyogènes. Il conviendra donc, tout en laissant s'atténuer les premiers effets du schock nerveux consécutif à l'accident, avant de placer le malade dans le bain, de désinfecter énergiquement, au moyen de l'eau et du savon, les téguments voisins de la brûlure et la brûlure elle-même. Puis on les lavera largement à l'eau stérilisée, et enfin avec une solution boriquée à 3 0/0. Les bords de la brûlure seront, ainsi que la peau environnante, lavés à l'éther, puis à la solution de sublimé à 0,50 0/00. Après une dernière lotion à l'eau stérilisée, la plaie sera essuyée avec des tampons de gaze stérilisée sèche. On y appliquera ensuite une simple couche de gaze iodoformée que l'on recouvrira d'un tissu hydrophile (gaze, cellulose, coton) pour faciliter la résorption de la sécrétion séreuse de la plaie. Ce pansement sera laissé en place jusqu'à l'application du bain permanent.

On pourra joindre au bain un topique quelconque. L'indigo doué d'un pouvoir antiseptique faible, légèrement sédatif du système nerveux et stimulant de la nutrition, répond à ces diverses indications. Le permanganate de potasse et l'acide pirique peuvent être également ment usités.

On joindra dans tous les cas, au traitement, le régime lacté non absolu et les inhalations d'oxygène. Ces deux médications adjuvantes aideront au fonctionnement des reins toujours entravé dans le cas de brûlures étendues, non pas par suite d'une altération anatomo-pathologique de l'organe, mais par l'effet des réflexes nés de l'irritation des terminaisons nerveuses centripètes. L'action bien connue du bain contre l'insuffisance rénale est elle-même le plus sûr appoint de la médication générale.

Hydrothérapie. — L'hydrothérapie tient une place fort honorable dans le traitement des troubles nerveux et des maladies de la peau. Elle se montre très active contre les troubles divers de sensibilité, qu'on désigne sous le nom d'hyperesthésie, de dermalgie, d'anesthésie, contre l'exagération ou la diminution de la sécrétion sudorale, contre les hypersécrétions sébacées et épidermiques, contre la perversion des sécrétions cutanées, contre les troubles vaso-moteurs et trophiques de la peau, contre les dermatoses proprement dites, qu'elles soient ou non prurigineuses.

L'hydrothérapie tiède et sans pression est recommandable contre l'exagération ou la perversion de la sensibilité cutanée, que la cause doive en être cherchée dans un état pathologique du système nerveux central ou périphérique ou qu'il faille l'attribuer à l'irritation locale infectieuse ou toxique des téguments. Toutefois, lorsque l'hyperesthésie relève de la chlorose ou de l'anémie et que l'indication se pose de la douche froide, de l'enveloppement mouillé, de l'affusion, on n'hésitera pas à les prescrire, l'état général dominant de haut le symptôme local. C'est ainsi que j'ai vu le bain de mer à la lame, si dangereux dans le cas de dermatoses, provoquer, par son effet utile sur l'anémie, la guérison d'une ancienne hyperesthésie liée à cette affection chez une jeune hystérique. On est, d'ailleurs, assez mal fixé sur la genèse de l'hyperesthésie pour tâtonner dans le choix de la médication. On ne sait encore si elle est le résultat d'une paralysie ou d'un spasme des vaso-moteurs : dans la première hypothèse, les procédés hydrothérapiques violents : eau très chaude ou très froide en applications courtes, seraient indiquées ; dans la seconde, c'est aux applications tièdes ou légèrement chaudes, presque indifférentes et prolongées, qu'il faudrait s'adresser.

On doit considérer, la plupart du temps, l'anesthésie comme un symptôme hystérique : toutefois, on la rencontre au cours de certaines dyscrasies, comme manifestation de quelques intoxications, telles que l'alcoolisme, le saturnisme, le morphinisme. Aucun procédé hydrothérapique ne doit être systématiquement fixé dans ces cas divers. Toutefois, la douche très chaude courte : 30" avec pression moyenne, un kilo et demi, m'a donné les résultats les plus constants et les plus durables, qu'il s'agisse d'hystérie ou de toute autre cause.

Dans plusieurs cas d'anesthésie dont la pathogénie demeurait incertaine, j'ai tenté avec grand succès la douche froide de 30" suivie du bain d'air surchauffé et de repos consécutif dans une couverture de flanelle. Le retour de la sensibilité ne manque jamais de se produire, dans ce cas, au moins pendant les quelques heures consécutives au traitement.

La même incertitude dans l'application hydrothérapique règne au point de vue des altérations dans la sécrétion sudorale. Bottey a obtenu, dans un cas d'hyperhidrose, les meilleurs effets d'une douche froide généralisée, précédée d'une application très chaude localisée sur la colonne vertébrale. Il s'agit, là, vraisemblablement, d'une excitation réflexe, vive, déterminée au niveau des ganglions sympathiques.

Contre l'hypersécrétion cutanée, sébacée et épidermique, les procédés capables d'amener une trop grande perturbation seront évités. On recourra aux affusions fraîches. Il en sera de même vis-à-vis des perversions de ces mêmes sécrétions : la bromhydrose, la chromhydrose, etc. Les affusions fraîches produisent une série de réflexes légers qui trouvent leur répercussion directe sur les vaso-moteurs et influencent ainsi, directement, les sécrétions.

C'est cette même action réflexe légère, mais souvent renouvelée, qu'on recherchera en face des troubles trophiques et vaso-moteurs de la peau : le zona, le vitiligo, la sclérodermie, les œdèmes localisés, etc. Ainsi se trouvent confondus le traitement local et le traitement de l'état général auquel il convient de remonter pour découvrir la véritable pathogénie de certaines dermopathies. Dans ces divers états morbides, on tiendra compte de l'état sensible de la peau pour administrer soit la douche tempérée, et sans pression, dans le cas d'hyperesthésie, soit la douche froide ou chaude, dans le cas contraire.

Enfin, le prurit sera justiciable de la médication hydrothérapique anti-spasmodique, destinée à calmer l'irritation de l'innervation tégumentaire. Que le prurit soit, en apparence, idiopathique ou symptomatique d'une dyscrasie ou d'une dermatose (eczéma, lichen, urticaire, prurigo), qu'il soit localisé ou général, qu'il soit d'origine sénile, ou symptomatique de l'ictère, de la goutte, du trouble viscéral, du diabète, qu'il soit produit par le froid (*pruritus hiemalis*), ou qu'il soit purement psychique, son traitement doit être systématiquement le même. La douche tiède, générale, de 25 à 38 degrés suivant les sujets, et de la durée de une à trois minutes, sans pression, deux fois par jour, sera dans tous les cas le traitement de choix. Tous les dermatologues aujourd'hui sont unanimes à lui reconnaître une action constante de soulagement, et parfois même, la guérison chez quelques malades.

M. Brocq a publié plusieurs cas de lichen plan considérablement améliorés ou même guéris par l'emploi de douches tièdes. M. Jacquet a publié (février 1893) un cas de lichen plan type, généralisé, survenu chez un jeune médecin, qui fut guéri radicalement par les douches tièdes. Chaque fois qu'au cours du traitement, le malade suspendait les douches, il était reprisde ses douleurs. Cette affection assez fréquente chez les médecins s'accompagne, habituellement, de sensations extrêmement pénibles, de prurit et de dépression morale paraissant extraordinaire au cours d'une dégénérescence trophoneurotique. Il est vrai qu'on peut relever, dans la plupart des observations, soit un terrain névropathique, soit une commotion nerveuse, ainsi qu'il m'a été donné d'en observer un cas type, soit une lourde hérédité neuropathique. La douche tiède s'adresse justement à cet élément pathogène nerveux sous-jacent, à cet ensemble de symptômes psycho-somatiques et modifie tout autant que ceux-ci la cause même qui les provoque et les entretient. Le sommeil revient, le prurit cesse, les lésions cutanées se pigmentent, puis s'affaissent et entrent en régression. L'état d'irritabilité nerveuse générale se calme parallèlement et la guérison succède habituellement à ce simple traitement méthodiquement prescrit et régulièrement suivi deux fois par jour.

La privation de sommeil est, sans contredit, le plus pénible et le plus dangereux de tous les symptômes spéciaux aux dermopathies. Il est connexe au prurit et, en guérissant celui-ci, on guérit l'insomnie. Or, dit M. Besnier (1), « il n'existe pas plus d'antiprurigineux absolu pour la peau qu'il n'existe d'antispasmodique absolu pour la vessie. » Ainsi s'exprime l'un des maîtres de la dermatologie actuelle, qui ne cite qu'en note et d'une manière accidentelle les douches tempérées et l'électricité, paraissant oublier que ce sont là les *seuls* antispasmodiques que nous possédions contre le prurit des dermatoses, et que dans la longue théorie de médicaments exposés par lui comme antiprurigineux, il n'en est pas un qui puisse seulement être comparé à l'action de la douche tiède, du bain hydro-électrique, de l'effluvation statique ou par les hautes fréquences.

La douche, froide ou chaude, sera appliquée dans la plupart des cas de dermopathies non-prurigineuses, où son action excito-tonique et perturbatrice sera heureusement mise à profit. On garantira, s'il le faut, les parties malades à l'aide d'onctions pratiquées avec un corps gras (Bottey).

C'est en vue d'obtenir cette action excito-tonique générale sur l'organisme, qui lui permet de lutter contre l'infection que certaines médications adjuvantes sont utilisées contre les dermopathies. Telle est la méthode des injections sous-cutanées de sérum artificiel. M. le docteur P. Tommasoli, professeur ordinaire de dermatologie et de syphiligraphie à la faculté de médecine de Palerme, a institué chez une vingtaine de sujets atteints de maladies cutanées diverses, un procédé de traitement systématique consistant à pratiquer des injections sous-cutanées de sérum artificiel à base de chlorure de so-

____

(1) Besnier, *Méd. mod.*, 20 février 1897.

dium et de bicarbonate de soude, et qui a pour effet, comme on sait, de stimuler les sécrétions et les excrétions et d'augmenter l'énergie vitale de l'organisme. Ces injections pratiquées à la dose de 30 à 200 c. c. ont toujours été bien supportées. Quant à leurs effets thérapeutiques ils ont été très variables chez les différents malades. Ainsi, le sérum artificiel a échoué contre le mycosis fongoïde, le prurit diathésique, le pemphigus végétant, le lupus, la syphilis, et dans quelques cas d'eczéma. Par contre, il a exercé une action des plus favorables dans deux cas d'eczéma chronique diffus et symétrique qui guérirent l'un après vingt-deux, l'autre après vingt-sept injections; dans un cas de folliculite généralisée où une guérison complète fut réalisée après douze injections représentant une quantité totale d'un peu plus d'un demi-litre de sérum; dans un cas de prurit sénile génito-anal datant de trente ans et qui guérit au moyen de quarante-quatre injections (8 litres de sérum) et enfin dans un cas de lichen plan très prurigineux dont on se rendit maître avec trente-trois injections (3 litres) pratiquées en l'espace de trente-six jours. Ces faits montrent que les injections de sérum artificiel, si elles se montrent impuissantes contre certaines dermatoses, n'en donnent pas moins dans d'autres cas des résultats dignes d'appeler l'attention sur cette méthode de traitement qui peut servir d'adjuvant aux agents physiques. N'agissent-elles pas d'ailleurs par un procédé similaire? Ne s'agit-il pas plus ici d'une sorte d'hydrothérapie hypodermique que d'un lavage du sang? L'injection n'agit-elle pas plus par son contact avec les extrémités nerveuses du tissu cellulaire que par le fait de sa quantité ou de la qualité de son véhicule?

Electricité. — Le bain hydro-électrique n'est pas l'unique modalité sous laquelle l'application de l'énergie électrique puisse être utilisée au traitement des dermopathies. Le courant continu fournit de nombreuses contributions à cette thérapeutique spéciale, sous forme d'électrolyse. Dans deux cas de prurit vulvaire survenus sans causes apparentes, prurit dit essentiel, M. le docteur B. I. Nemirovsky (de Rostof-sur-le-Don) a obtenu un excellent résultat par la faradisation des parties qui étaient le siège des démangeaisons. Dès les premières séances faradiques qui duraient quinze minutes environ, le prurit s'amenda notablement et, après vingt-cinq à trente séances, il disparut tout à fait. Tous les moyens tentés antérieurement pour combattre le prurit avaient échoué (1). Dans plusieurs cas d'acné, la franklini-sation a donné à M. Bordier, de Lyon, des résultats qu'il a publiés (2). Le traitement consiste à soumettre le malade à l'action du bain électro-statique et à celle du souffle électrique. Le malade, isolé sur verre ou caoutchouc, est mis en communication avec le pôle négatif d'une machine à grand débit. Une pointe reliée à la terre et au pôle opposé de la machine est disposée à une légère distance de la partie malade et dirige sur celle-ci un souffle ozoné et constant dont l'action anti-septique et excitante sur les vaso-moteurs est bien connue. Le bain électro-statique agit de son côté sur l'ensemble de l'économie; il stimule les processus nutritifs, diminue ainsi la sécrétion des glandes sébacées qu'il place dans un état de plus grande résistance. Ainsi elles se trouvent à l'abri des agents pathogènes, cause des suppura-tions endo et péri-folliculaires de l'acné pustuleuse. Cette méthode s'étend avec succès à un grand nombre de dermopathies. Je le modifie souvent en substituant à l'effluve statique, l'effluve spéciale aux cou-rants de haute fréquence en m'aidant, pour l'obtenir, du résonateur de Oudin.

Le massage peut rendre des services signalés au cours de certaines dermatoses. Le professeur Pospiéloff, de Moscou, traite l'acné du visage par ce procédé. Il est très important qu'il soit pratiqué dans le sens des conduits des glandes et des fibres musculaires, et que les pro-duits de sécrétion de la peau ne s'impriment pas dans la peau, mais s'expriment. M. Pospiéloff conseille de chauffer les mains du masseur dans de l'eau à 35-37°, pour favoriser le ramollissement du contenu des glandes et de leurs conduits. Comme graisse, il préconise la crème d'amandes, qui se compose d'acide borique, glycérine, huile d'amandes et d'un alcali neutre. Une partie de cette graisse s'émulsionne facile-ment et s'enlève avec de l'eau tiède. On ne doit pas se laver immédia-tement après le massage pour ne pas augmenter l'hyperhémie, mais se couvrir le visage avec de la poudre de riz. Le massage se fait deux fois par jour, pendant dix minutes et deux mois environ. Le bouton qui suppure doit être incisé avec l'inciseur de Vidal. Le massage développant les muscles de la face, faisant la peau plus fine et résis-

(1) *Sem. Méd.*, 14 juillet 1897.
(2) Bordier, *Archives d'électricité médicale*, 15 juillet 1897.

tante, rendant le visage plus gai et expressif, devrait remplacer les cosmétiques qui sont souvent nuisibles (1).

C'est, en effet, le propre des agents physiques d'apporter à l'hygiène de la beauté un appoint considérable, soit qu'il s'agisse de l'entretenir, soit qu'il paraisse nécessaire de la perfectionner. Cette considération présente bien quelque valeur chez les femmes que la moindre dermopathie alarme facilement. Nous en faisons tous les matins l'expérience banale. Quelle comparaison établir entre le visage d'une personne qui sort du lit et ce même visage après qu'il a reçu la bienfaisante et froide ablution matinale. C'est là faire de l'hydrothérapie comme M. Jourdain faisait de la prose, sans le savoir : nous y joignons inconsciemment le massage. L'éponge ou la serviette promenée sur le visage, avec des pressions plus ou moins énergiques, ou une sorte de friction douce, anime les muscles sous-jacents, stimule vigoureusement les vaso-moteurs de la peau et imprime, sur-le-champ, au visage une expression plus gaie et plus expressive.

Chaleur. — La chaleur peut être utilisée, sous des formes diverses, contre les dermatoses. O. Rosenthal, de Berlin, l'emploie sous forme d'eau très chaude. Il ébouillante les régions atteintes. Il a remarqué (2) que la sensibilité des individus atteints de dermopathies varie beaucoup pour l'eau bouillante. En ce qui concerne l'effet physiologique, il a observé deux effets immédiats distincts de cette forme d'application de la chaleur : un effet local et un effet général. Localement, il s'agit, outre une excitation des nerfs de la peau, d'une stimulation violente de la circulation et d'une véritable antisepsie. L'action générale commune aux applications révulsives se manifeste par une augmentation de l'expiration et de l'inspiration. Peu à peu, la respiration devient plus lente et plus profonde, ce qui stimule l'activité du cœur. Le sang pénètre en plus grande quantité vers la périphérie et souvent la température des organes intérieurs s'abaisse. Les mutations intra-organiques en subissent aussi une certaine influence : l'azote se dégage en plus grande quantité, les nerfs sont mieux alimentés.

En 1893, M. le docteur Welander, docent de syphiligraphie à la faculté de médecine de Stockholm et médecin de l'hôpital Saint-

(1) Pospieloff, *Journ. des Prat.*, 28 septembre 1895.
(2) O. Rosenthal, *Soc. de Méd. Int. de Berlin*, séance du 1er mars 1897.

Soran, a fait connaître un procédé de traitement des chancres mous par la chaleur. MM. les docteurs U. Malusardi et S. Bonaduce, de Rome, ont simplifié son procédé assez compliqué, en employant simplement, dans le même but, l'eau ordinaire comme véhicule de la chaleur et en pratiquant l'irrigation prolongée des ulcères vénériens, avec de l'eau pure portée à une température de 47 à 52°. Ce traitement, expérimenté chez les sujets atteints de chancre mou, leur a donné les résultats les plus encourageants. L'appareil adopté par eux est fort simple ; il se compose d'un seau en zinc d'une capacité de dix litres, entouré à sa base d'une rainure circulaire, sorte de soucoupe extérieure dont le rebord a cinq centimètres de hauteur, et où l'on verse l'alcool qui servira à chauffer l'eau du seau. A l'intérieur de ce premier récipient se trouve un autre vase concentrique en zinc également, soudé sur le même fond et percé d'un orifice communiquant avec un tuyau métallique muni d'un robinet et auquel s'adapte un tube en caoutchouc terminé par une petite canule de verre. Dans ce second récipient qui contient l'eau destinée à l'irrigation plonge un thermomètre. Cet appareil n'est en somme qu'un bain-marie de grande dimension.

On commence par laisser couler sur le chancre de l'eau à 40°, puis on porte rapidement la température du liquide à 47° et même à 50 et 52, si cette chaleur est tolérée par le patient. De temps à autre on interrompt le jet pour laisser reposer le malade. La séance d'irrigation dure à peu près une demi-heure. Elle est répétée chaque jour. Au bout de quelques minutes, l'ulcère, complètement détergé, prend une coloration rouge vif. Le patient est envahi par une sensation de chaleur qui se propage lentement à tout le corps et détermine même une transpiration assez abondante. Le lavage, une fois terminé, on saupoudre le chancre d'iodol et on recouvre de coton hydrophile. Ce pansement est laissé en place jusqu'à l'irrigation suivante. Sous l'influence de ce traitement, l'infiltration des bords de l'ulcère se dissipe très vite : le chancre se transforme en une plaie simple, non virulente, après un nombre d'irrigations qui varie de deux à onze et se cicatrise rapidement. On évite toujours, par ce procédé de traitement, le développement des bubons.

Nul doute que cet agent physique puissant qu'est la chaleur ne puisse être fréquemment mis à profit dans la thérapeutique d'un grand nombre de dermatoses.

Régime. — Au traitement par les agents physiques, il convient de joindre un régime approprié aux dermopathies.

C'est une question fort complexe. Un éminent dermatologiste de Paris, M. Brocq, en a donné une étude des plus intéressantes, sous forme de clinique, à laquelle j'emprunterai ce que je vais exposer.

Tandis que les Français accordent au régime une importance considérable en dermatologie, les médecins étrangers, les allemands surtout, permettent à leurs malades de consommer tout ce qu'ils veulent. Mais ici il convient de considérer que l'effet nocif des aliments n'est pas toujours immédiat, qu'il se produit souvent à distance par suite de leur emploi longtemps prolongé. Ne sait-on pas que le scorbut se développe à la longue chez les individus privés d'aliments frais ; que les lésions tégumentaires de la pellagre sont d'origine alimentaire. L'excès de café provoque des névrodermies avec ou sans eczématisation. D'une manière générale, le malade devra régler son régime suivant son état diathésique, au moins autant qu'en prenant pour base les aliments nuisibles ou indifférents à la dermatose dont il est atteint.

I. **Aliments défendus.** — A. Alimentation animale : Gibier, canard, charcuterie, viandes fumées et salées, viandes faisandées ; poisson en général, dorades, sardines, harengs, maquereau, saumon, raie, etc. ; homards, langoustes, crabes, crevettes, écrevisses, coquillages (surtout les moules), salaisons, conserves, sauces épicées, ragoûts, sauces anglaises.

B. Légumes. — Tomates, aubergines, oseille, asperges, cresson, choux, choux-fleurs, concombres, truffes.

C. Fromages salés et fermentés : le Brie, le Roquefort, le Camembert, etc.

D. Fruits : Fraises, framboises, groseilles, noix, amandes, pommes, poires, melons, figues, même le raisin, les sucreries, les pâtisseries.

Les aliments acides en général sont à éviter ; les aliments gras, beurre, huile, graisse, sont diversement supportés par les malades et, par conséquent, peuvent être tolérés chez les uns et doivent être proscrits chez les autres.

Les boissons alcooliques sont toutes défendues. Au repas on boira soit une infusion chaude aromatique ou légèrement amère, soit une eau minérale très peu minéralisée ou non minéralisée (Evian par exemple) coupée d'un dixième de vin blanc naturel. Les vins médicinaux de coca, kola, quinquina, etc., doivent être proscrits. Il en est de même du café, du thé.

II. **Aliments permis.** — A. Alimentation animale : viandes blanches, poulet, dindon, veau, agneau, porc frais. Bœuf moins recommandable. Mouton de préférence au bœuf. Sole et merlan autorisés à la condition d'être mangés bouillis.

B. Légumes : Petits pois, épinards, haricots verts, fèves, pommes de terre, lentilles.

C. Œufs, laitage. — Le régime lacté exclusif ou mixte rend les plus grands services dans un grand nombre de dermatoses.

D. Fromages : blanc, frais, fromage à la crème, fromage dit suisse.

E. Fruits. — Les fruits à gros noyau : cerises, abricots, pêches. Fruits cuits, sauf fraises et framboises.

Ce régime souffre, cependant, dans la pratique, de nombreuses exceptions. Le médecin ne peut qu'indiquer les grandes lignes. Le malade doit s'examiner soigneusement et arriver, par une attention minutieuse, à dresser une liste personnelle d'aliments permis et d'aliments défendus. Il en est de même, d'ailleurs, dans la plupart des maladies, et particulièrement dans les dyspepsies.

Dans le choix de la *boisson* habituelle, au cours des affections de la peau, les boissons alcooliques étant proscrites du régime, on tiendra compte de la forme dont est atteint le malade. La pensée sauvage sera prescrite dans l'impetigo, la croûte de lait, les gourmes des enfants ; la douce-amère dans les dartres prurigineuses. Les décoctions de bardane, de saponaire, de bourrache, de buis, de gaïac seront ordonnées au rhumatisant ; celles de salsepareille, de squine, de sassafras, aux herpétiques et aux syphilitiques. La gentiane, la centaurée, la fumeterre, la pensée sauvage, les feuilles de noyer, le houblon seront conseillées aux lymphatiques et aux scrofuleux ; on réservera aux dyspeptiques le trèfle d'eau, l'aunée, l'ortie blanche, la chicorée sauvage, le pissenlit.

Toutes les médications ayant pour but de favoriser les actes digestifs seront mises en œuvre de prime abord, dans le cas de dermatose. Il n'est pas rare de découvrir, en effet, une relation directe de cause à effet, entre une affection gastro-intestinale et une dermopathie quelconque. M. Gaillard a souligné l'importance de cette constatatation pathogénique, à la Société des hôpitaux, le 5 mars 1897, en présentant le cas d'un enfant de cinq ans qui, à la suite d'une colite muco-membraneuse aiguë, fut atteint d'un érythème papuleux, localisé d'abord puis généralisé à toute la surface du corps. Cet érythème s'accompagna d'une fièvre vive, qui nécessita l'usage des bains froids et de l'entéroclyse. L'examen des mucosités intestinales n'a décelé que du colibacille. L'érythème était vraisemblablement infectieux et semblable à ceux qui se montrent au cours de la fièvre typhoïde et du choléra. Les enfants en sont très souvent atteints comme complication de désordres digestifs.

L'hygiène de la table est souveraine sur ce point de prophylaxie des dermatoses. C'est un grave défaut de notre temps que l'abus de régimes surabondants et excitants, et c'est contre ce régime excessif et déréglé qu'il importe de réagir. « On mange trop, dit le professeur Fournier ; on dépasse, comme poids, la ration nécessaire ; on mange mal, en ce sens que l'on mange de mauvaises choses, ou ce qui revient au même, de bonnes choses en excès. Il y a longtemps que les dermatologistes ont montré que nombre de dermatoses, telles que l'eczéma, le furoncle, le psoriasis, l'acné, la couperose, etc., ont leurs causes d'exacerbation et d'entretien, voire, peut-être, leur raison originelle dans un régime défectueux, abus dans l'alimentation, abus dans les boissons (1). »

Chez le nouveau-né, l'enfant allaité, on régularisera les tétées, on surveillera soigneusement les évacuations et on s'occupera de l'alimentation de la nourrice. Quand l'enfant est élevé au biberon, on l'habituera au lait stérilisé ; on réglementera les heures où on le donne et la quantité absorbée chaque fois. À l'époque du sevrage, on n'abandonnera rien à la routine et à l'incompétence.

Enfin, chez l'adulte, la vie morale et psychique sera surveillée et dirigée autant que le malade en permettra l'accès au médecin. Les émotions vives ou bien modérées mais persistantes, devront être évitées. On recommandera la vie en plein air le plus longtemps possible, l'exercice modéré sous la forme qui plaît le plus au patient. Les excitations nerveuses de tout ordre seront écartées de sa vie habituelle. L'habitation à la campagne sera prescrite, si elle est réalisable.

Ainsi, le régime physique et moral, s'associant pour l'œuvre com-

____

(1) Fournier, *Indép. méd.*, 27 janvier 1897.

mune, formeront à la médication par les agents physiques une base solide et indispensable à la guérison définitive des dermopathies.

Et s'il faut résumer, dans une page, un travail aussi touffu et aussi condensé, je dirai que, divisé en deux parties distinctes, la première traitant de la pathogénie, la seconde du traitement, celle-ci, corrélative de celle-là, il tend à prouver l'incontestable supériorité du traitement des dermatoses, par les agents physiques, sur toute autre médication.

Dans la première partie, j'ai démontré l'importance de l'intégrité de la peau tant comme organe récepteur de l'excitation physique qu'au point de vue de ses fonctions propres de sécrétion et d'excrétion qui nous sont révélées par le vernissage de la peau chez les animaux. J'ai exposé ensuite les rapports des nerfs centripètes et de la vaste nappe sanguine dermale avec l'excitation physique, et la nécessité de maintenir l'hygiène de la peau au double point de vue microbien et des fonctions glandulaires ; enfin, j'ai décrit, succinctement, les modes pathogéniques des dermatoses : parasitisme, toxines, système nerveux.

Dans la seconde partie, tout entière consacrée à la thérapeutique, je pense avoir démontré, si le lecteur a bien voulu me suivre, l'efficacité du bain hydro-électrique au cours d'un grand nombre de dermatoses : celle des bains d'air surchauffé ou de vapeur simples ou médicamenteux (l'absorption par la peau d'un certain nombre de substances étant rendue possible dans le bain de vapeur ou dans l'atmosphère artificielle surchauffée). La balnéothérapie, en honneur contre les dermopathies depuis l'époque la plus reculée, est surtout pratiquée dans les stations thermales ; on la met encore à profit sous forme de bains permanents qui représentent le traitement de choix des brûlures étendues.

L'hydrothérapie nous offre maintes ressources variées contre les dermatoses et comme modificateur puissant du terrain sur lequel elles évoluent. On l'emploie tiède et prolongée ou chaude ou froide, et dans l'un et l'autre cas, courte. Elle se montre surtout utile contre les grands symptômes satellites des dermatoses : le prurit, l'insomnie, l'épuisement nerveux qui en découle ; elle est toute puissante contre les anesthésies, l'hyperesthésie, les troubles sudoraux, les altérations d'ordre trophique et les désordres vaso-moteurs.

La voltaïsation, la franklinisation, la faradisation trouvent aussi des indications précises au cours des affections de la peau.

Le massage appartient à la fois à l'entretien de la beauté et à la thérapie des maladies tégumentaires.

La chaleur, obtenue directement, par radiation calorifique, ou sous forme d'eau chaude comme véhicule, est un élément curatif précieux dans certains cas, dont le nombre sera certainement plus étendu dans un avenir prochain.

Enfin, le régime de table et le régime de vie ; le traitement psychique et moral constituent encore des adjuvants nécessaires aux grands traitements par les agents physiques.

TABLE ANALYTIQUE DES MATIÈRES

PREMIÈRE PARTIE

THÉRAPEUTIQUE DESCRIPTIVE

CHAPITRE PREMIER

CONSIDÉRATIONS GÉNÉRALES SUR L'ÉLECTROTHÉRAPIE

____

(1) Une erreur dans le texte m'a fait dire hypertendu au lieu d'hypotendu.

CHAPITRE IV

LA FRANKLINISATION

CHAPITRE V

LE BAIN HYDRO-ÉLECTRIQUE

CHAPITRE VI

L'HYDROTHÉRAPIE

§ I. — Considérations générales.

CHAPITRE VII

LA LUMIÈRE

§ 2. — Effets thérapeutiques

§ 3. — Le bain de lumière

DEUXIÈME PARTIE

THÉRAPEUTIQUE PHYSIOLOGIQUE

CHAPITRE PREMIER

DU MODE D'ACTION DES AGENTS PHYSIQUES SUR L'ORGANISME HUMAIN

CHAPITRE II

L'EXCITATION PHYSIQUE EN PHYSIOLOGIE ET EN THÉRAPEUTIQUE

CHAPITRE III

LE PROCESSUS INTIME DE NUTRITION ET LES AGENTS PHYSIQUES

CHAPITRE IV

L'ÉLECTROGÉNÈSE ANIMALE

CHAPITRE V

LES CONDUCTEURS ÉLECTRIQUES DISCONTINUS

CHAPITRE VI

L'ÉLECTROESTHÉSIE

TROISIÈME PARTIE

THÉRAPEUTIQUE CLINIQUE

CHAPITRE PREMIER

LE TRAITEMENT DE LA NEURASTHÉNIE PAR LES AGENTS PHYSIQUES

CHAPITRE II

LE TRAITEMENT DES CARDIOPATHIES PAR LES AGENTS PHYSIQUES

CHAPITRE III

LE TRAITEMENT DES DYSPEPSIES PAR LES AGENTS PHYSIQUES

CHAPITRE IV

LE TRAITEMENT DES MALADIES DE L'INTESTIN
PAR LES AGENTS PHYSIQUES

CHAPITRE VI

LE TRAITEMENT DU RHUMATISME PAR LES AGENTS PHYSIQUES

II

CHAPITRE VII

LE TRAITEMENT DES DERMATOSES PAR LES AGENTS PHYSIQUES

I

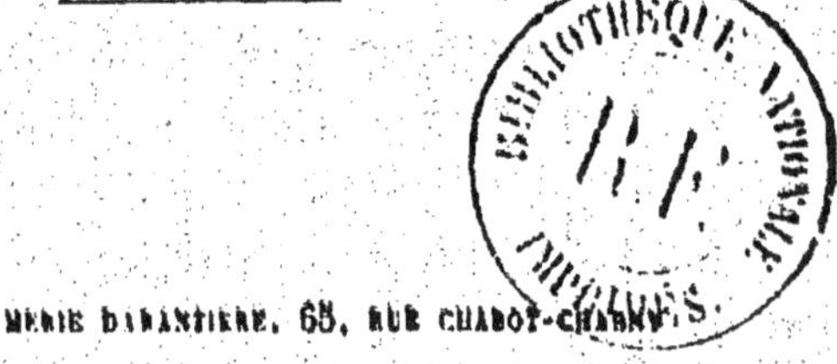

DIJON, IMPRIMERIE DARANTIÈRE, 65, RUE CHABOT-CHARNY.

www.ingramcontent.com/pod-product-compliance
Lightning Source LLC
LaVergne TN
LVHW050449060726
842526LV00001B/95